U0099766

中醫臨床安全與合理用藥

主編簡介

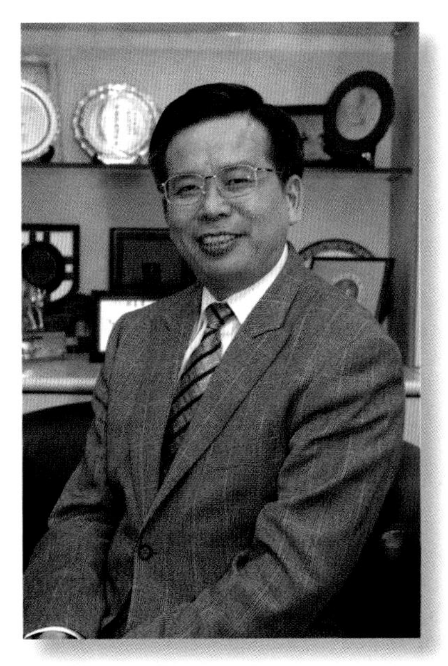

劉良教授現任香港浸會大學中醫藥學院院長、講座教授，是知名的類風濕性關節炎等自身免疫性疾病的診療及研究專家，在國內外學術期刊及會議發表研究論文200多篇。劉教授致力推動學院以及香港在中醫藥教育、研究、醫療服務等方面的全面發展。現擔任世界衛生組織亞太區顧問、中國國家自然科學基金委員會特邀專案評審專家、香港中醫藥管理委員會委員及中醫學位課程評審小組成員、香港賽馬會中藥研究院技術顧問、香港浸會大學校董會委員及校務委員會委員等社會公職。

中醫臨床安全與合理用藥

主編：劉良 教授

萬里機構．萬里書店出版

鳴謝：余仁生 Eu Yan Sang 余仁生（香港）有限公司資助

中醫臨床安全與合理用藥

主　編
劉良教授

副主編
華碧春博士　周華博士

審　閱
陳可冀院士　蕭培根院士　周超凡教授

編寫人員
華碧春　劉良　周華

圖片攝影
陳虎彪　沈逸東　古全輝

編　輯
趙冬梅　謝妙華　余紅霞　吳春暉

設　計
吳明煒　鍾燕霞

出版者
萬里機構・萬里書店
香港鰂魚涌英皇道1065號東達中心1305室
電話：2564 7511　傳真：2565 5539
網址：http://www.wanlibk.com

發行者
香港聯合書刊物流有限公司
香港新界大埔汀麗路36號中華商務印刷大廈3字樓
電話：2150 2100　傳真：2407 3062
電郵：info@suplogistics.com.hk

承印者
中華商務彩色印刷有限公司

出版日期
二〇〇九年二月第一次印刷

ISBN 978-962-14-3893-5

陳序

中醫臨床安全與合理用藥，涉及對患者人權的保護和醫生本身的責任心體現的問題。不論中藥還是西藥，任何藥品都具有兩重性，既可以治療病患，也可能產生副作用，其原因除了市售偽藥和劣藥外，常常與醫生的責任心及技術水平相關，出現醫療誤用（medication errors），其中包括醫療過度（overuse）及醫療不足（underuse）等，所以，醫務界強調提高醫生用藥的警戒性。

中醫臨床用藥的安全與合理問題也十分值得關注。因為從整體而言，中藥的資源供應、工藝流程、藥物代謝研究、複方及單味中藥的藥效評價等諸多方面問題，都存在不少薄弱環節；如何保證安全和合理用藥，目前更多的是信守千百年來傳統實踐經驗，這也是十分重要的。

香港浸會大學中醫藥學院劉良教授主編的《中醫臨床安全與合理用藥》巨著，涉及此問題的概念、意義和目的，臨床安全和合理用藥的源流和基礎理論，中藥炮製的要義，以及安全和合理用藥的基本原則和方法等。此外，還就常用中藥的分類應用及注意事項，密切結合傳統中醫藥理論及現代研究進展，作出系統闡述，十分切合臨床醫師案頭參考，是一部理論性和實踐性都很強的著述，謹以此序推薦予讀者。

中國科學院院士
中國中西醫結合學會名譽會長
香港浸會大學榮譽理學博士
陳可冀

蕭序

中醫藥是世界上最完整的傳統醫學體系，隨着人類欲回歸大自然的浪潮，人們對中醫倍加青睞。應用中藥（特別是中藥複方）治療慢性、複雜性和難治性疾病，以及多種疾病並存狀態的特點和優勢，日益受到國際醫藥學界的重視。可以説，目前國際上對傳統中醫藥的研究興趣，是前所未有的。與此同時，中醫藥的安全性問題也成為世界性的關注焦點。換言之，中藥的安全性是中醫藥能否真正國際化的關鍵。

成書於約兩千年前的現存最早本草學經典著作《神農本草經》，已經根據中藥的性質將其分為上、中、下品三類，指出「上藥無毒，多服久服不傷人；中藥有毒無毒，斟酌其宜；下藥多毒，不可久服。」儘管這種分類過於粗略，論述也不盡合理，但仍不失為中藥安全用藥的創始。後世歷代醫家通過系統觀察各種中藥的性能與毒性，將其分為無毒、小毒、中毒、大毒等類別，更為重要的是研究其去毒、減毒、增效等方法，如炮製、配伍用藥、改變劑型和使用方法等。隨着現代科技的發展，多學科結合的技術與方法在中醫藥研究中得到廣泛應用，也為中藥的安全合理用藥提供了大量的科學數據。然而，儘管古今文獻浩如煙海，但有關中藥安全合理用藥的論述也只是散於其中，迄今仍無一部以醫帶藥、醫藥結合、融彙古今、簡明實用的中藥安全合理用藥專著供中醫臨床工作者參閱，該書正是為此而著。

縱觀全書，具有如下鮮明特點：一是十分注重以醫藥結合的方法論述中藥的安全合理用藥，而非「就藥論藥」，尤其強調理論聯繫實際，推崇辨證與辨病用藥並舉，突出辨證用藥的理法特色。二是博採眾收，充分吸納歷代（包括現代）著名醫家的臨床用藥經驗，並將傳統經驗與現代研究數據融會貫通，去粗取精，同時結合作者的臨床和研究經驗，提煉成為可被臨床醫師應用的知識精華，達到安全、有效、合理用藥的目的。三是立足臨床，注重實用，對中藥應用的安全性及不合理用藥問題，既不回避，也不誇大，力求以大量古今資料為依據，作出實事求是的客觀論述和評價。例如，有關中藥用法和安全劑量等內容，既參閱大量的文獻資料，又以現行的《中華人民共和國藥典》為重要依據，故其可靠性強。書中還精選了許多名醫醫案和中藥不良反應個案，可供中醫師臨證時參考。四是有點有面，詳略得當，尤其是對臨床常用的具有確切療效的有毒中藥或藥性峻烈之品，或曾發生中毒案例的中藥，或含有已知毒性化學成分的中藥，予以重點論述。五是配以中藥飲片彩色圖譜，使其圖文並茂，既能提升臨床醫師辨識中藥飲片品種和品質的能力，也增強了著作的可讀性。

本書體例新穎，言之有理，論則有據，且文字流暢，深入淺出，實現了科學性、系統性、實用性、可讀性的有機結合，適用於廣大中醫藥臨床、教學及研究工作者閱讀，尤其是作為中醫師臨證時的必備讀物。為此，本人願向國內外同道推薦，並樂為之序。

中國工程院院士
原中國醫學科學院藥用植物研究所所長
香港浸會大學榮譽理學博士
蕭培根

編寫說明

中醫防病治病的主要手段是中藥，尤其是根據中醫辨證論治及中藥藥性與七情合和等理論合理、正確地應用中藥複方。可見，論中醫臨床的安全合理用藥問題，並非僅僅是掌握單味中藥品種真偽和質量優劣的鑑別，以及掌握單味中藥的藥性、毒性及處理方法，更加需要緊密結合理法方藥理論，以及根據病者的體質、疾病及其證候特點，確立因人、因地、因時、因病、因證制宜的處方原則，同時合理地開具處方及給予醫囑。換言之，中醫臨床安全合理用藥原則及方藥的確定，是一個仔細權衡用藥利弊和評估醫療風險與效益的審慎、周密過程，貫穿在醫與藥、利與弊、得與失之間的反覆連動和斟酌，最終找出一個最適當的治療方案（包括處方及用藥方法等）給予病者。因此，善於臨床安全合理用藥者，必定知醫而識藥，知常而達變，且常中有變，變中有法。此書雖以安全合理用藥命名，實則為中醫臨床防病治病、遣方用藥而著，力求使臨證者做到安全、有效、合理用藥。

目前，市場上不乏有關中藥毒性及安全性等中藥學著作，中醫臨床各科專著也眾多，唯這些著作並非以中醫臨床安全合理用藥為出發點，以及採用以醫帶藥、醫藥結合、藥為醫設的方法論述中藥的安全合理用藥問題，或論醫，或論藥，或重醫輕藥，或重藥輕醫，甚至醫藥脱節，這難免有失偏頗。此書試圖克服這一弊端，將醫與藥緊緊相扣，讓臨床中醫師能夠直接參閱書中的有關論述、方法及文獻資料為病者開具安全合理的處方，這也是此書的一個重要特點。在內容取捨上，既借古彙今，古今資料互參，力求全面完整，又以臨床實用為原則，特別是對臨床確有療效的常用有毒或烈性中藥予以重點論述。在寫作方法上，既力求簡明務實，避免冗長論説，又試圖深入淺出，知醫達理，使讀者讀之能用，用則有益。

一、本書的篇章結構

本書分為上篇（總論）和下篇（各論）兩大部分：

總論分為三章。第一章為緒論，較全面地闡述了中醫臨床安全合理用藥的基本概念、意義及目的，以及追溯中醫臨床安全用藥的源流，介紹中國大陸和香港的有關法規，歸納中藥的安全性與中醫臨床合理用藥的基本要素等。第二章從藥物因素、醫學（用藥）因素、機體和環境因素，以及藥後調攝等方面闡述了與中醫臨床安全合理用藥的相關因素。第三章從中藥作用的基本原理、有毒中藥的安全合理用藥、各系統病證的用藥特點，以及中藥藥膳、特殊人群、病證用藥禁忌、正確書寫處方等方面闡述中醫臨床安全合理用藥的基本原則和方法。

各論為常用中藥臨床安全合理應用的具體內容，與總論相呼應，使讀者既有宏觀而全面的理解，又增加具體的用藥知識。各論中按功效將各種藥物分類，共分為十五章。每章均分四節加以論述。

第一節旨在連接中醫藥基礎理論，概述該類藥物所治病證的主證、病因病機、兼證、鑑別要點，以及治則治法，力求簡要而具有針對性，並且特別強調根據中醫藥理論辨證用藥。此外，也根據藥物的性能特點進行適當的分類介紹，包括結合中藥的傳統理論和現代的研究資料，論述藥物的作用原理。

第二節概括了該章藥物安全合理用藥的共性問題，以及為不同病證、不同兼證、不同人群、不同季節、不同地域病者處方時的安全和合理選藥。此外，對該章藥物的用量用法、藥後調攝、藥膳的安全合理應用等也進行了論述。

第三節和第四節分別闡述了重點和一般藥物的安全合理應用，力求理法方藥融彙貫通，並以安全用藥為要務，對有安全隱患的藥物給予詳細論述，對一般藥物則簡要論之。

二、本書具體藥物的內容編排結構

本書共選藥184種。選藥的重點為有毒、或藥性較為峻烈、或臨床報道有不良反應、或所含部分化學成分有安全隱患的藥物，以及臨床常用、方劑中配伍頻率較高、或有特殊療效或特殊使用的藥物。每章按毒性或峻烈藥物、一般藥物排序，以突出安全用藥的要旨。根據香港地區的法規和實際用藥情況，本書論述的僅為中藥飲片，對中成藥及注射劑則未予收載。

具體藥物的闡述按以下內容進行安排，但如某藥的某項缺乏，則該項不納入：

1. 概述：包括藥名、來源、圖片和應用歷史。其中藥名使用中文名和拉丁藥名，中文名以《中國藥典》或國家統編教科書為準。來源則列出正品藥材的科屬、拉丁藥名及藥用部位。藥材圖片共95幅，僅選擇重點藥物和部分一般藥物。應用歷史僅就歷代對該藥物的安全和合理用藥的認識和用藥情況簡要概述，以了解其應用的歷史概貌。
2. 作用特點：概述傳統中醫藥理論對其性味、毒性、功效特點的認識，現代研究的結果，以及影響藥材療效的因素，如種植、品種、藥用部位、炮製等，以利中醫師根據臨床需要選用。
3. 安全合理用藥：介紹藥物的適應證（藥證相符）、禁忌證（重點是病證禁忌和特殊人群的用藥禁忌）、用法用量、療程，以及服藥中的注意事項，並總結歷代著名醫家在用法用量方面的使用經驗，供臨床參考。中藥有獨特的應用方式如配伍、煎服法等，但現在許多方法已不多用，導致中藥的療效和安全性受到影響，本書在此方面亦盡量介紹。
4. 不良反應及處理：概括藥物出現不良反應時的臨床表現、中毒原理、中毒解救措施和預防措施，並附上典型不良反應病例。需要留意的是，許多中藥臨床不良反應報道僅是個案報道，其毒性並不一定與該中藥有關，收錄這些報道的主要目的是為廣大讀者提供一個參考，臨證若遇上類似情況時，便於診斷和治療。
5. 鑑別用藥：對藥名或功用相似的藥物進行比較，同時對於容易因混淆用藥而引起不良反應的藥物予以強調。
6. 配伍用藥與減毒增效配伍：部分藥物項下也收錄了具有增效或減毒的著名配方，其中大部分是歷代醫家臨床用藥經驗的積累。
7. 與西藥合用的禁忌：雖然香港法規不允許中西藥合用，但實際上許多病者存在着中西藥并用。而在中國大陸，中西藥並用則比較常見，也因此積累了許多經驗，對臨床安全合理使用中藥，亦有很好的參考價值，故在部分藥物項下予以收錄。
8. 配伍禁忌：對於中藥配伍應用有禁忌記錄者，則予以收載。

三、關於本書中引用的古今病案

古代中醫總結臨床用藥的經驗主要來自於病案，即通過病案記載用藥後的療效和反應，無論是有利的藥效，或者是不良反應。除了在病案中記載自己用藥的經驗外，有時也收載其他醫者用藥的藥後反應。中藥的用藥經驗，是在長期的醫療實踐中，歷代無數醫家勇於探索、勤於觀察所積累的寶貴經驗，以及現代報道的大量中藥臨床不良反應的病案。因此，研究中醫臨床安全合理用藥，分析古今名醫醫案非常重要。

引用病案的目的是為了更加切合臨床實際，為臨床安全合理應用提供可直接參考的例證。

本書所引用的古今多種文獻資料，其中包括大量有關中藥應用的醫案和病例報道，這些資料大大豐富了本書的內容。首先，本書作者、編輯及出版者向被引用資料的作者、病案的原作者和病例報道者表示衷心的感謝，如偶有遺漏者，歡迎與作者聯繫，以便作者補充；其次，我們也鄭重聲明：

第一，本書引用的病例，基本未作修改，亦未作驗證。

第二，本書引用病例的目的是為了舉例説明臨床現象（包括個案），不作為醫療糾紛判斷的佐證與依據。

第三，隨着科學技術的進步和研究的深入，對所引用的資料和病例的分析和認識將得到不斷的深化和完善。

隨着中醫藥理論的發展和醫療實踐經驗的積累，中藥學的研究正向縱深方向發展，對中醫的臨床安全合理用藥的認識亦將不斷修正、補充和完善，因而評價中醫臨床安全合理用藥，具有發展性和相對性的特徵。本書在中醫臨床安全合理用藥方面所做的嘗試，目的是拋磚引玉，喚起更多的研究人員和臨床中醫師、中藥師來關注中醫臨床的安全合理用藥，並積極投身其研究之中，把中醫臨床安全合理用藥水準推上一個新的台階。

限於著者的學識水準，本書尚有許多不足之處，歡迎醫藥界同仁指正，以期進一步改進與完善。

編者

目　錄

上篇——總　論

第一章 緒 論

第二章 中醫臨床安全合理用藥的相關因素

第三章 中醫臨床安全合理用藥的基本原則和方法

下篇——各論：常用中藥的臨床安全合理應用

第一章 解表藥

第二章 清熱藥

第三章 瀉下藥

第四章 祛濕藥

第五章 溫裏藥

第六章 理氣藥

第七章 驅蟲藥

第八章 止血藥

第九章 活血化瘀藥

第十章 化痰止咳平喘藥

第十一章　安神藥

第十二章　平肝息風藥

第十四章 補虛藥

第十五章 收澀藥

上篇 總論

第一章
緒 論

第一節 中醫臨床安全合理用藥的基本概念、意義及目的

一 . 中藥的概念

中醫防治疾病的主要手段是中藥，尤其是應用中藥複方，故討論中醫臨床安全合理用藥問題首先要明確中藥的概念。近年來，有關中藥的概念眾説紛紜。從中醫臨床用藥角度來看，中藥應是在中醫藥理論指導下認識和使用的藥物，這是中藥的本質屬性。

例如，黃連、麻黃是按中醫藥理論認識和使用的藥物，而不是根據其活性成分的作用而處方。黃連性味苦寒，歸胃與大腸經，無毒，具有清熱燥濕、瀉火解毒的功效，用於治療濕熱、火熱、毒邪引起的濕熱、火熱、熱毒諸病證。很顯然，對中藥黃連的認識和使用賦有了中醫藥理論體系的四氣、五味、歸經、升降浮沉、毒性、功效，以及病因病機、辨證施治等基本理論的特有內涵。黃連素雖然是從黃連中提取的，但它的認識和使用是基於它的藥理活性、按西醫藥理論指導和應用的，故黃連是中藥，黃連素是西藥。同理，麻黃是中藥，麻黃素是西藥。簡言之，中藥是以中醫藥學理論體系的術語表述其藥物的性能、功效和使用規律，並且在中醫藥理論指導下應用的藥物。

中藥的應用，尚有其獨特的應用形式，如結合臨床的需要和藥材性質，加工炮製為飲片，以及依據中藥的配伍應用、劑型、劑量、煎藥、服藥等理論和實踐，達到增效減毒、安全合理用藥的目的。

中藥的基本理論和應用，具有悠久的歷史，反映了中國歷史、哲學、文化、自然資源等方面的若干特點。中藥學理論是中醫在長期醫療實踐中的總結，是與中醫理論和臨床的發展密切相關的。另一方面，中藥學理論是用以闡述中藥藥性藥理和物質基礎，以及藥物對機體影響及其應用規律的理論，也是臨床中醫師認識和使用中藥的重要依據，迄今仍指導着中醫的用藥實踐。隨着中醫藥現代研究的深入，其研究成果也正在逐步驗證、補充和發展中藥的理論和實踐，成為指導現代中藥臨床應用的參考依據。

二 . 中醫臨床安全合理用藥的概念

中藥的安全合理用藥，主要是指系統地運用中醫藥學的知識和理論，指導安全、有效、適當、經濟地使用中藥。其核心是中藥治療的安全性和有效性，即最大限度地發揮治療功效和防止毒副作用的發生。研究中藥的安全合理用藥，要以確保中醫臨床用藥安全有效為前提，着眼於闡述中藥藥性理論，探討中藥臨床安全與有效的應用原則和方法。因此，它對於提高中醫藥臨床療效、減少不良反應發生等都具有重要的意義。

中醫臨床安全合理用藥屬於臨床中藥學的範疇，是臨床中藥學的核心內容之一。

只要得到合理應用，絕大部分中藥是安全和有效的。有部分毒性中藥，或者即使是藥性平和的中藥，若違反了用藥原則及方法，有可能產生不安全的結果。《禮記· 曲禮》曰：「醫不三世，不服其藥」。可見古人治病，也十分重視對醫生的選擇，即要求醫生有廣博的醫藥知識和豐富的用藥經驗。清代醫家徐大椿著《醫學源流論》指出：「而毒藥則以之攻邪，故雖甘草、人參，誤用致害，皆毒藥之類也」。這強調了合理用藥的重要性，否則，即使人參、甘草之類也可致害。簡言之，知醫識藥、藥為醫用、醫藥結合，是中醫臨床安全合理用藥的重要保證。

此外，臨床安全合理用藥，還必須符合法律法規。由於藥物的特殊屬性，藥物被非法使用的現象越來越多。如在競技性體育活動中濫用中藥麻黃、馬錢子等作為興奮劑，中藥罌粟殼被少數人作為麻醉藥品和精神藥品服食成癮等。這些違法行為也是造成中藥安全性問題的重要因素，必須堅決禁止和嚴懲。

三 . 中醫臨床安全合理用藥的特徵

中醫藥理論的發展和醫療實踐經驗的積累，是一個不斷修正、補充和完善的過程，因而評價中醫臨床安全合理用藥，具有發展性和相對性的特徵。

（一）發展性

評價中藥選用和藥物治療過程是否合理，主要的依據是當代醫藥專業人士所掌握的中藥知識、理論，以及對疾病的認識，即不能超越所處時代的醫藥學水平。因此，不同時期中藥合理用藥的衡量標準是不同的。隨着人類對疾病和藥物認識的深化，中醫學和中藥學理論的不斷豐富，其合理用藥的標準也會日益完善和提高。

如中醫歷史上對寒溫認識的變化，對寒涼藥和溫熱藥的使用產生了巨大影響。在醫聖張仲景時代和以後的唐宋時代，遵從張仲景擅用溫熱藥，眾家並無異議。但是，隨着疾病譜的變化和醫療實踐的深入，金元四大家倡導革新精神，認為「古方今病不相能也」，大膽創立新學説和新療法，對藥物的合理應用也提高到一個新的階段。如劉河間擅用寒涼藥；朱丹溪認為人體「陽常有餘，陰常不足」，批評過用溫熱藥物的傷陰之弊，主張用甘寒藥物滋陰。至明清溫病學説的創立，寒涼藥的合理用藥發生了根本性的變化。

（二）相對性

衡量某種藥物的臨床應用是否合理，是將其處方用藥方案與其他供選的藥物治療方案以及非藥物治療方案比較得出的結論。事實上，對有效性和安全性的評價只是相對的，即某種藥物的安全性、有效性、經濟性乃至使用的適當性都只能是在當時的條件下，相對於其他藥物的治療方案或療法而言的。

中醫用藥還必須遵循因時、因地、因人制宜的原則，如在北方寒冷地區的感冒，用較大劑量的麻黃發汗被認為是合理的，而在南方溫熱地區則可能被認為是不合理的。

就中藥和西藥的安全性和有效性相比較而言，也沒有一個絕對的標準，只能説相對於化學藥品來説，中藥在某些方面，如耐藥性和不良反應相對較少，但並不等於中藥絕對安全。對中藥的毒性和不良反應的認識是一個發展的過程，如《本草綱目》認為無毒的馬錢子，後世已證明有較強的毒性。

此外，中藥的安全性與其在中藥複方中的配伍方法、用藥劑量、煎煮及服用方法密切相關，故不能僅僅根據現代對單味中藥的化學分析和藥理、毒理研究結果評價多種中藥的臨床應用是否安全。但是，雖然不能唯成分論，現代對中藥的化學成分和藥效、毒理等研究，對中醫臨床的安全合理用藥具有重要參考價值。

四. 中醫臨床安全合理用藥的意義與目的

古今中醫歷來重視臨床安全合理用藥，即達致知醫識藥的目標。但是，現在也存在着嚴重的醫藥分離現象。臨床中藥學的產生，以及中醫臨床安全合理用藥概念的提出，是中醫藥發展的需要。目前，一些臨床中醫師對中藥知識的了解不夠全面，不按照中醫理法方藥理論處方，導致臨床不合理或不安全用藥，如中藥的不合理配伍用藥、中西藥的不合理聯合應用，以及開發中藥新劑型欠合理等等，這些都是導致中藥不良反應甚至中毒事件發生的主要原因。

隨着現代中醫藥的國際化，對中醫臨床安全合理用藥提出了更高的要求，中醫和中藥的協同發展也成為了今後中醫藥發展的必然趨勢。單純有一個優良的中藥飲片或製劑，或研究出某些有效成分是遠遠不夠的，更為重要的是中藥複方的安全合理應用，充分發揮中醫藥的醫療價值和作用。

臨床中藥學是為適應中醫臨床工作的客觀需要，在中醫學和中藥學的互相滲透中不斷發展起來的。隨着中醫藥學在全世界的廣泛傳播與應用，實踐具有中醫藥特色的中醫臨床藥物應用學，開展安全合理用藥的研究勢在必行，其意義深遠無比。如何在中醫藥理論和在歷代醫家豐富的臨床用藥經驗的基礎上，結合現代醫藥學的研究方法以及現代臨床中藥的應用理論與方法，使其發揮安全、有效、合理地防治重大疾病的作用，是臨床中藥學的研究目的。本書力求在這些方面作一些探索，即以醫藥結合的方法探討中藥的合理應用，發掘整理古代本草著作的文獻，總結歷代醫家的經驗，將現代的研究成果融彙貫通地應用到臨床用藥中去，以期拋磚引玉，喚起更多的研究人員和臨床中醫師、中藥師來關注中醫臨床的安全合理用藥，並積極投身其研究之中，把中醫臨床安全合理用藥水平推上一個新的台階。

第二節 中醫臨床安全合理用藥的源流

中醫臨床合理用藥經歷了漫長的發展過程，首先必需積累一定的藥學知識和用藥經驗，再經過歷代不斷補偏救弊，才逐步形成中醫安全和合理用藥的理論。近現代隨着西醫藥的傳入，使中醫藥現代化和國際化以及中醫臨床安全合理用藥面臨新挑戰，但現代研究又為其注入了新的內容及方法。

中醫臨床安全合理用藥的發展，與中醫的學術流派密切相關。中醫的用藥有較強的地域性，如長沙太守醫聖張仲景多用溫熱藥，至金元及明清南方寒涼派的醫家擅用寒涼藥，清末至今雲南、四川等地的火神派醫家則擅用附子。

古代中醫總結臨床用藥的經驗主要來自於病案，即通過病案記載用藥後的療效和反應，無論是有利的藥效還是不良反應。除了在病案中記載自己用藥的經驗外，有時也記載其他醫者用藥的藥後反應。中藥的用藥經驗，是在長期的醫療實踐中，無數醫家勤於實踐和觀察所積累的寶貴經驗。因此，若要研究中醫臨床安全合理用藥，分析古今醫著和名醫醫案非常重要。

追溯中醫臨床安全用藥的源流，可以看出現代的許多安全合理用藥的理念和方法，在漫長的中醫用藥歷史中都可以找到他們的雛形。

一.中醫臨床用藥知識的起源和積累
（遠古、先秦—至公元前 221 年）

（一）藥物知識的起源

神農為了「令民知所避就」，減少「疾病毒傷之害」，而「嘗百草之滋味，水泉之甘苦，當此之時，一日而遇七十毒」；伏羲氏「嘗百味藥」。這些傳説，生動地反映了古人認識藥物的艱辛的歷程，在當時，根本談不上用藥安全。

秦以前已經發現了眾多藥物，而且對藥物的性味功效有了初步的認識。在先秦時期的非中藥文獻中，記載了某些藥物的形態、產地、用法、用量、炮製、配伍、禁忌等內容，可以認為是臨床用藥知識的起源。例如《山海經》記載一藥治一病，但也有一藥兼治數病，或數藥同治一病者。《管子》、《離騷》等記載了大量芳香藥物。農學著作《任治》、《辨土》、《審時》等，記載了部分藥用植物的栽培與採收方法等。

(二) 藥事管理制度的創立

夏、商、西周時期，藥物知識不斷地豐富，發現了一批作用較專、效果較明顯的藥物，並開始應用動物、植物、礦物藥治療疾病。西周開始建立專門的藥事管理制度，由「醫師」掌管藥事，故《周禮·天官·宰下》曰:「聚毒藥以共醫事」。此處所稱「毒藥」，可以理解為所有藥物的總稱，其中包括了容易中毒的藥物和相應的解毒之藥。

(三) 伊尹製湯液和酒在醫藥上的應用

湯液應用於醫藥，並且採用多種藥材配伍用藥，是治療學上的巨大進步。湯劑藥物用藥品種多、變化多，藥物間相互作用，或可促進吸收，使藥物的功能得到充分的發揮，或可減低藥物的毒副作用。湯劑，至今仍是中藥最常見的用藥形式，也是中醫個體化治療的主要方式，即能根據病人的個體差異和病情的不同而辨證組方、靈活加減。湯液的創製，也標誌着方劑的誕生。酒應用於醫藥，擴大了用藥範圍，酒又是很好的有機溶劑，能增加飲片有效成分的溶出，增強藥物的功效。

(四)《五十二病方》

《五十二病方》為記載臨床治療的方書，每一種藥物具有多種治病功效。書中記載了五十二種病的症狀與治療方藥，其中以外科、皮膚科為主。同時，也記載了丸、湯、飲、散等內服劑型和敷、浴、蒸、熨等外用劑型。

二. 中醫臨床安全合理用藥基礎理論的創立

（秦漢—公元前 221 年至公元 220 年）

秦漢時期，隨着《黃帝內經》、《神農本草經》、《傷寒雜病論》的誕生，表明經過漫長的實踐經驗的積累，原先零散記述的藥物得到整理、分類，昇華為理論體系，中醫的藥物學和臨床治療學也開始建立，其中蘊含着中醫臨床安全合理用藥的思想、原則和方法。

(一)《黃帝內經》

奠定了以中醫理論指導臨床合理用藥的理論基礎

《黃帝內經》中的中醫學基本理論，包括陰陽五行、氣血津液、臟腑、經絡等理論的構建，為中藥學和方劑學奠定了堅實的基礎；病因病機學説和望、聞、問、切的診斷方法是準確使用中藥和方劑的先決條件；標本緩急、正治反治等治則，則是處方用藥的指南;而君臣佐使的方劑配伍理論，藥物氣味七情和合理論，大、小、緩、急、奇、偶、複七種組方類型等，都是中藥方劑配伍的重要基本原則。

藥物的治療作用和副作用的相對性

《素同．臟氣法時論》云：「肝欲散，急食辛以散之，用辛補之，酸瀉之」；「肺欲收，急食酸以收之，用酸補之，辛瀉之」。該理論立足於五臟的生理、病理特點以及五味的基本作用，包含着用藥理論，即藥物的治療作用與副作用是相對的，藥能對證即起治療作用（補），反之則產生副作用（瀉）。這種相對性與藥物的使用目的直接相關，在一定條件下可相互轉化。提示臨床用藥應盡量發揮其治療作用，避免其副作用發生。這就是「病隨五味所宜」的實質。金元醫家將其發展，概括成為五臟苦欲補瀉理論。

方藥的應用及服用方法

《內經》根據藥物的峻烈程度分級為大毒、常毒、小毒、無毒四級。已認識到藥物作用的兩重性，有毒藥物要嚴格控制，無毒藥物也不能盡劑，防止因藥物久用傷及正氣或有毒藥物積蓄體內。

對普通的食物和藥物，《內經》認為不能過度應用，如《素問．至真要大論》云：「五味入胃……久而增氣，物化之常也。氣增而久，夭之由也」。說明五味入五臟，服之能令臟氣強盛，這是事物生化的必然規律，但偏嗜某一味而令臟氣偏盛，輕則為病，甚則夭折。

（二）《神農本草經》

提出了中醫臨床安全合理用藥的基本原則

現存最早的中藥學專著《神農本草經》，孕育了中藥臨床用藥的基本理論和方法，包括四性、五味、有毒無毒及隨證的用藥原則，中藥的臨床應用、使用注意以及藥物配伍及其禁忌等有關內容。此外，對藥物劑型的選擇、服藥法及藥材的產地、採集等內容，也有具體的論述。對所記載的 365 種藥物，按其功用、作用強度及安全度粗略地分為上、中、下品三類，明確提出了藥物「有毒」、「無毒」的概念，並對三品藥與毒性的關係作了論述：「上藥無毒，多服久服不傷人；中藥無毒有毒，斟酌其宜；下藥多毒，不可久服。」指出了有毒藥物不可久服的基本原則，但由於歷史條件的限制，古人對藥物的有害性認識有限，錯誤地認為上藥「多服久服不傷人」。

明確界定藥物的功效和主治病證

《神農本草經》所記載的藥物大多是臨床常用而且有效的藥物，如常山截瘧、黃連治痢、麻黃平喘、附子止痛、當歸調經、阿膠止血等。這是最早的系統論述和界定藥物功效和主治病證的藥學專著，成為中藥學的經典著作。

提出中藥採收和辨別方法，以及劑型和用藥時機

為確保藥物質量，提出了注意藥物的產地、採集時間、方法和辨別真偽陳新。對藥

物劑型，強調「並隨藥性，不可違越」。服藥時間須因病而異，即按病位所在，確定在食前、食後或早晨、睡前服藥。《神農本草經》云：「病在胸鬲以上者，先食後服藥；病在心腹以下者，宜空腹而在旦；病在骨髓者，宜飽滿而在夜」。這種服藥理論的科學道理值得研究。

《神農本草經．序例》也提出要把握用藥時機，發揮藥物的預防作用。曰：「凡欲治病，先察其源，先候病機，五藏未虛，六府未竭，血脈未亂，精神未散，食藥必活。若病已成，可得半愈。病勢已過，命將難全」。

在使用有毒藥物的用量及用法方面，《神農本草經．序例》提出了「若用毒藥療病，先起如黍粟，病去即止，不去倍之，不去十之，取去為度」的方法給藥，即使用毒藥主張從小量開始，繼隨病情發展而遞增，若病情好轉，當及時停藥，以「取去為度」。這對後世臨證合理用藥具有重要的指導作用。

注明中藥可「墮胎」

如水銀、牛膝、、瞿麥、鼯鼠、地膽、石蠶等 6 種藥物，但並沒有妊娠禁忌等類似提法。

（三）《傷寒雜病論》

《傷寒雜病論》不僅奠定了中醫臨床辨證論治體系的理論基礎，將理法方藥融為一體，而且初步確立了中醫臨床合理用藥的基本原則和規範，使《神農本草經》中所載藥物的功用、配伍用藥原則得到具體應用和發展，標誌着以藥物療法為主體的中醫臨床治療體系基本形成。

創立六經辨證臨床診療體系，使理法方藥統一

《傷寒論》通過六經辨證，將藥物療法與中醫理論及診斷學方法結合在一起，使中藥藥物療法擺脫了單純的經驗性方式，使中醫學形成了理法方藥統一的辨證論治臨床診療體系。換言之，使中醫藥物療法從基於經驗性知識的零散對症療法，轉變為理論性整理的系統的臨床治療學體系，實現了從「對症治療」到「對證治療」的轉變，即「觀其脈證，知犯何逆，隨證治之」。在方劑學方面，使由單味藥物的組成的方劑，能方中蘊法；而且配伍嚴謹，藥變方殊。故《傷寒論》被譽為「方書之祖」。

此外，張仲景也十分注重藥量的增減，甚至透過藥量的增減而改變方劑的功效主治。典型的例子如四逆湯和通脈四逆湯，由附子一枚改為附子一枚（大者），乾薑由一兩五錢改為三兩，其功效由回陽救逆轉變為回陽通脈，主治由陽衰陰盛證轉變為陰盛格陽證。

倡「方證對應」論治方法

《傷寒論》中每一病證與每一湯方直接對應，形成證用方名、方因證立、方證一體的內在聯繫。《傷寒論》中的 112 方，其中相當一部分的湯方均有詳細的主治證候記述，

而這些湯方又是以主藥的主治證命名，如桂枝湯、麻黃湯、小柴胡湯等。如對於少陽病邪居半表半裏，出現口苦、咽乾、目眩、往來寒熱、胸脅苦滿、默默不欲飲食、心煩喜嘔等半表半裏的證候，張仲景立小柴胡湯一方，用以和解少陽之邪，是為少陽病證的正治之法。本方的使用，不必悉具以上諸證，只須察其邪在表裏之間所引起的疾患，即可應用本方。張仲景所言之「有柴胡證，但見一證便是，不必悉具」，正是此意。

劑型豐富，煎服有法，倡導用藥規範

張仲景倡導嚴格的煎服法度，注重煎服法與療效的關係，並且強調定量的概念，以及合理停藥、逐步加量等，以保障用藥的安全性。此外，也十分注重藥後調攝等醫囑。

擅用有毒藥物，注重有毒藥物的減毒、防毒方法

張仲景《傷寒雜病論》載有大量的有毒藥物，曰：「藥以治病，因毒為能。」尤其是擅用附子、烏頭等有毒藥物組成的配方，用於治療危重急症、寒痹頑痹、陽虛體衰等病證，並且採用配伍用藥和配煎久煎等方法以增效減毒。《金匱要略》用烏頭，包括烏頭湯（《中風歷節病脈證並治第五》第十條）、烏頭煎方（《腹滿寒疝宿食病脈證治第十》第十七條）、烏頭桂枝湯（《腹滿寒疝宿食病脈證治第十》第十九條）等，均有配蜜反覆久煎以減毒的記載，具體方法如烏頭或以蜜煎，或先以水久煎後，加蜜中煎之；蜜煎時須令蜜減半，則須久煎方得。此外，烏頭湯中配白芍、甘草同用，亦能緩烏頭之烈性；配黃芪則固護正气，使驅邪而不傷正。

三.本草學的創新和發展，以及中藥炮製學的形成

（三國魏晉南北朝—公元 220 年至 581 年）

魏晉南北朝的本草發展與創新均表明，魏晉南北朝的醫學是一個醫藥并舉、創新發展的時代。

（一）《吳普本草》

該書增加了藥用植物生態、形態、採集時間、加工炮製、配伍、宜忌等內容，並且尤為注重對藥物毒性的闡述，重視道地藥材。在配伍宜忌方面，具體論述了配伍相須、相使、相畏、相惡、相殺等。

（二）《名醫別錄》

增加了藥物品種，記述的內容也比較廣泛，尤其在藥物名稱、性味、毒性、主治以及藥物的產地、性狀、用法等方面論述較詳細。對藥物的性味、主治功效的論述更切合臨床實際。收載的藥物大部分療效可靠，如百部止咳、半夏止嘔、檳榔殺蟲、大薊小薊止血等，至今仍被醫者所遵從。

(三)《本草經集注》

增補了許多藥物的採收 、鑑別 、炮製和配製方法，以及諸病通用藥等，對臨床安全合理用藥具有重要的參考價值。尤其是諸病通用藥按所治 80 餘類病證列舉藥物，對藥物按功效分類有重要影響，方便臨床選藥。在《本草經集注・序例・諸病通用藥》中專設墮胎藥項，收載墮胎藥 41 種。

《本草經集注》云：「藥有宜丸者，宜散者，宜水煮者，宜酒漬者，宜膏煎者，亦有一物兼宜者，亦有不可入湯酒者。並隨藥性，不得違越。」該書倡導不同藥物宜使用不同劑型，有利於藥效的發揮和安全用藥。

(四)《雷公炮炙論》

創立增效減毒的炮製方法，使中藥炮製學從本草學中分化出來，成為專門的學科。增加炮製方法，對輔料更加講究，奠定了後世的中藥炮製學的基礎，對中藥增效減毒的原理研究亦有所啓迪。

四 . 首次由國家組織編撰藥典式著作

（隋唐五代—公元 581 年至 960 年）

唐代對藥性功用的認定十分審慎，並認識到許多食物和藥物的特殊療效。唐代也重視藥物的產地，使道地藥材的概念開始形成。

(一)《新修本草》

唐朝的《新修本草》是第一次由國家組織編撰的藥典式著作，有人稱之為世界上最早的藥典。該書在充分收集文獻資料的基礎上，進行全國大規模的藥物普查，並且本着實事求是的原則考察藥物的功效，彙編成冊，然後由政府於唐顯慶 4 年（公元 659 年）頒行全國，使之更具有臨床用藥的規範性。

(二)《本草拾遺》

陳藏器著《本草拾遺》，將藥物按功效分為宣 、通 、補 、泄 、輕 、重 、滑 、澀 、燥 、濕等十劑，比《神農本草經》的三品分類更為合理，為後世按藥物功效進行分類提出了適當的方法。

此外，唐代甄權的《藥性論》首創配伍禁忌。《蜀本草》首次記載了十八反。五代韓保升著《蜀本草（一名重廣英公本草）》，統計了本草中七情畏惡的藥物。唐代方書的特點是注重實用，推崇簡便廉的實用方劑，而略於理論，如孫思邈的《備急千金方》、《肘後備急方》，多用於治療突發急症，且論述簡要。孫思邈也擅用有毒動物藥治療難治病證。《小品方》、《劉涓子鬼遺方》等均具有簡 、便 、廉 、效的特點。《產經》則列舉了 82 種妊娠期間禁忌服用的藥物。

五. 方劑學空前發展，並由國家管理成藥應用

（宋代—公元 960 年至 1279 年）

宋朝為方劑學的全面發展階段，其方書編撰是前所未有的。有大型方書如《太平聖惠方》、《聖濟總錄》；有由博返約、簡要而論的小型方書如《普濟本事方》、《濟生方》；有專科方書如《小兒藥證直訣》、《婦人良方大全》；有方論專著《傷寒明理論》等。

（一）《太平惠民和劑局方》（簡稱《局方》）

為官修方書，可以說是第一部由政府編制的成藥藥典，書中除詳列各方之組成、功效、主治外，亦詳述藥物的炮製和製劑等。但其用藥多辛溫香燥。此書既是配方手冊，又是用藥指南，應用方便，也易於普及。此外，書中所列有 185 種需炮製的藥物，許多是通過炮製以減毒增效。

（二）國家管理醫藥

宋代醫藥主要由官方管理，北宋設熟藥所等機構，撰有《和劑局方》等方書，使成藥特別發達，並設有藥品標準。宋代以後形成了多用丸藥和散藥以代替湯劑的狀況。

在宋朝大量香料輸入中國，使香燥溫熱類藥的應用增加，如《太平聖惠方》、《聖劑總錄》、《和劑局方》等均載有大量的香竄燥烈諸藥。許多新創方劑，如蘇合香丸等，亦含有辛溫開竅藥，用於拯救危急之證，若用之得當，可以起死回生。

但在宋金時期，部分醫家機械地盲目地使用《局方》治病，有失辨證論治之精神，導致某些成藥被濫用，特別是溫燥藥。病人也可自行購藥服用，特別是一些人喜溫而惡寒、喜補而惡瀉，在中醫用藥歷史上產生了不良的影響。

（三）對有毒藥物的新認識

《聖濟總錄》

宋代《聖濟總錄·雜療門》專列「中藥毒」一項，其中不僅包括金石藥中毒，亦載錄其他藥如烏頭、附子、巴豆、甘遂、大戟、藜蘆、蜀椒、半夏、杏仁、桔梗等所引起的中毒。

《洗冤集錄》

世界上第一部法醫學專著《洗冤集錄》，總結了中藥中毒的診斷方法，曰「砒霜野葛者，得一伏時，身發小瘡作青黑色，眼睛聳出……腹肚膨脹……指甲青黑」，「驗服毒（砒霜）用銀釵」。

《本草別說》

在宋代以前，本草著作及方書對細辛用量與其他中藥一樣，並無任何限制，應用湯劑更是如此。宋代名醫陳承根據其臨床經驗，首先對細辛末的內服劑量提出了限制。

（四）《本草衍義》

宋代寇宗奭《本草衍義》特別重視藥材的品種鑑定及特殊人群的合理用藥。其內容涉及醫藥學理論及單味藥的名稱考定、鑑別、炮製、運用等，並對一般常用藥的性味、功效和臨床效驗進行了補充，尤其是對一些與臨床效用相關的品種作了鑑定。在合理用藥方法上強調要按年齡老少、體質強弱、疾病新久等釐定藥量。

（五）妊娠用藥禁忌歌訣

宋代以來，文獻中出現以妊娠禁忌為內容的歌訣，如南宋朱端章《衛生家寶產科備要》中的產前禁忌藥物歌，陳自明《婦人大全良方》和許洪《指南總論》中的歌訣等，後世許多妊娠禁忌歌訣多以此為基礎。

六．諸子蜂起，矯正時弊，創立新說，推動中醫臨床安全合理用藥

（金元—公元 1115 年至 1368 年）

宋代及以前多注重於對藥性與功效的闡述和積累，金元醫家則以《黃帝內經·素問》氣味、陰陽、升降浮沉等理論為指導，研究中藥藥性理論，使中藥藥性理論得以完善。當今的中醫臨床用藥理論，乃繼承宋金元各代醫家藥學理論與經驗之遺產，並使之得到發展的產物。

以四大醫家為代表的金元醫家，針對宋代成藥濫用之時弊，創立新説，推崇新方，為中藥安全合理用藥提供了經驗。從某種意義上講，他們的革新精神，認為「古方今病不相能」的態度，以及創立的新學説，也使中醫臨床用藥向更安全、更合理方向發展。此外，金元時期十八反、十九畏歌訣的出現，表明金元醫家重視藥物之間的相互作用和配伍禁忌，並且力求普及推廣應用。

（一）寒涼派劉完素

劉完素著《素問藥注》、《本草論》，針對北宋以來醫家濫用辛溫剛燥藥方之時弊，結合自己的臨床經驗，提出「火熱論」，主張應用寒涼藥，其處方多用大黃、知母、山梔、竹葉等。

（二）滋陰派朱丹溪

元代朱丹溪著《局方發揮》，肯定《局方》中成藥的方便實用，另一方面批評《局方》有造成刻舟求劍、按圖索驥、濫用香燥熱藥之害。朱丹溪所倡之「相火論」、「陽有餘陰不足論」，矯正時弊，善用滋陰藥，使臨床處方用藥更趨合理。

（三）攻下派張從正

張從正著《儒門事親》，列專論《補論》及《推原補法利害非輕説》，力糾時弊，強調「治病當論藥攻」，首次提出「藥邪」一説，將藥邪作為病邪之一，實際上可以認為其相當於現代的藥源性疾病。張從正創立攻邪論，發展了瀉下藥的臨床用藥理論。

（四）補土派李東垣

李東垣著《脾胃論》、《內外傷辨惑論》，列《藥類法象》專論。李東垣當處戰亂時期，民眾流離失所，精神緊張，多致脾胃虛弱，他提出用藥當注重後天之本脾胃，重視「補脾升陽」，創立甘溫除熱法和升陽散火法。其用藥偏重人參、白朮、黃芪、升麻諸藥的配伍，對後世的用藥產生了很大影響。

李東垣特別重視合理用藥，專列《君臣佐使法》、《分經隨病製方》、《用藥宜禁論》、《脾胃虛弱隨時為病隨病製方》、《隨時加減用藥法》、《脾胃虛不可妄用吐藥論》、《調理脾胃治驗治法用藥不明升降浮沉差互反損論》、《脾胃將理法》，系統論述了有關脾胃病的安全合理用藥及藥後調攝等。

（五）易水派張元素

易水學派代表張元素著《珍珠囊》、《醫學啟源》，總結藥物功效，闡發藥性理論，強調臟腑辨證，臟腑苦欲補瀉，即相同性味的藥，依五臟的不同生理病理狀態，而起到不同的作用，或補或瀉。制《臟腑標本寒熱虛實用藥式》，根據臟腑的生理病理特點和藥物的性能合理選藥，注重理、法、方、藥的統一。

從中醫臨床安全用藥的源流出發，可以看到雖「副作用」一詞不見於歷代藥書，但已有人認識到中藥有治病防病作用和不良作用。金元醫家對藥物「苦欲補瀉」的闡發，即是根據臟腑的生理病理特點，命名為臟腑所喜的藥物作用為「補」（治療作用，能調整臟腑的機能活動）；使臟腑所苦、為臟腑所惡的作用為「瀉」（其中包括了副作用）。

（六）羅天益

元代羅天益著《衛生寶鑑》，設專論《藥誤永鑑》，詳盡地論述了用藥失誤之弊端。羅氏強調「無病服藥」損傷正氣，「用藥無據反為氣賊」論，並以臨證病案為例，告誡醫者論病施治必須詳審脈證，據病用藥，不得妄施。此外，《瀉火傷胃》、《妄投藥戒》、《戒妄下》、《輕易服藥戒》等篇，豐富了「藥邪」理論。

七．醫藥巨著面世，中醫臨床安全合理用藥體系基本形成

（明—公元 1368 年至 1644 年）

（一）《本草綱目》

對用藥原理的闡述

李時珍《本草綱目》彙集了明以前的諸家論述，結合自己的經驗和觀點，詳細闡述了藥物氣味陰陽、五味宜忌、五味偏盛、歸經、升降浮沉等對機體疾病的作用，而且闡述了藥物的形狀、顏色、質地、生長、習性等與藥物療效的關係，對指導臨床準確用藥、拓展用藥思路發揮了重要作用，堪稱十六世紀的中藥藥理學專著。

關於藥物毒性的分級與中毒案例

李時珍明確地將有毒無毒藥物區別開來，書中所收載的 1892 種藥物中，標明有毒的藥物共 312 種，標註毒性的藥物分有「大毒」、「有毒」、「小毒」、「微毒」四類；由於草部藥物繁多且品種複雜，書中將毒草類專門提出，集成一卷，共有 47 種。另一方面，又記載誤藥與中毒案例 10 余宗，分為「有毒之毒」、「無毒之毒」和「合用之毒」。

書中對藥物毒性的記載和描述，是先前任何本草學著作所不能比擬的，迄今仍不乏其研究與應用價值，其毒性的分類方法也沿用至今。

（二）《神農本草經疏》

明末繆希淳著《神農本草經疏》，強調臨床醫師應具有豐富的藥學知識，曰：「凡為醫師，必先識藥」。繆氏在其自序中闡述其著作宗旨云：「讀之者宜因疏以通經，因經以契往，俾炎黃之旨，晦而複明，藥物之生，利而罔害，乃予述疏義也。」[1]

書中設藥學專論 33 篇，闡述臨床用藥原則，提出著名的治吐血三要（宜降氣不宜降火，宜行血不宜止血，宜補肝不宜伐肝）。[2] 各藥分三項：「疏」，闡發藥性功治之理；「主治參互」，列述配伍及實用方；「簡誤」，提示用藥易混誤之處，備註了用藥容易引起的誤差之處，以防過錯。可以説開創了臨床安全合理用藥的先例，這是對中藥學的重要歷史貢獻。

其諸家用藥經驗和藥論大大豐富了臨床用藥的內容，如人參、黃芪固然為上藥，但若違背其性能之宜，則偏重之害。故對一藥之用，需知其長短，兼明利弊，才能知藥善用，提高療效，否則不僅收不到療效，還可能出現毒副作用。全書重在闡述臨床用藥之理，結合作者豐富的用藥經驗，力求精博與實用，堪稱為醫藥結合之典範，對明末以後中醫臨床藥學的發展產生了巨大影響，是明代學術價值僅次於《本草綱目》的一部臨床藥學專著。

（三）《景岳全書》

金元醫家劉完素的火熱論和朱丹溪的陽有餘陰不足論，對糾正宋元時期的濫用溫燥辛熱藥起到補遺糾偏的作用，但又導致了不注意因時因地因人而異、忽視辨證用藥、濫用苦寒之劑的新的用藥時弊，正如張景岳所述：「寧受寒涼而死，不願溫補而生」，即從一個極端走向了另一個極端。明代臨床醫藥學家王綸、張景岳、孫一奎、趙獻可等，均對濫用寒涼藥的時弊予以抨擊，以致於在明代產生了「寒溫之辯」，而以薛己、孫一奎、趙獻可、張景岳等為代表的溫補學派，注重溫補腎陽，為中醫學腎陰、腎陽、命門學說的發展作出了貢獻。

張景岳著《景岳全書》，列《本草正》專論，主張陽非有餘、陰常不足，倡陰陽雙補，創右歸丸、左歸丸等，也使附子、肉桂、人參等溫補藥得到了廣泛應用。張景岳就古方、新方列「補、和、攻、散、寒、熱、固、因」八陣，籍此分類論述藥物的功用。

（四）《本草品彙精要》

劉文泰等撰輯的《本草品彙精要》吸收了金元時期的藥性理論，在「味、性、氣、行、臭」等項中收載，使藥性理論得到了一次較全面的總結，使之更趨系統化和條理化。尤其將「氣臭」理論首次應用於臨床。將藥物的升降、厚薄、陰陽歸為「氣」，將腥、香、臭、臊、枯（另有檀、焦）歸為「臭」。根據藥物氣味陰陽等性質及功效確定「氣臭」的方法，還從各家本草學著作記載的紛繁複雜的醫療應用中概括提煉出中藥的「主」、「治」兩項，使藥物的功效顯而易明，非常實用。該著作因當時未刊發，在中醫藥歷史上未產生影響。現代由曹暉校註出版。[3]

八．臨床安全合理用藥由博返約，注重實用

（清—公元 1644 年至 1911 年）

明代以前的本草，偏重於收錄妊娠用藥禁忌、配伍禁忌和食忌，而涉及面最廣的「病證用藥禁忌」卻長期缺乏應有的記載。但有關病證用藥禁忌的思想，歷代醫藥文獻不乏，但多以五臟苦欲補瀉等形式表述，一直未能結合具體藥物進行論述，又容易與虛實補瀉相混淆，故對臨床用藥方面的實際指導意義有限。明代本草已有部分增補藥物的病證禁忌，但為數不多。至清代，本草研究趨於由博返約[4]，本草著作也更注重臨床實用，其論述簡明扼要，但「禁忌」項成為新增的必備項目，如《本草備要》、《本草求真》、《要藥分劑》等。尤其是《要藥分劑》，明確設立「禁忌」一項，至今沿用。

歷明至清，出現了《本草征要》、《本草通玄》、《本草求真》、《本草集要》等本草學臨床專著，從藥物功用分類、理論探討、功效分析、用藥要旨等方面，與臨床實踐緊密結合，不斷正誤創新，使中藥的應用規範有據。

（一）《本草害利》

清代淩奐以其師吳芹（古年）所撰之《本草分隊發》為基礎，集諸家本草學之藥論，補入藥物有害於疾之內容，更名為《本草害利》。《本草害利》是以討論藥物禁忌為主要內容的專題本草論著。

作者熟識藥性，辨證精當，客觀地認識藥物的「害」（不良作用）與「利」（治療作用）。他認為：「凡藥有利必有害，但知其利，不知其害，如衝鋒於前，不顧其後也」；「遂集各家本草，補入藥之害於病者，逐一加註，更曰《本草害利》。欲求時下同道，知藥利必有害，斷不可粗知大略，辨證不明，信手下筆，枉折人命」。為此，他搜集古今名醫關於藥邪的論述及名醫經驗，總結了 20 餘年的臨床實踐經驗，選用常用藥物，刪繁就簡，先陳其害，後敘其利。概括了藥物本身性能之害、使用不當之害、炮製不當之害和採收不當之害四個方面。側重於闡述辨證不當引起的藥害，對病證用藥禁忌所論詳細，強調應根據病證辨證用藥，趨利避害，這對於合理用藥、防止用藥偏差、減少「藥害」具有現實意義。

書中還詳述藥物的出產、形狀、炮製方法等。但是該書也有缺陷，如只定性未定量，未能論及用藥劑量問題；對藥害引起的臨床表現及其防治論述不夠，對藥物配伍所致的藥害等也論述較少。

（二）《醫林改錯》

王清任著《醫林改錯》，臨證處方尤其重視氣血理論，發展了瘀血學説，擅長於活血化瘀藥的應用，所創立的活血化瘀方劑至今仍有效地應用於臨床。書中重點闡述補氣、理氣與活血藥的配伍使用，並且強調通過變化藥量的方法達到不同的治療目的。

（三）溫病學家對寒涼藥的應用

明末清初溫補用藥的盛行，勢必又產生另一種偏向，即濫用溫補的時弊，因而在醫藥界產生了批判溫補之弊的爭鳴，其中的代表人物有徐靈胎、何夢瑤、陳修園等。明清時期溫病學家大量使用清熱藥治療溫熱病，發展了辛涼解表、清熱解毒、平肝息風、清熱涼血、開竅醒神、涼血祛瘀等治法及方藥，促進了寒涼藥的使用和溫病學説的形成。

（四）《醫學心悟》

清代名醫陳國彭著《醫學心悟》，首卷即列《醫中百誤歌》，對不合理用藥的相關因素，以及醫家、病家、藥家三方面進行了精闢的論述；並創《醫門八法》，對臨床治療八法的合理應用作出了詳盡的論述。

（五）方藥共榮

清代的臨床中藥學、方劑學發展表現為方藥共榮、由博返約，醫家的用藥與其醫學思想的聯繫更為密切。其方論專著，有《醫方考》、《醫方集解》、《刪補名醫方論》等。並按功效進行方劑的分類，如《醫方集解》等；重視驗方的採集與整理，如鮑相璈《驗方新編》，專收藥少價廉、方便易行的驗方。

九.中西醫藥並存，注重傳統中醫藥與西醫藥理論及方法的彙通

（民國—公元 1912 年至 1949 年）

（一）《經方實驗錄》

民國著名中醫曹穎甫在醫學實踐和治學上一絲不苟，臨證用藥始終保持科學的態度和實事求是的精神。

在曹氏所處的時代，許多醫者為了免於重劑失手而承擔責任，往往處以輕劑。曹氏在臨證中不考慮個人得失，以病家性命為重，辨證施治，遂遵張仲景之法，常以逐漸加量試探以取實效，故其著作取名《經方實驗錄》。曹氏習醫時，為了掌握第一手資料，曾親自嘗藥，如親嘗附子，致全身麻痹。曾用皂莢丸治癒自己的支飲病。曹氏在應用經方峻劑方面積累了豐富的經驗，使用峻劑，每獲良效，如用十棗湯治支飲。

對於治療用藥失誤的病例，曹氏亦如實記錄，以示後人。如在《經方實驗錄》中記載用抵當湯治療周女子血癆案中，曹氏初以大黃蟅蟲丸，囑每服 10 克，日 3 次，估測一月可愈；而未覆診，估計已愈。三個月後，周女子病情惡化，曹氏「聞而駭然，深悔前藥之誤」，後以抵當湯及補劑收功。[5]

（二）《醫學衷中參西錄》

倡導中西藥並用

張錫純不僅以中醫理論為主體闡發醫理，而且試圖溝通中西醫藥理論，名曰「醫學衷中參西」。他充分認識到西醫藥的先進性，但他「參西而不背中」，力圖用中醫藥理論來分析應用西藥，如對西藥試圖用中藥四氣五味理論加以歸納，推崇以中西藥並用治療疾病。

張錫純臨證治療，認為中藥西藥互相不應抵牾，而須相濟為用。他分析當時所用中西藥之作用原理曰：「西藥用藥在局部，是重在病之標也；中醫用藥求病因，是重在病之本也」。

張錫純堪稱為中西藥並用的先驅，認為中西藥同用可取長補短，提高療效；如在阿司匹靈與麻黃湯同用、氨基比林與中藥地黃、玄參諸藥並用時，認為西藥治其標，中藥治其本，標本並治，奏效必速也。

張錫純還倡導西藥中用，試用中醫理論分析西藥的性能、功效，用中醫藥理論術語

來表達西藥的功效與主治，並將西藥與中藥一起納入中醫辨證論治的理論範疇進行應用，如應用阿司匹靈結合健脾滋陰中藥治療肺結核。

張錫純是位臨床大家，勇於探索，不務空談，其西藥中藥化的想法，今天仍有其實用與研究價值。今之中藥專家岳鳳先等對「中藥西藥化」有所研究，張錫純的中西藥聯用等臨床思維更是尚待開發。

注重對病情與藥性互動的觀察，總結臨床用藥經驗

張錫純在其長期的醫療實踐中，注重臨床經驗的總結，對每個病人的診治力求有病案記錄，雖然用西醫病名，但絕大部分是用純中藥治療，治療力求療效。他留下來的病案，實際上就是他對中藥藥性研究的實踐報告。他精心處方用藥，仔細囑咐煎藥、服藥等方法，並將經驗傳授予人；他還記載了其他醫生用藥後的反應，以供臨床安全合理用藥參考。

(三) 中藥研究方法的新發展

隨着西方藥學知識和近代科學技術在民國時期的迅速傳播和發展，傳統的中藥研究方法開始革新，以中藥為主要研究對象的藥用動物學、藥用植物學、生藥學、中藥鑑定學、中藥化學、中藥藥理學等新學科逐漸開始形成，在中藥的生藥、藥理、化學分析、有效成分提取及臨床研究等方面均取得一定的進步和發展。

十. 臨床安全合理用藥的繼承、發展與規管

（公元 1949 年—）

(一) 中藥文獻的整理及專著的出版

當代整理出版了大量古代的中藥文獻，為中醫臨床安全合理用藥提供了寶貴資料。現代編撰的《中藥大辭典》、《中藥誌》、《全國中草藥彙編》、《原色中國本草圖鑑》、《中華本草》、《中醫方劑大辭典》等大型中藥、方劑學著作，反映了當代中藥學的發展水平。

(二) 名中醫的經驗傳承

中國政府重視有豐富臨床實踐經驗的著名中醫的學術及經驗的傳承，為他們配備助手，整理出版了大量的論醫集、醫案、醫話等，如施今墨、秦伯未、岳美中、蒲輔周、姜春華、鄧鐵濤、俞慎初、朱良春、謝海洲等，其中許多論述及經驗對臨床安全合理用藥具有重要的啟迪作用。

(三)《中華人民共和國藥典》

《中華人民共和國藥典》(《中國藥典》) 是中國藥品標準的法典，經國務院批准後頒佈施行。迄今，《中國藥典》已頒佈了 1953 年版、1963 年版、1977 年版、1985 年版、

1990 年版、1995 年版、2000 年版和 2005 年版。《中華人民共和國藥典・一部》收載療效確切、副作用小、質量穩定可控的常用中藥和製劑。《中國藥典》作為中藥生產、供應、核對使用的依據，以法典的形式確定了中藥在當代醫藥衛生事業中的地位，也為中藥材及中藥製劑質量的保證和標準的確定發揮了巨大的促進作用，這在某種程度上也為保障臨床安全用藥提供了法律依據。

2005 年版《中國藥典》體現了中藥質量控制的新方法及其發展趨勢，強調中藥質量控制要注重中醫藥理論和傳統的臨床用藥方法，其指導思想是促進中藥的優質化、標準化和現代化。

2005 年版《中國藥典》一部收載 70 味有毒中藥（含炮製品），對中藥毒性的分級，分為有大毒、有毒、有小毒三級（名錄見本節附錄 1）。

（四）中藥規管制度逐步完善

特殊藥品的規管

《中華人民共和國藥品管理法》規定了毒性中藥（名錄見本節附錄 2）和麻醉藥品的規管，以及藥物不良反應監測管理規定等。明確對中藥飲片和中藥材實施批准文號管理。國家食品藥品監督管理局重點加強了對中藥材專業市場的監管和中藥材的監督檢驗，建立了質量公報制度。

藥物不良反應監測制度的建立

經國家食品藥品監督管理局批准，國家藥品不良反應監測中心定期向社會公開發佈《藥品不良反應資訊通報》，保障公眾對中西藥的安全合理應用狀況的知情權。

中藥品質管理規範化的建立

包括中藥的種植質量管理規範（GAP）、臨床前研究質量管理規範（GLP）、臨床研究質量管理規範（GCP）、生產質量管理規範（GMP）和銷售質量管理規範（GSP）等五大方面，逐步形成了比較完整的中藥質量管理體系。

加強與各國政府藥品監督管理部門的溝通

1990 年代以來，隨着世界醫藥市場對中藥，特別是對中成藥製劑的持續關注，中醫藥的發展既呈現機遇，又面臨新的挑戰。1993 年在比利時發生的馬兜鈴酸事件，引發了人們對中藥臨床應用安全性的廣泛討論，這一方面大大促進了中藥臨床應用的安全意識以及對複方配伍減毒、炮製減毒增（存）效等方面的科學研究，為臨床合理應用中藥提供依據；另一方面馬兜鈴酸事件的陰影仍然籠罩歐洲，甚至全世界，使人們對中藥有「談虎色變」之感，其實這是不正確和不必要的。

(五) 臨床中藥學的新發展

從上世紀 80 年代開始，臨床中藥學進入發展新階段，人們對臨床藥學發展的關注和重視也為臨床中藥學的發展提供了契機。中國出版了專著《中華臨床中藥學》及《臨床中藥學》教材，有關有毒中藥、中藥不良反應的專著也陸續出版。近 25 年來，中藥安全用藥、病人的個體化給藥、中藥配伍變化及複方研究、中藥藥代動力學和生物利用度研究、不良反應監測及現代中藥製劑研究等工作陸續展開，並已取得成績。順應國內外中醫藥的快速發展趨勢，這些研究仍需加快，以適應人們快速增長的對高素質醫療保健的需求。

(六) 中醫臨床安全合理用藥在香港的發展

香港開埠之初，根據港英當局法例規定，中醫的「欽定英譯」為 Herbalist，意譯為「種植或販賣草藥者」，這種稱謂不承認中醫為醫務人員的範疇，使其沒有社會地位。戰後港英政府對中醫仍然推行歧視和放任政策，從未加以扶植，亦未有任何監管，結果誤服中藥中毒及死亡事件屢有發生。

1989 年以後，港英政府對中醫藥的制度作了全面檢討，行政局於 1994 年 11 月接納《中醫藥工作小組報告書》的建議，認為港府應及早建立制度，推廣及監管中醫藥業。根據工作小組的建議，香港政府在 1995 年 4 月成立了香港中醫藥發展籌備委員會（下稱「籌委會」），籌委會負責就如何促進、發展和規管香港中醫藥，向政府提供建議。香港回歸以後，在 1998 年的《施政報告》中，香港特別行政區政府行政長官訂下目標，要把香港發展成國際中醫藥中心，使中醫藥取得了長足的進步，中藥應用的安全性問題備受關注。食物及衛生福利局在 1999 年 2 月向立法會提交了《中醫藥條例草案》，草案在同年 7 月獲得通過。1999 年 9 月，根據《中醫藥條例》，成立了香港中醫藥管理委員會，負責實施各項中醫藥的規管措施。《中醫藥條例》條文內容主要包括規管中醫的執業及中藥的使用、售賣和製造的措施。根據《中醫藥條例》，中藥規管措施主要包括中藥商的發牌制度和中成藥註冊制度兩個方面。

在《中醫藥條例》的附表 1 中，列出 31 種烈性、毒性中藥材作為規管的中藥材（名錄見本節附錄 3），分別為植物藥 18 種，礦物藥 9 種，動物藥 4 種。

從 2001 年開始，香港衛生署致力於制定「香港中藥材標準」，期望這一「標準」能以《中國藥典》為基礎，又能受到國際醫藥界認受。這對促進中藥的安全合理應用將產生積極作用。針對曾於香港引致不良反應的中藥材如：川烏、草烏、附子、水銀、洋金花、山豆根、開口箭、苦杏仁、地不容、芒硝、含馬兜鈴酸藥材、蒼朮摻雜、烏頭摻雜、蒼耳子、芒硝混淆、麻黃、洋金花與淩霄花混淆、中成藥摻西藥、中藥農殘超標等，香港衛生署中醫藥事務處編寫了參考資料，扼要地介紹了藥材名稱、別名、來源、性狀、劑量、使用注意、中毒原因、有毒成分、中毒症狀及中毒處理等，以供中醫師和中藥商參考。

1980 年代，香港中文大學開始了中藥研究，建立了中藥電腦資料庫。2003 年，中國銀行（香港）中藥標本中心落成於香港浸會大學中醫藥學院大樓。中心展品包括香港地方中草藥、香港中藥標準所用中藥材、受法律規管之毒性 烈性中藥標本、香港易混淆中藥、貴重補藥真偽品鑑別、香港中藥特色飲片及香港名優中成藥等，現存標本 5000 多種。還有中藥資料電腦檢索系統，其網頁更與世界各地的中藥標本中心相連接。

此外，在香港醫學博物館草藥園專門種植毒性、烈性中藥植物，如洋金花、羊角藤、斷腸草（鉤吻）、馬錢子（被稱為香港四大毒草），以及水葫蘆、海芋等；其他有小毒的一品紅、牽牛、蘿芙木、兩面針、巔茄、接骨木、毛地黃等也有栽培，以使民眾有毒性草藥的知識。

附錄 1：《中華人民共和國藥典》所收載的有毒藥物

有大毒	川烏、馬錢子、馬錢子粉、巴豆、巴豆霜、紅粉、鬧羊花、草烏、斑蝥等。
有毒	乾漆、土槿皮、山豆根、千金子、千金子霜、製川烏、天南星、木鱉子、甘遂、仙茅、白附子、白果、半夏、朱砂、華山參、全蠍、芫花、蒼耳子、兩頭尖、附子、苦楝皮、金錢白花蛇、京大戟、製草烏、牽牛子、輕粉、香加皮、洋金花、常山、商陸、硫黃、雄黃、蓖麻子、蜈蚣、罌粟殼、蘄蛇、蟾酥。
有小毒	丁公藤、九里香、土鱉蟲（䗪蟲）、川楝子、小葉蓮、水蛭、艾葉、北豆根、地楓皮、紅大戟、兩面針、吳茱萸、苦木、苦杏仁、草烏葉、南鶴虱、鴉膽子、重樓、急性子、蛇床子、豬牙皂、綿馬貫眾、蒺藜、鶴虱等。

附錄 2：《醫療用毒性藥品管理辦法》所收載的中藥品種

砒石、砒霜、水銀、生馬錢子、生川烏、生草烏、生白附子、生附子、生半夏、生南星、生巴豆、斑蝥、青娘蟲、紅娘蟲、生甘遂、生狼毒、生藤黃、生千金子、生天仙子、鬧羊花、雪上一枝蒿、紅升丹、白降丹、蟾酥、洋金花、紅粉、輕粉、雄黃。〔中華人民共和國國務院令第 23 號，1988 年 12 月 27 日頒佈〕

附錄 3：香港《中醫藥條例》附表一規管的 31 種烈性／毒性中藥材

植物藥 18 種

山豆根（Radix Sophorae Tonkinensis）、生千金子（unprocessed Semen Euphorbiae）、生川烏（unprocessed Radix Aconiti）、生天仙子（unprocessed Semen Hyoscyami）、生天南星（unprocessed Rhizoma Arisaematis）、生巴豆（unprocessed Fructus Crotonis）、生半夏（unprocessed Rhizoma Pinelliae）、生甘遂（unprocessed Radix Kansui）、生白附子（禹白附、關白附）（unprocessed Rhizoma Typhonii or Radix Aconiti Coreani）、生附子（unprocessed Radix Aconiti Lateralis）、生狼毒（unprocessed Radix Euphorbiae Fischerianae, Radix Euphorbiae Ebracteolatae or Radix Stellerae）、生草烏（unprocessed Radix Aconiti Kusnezoffii）、生馬錢子（unprocessed Semen Strychni）、生藤黃（unprocessed Resina Garciniae Morellae）、鬼臼（桃耳七、八角蓮）（Radix or Rhizoma Podophylli emodis, or Radix or Rhizoma Dysosmatis）、雪上一枝蒿（Radix Aconiti Brachypodi or Radix Aconiti Szechenyiani）、鬧羊花（Flos Rhododendri Mollis）、洋金花（Flos Daturae Metelis）。

礦物藥 9 種

水銀（Mercury）、白降丹（Mercurous chloride and mercuric chloride）、朱砂（Cinnabaris）、砒石（Arsenolite）、砒霜（Arsenic trioxide）、紅粉（Hydrargyri Oxydum Rubrum）、雄黃（Realgar）、輕粉（Calomelas）、雌黃（Orpiment）。

動物藥 4 種

青娘蟲（Lytta）、紅娘蟲（Huechys）、斑蝥（Mylabris）、蟾酥（Venenum Bufonis）。

第三節 中藥的安全性與中醫臨床合理用藥的要素

一 . 中醫臨床不合理用藥的主要表現

中醫臨床用藥不合理，這不僅影響藥物的療效，也給藥物應用的安全性帶來極大的隱患，主要表現在未遵循辨證論治原則及傳統用藥方法，如辨證用藥不準確，選用藥物不當，配伍不當，用藥不足，用藥過量，不適當的合併用藥，無必要地使用價格昂貴的藥物，給藥時間、間隔、途徑不適當，煎煮方法不當，以及重複給藥等等。

二 . 臨床安全合理用藥的基本要素

(一) 安全性

安全性是合理用藥的基本前提，直接體現了對病者和公眾利益的保護。需要指出的是強調安全性並不是只能應用毒副作用最小的藥物，或者用藥治療絕對不發生不良反應，而是強調讓受藥者承受最小的治療風險來獲得最大的治療效果，即獲得單位效益所承受的風險（風險 / 效益）最大限度地減少。

關於藥物安全性的概念

古代有毒性、藥邪、藥害等概念。現代有藥物不良反應（ADR）、藥源性疾病（DID）、藥物警戒等概念。

(1) 毒性

古代的毒性有廣義和狹義之分，廣義的毒性是指藥物的偏性，即藥性的總稱；狹義的毒性是指有一定的毒副作用。現代中藥毒性的概念為狹義的概念。

(2) 藥邪

藥邪理論將藥物作為藥源性損害或疾病的一種致病因素（邪氣），即指藥物能引起疾病的發生。

(3) 藥品不良反應

根據中國國家食品藥品監督管理局制定的《藥品不良反應報告和監測管理辦法》第 29 條中提出的藥品不良反應的概念為：「藥品不良反應是指合格藥品在正常用法用量下出現的與用藥目的無關的或意外的有害反應。」可見，錯誤地用藥並不屬於藥物不良反應的範疇。(《藥品不良反應報告和監測管理辦法》於 2004 年 3 月 4 日國家食品藥品監督管理局令第 7 號公佈)

關於中藥不良反應目前尚無確切的概念，一般參照藥物不良反應的定義。但中藥有其特殊性，目前有關中藥不良反應的文獻記載、書籍出版或報道並不規範，一些資料庫的統計資料及某些書籍動輒使用中藥不良反應冠名，許多研究論文或新聞報道也大量地隨意使用中藥不良反應之詞，這使得中藥的應用由原來認為中藥安全無毒或無不良反應的錯誤極端走向了另一個錯誤極端。

實際上發生的所謂中藥不良反應大部分是因藥品質量問題或不合理用藥所造成的。中藥的來源和採製較為複雜，尤其是中藥飲片，質量檢測與監管體系不夠完善，故所出現的所謂中藥不良反應事件實際上主要是由於使用不合格藥品或超量、超時、誤服、錯用以及非正常使用藥物所引起的。如果能在藥品的質量上把好關、在使用上能合理用藥，則可大大減少中藥藥源性疾病或藥害的發生。需要説明的是本書中所引用的資料限於以往和目前對中藥不良反應的認識，仍然沿用不良反應之詞加以敘述。

(4) 藥源性疾病

是指因藥物不良反應致使機體某（幾）個器官或局部組織產生功能性或器質性損害而出現的一系列臨床症狀和體徵。本書所記敘的相關內容，既包括藥物正常用法用量情況下所產生的嚴重的不良反應，也包括因超量、超時、誤服、錯用以及不正常使用藥物所引起的損害或疾病。

(5) 現代的「藥害」(Drug misadventure) 概念

與藥源性疾病的概念類似，它是指用藥過程中發生的任何不可預測的不利結果，藥害以藥物不良反應（Adverse drug reaction，ADR）和用藥錯誤（Medication error）最為常見。[6]

(6) 藥物警戒

當前國際上對藥物警戒的概念實際上就是指對藥品不良反應（ADR）進行監測的廣義概念，即對合格藥品在正常用法用量情況下出現的有害的、非預期的反應的監測，包括新藥的設計、新藥的開發、藥品質量、製劑工藝、人種差異等方面的問題。自古中醫也有類似藥物警戒的概念，比法國人提出的藥物警戒還早。

正確認識中藥的安全性

中醫臨床用藥的安全性，主要包括用藥方法和用藥禁忌兩方面。用藥方法包括給藥途徑、藥物炮製、藥物製劑、服藥方法、用藥劑量和用藥療程等；用藥禁忌包括妊娠用藥禁忌、配伍禁忌、證候禁忌和服用時的飲食禁忌等。

作為醫者，治療某種疾病（特別是疑難病症），其處方用藥實際上是在嚴格權衡該處方將可能為病者帶來的治療效果和有可能出現的藥物不良反應，即獲得一種效益與風險的對比。因此，無論使用哪種治療方案或藥物，受藥者都將承受一定的風險。另一方面，從受藥者的感受和人身安全的角度出發，用藥風險的表現形式和程度千差萬別，輕者可能出現稍微不適，如輕微的胃腸道反應，嚴重者卻可能致殘或致命。就用藥效益與風險平衡來講，受藥者對風險的承受度的差別是很大的，對於挽救生命的藥物治療、或目前尚無特效藥治療的疑難雜症（如亡陽證用附子、惡性腫瘤用蟾酥、風濕病用雷公藤、川烏、草烏等毒性藥物），病者承受藥物不良反應的風險相對較大，但以效益與風險的對比，接受其相對高風險的治療仍然是必需的和有價值的。相反，對於調節生理機能或養生保健的用藥，如用藥膳瀉火、健胃、美容等，病者並無必要承受所謂的高風險。

現在對於中藥安全性的認識，仍然存在兩種偏向。一是認為中藥為純天然藥物，無毒副作用，這種看法主要存在於一些沒有系統掌握中醫藥基本知識和理論的人當中，或是出現在一些純粹是為了商業目的的行業所進行的非理性宣傳中。另一種偏向是針對目前中藥不合理用藥出現的一些安全性問題，誇大中藥可能出現的正常且可接受的不良反應，造成「中藥不安全」、「中藥都有毒」的誤導。甚至有一些專著幾乎將所有中藥都列為有毒藥物。實際上，絕大多數西藥都有可能出現一些偶發的不良反應，但我們並不能把這些西藥都列為有毒藥物。可見，這兩種傾向都是不可取的，而應客觀地認識中藥的安全性。

中藥和西藥一樣，某些藥物有毒，應用某些藥物可能出現副作用，這是事實，這比籠統地講中草藥無毒或副作用少更有益。作為藥物，具有一定的毒性或可能出現的用藥不良反應並不可怕，關鍵是能夠認識它，一旦出現不良反應能夠採取有效的措施及時處理。

目前，採用現代科技方法系統完整地研究和認識中草藥的不良反應，包括從毒性、炮製、配伍、製劑、用法與用量等方面的研究工作做得很不夠。對有毒中草藥的毒理、預防、解毒方法等研究，仍有許多空白。在研究中尤其要注重中醫藥的傳統理論、經驗及用藥方法，這樣才能切合中藥的臨床用藥實踐，促進中醫臨床安全合理用藥。

根據現代研究的結果，可能對某些中草藥的用法進行修正，這有助於中醫藥學的現代化和國際化。但是，若因為某一味藥材出現某些不良反應，或含有某些毒性或烈性成分而簡單地禁止使用，否定千百年來的中醫臨床經驗則是不可取的。

總之，為了提高中草藥的安全有效性，正確、合理地使用中草藥，保證民眾的身體健康和提高中醫醫療保健水平，加強中藥安全性及合理用藥的學習和研究勢在必行。作為中醫藥工作者，不僅必須掌握每一味所用中藥的性能及可能發生的不良反應，盡可能預防不良反應的發生，而且要掌握其報告方法，及時報告病者所發生的不良反應，並能對不良反應作出恰當處理。此外，中醫臨床醫師還應積極參與有關中藥安全性的現代科學研究，以及向廣大民眾宣講中草藥知識，使廣大民眾對使用中醫藥防病治病具有正確的認識和知識。

（二）有效性

有效性是合理用藥的主要目標。中藥的有效性是以中藥的功效為基礎的，即通過中藥的功效達到預定的治療目的。眾所周知，中醫治病主要是針對疾病狀態對所出現的證候表現（即「證」），不同的中藥用於不同的病證，其有效性評價方式，評價指標和標準也應主要針對其證候的變化，而不是針對西醫的病情變化。

《中華臨床中藥學》將中藥的功效定義為：「在中醫藥理論指導下將中藥對人體的治療和保健作用進行的概括和總結。換句話説，中藥功效是中藥治療、預防、養生作用以中醫藥理論進行概括而形成的，是藥物醫療作用在中醫領域內的特殊表達形式，他實際是經過中醫藥理論化了的作用。與現代藥理作用諸如利血平之『降血壓』、心得安之『抗心律不齊』無論在形式上或內容上都迥然有別」。[7]

根據《中華臨床中藥學》提出的中藥的治療功效和保健功效，主要有以下方面：

治療功效

中藥的治療功效，包括對證治療、對症治療和對病治療。所謂的證，即證候，是疾病過程中某一階段或某一類型的病理概括。如風寒表證、肝陽上亢、心血虧虛、中氣下陷等，都屬證候的概念。證候是病機的外在反映；病機是證候的內在本質。由於病機的內涵中包括了病變的部位、原因、性質和邪正盛衰變化，故證候能夠揭示病變的機理和發展趨勢，中醫學將其作為確定治法、處方遣藥的依據。

病與證，雖然都是對疾病本質的認識，但病的重點是全過程，而證的重點在現階段。症狀和體徵是病和證的基本要素，疾病和證候都由症狀和體徵構成。

（1）對證（因）治療

其有效性可以達到根除致病原，治癒疾病。即祛除病邪、消除病因，恢復臟腑功能的協調，糾正陰陽偏盛偏衰的病理現象。對因治療功效是治病求本、辨證施治的具體體現，故大部分中藥是針對病因及病機的治療。如麻黃的發汗解表功效，是針對風寒外束，腠理閉塞的風寒表實證，麻黃能開腠理透毛竅而發汗，祛除風寒之邪氣，糾正衛陽被遏、肺氣不宣的病理狀態。又如四君子湯治脾虛證，四物湯治血虛證，血府逐瘀湯治血瘀證等。可見，對因治療實質上就是對證治療。

（2）對症治療

其有效性達到緩解臨床症狀，延緩疾病進程，即通過中藥治療有消除或緩解患者自覺痛苦或臨床體徵的效用，或通過扶正祛邪而延緩疾病進程。如三七止血、罌粟殼止痛等。某些中藥的對症功效，實際上是對其對證治療的一種補充和加強，如三七能化瘀止血，對於瘀血阻滯所致的出血，既能消除病因而對因治療，又能對症治療，從而達到治療血瘀證的綜合目的。在整體觀和辨證論治原則指導下，正確處理兩者的關係，能夠達到標本同治的目的，也是合理用藥的重要內容。

（3）對病治療

中藥的有效性，還表現在對病治療的有效性。這裏的「病」，既包括中醫所稱之「病」，也包括西醫所稱之「病」。《神農本草經》或之前的古代文獻對中藥治病有效性的表達，包含了許多某藥治某病。張仲景《傷寒雜病論》創立辨證論治體系，同時也強調辨某病脈證並治，如小柴胡湯治少陽病，烏頭湯治痛痹等。但是，金元後則強化了辨證論治和辨證用藥，弱化了辨病用藥。近現代醫家，尤其是現代中西醫結合研究，又從實踐經驗中強調辨病用藥以提高臨床療效，如姜春華、金壽山等醫家強調溫病治療應對病「截斷病機」，不能坐等病情的由淺入深，按衛氣營血四個階段逐步對證用藥。又如川芎、赤芍、丹參等治療冠心病、青蒿治療瘧疾等，均取得良好療效。

要獲得中藥的有效性，既要以辨證用藥和對因治療為主，又不能拋棄中藥的某些特殊功效，即使這種特殊用藥可能並不符合辨證論治的用藥原則。此外，對某些未被傳統功效所歸納的，或與傳統功效相悖的作用，亦要予以重視。例如魚腥草被認為是清肺熱、療肺癰的要藥，但民間卻用於清腸熱，治瀉痢療效顯著；仙鶴草按功效歸屬於收斂止血藥，但其消積止瀉作用被埋沒了。

保健功效

保健功效是指在中醫藥理論指導下，中藥對人體預防疾病發生及傳變或 / 和調節人體生理功能活動的養生功效，屬於中醫「治未病」的範疇。如以蒼朮、艾葉煙熏避疫氣、中藥延緩衰老等。雖然中藥的預防和養生用藥，僅僅居於次要地位，但實踐證明若能合理使用，對於增強體質、預防疾病、促進康復、延年益壽等，是有所裨益的。

減緩或避免某種不良反應的發生

中藥的功效，尚存在避免某些不良反應發生的作用，如和胃健脾的陳皮、茯苓等能減輕或避免其他藥物所致的胃腸道不良反應；甘草、大棗、飴糖等佐使藥，具有調和諸藥的作用，可減緩或避免某些藥物的毒性或峻烈之性所致的不良反應。

非醫學目的用藥功效

非醫學目的用藥，要求的有效性更是多樣的，如減肥、美容、強壯肌肉等。

雷載權等指出：「中藥的功效實際上就是包括兩類：即治療功效、保健功效。這是從眾多藥物作用分析所得出的結論。中藥不僅有眾所周知的治療疾病的作用，一部分中藥尚能針對『無病狀態』的人，如亞健康狀態的人，發揮預防疾病或養生的效用，而後者正是被多數人忽略的，是今後在臨床、實驗及文獻研究上應特別重視的問題。」[7]

可見，中藥的有效性在程度上是不同的，應該對中藥的有效性作出客觀的評價，既不能無限誇大中藥作用的有效性，也不能貶低或否定中藥的多樣有效性。

判斷藥物臨床治療及預防疾病有效性的指標有多種，常用的有治癒率、顯效率、好轉率、無效率等，與預防用藥相關的有疾病發生率、降低死亡率等。必須清楚地看到，對中藥有效性的評價，也受到歷史條件和中醫藥本身理論和實踐的特點所局限，中藥功效的歸納和有效性大多是基於回顧性的總結，這種總結也經無數次的臨床實踐所證明，故大多數是客觀的和可重複的。但是，以現代循證醫學研究方法設計臨床研究試驗所得研究數據仍然很少，值得加強。

(三)適當性

適當性是實現安全合理用藥的必要保證，即將適當的藥品，以適當的劑量，在適當的時間，經適當的途徑，給適當的病者，使用適當的療程，達到適當的治療目標。

現代著名老中醫裘沛然云：「醫者臨床時處方用藥，貴在恰當。然常有方藥切中病情而效果不顯著者，則當考慮用藥劑量輕重及煎藥法、服用是否合於法度。」[8]

適當的藥物

中醫的臨床診療特色是辨證論治，體現在合理用藥方面，即要對證下藥。即在眾多供選藥物中，根據疾病和患者機體條件，權衡多種因素的利弊，選擇最為適當的藥物。中藥的成分較複雜，往往有多種複合功效，但每味藥均有本身的作用特點，或性能功效特點、炮製後的作用特點、不同品種的作用特點、經配伍後的作用變化等等，故要熟悉每味中藥的上述特點，選擇適宜的藥物進行治療，力求收到滿意的治療效果。

適當的劑量

部分中藥藥性峻烈，治療量與中毒量十分接近，以適當的劑量給藥極為重要，尤其要強調因人而異的個體化給藥原則。所謂個體化給藥是指以醫藥典籍或《中國藥典》所推薦的給藥劑量為基礎，參考歷代醫家的用藥經驗，根據患者的病情輕重和體質狀況等實際情況，確定適宜的用藥劑量。對於兒童及長者，以及肝腎功能不全者，尤其要注意用藥劑量，密切觀察病人服藥後的反應，及時調整給藥劑量。

適當的給藥時間

古代中藥的用藥已有按時辰給藥的概念，雖然無法按現代藥代動力學和時間藥理學進行精確計算，但也可以為在適當的時間給藥提供借鑑。

適當的給藥途徑

必須綜合考慮用藥目的、藥物性質、病人身體狀況以及安全、經濟、簡便等因素，選擇適當的給藥途徑。一般而言，口服給藥既便利，又經濟，而且病者少受痛苦。除了口服製劑外，中藥有多種劑型，可通過不同的用藥途徑給藥，如經皮膚給藥的膏藥、外洗、外敷等。中藥注射劑不良反應較多，使用不便，而且成本也高，應堅持能口服的不肌注，能肌注的不靜滴的原則，防止濫用中藥注射劑。

適當的病人

用藥首先必須考慮受藥者的生理狀況和疾病情況，區別對待。要遵循對證用藥的原則，對於需要用此藥的病人，即使經濟條件較差，也應當以人道的立場盡量滿足其基本醫療用藥。對於不需要藥物治療或者可以採用其他更經濟替代療法的病者，則應當避免安慰用藥或保險用藥。此外，還要強調老年人、兒童、妊娠期和哺乳期婦女、肝腎功能不良者、過敏體質者和遺傳缺陷者等特殊人群的用藥禁忌。即使一般病人，對同一藥物的反應也存在很大的個體差異，不宜按一種治療方案實施給藥。

適當的療程

指按照治療學原則和疾病需要，規定藥物治療的周期。除必要的鞏固療效治療外，單純為增加治療保險係數而延長給藥時間，不僅浪費，而且可能產生蓄積中毒和藥物依賴性等不良反應。反之，僅僅為了節省藥費開支，症狀一得到控制就停藥，往往不能徹底治癒疾病，反而為疾病復發和耗費更多的醫藥資源留下隱患。及時合理的停藥或適時的換方、守方，對於減少不良反應或維持治療效果，尤為重要。

適當的治療目標

藥物治療的目標需要在實施者和接受者之間充分溝通和達成理解。受到現階段醫療和藥物發展水平的限制，醫者對有些疾病的藥物治療只起到減輕症狀或者延緩病情發展的作用。而病者遭受病痛折磨，往往希望藥到病除，徹底根治疾病，或者不切實際地要求使用沒有毒副作用的藥物。因此，醫患雙方都應採取積極、客觀和科學的正確態度，正視病情，不懈努力，確定雙方都可以接受的、在現實條件下可以達致的治療目標。

(四) 經濟性

用藥的經濟性並不是指盡量少用藥或使用廉價藥品，其正確含義應當是獲得單位用藥效果所投入的成本（成本 / 效果）盡可能降低。因此，從某種意義上講，也屬於合理用藥的範疇。

經濟性是可持續發展的要求，中藥在來源上和人均佔有量上，一直屬於稀缺的物質資源。隨着社會的發展，衛生保健水平不斷提高，人們對藥物的需求激增，無論品種、數量、質量，還是用藥水平，社會的總需求量都遠遠超過社會的總供給能力。國民生產總值的增長速度也趕不上藥品費用的增長速度，支付高額的藥費開支已經成為國家、社會組織（企業、醫療保險機構等第三付費方）和家庭沉重的經濟負擔。用藥需求與供給的矛盾日益突出，必然導致藥品資源在全社會分配的不平衡，由此可能引發更大的社會矛盾。

不合理用藥造成嚴重的藥品浪費，加重了國家和社會組織的經濟負擔，使已經存在的藥品分配不公更加突出。解決這種特殊的商品供需矛盾，關鍵在於合理控制及使用。在這方面，制定國家或地區基本藥物制度是一個較可行的辦法。

經濟地使用藥物，強調以盡可能低的治療成本取得較高的治療效果，這對於合理使用有限的中藥資源，以及減輕病人及社會的經濟負擔都是有益的。

此外，中藥的來源大多為天然植物和動物、礦物，有些是非常珍稀和昂貴的。某些資源由於未加保護已瀕臨滅絕，如冬蟲夏草、天然麝香、虎骨、犀角等，故臨床合理用藥還包括提倡盡可能地使用資源廣泛、比較廉價的常用藥材治病，或使用效優價廉的代用品，這樣，可以有效地保護瀕危藥用資源。

〔參考文獻〕

[1] 繆希雍原著，任春榮主編。繆希雍醫學全書·神農本草經疏。北京：中國中醫藥出版社，1999，4

[2] 繆希雍原著，任春榮主編。繆希雍醫學全書·神農本草經疏。北京：中國中醫藥出版社，1999，34

[3] 曹暉，謝宗萬，章國鎮等。明代《本草品彙精要》內容特色考察。基層中藥雜誌，1993，

[4] 華碧春。《本草害利》的「藥害」理論探討。福建中醫學院學報，2002，12 (4)：491

[5] 曹穎甫。農漢才、王致譜點校。盛國榮審訂。經方實驗錄。福州：福建科技出版社，2004，5~7，180~183

[6] 賈公孚，謝惠民。藥害臨床防治大全。北京：人民衛生出版社，2002，14~15

[7] 雷載權，張廷模。中華臨床中藥學。北京：人民衛生出版社，1998，47

[8] 裘沛然。裘沛然醫論文集。台北：相映文化，2005，333

第二章
中醫臨床安全合理用藥的相關因素

第一節 藥物因素與安全合理用藥的關係

一. 藥材基原

中藥用以防病治病，品種的來源正確，是保證其安全有效的前提。中藥歷代存在着同名異物、同物異名、品種混亂的情況。品種不同，化學成分有別，性能功效不同，故有效性存在差異。如麻黃來源於麻黃科植物木賊麻黃、草麻黃和中麻黃三個品種，幾種麻黃所含化學成分相似，但其生物鹼含量以木賊麻黃最高，草麻黃次之，中麻黃較低，故三種麻黃藥材的療效高低存在差別。

品種隨意替代、誤用混用、藥不對證，都將直接影響中藥的安全性。香港地區藥材混淆用藥情況亦時有發生，如本港出現的含馬兜鈴酸的馬兜鈴科植物尋骨風誤作白英、廣防己誤作防己科的粉防己而引起腎功能衰竭等；此外，還發生過洋金花與淩霄花混淆、中藥芒硝與化學品牙硝混淆、山慈姑與光慈姑混淆等事件。

中醫臨床安全合理用藥需從藥材基原做起，無論臨床及科研用藥或收集民間用藥時，都要明確藥材中文名、來源、性狀鑑別、性味功效、品質要求等，對毒性、烈性中藥更要特別注意。

二. 產地及採收方法

(一) 產地

不同產地的藥材質量與所含的藥效物質密切相關。中藥大多數來源於植物藥和動物藥，因而其生長環境的土壤、水質、氣候、日照、雨量、生態分佈等對藥用動植物的生長及其質量產生影響；尤其是土壤對植物的有效成分影響更大。中藥自古有「道地藥材」的概念，如廣東的廣藿香、砂仁等。所謂道地藥材，是指具有明顯地域性，由著名產地出產，質量優於其他地區同類產品的藥材。

決定道地藥材的因素是多方面的，但最關鍵的是臨床療效，故為了保證臨床用藥安全、有效，必須重視道地藥材的開發和應用，以及科學地引種、馴養，避免盲目性；要特別注意控制產地的環境污染，確保原藥材的純淨、性能和療效。

（二） 採收

不同的藥用植物和動物具有不同的生長周期，故需根據不同的藥材品種和不同的入藥部位，選擇有效成分最高的時節採收，大部分是在成熟期採收。但有些藥材因使用目的不同，而在非成熟期採收，如青皮、枳實等。

植物藥和動物藥的生長年限對藥效具有較大的影響，如人參、三七、厚朴、肉桂等在一定的年限採收，可獲得較好的療效。

此外，採收也與用藥安全有關，誤採有毒中藥，將引起中毒，如桑寄生，若誤採了寄生在有毒的馬桑植物上者，則為有毒性的桑寄生。患者或醫者自採自用中草藥尤其應注意，許多中毒事件發生於自採自用者。

三 . 藥用部位

不同的藥用部位所含的化學成分不同，如麻黃與麻黃根，麻黃含生物鹼類，有發汗解表及升壓作用；麻黃根則止汗，含麻黃根鹼、阿魏醯組胺等，主要發揮降壓作用，性能功效完全不同。又如細辛的馬兜鈴酸含量，以地上部份最高，根部最低。瓜蔞皮寬胸散結，瓜蔞仁則潤腸通便等。

四 . 藥材的乾鮮及包裝貯藏

有的藥材如滋陰潤燥、清熱生津、涼血止血及芳香化濕藥等，化學成分可因乾燥或儲藏耗損而改變，只要藥材正確，一般來講鮮品的臨床療效更高。《醫學衷中參西錄》治陰虛痰血的三鮮飲，《校注婦人良方》治血熱妄行的四生丸，《溫病條辨》治津傷燥渴的五汁飲等，均用鮮地黃、鮮蘆根、鮮白茅根、鮮側柏葉等配伍組方。

但有的藥物不宜使用鮮品。如鮮白頭翁所含的原白頭翁素，對皮膚、胃腸黏膜有強烈的刺激性，而乾燥並經存貯者，其刺激性大大降低。一般來説，儲藏時間不宜久，過久會影響藥材質量。但也有少數藥材以陳久者為佳，如陳皮、半夏等，一般認為, 通過陳用可減少其燥烈之性。但並非貯存越久越好，若貯存過久，辛辣之氣完全喪失，其有效成分也會減少。

乾燥和儲藏不當將影響藥效及其安全性。揮發油在高溫乾燥和儲藏不當時均會損失，若藥材含脂肪油、黏液質及糖類等成分，經暴曬可隨溫度升高而使油脂外溢走油，從而影響療效。蟲柱使藥材質量嚴重降低，甚至喪失藥性；害蟲的殘體、排泄物和分泌物還會造成藥材污染。霉變則使藥材失去藥效，甚至產生毒性，如黃曲霉菌對肝臟有極強的毒性。變色則是藥材變質的徵兆，表明化學成分可能已發生變化而降低療效，甚至使毒性增強。

有人以苦杏仁苷含量為指標，考察了苦杏仁的包裝材料以及貯存期長短對苦杏仁品質的影響，結果顯示：用聚乙烯塑膠袋包裝的各樣品，貯存半年或一年，測其苷的含量均高於同條件下用牛皮紙包裝的樣品，而同種包裝材料的樣品，貯存期越長，其苷的含量越低。苦杏仁苷被酶解需有一定的溫濕度，若在貯存保管時包裝材料不密封，勢必會為其酶解提供條件。[1] 故在藥材儲藏時，需考慮適當的包裝材料和方法。

五. 炮製

中醫的臨床用藥具有特殊的使用方式，其中之一為炮製。大多數中藥材必須經過炮製才能用於配方和製劑。香港規管的 31 種毒性 / 烈性中藥，其中多數是沒有經過炮製的。《中國藥典》收載的中藥材，有炮製記述的超過 70%。

炮製是指中藥材在飲片使用前的各種必要的加工處理的通稱。中藥通過炮製，其性味、升降浮沉、毒性等都可能發生相應的變化，亦能調整藥性，除毒（或減毒）存性，從而達到增效或減毒等目的。炮製必須根據臨床用藥目的，以及貯存、配方或製劑的不同要求，並結合藥材的自身特點，進行必要的加工處理，使之盡量滿足醫療需要。

合理的炮製能提高臨床用藥的療效，確保用藥安全。相反，不炮製或不規範的炮製，會降低臨床用藥的療效與安全，甚至增強毒性。如多數礦物藥經煅製後，質地變得疏鬆，易於粉碎，有效成分更容易煎出而使療效提高；同時又可使部分礦物藥中混雜的砷化合物等有毒成分減少而使用藥物更安全。但朱砂、雄黃如用火煅，即會生成汞或三氧化二砷，不僅使朱砂和雄黃原有功效發生改變，而且毒性大增。

在炮製某一具體藥物時，常有減毒、增效、矯味、便用等幾方面的目的，有時幾種目的並存，難以區分。

（一） 減毒或緩和藥物的峻烈之性

對於川烏、附子、天南星、馬錢子等毒性較強的藥物，內服通常用其炮製品，以降低或消除藥物的毒性或副作用，保證用藥安全。生千金子、生川烏、生天仙子、生天南星、生巴豆、生半夏、生甘遂、生白附子（禹白附、關白附）、生附子、生狼毒、生草烏、生馬錢子、生藤黃均為香港《中醫藥條例》附表 1 中規管的藥材。

有毒藥物經過炮製減毒的原理主要有以下幾個方面：

修治減毒

某些藥材的某些部位有毒，通過修治去除有毒部分，如蘄蛇的頭部毒腺含有強烈的毒素，去頭後的蘄蛇為無毒之品。又如枇杷葉去毛、朱砂用磁鐵吸附鐵等。

水製減毒

去除有害無效的毒性成分或無藥用價值的毒性部分，如附子、白附子、半夏、天南星等可用水製以減毒，水浸漂洗後其毒性成分被溶失而減少。

火（熱）製減毒

煅、炒、煨等火製能使有毒成分被破壞減少、或分解、或凝固變性、或揮發。如烏頭類藥材所含烏頭鹼加熱煎煮後可水解、分解或轉化為毒性較低的烏頭次鹼和苯甲酰中烏頭原鹼；斑蝥毒素經米炒後昇華而減毒；露蜂房經炒黃後，有毒的蜂房油部分揮發；肉豆蔻煨去油；高溫炒製馬錢子，使有毒的番木鱉鹼和馬錢子鹼被破壞或揮發，使其含量降低至安全範圍；白扁豆所含的植物性毒蛋白，炒後可使其凝固變性而失去活力。

製霜減毒

主要用於有毒種仁類藥物，將藥物經過去油製成鬆散粉末，減少毒性成分的含量，如巴豆製霜、千金子製霜，使主要存在於油脂中的有毒成分減少而減毒，並在加熱過程中使不耐熱的有毒成分被破壞或變性。

加輔料減毒緩烈

在炮製有毒藥物的過程中，可同時有目的地加入可使毒性物質衍化的輔料而達到減毒的目的，如加入甘草、蜜、醋、薑汁、黑豆、白礬等輔料。許多藥物炮製均加甘草，因甘草酸水解後生成葡萄糖醛酸，能與含羥基的有毒物質結合，生成難於吸收的結合型葡萄糖醛酸而解毒；用白礬製半夏，因白礬在水中生成氫氧化鋁凝膠，該凝膠對毒素有吸附作用。大戟等含有毒的三萜類化合物，經醋製後，與乙酸作用生成衍生物，從而降低大戟的刺激性和毒性。蜜炙麻黃減輕生麻黃峻烈的發汗作用。

除臭矯味，減輕胃腸道不良反應

炮製後的藥材便於調劑，能減少異味，便於服用，減少胃腸道不適反應等。如僵蠶、地龍、沒藥等藥材有特殊氣味，部分患者難以吞服，使用後容易引起噁心、嘔吐等不適反應。經過適當的炮製，能除臭矯味，減輕胃腸道的不適反應。

一般說來，藥物的有毒成分也是其主要的藥效成分時（如巴豆的脂肪油），可在保證安全有效的前提下，盡量降低其毒性。若毒性成分並非有效成分者（如天南星、半夏「戟人咽喉」的毒素），可盡量除去。但有毒中藥多屬前一種情況，若炮製不及，則用藥不安全；若炮製太過，療效又難以保證。

通過炮製達到減毒或增效，兩者同等重要，減毒有利於安全用藥，增效則是治療目的。尤其是對有毒的藥物，應根據藥物的毒性、毒理與藥效的關係，以把握既減毒又不致於喪失藥效為度。如附子、白附子、半夏、天南星等浸泡太過，則有效成分也隨着喪失；如砂炒馬錢子勿使士的寧完全散失；巴豆去油取霜要求保留脂肪油 18%~20% 為宜。

（二）增效和改變性能功效

修治增效

將藥材切製、破碎等處理，不僅為了飲片的外表美觀，調配方便，更重要是為了增大藥物與溶劑的接觸面，使其有效成分能更快更多地溶出，增強藥效。

火製或水火並製增效

通過各種形式的熱處理，如炒、蒸、煮、煅等火製法，可使藥材有效成分的質和量發生變化。如清炒若干種子藥材（如決明子、萊菔子等），其表面爆裂；杜仲炒後不僅膠絲斷裂，而且膠質改變，均利於有效成分溶出而增強作用。

黃芩等含苷類有效成分的藥物經加熱處理後，其相應的酶被破壞或失去活性，可防止苷類水解而避免重要的有效成分含量下降，有利於穩定藥效。

據研究，炮製可提高中藥中某些必需微量元素的溶出量，增強療效。如當歸、人參、鹿茸含豐富的微量元素，經炮製或切片後，有利於溶出，增強療效；磁石主要含氧化鐵（Fe_2O_3 69%）和氧化亞鐵（FeO 31%），經火煅醋淬後，氧化鐵轉變為醋酸鐵，增加其溶解度，補血和安神作用增強。生爐甘石主要含碳酸鋅，經火煅水淬後變為氧化鋅，能部分溶解並吸收創面分泌物，收斂和保護作用增強，並能抑制葡萄球菌的生長，用於收斂生肌，治瘡瘍不斂。

加輔料增效

常用的輔料如酒、醋、蜜、鹽、薑汁、麩、土等，以加熱處理，能使輔料滲透於藥材中，某些輔料本身具有一定的藥理作用，其與被拌和加工藥物飲片可能產生協同作用；某些輔料如酒、醋為有機溶媒，有助於藥效成分溶解和釋放，使藥效提高。如蜜製黃芪、甘草增強補中益氣功效；蜜炙百部、款冬花、紫菀、枇杷葉增強潤肺止咳功效；酒炙川芎、當歸、大黃、威靈仙、續斷等能增強活血或通經絡功效，酒炙黃芩能引藥上行，清肺熱功效增強；醋炙香附、延胡索、柴胡、青皮、三棱、乳香、沒藥等，醋能引藥入肝經，以加強疏肝止痛功效；鹽炙知母、澤瀉、巴戟天、車前子、杜仲、黃柏、菟絲子、沙苑子、益智仁等，鹽能引藥入腎經，增強補腎或降虛火、或利尿功效；薑汁炙竹茹能增強止吐功效等；土製、麩皮製白朮能引藥入脾經，增強健脾止瀉功效。

發酵和發芽增效

通過發酵製成的神麯、半夏麯，或發芽製成的麥芽、穀芽，能增強消食化積之效。

改變藥物的性能和功效，擴大其適應範圍

部分藥物經過特殊炮製後，其主要性能、功效及適應證均會發生較大變化，使其適應範圍擴大。如地黃為甘寒之品，長於清熱涼血，主治血熱諸證。經蒸製成熟地黃後，

其藥性轉溫，成為補血、益精要藥，主治血虛、精虧諸證。又如生荊芥發表、生貫眾清熱解毒，炒炭則止血;生石膏清熱瀉火，生龍骨、生牡蠣平肝潛陽，煅用則收斂固澀。

某些中藥炮製後，主要功效雖未改變，但其偏性不一，如豨薟草具有祛風濕、通經活絡的功效，但性味苦寒，與風濕寒痹不盡相宜，經拌入黃酒蒸製後，其性偏於辛溫，則更能對證。某些藥物能通過炮製改變或緩和飲片的某一種作用或功效，如大黃的瀉下作用由於含其有效成分蒽醌類的化合物，經炮製後有效成分被水解或破壞，其瀉下作用明顯減弱，故可通過炮製或久煎以緩和大黃的瀉下作用，在臨證中，可根據患者的病情和體質酌情使用。

通過炮製可使某些藥材飲片某方面的作用和功效加強。例如，何首烏經炮製後，減弱了瀉下作用，但增強了補益精血作用；酒炙、醋炙五味子，其揮發油含量減少，但其木質素類成分及煎出率均較生品增高，補益作用增強，故曰:「入補藥熟用」。

六. 有害物質、污染、摻雜的控制

藥材中的有害物質包括重金屬、砷鹽、農藥殘留等，可直接對人體產生毒性損害。

中藥飲片在採集、加工、包裝、儲藏、運輸、配藥等多個環節中，每個環節都必須嚴格監控，以及防止污染及摻雜等。本港曾發生烏頭摻雜、蒼朮摻雜等不良反應事件。

鑑於中醫臨床用藥有研末沖服(如人參末、三七末、珍珠末、琥珀末等)、泡服(如肉桂末、菊花、膨大海、金銀花、人參葉、玫瑰花等)以及烊化沖服(如阿膠、鹿角膠、龜板膠等)等習慣，故保障藥材飲片的衛生，對其衛生指標如致病菌、大腸桿菌、細菌總數、霉菌總數及活螨的檢測也是十分必要的。

七. 藥材粒度對中藥藥效的影響

部分中藥粉碎成顆粒後煎煮可提高其有效成分的煎出率，增強藥效，如杏仁、豬苓、知母、茯苓、黃芩、天花粉等。據研究，苦杏仁的粉碎度對煎液中苦杏仁苷的含量有直接影響，研究結果表明以炮製後粉碎成原藥材的 ⅛~¼ 大小粗顆粒入煎，煎液中苦杏仁苷的含量最高，一般可達到 90% 以上。[2]

第二節 醫學（用藥）因素與安全合理用藥的關係

一．藥物配伍

以單味藥材組合成複方使用是中醫臨床用藥的最大特點。因此，研究藥材合用後的療效及其相互影響，是中醫臨床安全合理用藥的重要內容。

將兩種或兩種以上的中藥材組合使用，稱為中藥的配伍。中藥七情和合配伍理論是研究兩藥合用後的配伍關係和由此產生的性效變化。方劑的君臣佐使配伍理論則根據證候、治法和組方的需要，從多元用藥的角度，研究各藥在方中的地位及配伍後的性效變化規律，是七情和合配伍理論具體應用的發展。

配伍後藥與藥之間可能產生的性效變化歸納起來主要有減毒、增效、減效、增毒等四個方面。合理的配伍，可增強所需功效，全面地照顧病情，以及減輕或消除藥物的毒性和副作用對機體可能產生的不良影響。反之，不合理的配伍，有可能減效或增毒，屬於配伍禁忌的範疇。

（一）增效配伍

中藥的相須、相使是指藥物發揮協同作用的配伍關係，彼此增強療效，或可突出發揮某方面的治療作用，使藥效更準確或更強。如麻黃配桂枝，桂枝能助麻黃發揮發汗解表療效；配杏仁，杏仁能助麻黃發揮宣肺平喘療效；配白朮，白朮能助麻黃發揮利水消腫療效等。據研究，著名的四逆湯中，單用附子強心作用不明顯，單用乾薑無強心作用，但二藥配伍則附子的強心作用明顯加強，故有「附子無薑不熱」之説。

複方藥在共煎過程中也可能產生配伍增效效應。據研究，甘草所含的甘草皂苷，可降低煎劑的表面張力，在四君子湯、黃芪大棗湯中，甘草可增加脂溶性物質的溶出率；大黃和黃芩配伍同煎，蒽醌類衍生物和黃芩苷的溶出率均上升一倍。

（二）減毒（烈）配伍

中藥的相畏、相殺是兩藥配伍可能產生拮抗作用的配伍關係，即產生毒性或烈性藥物之間的相互拮抗，由此削弱或消除藥物的毒性或烈性，這也是臨床用藥時應予選用的配伍關係之一。如生半夏、生天南星的毒性能被生薑所拮抗；白芍能拮抗附子的毒性；甘草能減緩石膏、知母的寒性；大棗能減緩甘遂、大戟、芫花的峻下之性等。

（三）「藥對」與增效減毒（烈）

「藥對」（或稱對藥、對子、姐妹藥）是中醫臨床增效減毒配伍方法的重要形式，故歷代著名醫家十分重視藥對配伍，如《雷公藥對》、《得配本草》、《施今墨藥對》等醫籍，均蘊含着使用「藥對」的寶貴經驗。

著名中醫干祖望云：「這種藥對，可以在『相輔相成』或『相反相成』中進一步獲得相得益彰的效益，在臨床上使其作用發揮得淋漓盡致。」「一個中醫能在運用『藥對』技巧夾縫中獲得效益，其水準就已不是一般了。」[3]

增效與減毒（烈）不可截然分開，有時可通過適當的藥對配伍而實現。如著名藥對佐金丸是減毒（烈）增效的典型配伍範例，黃連性味苦寒，能清心胃肝火，吳茱萸性味辛苦熱，能疏肝溫胃下氣；若熱大於寒，黃連用量6倍於吳茱萸；若純用苦寒黃連，有使寒凝鬱結難開之弊；配吳茱萸助黃連和胃降逆，辛熱疏利，則能使肝氣疏利，鬱結得開，並可制約黃連苦寒，令瀉火而無涼遏之弊；而黃連又能牽制吳茱萸的辛熱之性。兩藥配用，辛開苦降，寒熱並投，瀉火而無涼遏，溫通而不助熱，相反相成，使肝火得清，胃氣得降。

（四）君臣佐使配伍與增效減毒（烈）

君藥

君是對處方的主證或主病起主要作用的藥物，臣藥、佐藥、使藥可以理解為是對君藥的增效或減毒。

臣藥

臣藥是輔助君藥加強治療主病和主證的藥物，同時可針對兼病或兼證起治療作用的藥物，故主要是起到增效作用。

佐藥

根據不同的配伍情況，既為增效又為減毒，不同的配伍，不同的作用，主要有三方面作用：一是為佐助藥，起到增效的作用，即協助君、臣藥加強治療作用，或直接治療次要兼證的藥物；二是在某些配方中為反佐藥，即根據病情需要，使用與君藥藥性相反而又能在治療中起相輔相成作用的藥物；三是為佐製藥，即消除或減輕君、臣藥的毒性或烈性的藥物。

使藥及引經藥

使藥乃根據不同的配伍情況，既為增效又為減毒而設，亦能調和諸藥，使其合力驅邪，又能調和毒烈藥物的毒副作用。引經藥則為引方中諸藥直達病所的藥物，起到增效作用。

（五）減效配伍

中藥七情和合理論中的相惡是藥物間相互拮抗的配伍關係，能使功效降低，甚至喪失藥效，如人參惡萊菔子。若以中醫理論概括，「相惡」包括凡藥性相反，而作用部位相同的藥，如清肺藥與溫肺藥、清胃藥與溫胃藥等；或作用趨向相反的藥，如止汗藥與發汗藥，澀腸止瀉藥與瀉下藥，利尿藥與縮尿藥，止嘔藥與湧吐藥等。上述藥物在配伍同用時，可能會產生相惡，故應根據具體病證和用藥目的區分，避免使用以防減效，抑或利用這種「相惡」配伍以減輕藥物的寒熱補瀉等偏性。

(六) 增毒（烈）配伍

七情中的「相反」是兩藥合用可能使原有毒（烈）效應增強，或產生新的毒（烈）效應的配伍關係。屬於配伍禁忌，即為了避免產生增毒效應的中藥配伍理論。古代醫家將配伍禁忌總結為「十八反」和「十九畏」。

(七) 配伍禁忌

宋代以後中醫臨床用藥將「十八反」、「十九畏」當作配伍禁忌遵守。

「十八反」是指烏頭反半夏、瓜蔞、貝母、白蘞、白及；甘草反海藻、大戟、甘遂、芫花；藜蘆反人參、玄參、沙參、丹參、細辛、芍藥。

「十九畏」是指硫黃畏朴硝，水銀畏砒霜，狼毒畏密陀僧，巴豆畏牽牛子，丁香畏鬱金，牙硝畏三棱，川烏、草烏畏犀角，人參畏五靈脂，官桂畏赤石脂。

《中國藥典》中記載的十八反、十九畏中更詳細地包括了相關品種和炮製品，但部分傳統十八反、十九畏項目未收載。

十八反：附子、製草烏、草烏、製川烏、川烏反半夏、法半夏、瓜蔞、瓜蔞子、炒瓜蔞子、瓜蔞皮、天花粉、川貝母、平貝母、伊貝母、浙貝母、湖北貝母、白蘞、白及；甘草、炙甘草反京大戟、甘遂、芫花；藜蘆反人參、人參葉、西洋參、紅參、北沙參、丹參、玄參、苦參、南沙參、黨參、細辛、白芍、赤芍。

十九畏：巴豆、巴豆霜畏牽牛子；肉桂畏赤石脂；芒硝畏三棱；丁香、母丁香畏鬱金。

《中國藥典》中十八反中的甘草反海藻，在甘草與海藻的注意項下均未提及。十九畏中人參畏五靈脂、川烏、草烏畏犀角、硫黃畏朴硝（芒硝）、水銀畏砒霜、狼毒畏密陀僧，五靈脂、犀角（世界禁用品種）在《中國藥典》中亦未收載，且在人參、川烏、草烏注意項下也未作要求。[4]

原則上講，可能會引起減效和增毒（烈）的配伍均屬於配伍禁忌，但中藥的配伍禁忌不應當是絕對的，而應當是有條件的。對於「十八反」和「十九畏」的認識，歷來存在分歧，現代對「十八反」和「十九畏」作了不少研究，但仍然不夠深入，影響因素多，結論不一致，尚待進一步研究。「十八反」、「十九畏」之外的多數藥物之間的配伍，在特定的條件下，也同樣存在配伍禁忌。

應以客觀的態度對待中藥配伍禁忌，既要慎重使用，注意安全合理應用；又要認識到並不是絕對禁忌，古今均有應用，如肉桂與赤石脂、蒲黃與五靈脂。但為了穩妥起見，傳統的十八反、十九畏和《中國藥典》中的相關規定，在臨證中可以互參，並盡量避免使用，以策安全用藥。

（八）中西藥合用與安全合理用藥

中西藥合用治療疾病，在臨床上日趨廣泛。雖然目前香港的中醫師被禁止使用西藥，但是許多患者事實上存在着中西醫藥並用的情況。如患者自行在兩個地點就醫，分別領取中藥和西藥，但中醫、西醫互不溝通，患者未告知醫生或中醫師，醫者亦未詳細問及就診用藥史，或患者自行購買非處方西藥或中藥服用，導致實際上的中西藥同時服用。故本書對中西藥的合用與安全合理用藥的關係亦作簡要敘述，以供參考。

中西藥聯合用藥，可能產生以下幾個方面的效應：

協同增效

實驗和臨床研究表明，中西藥物合理聯用可產生協同增效，或具有擴大適應證範圍、縮短療程、減少用藥劑量等作用。如甘草與氫化可的松並用，其抗炎作用增強；豬苓、澤瀉與雙氫克尿噻、速尿合用，其利尿作用增強；枳實能鬆弛膽道括約肌，有利於慶大黴素進入膽道，抗感染作用增強；銀花與青黴素，蒲公英與複方新諾明也有協同作用等。珍珠層粉、野菊花、槐米等與鹽酸可樂定、氫氯噻嗪等降壓藥合用，可減少劑量、縮短療程。又如外用藥土槿皮與水楊酸、苯甲酸合用，可使角質軟化，提高土槿皮的滲透作用，促進藥物吸收而提高療效。在這種情況下，也要注意西藥的用量，避免過量使用。

減輕不良反應

臨床實踐表明，某些中西藥合理聯用，有相互制約及減輕毒副作用作用，如腫瘤患者在接受化學治療時，常產生噁心、嘔吐等胃腸道反應，配伍健脾和胃藥如黃芪、白朮、陳皮、甘草等，可降低化療後的上述不良反應。採用類固醇治療紅斑狼瘡以緩解和控制病情時，若同時合理辨證使用中藥能減輕類固醇的不良反應，或使類固醇的用藥降低，或治療兼證。

減效

不合理的中西藥物聯用，可引起中藥、西藥或兩者的治療作用減弱，療效降低，如中藥甘草、鹿茸、何首烏等與降血糖西藥同用，可降低西藥的降血糖藥效。因中藥含糖皮質激素樣物質或有激素樣作用，可使血糖升高，減弱降血糖藥的藥效。

治療作用過度增強，甚或引起不良反應及產生毒性

西藥抗凝血劑與活血祛瘀藥若合併使用，要注意可能造成出血時間延長；利尿劑與茯苓、澤瀉、豬苓等合用，要注意勿過度利尿。

含汞的中藥如朱砂與西藥溴化物、碘化物、亞鐵鹽、亞硝酸鹽等同服時，朱砂中的 Hg^{2+} 可被還原成 Hg，使毒性增加；若與溴化物、碘化物同服，可生成溴化汞、碘化汞沉澱物，刺激性增強，排出赤痢樣大便，導致藥源性腸炎。蟾酥的藥理作用與洋地黃相似，可通過興奮迷走神經中樞及末梢，直接作用於心肌，與地高辛等洋地黃類並用，對心臟作用可大大增強，可導致強心苷中毒。

中西藥聯用的禁忌

(1) 含鞣質的中藥

含鞣質中藥如五倍子、訶子、地榆、石榴皮、虎杖、狗脊、仙鶴草、大黃、扁蓄、老鸛草等，不宜與乳酶生、胰酶澱粉酶、胃蛋白酶等蛋白製劑合用，否則將降低酶製劑的生物利用度。不宜與四環素類、紅黴素、利福平、灰黃黴素、制黴菌素、林可黴素、鐵劑、鈣劑、銀劑、鈷劑、生物鹼、苷類等同服，因可結合生成鞣酸鹽沉澱物，使上述兩藥不易被吸收而降低療效。[5]

(2) 含有機酸的中藥

中藥山楂、烏梅、山茱萸、五味子均含大量的有機酸，服用後能酸化尿液，使磺胺藥的溶解度降低而致尿中析出結晶，引起結晶尿和血尿。也不宜與紅黴素口服製劑同服，因紅黴素在鹼性條件下抗菌力強，pH<4 時幾乎完全無效，故紅黴素一般用腸溶片或加碳酸氫鈉以避免胃酸的破壞；若與含有機酸的中藥及製劑同服，則紅黴素可能被分解而失去抗菌作用。不宜與鹼性西藥合用，因與氨茶鹼、胃舒平、氫氧化鋁、碳酸氫鈉等鹼性西藥合用時，兩者能發生酸鹼中和反應而使療效降低。

(3) 含皂苷類成分的中藥

含有皂苷類成分的中藥，如人參、三七、遠志、桔梗等不宜與酸性較強的西藥合用，因在酸性環境中，在酶的作用下，皂苷極易水解失效。同時也不宜與含有金屬的鹽類藥物如硫酸亞鐵、次碳酸鉍等合用，因可形成沉澱。甘草與多元環鹼性較強的鹽酸麻黃鹼同服，可產生沉澱，使麻黃鹼吸收減少。

(4) 含重金屬離子或鹼性金屬離子的中藥

含鈣、鎂、鉍、鐵、鋁、鋅等的中藥如石膏、海螵蛸、赤石脂、滑石、自然銅、明礬、瓦楞子、龍骨、龍齒、牡蠣、海浮石、磁石等，不宜與西藥四環素族抗生素、異煙肼等同時服用，因可生成不易被胃腸道吸收的絡合物，使其抗菌作用降低，療效下降。

(5) 含槲皮素的中藥

中藥柴胡、旋覆花、桑葉、槐花、山楂、側柏葉等均含槲皮苷、芸香苷等糖苷，這些糖苷在體內吸收代謝過程中有可能被分解，產生苷原槲皮素，上述中藥不宜與含有鈣、鎂、鋁、鐵等金屬離子的西藥如碳酸鈣、膠丁鈣、鋁化鈣、硫酸鈣、硫酸亞鐵，氫氧化鋁、次碳酸鉍等合用。因槲皮素可和鈣、鎂、鋁、鉍等金屬離子形成螯合物而降低西醫療效。

中西藥合用的相關問題及注意事項

- 中藥與西藥聯合應用有可能增強療效，也有可能降低療效，甚至可以造成嚴重的毒副作用，故在聯合用藥時要具有充分的依據，持十分慎重的態度。
- 中西藥聯合用藥儘管取得了一些經驗，但仍然存在一些問題。如對中藥性能功效或西藥的藥理作用了解不夠、中西醫生之間缺乏溝通；或只重視其益處，忽視其害處；或談虎色變，一概否定和反對。
- 臨床用藥以精簡為要，對單純用中藥或西藥就能解決的疾病，不必要中西藥合用；對需要中西藥合用的疾病，如某些疑難病證如類風濕性關節炎等自身免疫性疾病、癌症、代謝性及退行性疾病、病毒性疾病、心腦血管疾病等，中西藥合用療效比單純應用中藥或西藥可能為優，可以考慮合理選用中西藥。臨證中根據具體病情，可以西藥為主，中藥增強療效；或以中藥治療主病，必要時用西藥緩解急性痛楚，如疼痛；或西藥治療主病，中藥減低毒副作用；或西藥治療主病，中藥治療兼證等。
- 中西醫如何將中醫的辨證施治與西醫的辨病治療有機地結合起來，針對疾病病程中的不同階段、不同環節、不同問題適時參與，安全合理地選用中西藥聯合治療，並且制定中西藥治療規範或常規，以取得比單一療法更高的療效，是一個具有重大科學意義和醫療價值的研究課題，甚至能使複雜難治性疾病的治療產生突破性進展。
- 醫生應注意詢問患者使用中西藥的用藥史，並囑患者在服藥期間，不得擅自加服某些藥物（中藥或西藥），以便更好地指導患者的臨床用藥，避免中西藥不良相互作用的發生。
- 由於病情需要，聯合使用中西藥物治療，可以考慮分別給藥的方式，即服用中藥或西藥宜分隔 3 小時以上分別服用，令先服用的中藥或西藥先行吸收，降低藥物在胃腸道中可能發生的相互作用。

二 . 給藥途徑和劑型

(一) 給藥途徑

給藥途徑與有效性及安全性密切相關，中藥的傳統給藥途徑以口服和皮膚給藥為主。鑑於香港應用中藥的情況，目前尚不能使用中藥注射治療，故在此主要介紹口服和皮膚給藥。

口服給藥

口服給藥具有簡便、安全等優點，但某些藥物在胃腸內會被消化液破壞。胃腸的病理狀態也可能影響藥物的吸收速度和吸收量。另外，由於只有在胃酸中呈脂溶性的酸性藥物，才可在胃中被吸收；鹼性藥物在胃酸中不呈脂溶性，不易透過胃黏膜，必須在鹼性環境的腸中才易被吸收，故多數藥物須進入腸道後才能被吸收，因此，影響胃排空時間的各種因素，包括胃的盈虛，胃內食物性質等均能影響藥物的吸收速度。

皮膚給藥

皮膚給藥的優點是不受消化道的酸鹼度、微生物及酶的影響，並且吸收藥物的速度變化較小，能夠維持比較恆定的血藥濃度，而且可避免肝腸循環的首過作用，減少藥物代謝喪失。皮膚給藥還可避免刺激胃腸而產生副作用。一旦出現不良反應，可立即除去藥物，保證用藥安全。在一定穴位的體表用藥，還可通過藥物對輸穴的刺激，對內臟或全身疾病產生類似針灸的特殊治療作用。

但若使用不當或用於過敏體質者，則可能產生皮膚過敏、損傷等不良反應。

（二）劑型

早在《黃帝內經》就有湯、酒、丸、散等中藥不同劑型的記載，歷代續有發展。關於劑型與藥物療效的關係及選擇劑型的方法，古醫籍中早有論述的。如梁代《神農本草經集注》云：「疾有宜服丸者，宜服散者，宜服湯者，宜服酒者，宜服膏煎者，亦兼參用所病之源以為制耳。」金元時期的李東垣更進一步指出：「大抵湯者蕩也，去大病用之；散者散也，去急病用之；丸者緩也，不能速去之，其用藥之舒緩，而治之意也。」

由於劑型不同，藥物在機體內被吸收的情況不同，因而劑型也會影響中藥的臨床效應。故認識不同劑型的療效和作用特點，合理選用中藥劑型，將有助於臨床療效的提高及減少毒副作用的發生。

根據病證特點選擇劑型

不同劑型具有不同的作用特點，甚至產生不同的治療效果，故必須隨病情的需要確定藥物的劑型，並應注意其禁忌病證。中藥劑型種類繁多，僅舉例介紹常用的幾種。

(1) 湯劑

湯劑處方可隨證加減，切合中醫辨證論治的需要，且藥物吸收較快，為傳統和目前最常用的中藥劑型之一。藥物在煎煮過程中，各種複雜的化學變化有可能使藥效增強，或毒副作用降低。湯劑還有載藥量多的特點，尤宜於服用量大，或治療複雜難治性疾病的方藥。大部分病證可選用湯劑治療。

(2) 酒（酊）劑

酒本身具有活血通絡的功效，易吸收且能增強藥性。有效成分易溶於酒和乙醇者，可作酒劑服用，反之則不宜作酒劑（如礦物類藥物）。但酒亦能促進有毒藥物的吸收，如草烏、川烏、附子等浸酒更易導致中毒，故忌用酒泡服有毒藥材飲片，只可外用。風濕痹痛、跌打損傷、瘀血阻滯等病證宜選用酒（酊）劑。小兒、孕婦、酒過敏者、心臟病及高血壓患者慎用或忌用酒劑或酊劑。

(3) 散劑

據使用方法不同分有內服散劑、外用散劑、煮散劑等。外用散劑主要用於皮膚、黏膜、五官疾患；煮散劑與湯劑比較，煎出率高，吸收、奏效快。大部分病證可選用散劑，是值得推廣的劑型。

(4) 丸劑

丸劑根據輔料的不同有多種類型，常用的蜜丸溶散緩慢，作用持久緩和，患慢性病或需要進補者多選用之，但糖尿病患者忌用。糊丸和蠟丸質地堅硬，內服可以延長藥效，減少藥物對胃腸道的刺激，故多用於一些含毒性或刺激性較強的藥物。

(5) 顆粒劑

服用方便，以開水沖服，吸收較快，目前有單味藥的中藥顆粒劑，方便配方及服用。大部分病證可選用顆粒劑。

(6) 茶劑

常用袋泡劑，便於攜帶，使用方便，尤其是夏天或保健類的藥物適合選用茶劑。

(7) 麯劑

具有健脾胃、助消化、消積導滯等功效，食積病證宜選用麯劑。

(8) 膏滋劑

以滋補為主，兼有緩慢的治療作用，體虛之人的補虛用藥宜選用。但較滋膩，消化不良或脾失健運者，應配伍理氣健脾藥。

根據藥材性質特點選擇劑型

應根據藥物的性能功效和性狀特點、理化性質等選擇恰當的劑型。如有效成分難溶於水的藥物（如甘遂、琥珀等），不宜加熱及不宜入煎劑的藥物（如冰片、麝香、蘇合香、牛黃等），氣味臭穢之品（如阿魏），以及毒性大（如蟾酥）或對胃腸刺激性較強的藥物（如斑蝥）等，宜作丸或膠囊類製劑服用，不宜以湯劑服用。

多數藥物都可作散劑服用，但液體類或半流體類藥（如竹瀝），或含大量糖、油脂等成分而不易研細的藥（如熟地、肉豆蔻），或對黏膜刺激較大的藥（如皂莢、白芥子），則不宜作散劑服用。

三 . 給藥劑量

劑量，又稱為用量。一般中藥的用量，都是指乾燥飲片在湯劑中成人一天內的服用量。鮮品入藥及藥物入丸、散劑時的用量則需另加注明。中藥的劑量實際包括：單味中藥飲片用於治療的常用有效量；處方中各種藥物間的相對用量；以及藥物的實際利用量三方面內容。

由於藥材質量、炮製、劑型、製劑與服用方法等多種因素的影響，同一種中藥飲片，即使劑量相同，其藥效化學成分的實際利用量可能並不相同，其臨床效應也可能有異。故中藥的用量，應特別注意藥物藥效化學成分的的實際利用量。

(一) 劑量與有效性及安全性的關係

中藥的劑量是一切藥性 、藥效的基礎。一般來説，中藥劑量的大小，決定藥效及毒性的大小。為了使臨床用藥有效而安全，必須把單味藥材的用量規定在一定範圍內。如果一味藥的用量沒達到最低有效量，便收不到預期的療效;反之，用量過大，則不安全。

劑量與藥效

在一定劑量範圍內，隨着劑量的增加，藥物的作用也會相應增強。如解表藥量小則微汗，量大則多汗，甚至大汗。

用量不同，藥效有異。某些中藥由於用量的不同而表現出雙向作用，如人參小劑量對神經系統有興奮作用，大劑量則抑制中樞。某些藥物劑量不同，表現為不同的功效，如苦味的黃連 、龍膽，小劑量能健胃，大劑量則敗胃；小劑量甘草（3~5 克）用於調和諸藥，中劑量（9~15 克）用於清熱解毒利咽喉，大劑量（15~30 克）則用於急性藥物食物中毒的解毒或緩和拘急等。某些藥物則由於同時含有相互拮抗的化學成分，不同劑量下可能表現出相反作用。如大黃所含蒽醌類衍生物有瀉下作用，所含鞣質有收斂止瀉作用，內服小劑量時，由於鞣質的收斂作用拮抗了含量過少的瀉下成分的瀉下作用而表現出收斂效果，引起便秘；若長期服用，個別患者可出現繼發性便秘；但服用較大劑量大黃時，則表現瀉下效果，引起腹瀉。

劑量與毒性

何為毒物，劑量使其成為毒物。意指任何藥物，超過一定的劑量即會成為毒物;反之，任何毒物，當劑量減少至一定程度時也會是安全的。因此，任何中藥當劑量超過一定限度，就會出現毒副作用。臨床資料表明，超劑量服藥是引起中毒 、死亡的主要原因。60% 以上的中藥不良反應事件是由於超劑量服藥所致。如用量為 3~6 克的山豆根，一般人內服 10 克以上即可出現嘔吐 、腹瀉 、胸悶 、心悸等不良反應，有時還可能出現大汗淋漓 、四肢抽搐等中毒症狀，甚至會因呼吸衰竭而死亡。所以臨證處方用藥時應嚴格掌握用量。

此外，若用量過大，而煎藥所加的水有限，藥效成分不能充分溶解，浪費藥材，療效也難以繼續提高。

(二) 影響用藥劑量安全性的相關因素

古代方書及各家醫案對於用藥劑量的記載差別很大，歷代度量衡各不相同，雖有一些研究考查並與現行量度折算，終因眾説紛紜而難作定論。《中國藥典》及有關中藥著作、教科書雖然標定了各種中藥的參考用量，但除了毒藥 、峻烈藥及冰片等精製藥外，所建議的藥物劑量亦只是以修撰人的個人觀點及一般藥用習慣為依據，迄今缺乏基於嚴格的實驗並能指導實踐的準確標準。在這種情況下，中醫師處方時應根據其知識和經驗，針對病者的不同年齡、體質和病證仔細斟酌，開具安全合理的劑量。

藥物藥性方面

確定用藥量的依據，首先是藥物本身，如藥物藥性的強弱、毒性有無、氣味濃淡、質地輕重及質量優次及藥材乾鮮等。具體來講，具毒性或作用峻烈的藥物，其用量必須嚴格控制在安全範圍內，並採用小量開始、逐步加量、合理停藥等措施。花葉類質地疏鬆易溶者或藥味濃厚及作用較強者，其用量宜偏小；無毒的金石貝殼類藥物質重難溶者或藥味淡薄及作用緩和者，其用量宜稍大。鮮品因藥材含有大量水分，其用量也宜增大。

用藥方法方面

(1) 處方配伍

一般來説，藥材單獨使用的用量比在複方中應用時大。在複方中，作主藥時的其用量往往較之作輔藥時大。應考慮中藥在複方中的相對用量，由於藥物間可能相互作用，相互影響，兩藥間的用量比例不同，其配伍關係及藥效也可能改變。故單味藥在中藥複方中的用量還需考慮藥物配伍後產生共同效應的可能需要量，由此釐定處方中各種藥物的比例，以適應病情的需要。

(2) 所選劑型

同一藥物在不同劑型中，其用量亦不盡相同。如多數藥物作湯劑時，因其有效成分一般不能完全溶出，故用量一般較用作丸、散劑時的用量大。

(3) 使用目的

臨床用藥目的不同，其用量也可能不同。如檳榔，用於消積、行氣、利水，常用量為 3~10 克；而用以驅蟲時，則需 30~60 克，甚至更大。如柴胡，具解表、疏肝和升陽之功效，其用以解表時劑量宜稍大，而用以疏肝和昇陽，其劑量可偏小。

患者方面

(1) 年齡和體質

一般來説，由於小兒身體發育尚未健全，老人氣血漸衰，對藥物的耐受力均較弱，特別是作用峻猛，或容易損傷正氣的藥物，用量應低於青壯年的用量。小兒五歲以下通常用成人量的¼；五至十二歲可按成人量減半使用。

同年齡段中體質強壯者，對藥物的耐受力較強，用量可稍大；體質虛弱者，對藥物的耐受力較弱，用量宜輕（尤其是攻邪藥）。

所謂「虛不受補」、「弱不經瀉」，即指對一般正常人不會產生副作用或不良反應的劑量的補藥或者瀉藥（瀉下藥或泛指祛邪藥），但對體質虛弱的患者，可能會影響其脾胃功能，出現上腹飽脹、食欲減退等情況。故服用人參等補益藥時，一方面要從小劑量開始，另一方面需配伍理氣健脾和胃的藥物，使脾胃能消化吸收補劑，才能達到治療效果，並可增強體質和脾胃功能。

長期臥床的年老體弱的患者，因出現大便秘結而多次使用大黃通便，患者會更為虛弱，出現厭食、噁心、便溏，甚至畏冷、疲勞、軟弱等情況。因體質虛弱而不耐通瀉，宜用攻補兼施的方法，配伍黨參、黃芪、火麻仁、蜂蜜、白朮、甘草等，增強脾胃功能，增強體質，使大黃發揮瀉下作用，又可減輕其不良反應。

偏陽體質者對溫熱藥物耐受力低，用溫熱藥用量宜小，用寒涼藥用量可偏大；偏陰體質者對寒涼藥耐受力低，用寒涼藥用量可偏小，用溫熱藥用量宜稍大。如石膏對於偏陽體質者，能清熱瀉火；對偏陰體質者，即使常規用量，也可能產生怕冷、便溏等副作用。又如肉桂對於偏陰體質者，有助陽補火作用，對偏陽體質者，可能會產生口乾、便秘等不良作用。

對於陰陽平和體質者，其本身的調節力強，服用常規劑量的偏寒或偏熱藥物，反應並不明顯。

此外，由於體力勞動者的腠理一般較腦力勞動者緻密，故在使用發汗解表藥時，對體力勞動者的用量可較腦力勞動者稍重一些。平素嗜食辛辣熱燙食物者，需用辛熱藥物時，用量可稍大，反之則宜小。

(2) 病情新久與輕重

一般來説，新病者正氣的損害尚小，患者對藥物的耐受力還較強，用量可稍大；久病患者多體虛，對藥物的耐受力減弱，用量宜輕。病情急重者，用量宜重；病情輕緩者，用量宜輕。若病重藥輕，藥不能控制病勢，病情會發展加重；若病輕藥重，藥物則會損傷正氣，或出現不良反應。

此外，同樣的藥物和劑量，對於脾胃功能健全的患者，消化道反應輕或無；但對於脾胃虛弱、胃腸功能減退者，則可能引起食欲減退或滑腸便溏等，故曰「苦寒傷脾，甘寒呆胃」。如苦寒清熱瀉火、燥濕解毒的龍膽、黃連小劑量能刺激胃液分泌，有健胃作用，為臨床治療胃腸道疾病的常用藥；又如生地、玄參、麥冬等甘寒養陰藥，沒有副作用和毒性。上述藥物若用於脾胃健康患者，使用大劑量或使用不當時或可出現副作用；但用於脾胃虛寒患者，常規劑量便可產生胃腸道反應，出現噁心、食欲減退、胃痛、腹脹、便溏等情況。

(3) 季節、氣候等自然條件

確定藥物的具體用量時，還應當注意居處環境、季節、氣候等自然條件，做到因地、因時制宜。如夏季和氣候溫熱地區病者用溫熱藥及發表藥用量宜小，用寒涼藥用量可稍大；冬季和氣候寒冷地區病者用寒涼藥用量宜小，用溫熱藥及發表藥用量可加大。

（三）以超大劑量（重劑、大劑）應用中藥的安全性問題

中藥的超大劑量，是指中藥的處方劑量明顯超過了該藥所公認的或法定的劑量，或由權威性機構所規定或建議的劑量上限。如收載於《中國藥典》的中藥，可采用其建議的常用量劑量範圍。未被收載於《中國藥典》的中藥，則以統編教科書或《中藥大辭典》所載劑量作為臨床處方用量的依據。

使用中藥超大劑量的原因

一般來講，中藥的最小劑量到最大劑量之間有一段相當寬闊的安全範圍，或者説從最小有效劑量到中毒劑量之間有相當大的劑量範圍；常用量或者權威機構規定劑量的上限不一定是中藥的最大治療劑量。換言之，對非烈性或毒性藥材，在權威規定劑量的上限到最大治療劑量之間還有一段可應用的劑量範圍。若病情需要，且辨證準確，則可用之。如著名中醫學家鄧鐵濤教授治療重症肌無力用補中益氣湯加減，常以北芪 120~240 克處方，每獲良效。

《中國藥典》、《中藥大辭典》等權威著作中，除涉及毒性明顯的中藥外，對絕大多數中藥只是提示常用劑量或者是習慣藥量，其依據主要是根據古人及現代臨床用藥者的經驗和習慣，其所載劑量上限並不能認定為該藥材的使用極量或最大治療劑量。

馬錢子、烏頭、雷公藤等中藥的治療劑量與中毒劑量十分接近，安全範圍窄，容易引起中毒。

由於影響中藥用量的其他多種因素的存在，如個體差異:體質、種族、病情、年齡、性別、地域等因素，若藥材質量下降，藥效成分含量不夠而影響藥效，則在臨證處方時必須適當加大用藥劑量。

使用超大劑量中藥案例舉偶

古今醫家均有超大劑量用藥的案例，如張仲景用川烏、裘沛然用細辛、火神派醫家用附子、蒲輔周用石膏等。現代臨床處方調查表明，中藥的超大劑量使用帶有傾向性，主要有以下情況：

- 單味藥的使用，如單方、驗方、新鮮中藥等。
- 病情急重，小劑量難取速效，使用超大劑量以救危急，如人參用於脱證、附子用於亡陽證等，使藥物快速、最大限度地產生藥效，令患者脱離危險。其用藥周期短，中病即止。
- 處方中的主藥用於急性傳染病等重證，如白虎湯中的石膏治療乙型腦炎等。
- 新發現的藥物功效，如益母草降壓、枳實昇陽及升壓等，劑量達到一定程度後才能有此藥理效應。
- 病情頑固，如風濕頑痹、頑痰老痰、癌腫等，加大劑量方可攻其頑疾。如夏枯草治癥瘕積聚，桑寄生、蜈蚣、全蠍治風濕頑痹等。

- 病人長期服用中藥或西藥，已經產生中藥耐藥性或中西藥交叉耐藥性。如習慣性便秘的患者，經常服用番瀉葉等瀉下藥，產生耐藥性，藥量太小，不能收到療效。
- 藥食兩用的中藥如薏苡仁、大棗、山藥等。如張錫純用山藥達150克，甚至500餘克。

超大劑量用藥的注意事項

加大劑量用藥，不能盲目從事，也不能照搬前人的經驗用藥，必須從常規藥量開始，充分了解藥物的性能，了解主要藥效成分的性質及藥理與毒理作用，以及充分了解患者的體質和病情，以及對該種藥物的耐受程度，積累自己的臨證經驗，在臨證時摸索出對每一位患者適合的劑量，在安全的前提下，提高臨床療效。

- 掌握適應證，中病即止。
- 劑量遞增，除非急救，不可驟用超大量。
- 毒性藥材尤其需要權衡利弊，作出取捨。必須具有豐富的臨床實踐經驗和掌握解毒知識與方法，切忌盲目使用。此外，充分應用配伍、煎法等解毒措施，如烏頭配甘草、白芍和蜂蜜、馬錢子配甘草、半夏配生薑等;同時熟識中藥的毒性、中毒原理、中毒臨床表現，並且密切觀察病情及掌握解救措施。[6, 7]

四. 煎藥法

(一) 煎藥法與增效減毒的關係

湯劑的煎煮方法與藥物療效及用藥安全密切相關。據研究，不同煎煮法對苦杏仁苷含量有影響，先將苦杏仁與其他藥物一起用冷水浸泡30分鐘，以文火於20分鐘內煎沸，沸後繼續煎煮20分鐘，其湯液中苦杏仁苷含量在98%以上。[8] 湯劑頭煎液和二煎液應混勻後分次服用，以保證藥物療效。此外，臨床及實驗研究均表明含烏頭鹼類的有毒中藥材，久煎可降低毒性。

為了保證臨床用藥能獲得預期的臨床效果，醫生應將湯劑的正確煎煮方法向病者或其家人詳細解說。

煎藥器具

宜用不易與藥物成分發生化學反應，且導熱均勻、保暖性能良好的砂鍋、砂罐等陶瓷器皿。煎藥勿用鐵、鋁、銅等金屬器皿，因為部分金屬離子可能與某些中藥成分發生化學反應，而使療效降低，甚至產生毒副作用。

煎藥用水

宜用潔淨、無異味和含雜質少的的飲用水。

煎藥水量

加水量的多少，與煎藥質量及藥效有關。用水過少，藥效成分提取不充分。用水過多，不便於服用。需根據飲片質地的疏密、吸水性能的強弱，以及煎煮所需時間的長短來估計加水量。一般的做法是，將飲片適當加壓後，液面應高出飲片 2 厘米左右。質地堅硬、黏稠或需久煎的藥物，加水量可比一般藥材略多;質地疏鬆或有效成分容易揮發、煎煮時間較短的藥物，則液面剛淹沒藥材便可。

煎前浸泡

合理的煎前浸泡是提高藥效成分溶出的重要環節。多數藥物宜用冷水浸泡，既有利於有效成分的溶出，又可縮短煎煮時間，避免因煎煮時間過長，導致藥效成分散失或破壞過多。一般浸泡 20~30 分鐘即可。以種子、果實為主者，可浸泡 1 小時。夏天氣溫高，浸泡時間不宜過長，以免藥液變質。如飲片不經浸泡，直接煎者，還會因飲片表面的澱粉、蛋白質膨脹，阻塞毛細管道，使水分難於進入飲片內部，飲片的有效成分亦難於向外擴散。

煎煮火候

火候指火力大小與煎煮時間長短。煎藥一般宜先用武火使藥液盡快煮沸，後用文火慢熬。藥效成分不易煎出的礦物類、骨角類、甲殼類藥物及補虛藥，一般宜文火久熬 1 小時左右，使藥效成分能充分溶出。解表藥及其他含揮發性有效成分的藥材，宜用武火迅速煮沸，改用文火維持 10~15 分鐘即可。

及時濾汁及絞渣取汁

溶解是一個動態平衡過程，在溫度降低時，藥效成分又會反滲入藥渣內，尤其是一些遇高熱後藥效成分容易損失或破壞而不宜久煎的飲片，或只煎一次的藥，藥渣中所含藥效成分會更多。這將影響實際利用量，故宜及時濾汁和絞渣取汁。實驗表明，從絞榨藥渣中得到的藥效成分約相當於原方含量的 ⅓。

煎煮次數

為了充分利用藥材，避免浪費，一劑藥最好煎煮三次。花葉類為主，或飲片薄而粒小者，至少也應煎煮兩次。

（二）特殊藥物的煎藥法

一般藥物可全方同時入煎，但部分藥物因藥材理化特性及臨床用途不同，需要特殊處理：

先煎

介殼類、礦石類及角質類藥物質地堅硬，藥效成分不易煎出，應先入煎 30 分鐘左右，如石決明、代赭石、生龍骨、生牡蠣、磁石、生石膏、珍珠母、寒水石、水牛角、羚羊角、龜甲、鱉甲等；烏頭類的川烏、草烏、附子，以及雷公藤、苦楝皮等有毒藥物應先煎 30 分鐘至 1 小時以降低毒性。

後下

氣味芳香借揮發油取效的藥物，煎煮時藥效成分容易揮發，如薄荷、木香、砂仁、白豆蔻、沉香、青蒿、肉桂、魚腥草、徐長卿、金銀花、連翹、檀香、降香、月季花等；或某些藥效成分易被破壞的藥物，如大黃、番瀉葉、決明子、何首烏等用於通便時宜後下;鈎藤、臭梧桐用於降壓時宜後下。此外，杏仁、麥芽、神麯、穀芽、白芥子等，也宜後下，即宜在其他藥物煎好前 5 分鐘時投入，以防止藥效成分的損失。大黃、番瀉葉、西紅花、玫瑰花等亦可用開水泡服。

包煎

花粉、細小種子類藥物質地過輕，煎煮時易飄浮在藥液面上，如海金沙、車前子、葶藶子等；成糊狀及研細末的礦物類藥物煎後藥液易混濁，如蒲黃、滑石、赤石脂等；有些有毛的藥物，對咽喉和消化道有刺激，如辛夷、旋覆花等。這幾類藥物均應用紗布或其他薄布將藥包好入煎。

另燉另煎

某些貴重藥物，如人參、西洋參、冬蟲夏草、紫河車、蛤蚧、蛤士蟆等，應單獨隔水燉 2~3 小時，以免藥效成分被其他藥渣吸附。

烊化

膠質類藥物，如阿膠、鹿角膠、龜板膠等，服時兑入藥液中攪勻化開或單獨加溫溶化，以防止煎煮時粘鍋煮焦及粘附其他藥物。

沖服

貴重或不耐高熱的藥物，如沉香、麝香、熊膽粉、牛黃，或難溶於水的藥物，如朱砂、琥珀、甘遂、水牛角濃縮粉，或生用的藥物，如竹瀝，或易溶於水的藥物，如芒硝，可研末開水或溶於溫開水沖服或送服。

五. 服藥法

(一) 服藥與增效減毒的關係

適時服藥

應根據胃腸的狀況、病情的需要及藥物的特性確定具體服藥時間。

(1) 清晨

驅蟲藥等治療腸道疾病，需要在腸內保持足夠的藥物濃度，宜在清晨空腹時服藥，所服藥物能迅速入腸發揮藥效。峻下逐水藥在晨起空腹時服藥，不僅有利於藥物迅速入腸發揮作用，且可避免夜間頻頻入廁，影響患者的睡眠。

(2) 飯前

攻下藥及其他治療腸道疾病的藥物在飯前服用，亦可不受食物阻礙，較快進入腸道發揮藥效。某些噁心性祛痰藥（如桔梗）因其作用為刺激胃黏膜反射性地增加支氣管分泌，須飯前服用才能更好地發揮藥效；但患有胃炎、胃潰瘍、胃出血者則當慎用。

(3) 飯後

對胃有刺激性的藥宜飯後服，可減輕其對胃的刺激。消食藥亦宜飯後服用，使藥物與食物充分接觸，以利充分發揮藥效。

除消食藥等應於飯後及時服藥外，一般藥物，無論飯前服抑或飯後服，服藥與進食時間都應間隔 1 小時左右，以免影響藥效的發揮和食物的消化。

(4) 特定時間

治療某些特殊的病證，還應在特定的時間服用。如截瘧藥應在瘧疾發作前 4 小時、 2 小時與 1 小時各服藥 1 次。安神藥用於安眠時，睡前 0.5~1 小時應服藥 1 次。緩下通便藥宜睡前服用，以便翌日清晨排便。

(5) 不拘時間

急性病，如發熱、腹痛、泄瀉等，則不拘時服用。

適量服藥

適量服藥包括服藥的次數和每次的服用量，需根據病情和藥物的作用來決定。一般疾病服藥，多採用每日 1 劑，每劑分 2~3 次服用。病情急重者，可每隔 4 小時左右服藥 1 次，或每日服藥兩劑，但需嚴密觀察病情，調整服用量。嘔吐、咽喉、口腔疾患服藥宜小量頻服；應用藥力較強的發汗藥、瀉下藥時，一般以得汗或得下為度，不必盡劑，以免因汗、下太過，損傷正氣。有毒藥物若未控制好服藥量，可能產生中毒。

適溫服藥

湯藥多宜溫服。由於許多湯劑沉澱中含有藥效成分，且沉澱的析出量和煎煮後冷卻的時間成正比。因此，使用湯劑時，要注意趁熱過濾，最好溫服，服時還應振盪，以免產生過多沉澱而影響實際利用量而造成浪費。治療寒證用溫熱藥宜溫服，尤其是祛風寒藥用於外感風寒表實證，宜熱服，以溫覆取汗。

（二）特殊的服藥法

寒藥熱服、熱藥涼服

至於治熱病用寒涼藥，患者欲冷飲者，藥可涼服。另外，治療真寒假熱證或真熱假寒證用從治法時，也有熱藥涼服或寒藥熱服者，以防止產生格拒。

間歇服藥

需要長期服藥以調理為主的慢性疾病患者，根據病情有時並不一定每日服藥，可採取間歇服用，如隔天服或一周二次等。如慢性疾病病情已控制，但仍需服藥鞏固療效，防止復發者，或服用人參以調補身體者，即可採用間歇服藥法。

交替服藥

某些患者兼有多種慢性疾病，需要服用兩種以上功效不同的方藥，可採取交替服藥辦法，如隔日服用一種類型的方藥。

按時辰服藥

服藥的時間與臨床療效有密切的關係，因為人體的生理、病理變化都有一定的時間規律可遵循，服藥如能順應這種「生物鐘」的變化規律，對提高臨床療效有一定的幫助。歷代醫家根據人體晝夜陰陽消長節律的生理、病理變化規律，結合方藥的性能特點和藥後反應，總結了一套擇時服藥的方法，並有效地指導着臨床安全合理用藥。

著名中醫學家程士德教授總結了從清晨、午前、午後到入夜各時段的服藥規律：

(1)大凡升提外透的藥物，宜於午前服用

午前是人體之氣升浮於外，趨向於表，腠理易開，外邪易達之時，故發汗透表之藥宜於午前服用，以憑藉陽氣升浮於外之勢加強藥物透邪之力。

(2)沉降下行之品，宜於午後服用

午後是人體氣機下降，此時服瀉下之藥，因勢利導，相得益彰。

(3)大凡溫陽補氣之藥，宜於清晨至午前服用；而滋陰養陰的藥物，宜於入夜服用

人體在平旦、上午迫切需要激發陽氣以適應日間的各種活動，入夜則迫切需要潛藏陰氣來抑制某些生理功能，以保證正常的休息和睡眠。故溫補陽氣之藥於清晨午前服用，滋陰養陰的藥物，宜於入夜服用，以適應人體陰陽消長運動的時間性，從而增強療效。

(4)凡祛除陽分、氣分之邪的藥物，宜於清晨、午前服用；而清泄陰分之邪的藥物，宜入夜服用

《內經》認為衛氣白天行於陽分，夜間行於陰分。水濕之邪，多停留在陽分和氣分，若於平旦進服行水利濕之藥，既可借助衛氣行陽之際，直達病所，又可因衛行陽分而增強氣化，更好地發揮藥物的溫陽利水之作用。

而夜寐不安、身熱夜盛、積聚、瘀濁為患之陰分病變，入夜進服安神、滋陰降火、逐瘀、化瘀等藥，亦能憑藉衛氣行於陰分之際，以助引陽入陰，導神歸舍，或載藥直達陰分，祛除邪氣。[9, 10]

歷代醫家常用的擇時服藥法可歸納為補陽藥、利濕藥、催吐藥宜於清晨服藥；解表藥、益氣藥宜於午前服藥；瀉下藥宜於午後、日晡時或入夜服藥；安神藥、滋陰藥宜於入夜服藥。

第三節　機體及環境因素與安全合理用藥的關係

民國時期謝觀著《中國醫學源流論》，應用豐富的歷史、地理、自然、生物、社會科學知識，探源溯流，對因時、因地、因人的三因制宜用藥的道理作了深刻的論述：「綜論醫學大綱，不外理法方藥四字。人體有虛實寒熱之偏，而設溫涼攻補之治，使劑於平。此理此法，可行於五洲各國也。人體有強弱老少，疾病有新久輕重，氣候有寒暖燥濕，水土有剛柔緩急，此屬情形之變，則集藥成方，因方配藥，各隨所宜，不可拘於一轍也。」[11]

一 . 生理狀況

不同體質對藥物的反應性不同，不同體質的人對毒藥的耐受程度亦不同，用藥要注意個體差異，如《素問‧五常政大論》云：「能（注：耐受）毒者以厚藥，不勝毒者以薄藥」。

中藥的過敏反應多發生於過敏體質的患者，或個別屬於遺傳性免疫缺陷患者，這些特殊體質患者可能對某些中藥具有特殊的不良反應。

二 . 病理狀態

同一藥物，用於不同的證候，機體的反應性亦可能不同，例如鹿茸，對腎陽虛的患者，能補腎壯陽；但對陽盛的患者，可能出現血熱皮膚瘙癢、鼻出血等不良反應，故應針對不同證候合理用藥。若藥證相符，副作用和不良反應少；若藥不對證，即使無毒的藥物，也可產生副作用，損害正氣，即所謂「有病則病受之，無病則傷正氣」。此外，若藥證不符，即使很輕的藥量也可能引起胃中不適，即古人所説的「胃據藥」，可以被認為是人體的一種保護性反應。如大黃，便秘者服用無不適，而便溏者服用則噁心。

三 . 環境因素

因自然環境 、社會環境的變化，人的生理 、心理 、病理發生變化，也將影響用藥的有效性與安全性。

(一) 自然環境

自然地理氣候變化、人為的生活環境改變，也是影響用藥的因素之一。氣候、地理、生活環境對人體的生理 、病理產生影響，故用藥要遵循因時 、因地用藥原則。

季節氣候不同的用藥原則

《黃帝內經》中有豐富的時間和地理醫學思想，制定了因時用藥原則，《素問 · 六元正紀大論》云:「用寒遠寒 、用涼遠涼 、用溫遠溫 、用熱遠熱，食宜同法，有假者反常，反是者病」。因為春夏兩季氣候由溫漸熱，陽氣升發，人體腠理開泄，即使外感寒熱，也不宜過用辛溫發散之藥，以免耗傷陰液；秋冬兩季，氣候由涼轉寒，陽氣收藏，腠理緻密，若非大熱之證，當慎用寒涼藥物，以防傷陽。

若用藥違背時忌，則會加重病情，甚至產生嚴重後果。《素問 · 六元正紀大論》曰：「不遠熱而熱至，不遠寒而寒至。」後世發展其學説，並具體應用於臨床實踐。

地域氣候不同的用藥原則

地域不同，氣候水土不同，對疾病影響不同，需因地域氣候的不同而辨證施治，選方用藥，方能取得最佳療效。孫思邈《備急千金要方 · 治病略例》云：「凡用藥皆隨土地所宜，江南嶺表，其地暑濕，其人肌膚薄脆，腠理開疏，用藥輕省；關中河北，土地剛燥，其人皮膚堅硬，腠理閉塞，用藥重複。」

謝觀《中國醫學源流論》云：「吾國地大物博，跨有寒溫熱三帶，面積之廣，等於歐洲。是以水土氣候，人民體質，各地不同，而全國醫家之用藥，遂各適其宜，而多殊異。」他舉例云：「即以長江流域論，四川人以附子為常食品，醫家用烏附動輒數兩，麻黃柴胡動輒數錢，江南人見之，未免咋舌，然在川地則絕少傷陰劫津之弊者……」[11]

因時 、因地制宜的應用舉偶

中醫治療時行病，十分重視因時制宜，名老中醫蒲輔周治療乙腦的經驗即是典型範例。「乙型腦炎是病毒引起的疾病，中醫從發病情況，結合季節氣候，有屬『暑溫』、『濕溫』之不同。如 1956 年『乙腦』患者病情偏熱，屬『暑溫』，用白虎湯療效好；1957 年再用之療效不高，診斷後，據病情偏濕，屬『濕溫』病，改為通陽利濕法，提高了療效。」[12]

因時因地制宜有常法，亦有變法，臨證有違四時之宜忌用藥之情況，如春夏用辛燥溫補 、秋冬用辛寒滋補等。其違時用藥雖捨時，但必須從證。

茲舉例説明之：

病案一：清代《余聽鴻醫案·濕溫》

曹秋霞庚申移居太平洲，其母年逾六旬，反而不休，面紅目赤，進以芩梔等，熱仍不解。再以生地、石斛大劑寒涼，其熱更甚，徹夜不寐，汗出而喘，症已危險，邀吾師診之。吾師曰:「治病宜察氣候土宜，此處四面臨江，低窪之鄉，掘地不及三尺即有水出，陰雨日久，江霧上騰，症由受濕化熱，濕溫症也。《內經》云:『燥勝濕，寒勝熱。濕淫所勝，平以苦熱，以苦燥之，以淡泄之。』進以茅朮二錢，乾薑一錢，厚朴一錢，赤苓一兩，薏仁一兩，黃柏錢半，豬苓三錢，桂枝一錢，車前二錢，滑石五錢。必須多服盡劑，方能退熱。」病家因熱甚，不敢服。吾師曰:「熱而不煩，渴而不飲，舌苔黃膩而潤，脈來模糊帶澀不利，皆濕熱之明徵也。若再服寒涼，必致發黃，或吐嘔，或下利，則不可救藥矣。」促而飲之，日晡時飲盡一大碗，至天明，熱退身安，即能安寐。

此病案屬地處濕地，濕鬱化熱，過用寒涼之藥，更使濕邪不能外達，用苦溫燥濕、淡滲利濕，使濕去邪透而熱退，體現了用藥因地制宜的重要性。

病案二：捨時從證治風溫表證不解兼化熱

曾治一老翁嚴冬外感，其症見發熱重惡寒輕，鼻塞流濁涕，咳嗽吐黃痰，口略乾渴，小便稍黃，舌質紅苔白，脈象浮滑。前醫以高年傷寒，其病在表，循常法以五積散加減治之。二診時病人惡寒不除，口乾思飲，時時心煩。以風溫表證不解有化熱之勢，改用銀翹散加黃芩。服藥二劑，初服覺舒，藥盡外邪即解，經調理獲愈。[13]

此病案説明病者有體質和病情的變異，如素體陽虛或過用寒涼、過食生冷，雖盛夏感邪，證屬虛寒，當不忌溫補；而素體陽盛，雖嚴冬外感得疾，證為風溫，或受寒化熱，則不忌辛涼或苦寒。

此依證用藥，雖變實常，在病情的發展過程中，如雖外感寒邪，但已入裏化熱；或雖感外熱而引動體內之虛寒，均應依證用藥，捨時從證，不可捨證而順時。

（二）社會環境

醫藥具有顯著的社會性，社會時事的變遷、社會風氣、經濟狀況、文化水準、人們心理因素的變化和生活習慣的改變等，將影響用藥的有效性及安全性。有資料顯示，有患者在使用中藥的問題上存在着嚴重的誤區，如有人自行購藥、採藥，未在專業人士指導下用藥等。錯用、誤服引起過敏，甚至中毒的不良反應情況時有發生，形成了用藥的安全隱患。因此，有必要積極採取多種形式的宣傳引導措施，向公眾傳遞中醫藥臨床安全合理用藥的資訊，正確引導人們樹立正確的用藥觀念，為中醫師臨床用藥創造公正、寬鬆的社會環境和輿論環境。政府及相關部門應加強有效管理，加強對中藥材批發商的執業指引，完善和嚴格規範藥物毒副作用和不良反應的機制，保證患者對用藥安全的知情權，這些措施都對保證中藥臨床應用的安全性和有效性具有重要意義。

第四節 藥後調攝與臨床用藥有效性及安全性的關係

(一) 藥後調攝的重要意義

重視藥後調攝，服藥後仔細觀察病情，注意飲食宜忌、情志或勞逸調適，對於提高臨床療效、加速病體的康復、監測藥後不良反應的發生並及時處理具有重要的意義，是中醫臨床安全合理用藥的重要組成部分。醫護人員在病人用藥期間觀察病人的藥後反應並施以不同的護理方法，門診則應向患者或家人給予詳細的醫囑，囑其自行觀察，及早發現可能出現的問題並及時就診處理，讓患者及家人心中有數。

(二) 藥後調攝要點

明確服藥後重點觀察內容

根據不同類藥物，重點觀察的內容亦有所不同，如服解表藥重點觀察汗出等情況；服瀉下藥、利水滲濕藥、驅蟲藥、收澀藥等，重點觀察二便情況；服峻下藥、回陽救逆藥、大補元氣藥等，重點觀察呼吸、脈搏、血壓等生命體徵；服易致過敏的藥物或外用藥，或藥物用於過敏體質患者，重點要觀察皮膚、過敏反應等；使用毒性藥物，特別要注意中毒反應。尤其是使用對肝腎功能可能有損害的中藥時，或使用中藥出現不適時，或使用超過一定時間，應及時進行相關監測。

應告知病人可能發生的不適、不良反應或副作用

及時溝通，使病人了解服藥後可能出現的問題，及時得到反饋和解決。

注意生活調理

如注意飲食宜忌，適寒溫，調暢情志，注意休息或勞逸結合等。

〔參考文獻〕

[1] 張兆宸，陳健。苦杏仁炮製方法及包裝與貯存。中成藥研究，1986，1(3)：15

[2] 南雲生，林桂濤。粉碎度對苦杏仁中苦杏仁苷煎出率的影響。中藥通報，1988，13(12)：26

[3] 干祖望編著。干祖望醫書三種。山東：山東科學技術出版社，2002，199~201

[4] 國家藥典委員會編。中華人民共和國藥典（一部）（2005 年版）。北京：化學工業出版社，2005

[5] 朱建華。中西藥物相互作用。北京：人民衛生出版社，2006

[6] 許國振，謝守敦主編。古今中藥超大劑量應用集萃。北京：中國醫藥科技出版社，2005

[7] 裘沛然。裘沛然醫論文集。台北：相映文化，2005，333

[8] 沈海葆。不同煎煮時間和後下煎煮對苦杏仁中苦杏仁苷含量的影響。中藥通報，1988，13(3)：24

[9] 程士德主編。中醫時間證治學綱要。北京：人民衛生出版社，1994，170~172

[10] 王洪圖主編。中醫藥學高級叢書·內經。北京：人民衛生出版社，2000，449

[11] 謝觀著。余永燕點校。王致譜審訂。中國醫學源流論。福州：福建科技出版社，2003，118~121

[12] 中醫研究院主編。現代著名老中醫名著重刊叢書（第一輯）：蒲輔周醫案。北京：人民衛生出版社，2005

[13] 詹文濤主編。長江醫話。北京：北京科學技術出版社，1996，826

第三章 中醫臨床安全合理用藥的基本原則和方法

中醫的臨床用藥具有獨特的應用形式，即在中醫藥基本理論指導下處方用藥，並主要以複方配伍的方式，達到安全、有效或增效減毒的目的。關於提高中醫用藥的有效性和安全性，岳美中老中醫作了較全面的概括：「不過臨床施治，在用藥方面，於煎法外，還有許多應當注意的事項。當然認證準確，選方得當，是首要的。但想要使藥物發揮潛力，就必須注意藥的炮製；想要取效及時，就必須注意藥的服法（如份量、次數、時間距離及溫度等）；想要療效準確，就必須注意禁忌（如飲食及寒暖等）；想要鞏固療效，就必須注意患者的生活、情緒。總之，只要是治療範圍內應有的事項，都應當注意到，否則稍有疏漏或配合不好，大則枝節橫生，小亦影響療效，所以富有經驗的臨床醫生，都應注意到各個方面，以防微杜漸。這裏面有護理人員的工作，也有醫生的責任。」[1]

第一節 中藥作用的基本原理

在長期的醫療實踐中，古代醫家從認識藥物的自然特性，如觀外形、聞氣嘗味、試質地等，到試用於病人，總結治病效果，逐步用其獨特的方法論以分析、解釋用藥之理，從而辨別藥物的臨床特性，如用陰陽五行、寒熱溫涼以歸納藥物的氣味和屬性，用升降浮沉、歸經以歸納藥物作用的趨向性和定位，用藥性理論以認識藥物作用的強弱。在綜合了藥物的自然特性、臨床適應證和功效後形成了中藥學的初步理論；反過來，又用這些理論來指導臨床用藥，並不斷地反覆綜合分析、總結提高，形成了比較完善的具有中醫特色的中藥理論。解釋中藥的作用原理，其精髓就是中藥的性能學說（又稱中藥的藥性學說），它也是指導中醫臨床安全合理用藥的精華所在。

中藥的性能學說是概括中藥性質及作用特點的藥學理論，它包括四氣五味、歸經、升降浮沉、毒性等。上述理論是根據藥物作用於人體的反應和獲得的療效概括出來的，故其臨床實用性很強。簡言之，中醫臨床治病，即通過藥物的偏性達到調整陰陽、扶正祛邪、協調氣機、調整臟腑功能等作用。「正是由於這些藥性學說的創立，才使臨證用藥方式逐步擺脱經驗藥學的原始軌跡，藥物的應用從經驗的重現過渡到了有理論指導的藥物選擇，臨床用藥方式為之一變」。[2]

一．調整陰陽

在疾病發生發展過程中，邪氣（陰邪、陽邪）與正氣（陽氣、陰液）鬥爭的結果，常常出現陰陽失衡。中藥則以其藥性的陰陽補瀉調整疾病狀態下機體的陰陽偏盛偏衰，以期恢復陰陽平衡。以陰陽屬性劃分，則藥物的辛甘（淡）溫熱、升浮（向上向外）為陽；鹹苦寒涼、沉降（向下向內）為陰。對於陰邪偏盛（陰盛則寒）的裏實寒證，宜「寒者熱之」，即投以辛溫或辛熱的驅除寒邪之品；對於陽邪偏盛（陽盛則熱）的裏實熱證，宜「熱者寒之」，投以苦寒或甘寒的驅除熱邪之品；而對於陽氣偏衰（陽虛則寒）的虛寒證，則宜「益火之源，以消陰翳」，投以甘溫補陽之品，旨在「陰病治陽」；對於陰液偏衰（陰虛則熱）的虛熱證，則宜「壯水之主，以制陽光」，投以甘寒補陰之品，意在「陽病治陰」。

二．扶正祛邪

邪正相爭是疾病發生發展的關鍵病機，故扶正祛邪是中藥治病的重要原則，即虛則補之、實則瀉之；不足者補之，有餘者瀉之。

中藥大部分為祛邪藥，用驅邪藥驅除六淫、痰飲、瘀血、食積、蟲積等邪氣。如寒涼藥能驅除火熱毒邪，溫熱藥能驅除寒濕之邪。辛溫或辛寒的解表藥能祛除風寒、風熱在表之邪，辛苦寒或辛苦溫的祛風濕藥能驅除風寒濕邪；用辛溫或苦溫，氣味芳香的化濕藥能驅除寒濕之邪。苦寒或甘寒的清熱藥能驅除火熱、濕熱、熱毒之邪；甘淡寒或苦寒的利水滲濕藥能驅除水濕、濕熱、水飲、痰飲之邪；鹹寒藥能祛除火熱之邪、積聚難消之邪等。中藥祛邪理論，尚有「以毒攻毒」，即用有毒的藥物驅除強烈的、頑固的邪氣。

原則上邪去才能扶正補虛，用甘溫或甘寒之品，補充人體的氣血陰陽，達到扶助正氣，消除或減輕虛弱證候的目的。扶正祛邪一定要做到扶正不戀邪，祛邪不傷正。除了先祛邪後扶正外，亦有扶正祛邪並舉。既可以祛邪為主，扶正為輔，亦可以扶正為主，兼顧祛邪。臨床要靈活運用扶正祛邪的原則。

邪去正虛，滑脱不禁則用酸澀的收澀藥以收斂固澀，固攝滑脱的精液、血液、津液、尿液等分泌物和排泄物。

三．協調氣機

升降浮沉理論認為，藥物在人體的作用趨向有向外、向上和向內、向下的不同趨向，治病用藥則要逆其病勢，順其病位，以期恢復機體氣機正常升降出入。如中氣下陷之胃下垂等，其病勢向下，宜用升浮藥以升陽舉陷；肺氣上逆之咳喘、胃氣上逆之嘔吐、呃逆，其病勢向上，宜分別用沉降藥以降肺氣止咳平喘和降胃氣止嘔。又如病位在上在外的風寒、風熱感冒，宜用升浮解表藥以發散表邪;若病邪入裏，病位在內的裏熱積滯證，則用沉降藥以清熱瀉下導滯。

四.調整臟腑功能

邪正相爭、陰陽失調、氣機升降失司緣由或其歸結落實到臟腑，即為臟腑功能紊亂。根據臟腑的生理病理特點，用中藥的溫清補瀉等偏性以糾正臟腑功能失衡的偏盛偏衰。如用補益心氣、心陰、心血、心陽的藥物以糾正心之相應的虛證；用清心瀉火、活血祛瘀的藥物以糾正心火亢盛、心血瘀阻等實證；用滋養肝陰血的藥物糾正肝血虛證；用疏肝理氣、平肝潛陽的藥物糾正肝氣鬱結和肝陽上亢的實證；用益氣健脾、升陽舉陷、溫補脾陽等的藥物以糾正脾氣虛弱、中氣下陷、脾陽不足所致諸種虛證；用化濕、燥濕的藥物糾正濕困脾陽之虛實夾雜證；用補火助陽或滋補腎陰的藥物以糾正腎之陽虛或陰虛證等。

中藥的歸經理論乃以臟腑經絡理論為基礎，藉以說明藥物對相關臟腑經絡等作用部位的選擇性，以期提高用藥的準確性和療效。

中藥作用的基本原理，概括起來即以偏糾偏，以藥物的寒溫補瀉的偏性，糾正機體的偏頗，但應注意「以平為期」，勿使太過。《黃帝內經．素問》曰：「謹察陰陽之所在而調之，以平為期」。近代著名中醫學家蒲輔周在論述八法的應用時亦強調：「汗而勿傷、下而勿損、溫而勿燥、寒而勿凝、消而勿伐、補而勿滯、和而勿泛、吐而勿緩，諸法的運用，都包含着對立統一的治療原則。」

第二節 有毒中藥的安全合理用藥

一.使用有毒中藥的原則

被列於《香港中醫藥條例》附表 1 的 31 種有毒藥材，應盡量避免使用。其他文獻記錄或現代研究表明有毒之藥材，也應謹慎小心使用，除非有明顯的需要和適應症使用有毒藥物，否則應盡量用無毒藥材防病治病，這是安全用藥的大原則。若需使用有毒藥材，一要慎重使用，二要中病即止，不可過服，以防過量或蓄積中毒；此外，還要嚴守配伍禁忌；嚴格執行毒藥的炮製工藝，以降低毒性；對某些毒藥要採用適當的製劑形式給藥;注意個體差異，適當增減用量;囑咐患者不可自行購藥服用;藥商要注意藥品鑑別，防止偽品劣質品混用；注意保管好劇毒中藥。應用「以毒攻毒」之法，應在保證用藥安全的前提下，掌握藥物的毒性及其中毒後的臨床表現及處理方法，必要時立即送醫院救治。

二. 中藥中毒的診斷

根據患者的病史、用藥史、臨床症狀和體徵，以及實驗室檢查等，綜合分析、歸納，以作出正確的診斷，並判斷中毒的程度。

詳細詢問病史

要向患者或其家人或其他陪同人員詳細詢問用藥史，包括用藥方式、何種藥物、劑量、時間、初期發病症狀、做過何種處理等；了解患者的既往病史、過敏史，以及用藥前的健康狀況；並將剩餘的藥材飲片保留待進行藥物毒性分析，了解及控制購藥場所和現場情況，以助確定中毒藥物的來源，以及防止漏診或誤診。

嚴格及時地進行體格檢查

急性中毒較嚴重，應立即送院救治，不可延誤搶救時間。一般患者重點體檢的內容有：

- 皮膚、肌肉、四肢：皮膚、面容的顏色及損害情況；若有皮疹，應辨明何種疹子；皮膚彈性、皮膚體溫變化；肌肉、四肢是否抽搐或痙攣等。
- 觀察生命體徵：如瞳孔、神志、呼吸心律、血壓等；瞳孔的大小、對光反射、結膜是否充血、水腫等；呼吸頻率、節律、有無特殊氣味等。
- 腹部情況：是否有壓痛、反跳痛，以及大便情況，嘔吐物的氣味、顏色等。
- 肝脾腎的變化。

不同中藥毒副作用可有不同的臨床表現，某些藥物中毒可出現特殊的症狀，據此可協助診斷：如洋金花等含阿托品類的藥物中毒可出現面色潮紅、口乾舌燥、心跳加快等；含士的寧的馬錢子中毒初期出現頭暈、頭痛、煩躁不安，面部肌肉緊張，吞嚥困難；進而伸肌與屈肌同時極度收縮，出現士的寧驚厥、痙攣，甚至角弓反張；雄黃中毒有劇烈噁心嘔吐、腹痛腹瀉，或各種出血症狀；含汞的藥物中毒（如朱砂）口中有金屬異味等。此外，不同的藥物中毒，還可從皮膚的不同表現協助診斷。如含氰化物的中藥（如苦杏仁、桃仁、白果、郁李仁、腫節風、瓜蒂）等中毒，皮膚可見櫻桃紅色或紫紺；阿片類（如罌粟殼）、烏頭類中毒（如附子、烏頭）可見皮膚濕潤；砷、汞（如朱砂、輕粉、丹藥）等中毒可見過度出汗；麻黃、天仙子、洋金花、朱砂（硫化汞）、紅粉（氧化汞）等中毒，可見皮膚潮紅；雄黃（二硫化二砷、四硫化四砷）中毒可見黃疸、紫癜、帶狀皰疹、蕁麻疹、脫皮等；麻黃、馬錢子、罌粟殼、朱砂中毒可見猩紅熱樣皮疹；洋金花中毒可見皮膚乾燥；銅膽礬（硫酸銅）、銅綠（鹼式碳酸銅）中毒可見綠色汗液。

（常用有毒中藥的主要化學成分參見本節附錄。）

實驗室檢查

包括血液、尿液、糞便三大常規、血液生化，採集大小便、嘔吐物、胃液等分析，以及心電圖、腦電圖、基礎代謝檢查等。

三 . 中藥中毒的救治原則

一旦發現中毒，應立即送醫院救治。

清除毒物

根據中毒的途徑進行處理，如經消化道服藥中毒者，應立即進行洗胃、催吐、導瀉；但腐蝕性藥物如巴豆、斑蝥中毒者，或患嚴重的心臟病、昏迷、抽搐、肝硬化、主動脈瘤、潰瘍出血等疾病者，或孕婦，禁用催吐和洗胃。經皮膚和黏膜中毒者，應立即清洗乾淨。

阻止毒物的吸收

在中毒初期，毒物尚未全部被吸收，可根據病情和實際情況，採取措施阻止藥物吸收。

(1) 保護劑

用牛奶、雞蛋清、豆漿、茶油、澱粉、藕粉、白及粉等，保護胃黏膜及減少毒物對黏膜的刺激與腐蝕作用。

(2) 吸附劑

用活性炭能將藥物（毒物）吸附於表面；斑蝥、巴豆、雄黃等中毒亦可用中藥赤石脂作為吸附劑。

(3) 中和劑

酸性藥物中毒時，可用肥皂水、氧化鎂乳劑等弱鹼中和；鹼性藥物中毒時，用鞣酸、醋酸等中和。

(4) 氧化劑

可用 1:2000~1:5000 高錳酸鉀溶液洗胃，以氧化有毒有機物及部分生物鹼，如阿片、士的寧、煙鹼、氰化物等。

(5) 沉澱

與毒物發生沉澱，防止或減少毒物的吸收。如用鞣酸，可與馬錢子、洋地黃產生沉澱，但不能沉澱罌粟殼、洋金花、天仙子等所含的生物鹼；蛋白類食品，如牛奶、蛋清等可與重金屬形成沉澱；複方碘溶液與士的寧、鉛、汞等重金屬可形成沉澱。

解毒與排毒

朱砂（硫化汞）、雄黃（二硫化二砷、四硫化四砷）等重金屬中毒當使用特異的解毒劑，首先選用二巰基丙醇；烏頭類中毒可用阿托品。大多數藥物可使用通用解毒劑，如大量高滲葡萄糖補液、利尿劑等，加強排毒；中藥解毒排毒可用綠豆、生薑、蜂蜜等。

對症處理

某些中毒嚴重，或搶救不及時、或慢性中毒，導致機體重要器官嚴重損害，如呼吸衰竭、心力衰竭、休克、肺水腫、急性腎功能衰竭、急性出血等，應加強綜合性對症處理，如鎮痛、使用呼吸興奮劑、強心、抗休克、鎮靜、抗感染等。

中醫和針灸等綜合處理

歷代醫家對中藥毒副作用的處理和救治積累了一定的經驗，且使用簡便，適合於與西醫藥方法配合處理。但由於對中藥解毒排毒藥未做深入的研究與驗證，故不能只用中藥一種辦法處理，以免延誤救治。

附錄：常用有毒中藥的主要化學成分

含生物鹼類的中藥	含生物鹼的較易發生中毒的植物有曼陀羅 、莨菪（又名天仙子）、烏頭 、附子 、鉤吻 、雪上一枝蒿 、馬錢子等 。
含毒苷類中藥	有三類：強心苷類 、氰苷類 、皂苷類 。 含強心苷類：致毒主要成分為多種強心苷，主要有夾竹桃 、萬年青 、羊角拗，還有羅布麻 、福壽草 、五加皮 、鈴蘭 、毒筋木等 。 含氰苷類：這類有毒植物主要有苦杏仁 、木薯 、枇杷仁 、桃仁 、櫻桃仁等 。 含皂苷類：這類有毒中藥主要有天南星 、商陸 、皂角刺 、白頭翁 、黃藥子 、川楝子等 。
含毒性蛋白類中藥	毒蛋白主要含在種子中，如巴豆 、相思子 、蒼耳子 、蓖麻子 、桐子 、望江南子等 。
含萜類與內酯類的中藥	本類植物包括馬桑、艾、苦楝、莽草子、樟樹油、紅茴香等 。
其他有毒中藥	包括瓜蒂 、白果 、細辛 、鴉膽子 、甘遂等，
動物性藥物	動物性藥物常見的有蟾酥、全蠍、斑蝥、紅娘子等。
礦物類中藥	常見有砒霜 、朱砂 、雄黃 、水銀 、膽礬 、鉛 、硫磺等 。

第三節 治療各系統病證的安全合理用藥

以臟腑辨證用藥來看，《黃帝內經》風論、痹論、痿論和咳論等，其論治均與臟腑相關，開創了臟腑辨證的先河。《金匱要略》、《千金方》、《中臟經》等均有所發展，錢乙有五臟辨證。至張元素《臟腑虛實標本用藥式》，逐漸形成了用臟腑寒熱虛實來分析疾病的發生和演變，充實和奠定了臟腑辨證用藥的理論基礎。

臟腑辨證用藥是臨床用藥的基礎，即在臟腑辨證的前提下，根據中藥的性味歸經，針對臟腑病證選配藥物的臨床治療方法。

臟腑辨證用藥的關鍵是要辨證詳明準確，臨床處方選藥配伍精當，特別是根據臟腑的生理特點明確所治病證的臟腑歸屬，同時對藥物的特性有深刻理解和認識，以及有豐富的臨床經驗。

中醫的臟象學說，是以五臟為中心，與六腑、四肢百骸、五官九竅、經絡構成的五臟系統，各臟腑的生理病理和疾病的特點與處方用藥密切相關，實質上是用中藥來以偏矯偏，調整五臟的生理功能，以達到新的平衡與協調。五臟系統的用藥又以肝、脾、腎的安全合理用藥最為重要，因中藥的不良反應以上述三個系統的發生率最高。本章結合五臟的生理病理和五臟病證的特點，以及其現代研究討論各系統病證的臨床安全合理用藥問題。

一. 根據臟腑的生理病理特點合理選藥

(一) 心的生理、病理特點與合理選藥

生理特點

心的主要生理功能為主血脈和主神志，其華在面，開竅於舌，在體合脈，在液為汗，在志為喜。

病理特點

心的病理以虛證居多，虛中夾實亦屬常見。大實大熱者較少。胸痹心痛多為陽虛或瘀血，亦可見陰虛者。心的病理主要表現在心之氣血和神志變化方面。

合理選藥

心臟疾病，辨證用藥並非單純從心臟着手，而與其他四臟關係密切，健脾、補腎、和肝、理肺等可間接達致治療心臟疾患的目的，此乃臟腑相關之故。辨證用藥更需注意氣血，使之和諧通暢為要。如心陽不振，可選用助心陽的附子、肉桂、桂枝，配伍人參、黃芪、茯苓、白朮等補氣藥，以及薤白溫通心陽。心臟病證不可一味補陽，亦不宜多用久用辛溫之品，以免損傷心之陰血。心陰不足可選用五味子、麥冬、百合、熟地、白

芍等；心血瘀阻可以丹參 、三七 、川芎 、當歸等為主藥，輔以降香 、石菖蒲 、瓜蔞 、薤白等；心神不寧可選用石菖蒲 、茯神 、酸棗仁 、柏子仁 、龍眼肉等 。

(二) 肺的生理 、病理特點與合理選藥

生理特點

肺的主要生理功能為主氣，司呼吸，主宣發及肅降，通調水道。外合皮毛，開竅於鼻。在液為涕，在志為憂。肺臟通過鼻竅與外界相通，故又稱之為「嬌臟」。

病理特點

肺的病理主要是肺氣 、肺陰不足，肺氣不宣而壅塞，或肺氣不降而上逆，甚或肺氣壅遏，導致水氣內停，或痰濕阻滯等 。

合理選藥

在治療上，肺氣、肺陰宜補，肺氣的運行宜宣 、宜降。肺陰虛或肺燥，宜養肺陰 、潤肺燥，可選用川貝母、瓜蔞、知母、蘆根、天花粉、阿膠、北沙參、南沙參、西洋參、麥冬、天冬、百合、玉竹等。肺氣虛宜補肺氣，可選用溫而不燥的補肺氣藥，如人參（或西洋參）、黃芪 、甘草等；肺氣不斂宜用斂肺藥，可選用五味子，或酌情配用山茱萸 、烏梅 、白果 、五倍子 、罌粟殼 、訶子等 。

肺實證：肺氣不宣宜宣肺，可選用麻黃 、桔梗；肺氣上逆，宜肅肺 、降肺，可選用枇杷葉、紫菀、款冬花、旋覆花、蘇子、貝母等;肺臟有熱宜清肺，選用黃芩、桑葉、石膏 、白茅根 、竹茹 、魚腥草 、金蕎麥 、知母 、蘆根 、天花粉等；肺氣寒閉宜溫散，可選用細辛 、乾薑 、生薑 、白芥子等；肺中之痰火和水濕宜祛痰濁 、降肺氣，可選用葶藶子 、桑白皮 、法半夏 、陳皮等 。

(三) 肝的生理 、病理特點與合理選藥

著名老中醫岳美中云：「中醫所稱之肝，其生理既複雜，病理也頭緒紛繁，治理之法當然也就不簡單了。肝性多鬱，宜瀉不宜補；肝性至剛，宜柔不宜伐；內寓相火，極易變動，亦寒亦熱，難事捉摸，所以有『肝為五臟之賊』、『肝病如邪』等説法。臨床所見雜病中，肝病十居六七。」[1] 這是對肝的生理病理 、疾病特點的高度概括 。

生理特點

在生理上，肝主疏泄，有調暢氣機 、暢達情志 、促進消化和水液代謝等作用 。肝主藏血，有儲藏血液和調節血量的作用；肝主筋，開竅於目，其華在爪，即肝血濡養經脈而充潤爪甲 、受血而上養二目 。肝與膽 、脾與胃 、腎 、心 、肺有密切的生理關係 。肝氣宜舒暢條達，肝體陰而用陽 。

病理特點

(1) 肝氣易鬱結

肝主疏泄的功能失常，導致肝的氣機失調，甚至影響到全身的氣機運行，主要表現為氣滯或氣逆兩個方面。

(2) 肝易熱，肝火易上炎

肝屬木，內寄相火，肝氣鬱久即化火，所謂氣有餘便是火。肝熱肝火易上炎，又常夾濕，形成肝火上炎或肝膽濕熱之病證。

(3) 肝陽易亢，肝風易動

肝陰不能制約肝陽，常出現肝陽上亢；陽亢易化風，肝熱極易生風，致風火相煽，肝風內動之證。

(4) 肝陰和肝血易虛

由於肝易熱火易熾，常耗傷肝陰，肝又以血為本，常易致肝血虧耗。

合理選藥

治療肝病，以中醫傳統方法及辨證用藥為基礎，結合現代研究成果，參考常用方藥的藥理研究結果，在不違背辨證用藥的基礎上，適當應用對某些環節針對性較強的藥物，辨證與辨病、宏觀與微觀相結合，具有一定優勢。

(1) 根據傳統理論用藥：宜順應肝的生理病理特點

肝氣宜疏不宜補

肝病用藥，宜疏不宜補。前人云:「木鬱達之」、「肝無補法，順其性而謂之補」，即指臨床用藥應該順其喜條達惡抑鬱之性。中藥中有疏肝理氣之品，但補氣藥中卻無補肝氣的藥物，即是此理。疏肝解鬱、行氣導滯為治肝常用之法，用藥以輕宣透達之味，如柴胡、佛手、香附、香櫞、蘇梗、鬱金、枳實、青皮、桔葉、玉蝴蝶等。使用疏肝理氣藥應注意：首先，疏肝理氣藥物質輕味薄，性多辛燥，用量不宜過大；其次是合理停藥，不宜久用，以免耗傷肝之陰血；此外，亦可適當加入滋潤甘緩之品，如枸杞、白芍、甘草、大棗等。

肝陰血宜補不宜瀉

肝熱、肝火易傷陰血，肝體須柔潤，故在用藥上常用養肝陰、補肝血之品，配伍滋腎水以助養肝陰，如生地、當歸、枸杞、白芍、黑芝麻、沙參、麥冬、女貞子、旱蓮草、知母、龜甲、鱉甲等。肝腎同源，精血互生，故常常同用養肝血、補腎精之品，如熟地、何首烏。

使用補肝陰肝血的藥物應注意：首先，滋養陰血藥物性味多厚重滋膩，須防止其肝氣鬱滯，或脾失健運；再者，適當輕用疏肝理氣之品，如木香、佛手、香附、陳皮等；再者，如果在邪去後，仍有肝膽濕熱或肝熱肝火等餘邪未盡，可適當配合清解通利之藥，如茵陳蒿、鬱金、夏枯草等。

肝陽宜平宜潛，不宜升不宜補

肝陽宜平、宜潛，故無補肝陽之藥；要隨時注意防肝風內動，尤其是肝熱、肝陽上亢之證，當及時使用清肝熱、瀉肝火的藥物，要防微杜漸。肝病的用藥，絕大部分為寒涼藥物，清肝熱、泄肝火之品常藥性寒涼；平肝息風藥除了蜈蚣外，也基本上是寒涼藥。平抑肝陽、息風止痙的藥物，多是礦物類、貝殼類質重沉降藥，如龍骨、牡蠣、琥珀、磁石、代赭石等。肝陽上亢證不宜用升陽的藥物，如升麻、黃芪等。

兼顧臟腑與氣血

肝臟系統的合理用藥，還應注意到肝對全身氣血和其他臟腑的影響，特別是久病，可引發氣血及其他臟腑的病變，在選藥時應分辨所累臟腑或在氣在血等，臨床辨證用藥常須審慎。

肝病與脾胃：肝病對脾胃的影響最多也最持久，肝病及脾是消化系統疾病中重要的病理過程，常致肝脾不和、肝胃不和，故應及早配合健脾、和胃之藥。《金匱要略》曰：「見肝之病，知肝傳脾，當先實脾」。可酌情選用人參、黃芪、白朮、黃精、茯苓、山藥、扁豆、蓮子、桔皮、砂仁、雞內金等。

肝膽同病：以肝膽火旺、肝膽濕熱最為多見，故需肝膽同治。常用清瀉肝膽之火藥，如龍膽、夏枯草、菊花等；疏肝清濕熱利膽藥，如茵陳蒿、金錢草、柴胡、枳實、青皮、鬱金、海金沙、田基黃等。

木火刑金：肝火肝熱也常影響及肺，即所謂「木火刑金」，故可用清瀉肝熱、肝火之藥，如地骨皮、桑白皮等，如瀉白散。

心肝火旺：肝火上擾心神，出現心肝火旺，夜不能寐，用清肝瀉火之藥，如梔子、龍膽、夏枯草等。

肝病在血：主要有血虛，同時還導致心血不足、筋脈、眼竅失養，當用補養肝血之品，如熟地、何首烏、當歸、枸杞等。

肝與血瘀證：治肝病之時常配伍活血化瘀藥。反而，治血瘀之證，亦常配疏肝理氣藥，使氣行則血行。

肝病與出血證：肝病嚴重時可致出血，常為血熱所致，當疏肝、清肝、止血藥同用。

眼科疾患與肝密切相關

治療眼科疾患要辨清屬虛或屬實。虛證多因肝之陰血不足，出現視物昏花，用養肝陰、補肝血之品，如枸杞子、女貞子、沙苑子、菟絲子等；實證多因風熱、肝熱、肝火上炎，出現目赤腫痛，用疏風、清瀉肝熱、肝火之品，如桑葉、菊花、車前子、密蒙花、穀精草、夏枯草、決明子、青葙子（升眼壓，青光眼患者忌用）等。

肝病常見主證的合理用藥

黃疸：以清利藥應用較多，首選茵陳蒿。即使是陰黃，辛熱藥物也須慎用。當出現便溏、腹瀉、腹痛、四肢不溫、下肢浮腫時，可適當加入附子、乾薑、肉桂等，且用量不宜過大，時間不宜過長。

肝硬化腹水：應考慮病情輕重、病程、體質等酌情用藥。病程短、體質好，用峻下逐水藥，以祛除病邪；久病體虛，要處理好扶正與祛邪的關係。峻下逐水常短期用，調補脾胃可久服。峻下逐水藥多傷正氣，利水多傷陰，故只能暫用，不可久用。應用時，宜配伍健脾益氣、養血柔肝、補腎填精之品。

脂肪肝：過食肥甘厚味、濕熱壅滯的患者，常引發脂肪肝，可在辨證用藥時合理選用具有抗脂肪肝作用的藥物，如山楂、澤瀉、荷葉、決明子等。但不宜一味用祛脂藥，當根據辨證合理選用清熱、祛濕、解毒、涼血、活血、滋腎、柔肝之品；亦可選用葛根、葛花、黃芩、蒲公英、生甘草等解酒解毒護肝藥；緩瀉藥物可提高祛脂效果，亦可酌情選用，如大黃、郁李仁、火麻仁、核桃仁、何首烏、決明子等。

(2) 結合現代研究，辨證與辨病互參用藥

對因治療

即針對其病因，適當選用某些具有抗病毒作用藥物，如白花蛇舌草、田基黃、蟛蜞菊等。

針對肝病不同階段及體質狀況用藥

針對肝病的不同階段酌情選藥，如急性肝炎，濕熱偏重，以抗炎護肝為主，選用清熱利濕、活血解毒之品；慢性肝炎，病程長，常發生臟腑傳變，甚或出現氣血逆亂、正虛邪實，或兼夾濕熱與瘀血，用藥時酌情選用疏肝、健脾、補腎、活血化瘀等藥物。此外，若出現肝硬化，亦可選用某些具有抗肝纖維化作用的藥物，如丹參、赤芍、桃仁、紅花、當歸、川芎、柴胡、三棱、莪朮、鱉甲、葛根、百合、冬蟲夏草等。

據研究，某些補益類中藥能改善機體免疫功能，對慢性肝病治療有益，如黃芪、人參、黨參、白朮、茯苓、沙參、五味子、玉竹、麥冬、何首烏、生地、女貞子、枸杞子、香菇等。

(四) 脾的生理、病理特點與合理選藥

生理特點

脾胃為人體氣機升降之樞紐、氣血生化之源泉，脾氣主升，喜燥惡濕，胃氣主降，喜潤惡燥，脾與胃間納運配合、燥濕相濟、升降相因，藉以維持脾胃的功能活動。同時，脾統血，使血循脈中；脾主肌肉四肢。

病理特點

脾（胃）的病理和疾病特點主要表現在氣機升降、消化功能和血液生成和統攝方面。著名老中醫施今墨總結脾胃系統的病理和疾病特點云：「胃腸病之類型雖多，亦不外乎八綱辨證，臨床所見，脾胃虛證、寒證較多，實證、熱證較少；但初病者易見實熱，久病者常見虛寒。素患腸胃病者，喜溫畏涼」。[3]

合理選藥

(1) 脾氣宜升不宜降

中氣下陷當升陽舉陷，選用升麻、柴胡、葛根、黃芪、枳實等。

(2) 胃氣宜降不宜升

胃氣上逆宜降氣止嘔止逆，宜選用旋覆花、玳玳花、沉香、蘇梗、砂仁、代赭石、柿蒂、丁香、半夏等。

(3) 脾濕宜燥、脾虛宜補

濕困脾陽，當燥濕健脾，選用蒼朮、厚朴、草豆蔻等；脾胃虛弱，宜補脾健脾，宜選用黨參、黃芪、白朮、山藥、蓮子、薏苡仁、扁豆等。

(4) 胃虛宜潤、胃熱宜清、胃寒宜溫

胃之陰津虧虛，宜養陰生津，選用西洋參、石斛、荷葉、天冬、麥冬、玉竹、生地、玄參等。胃熱胃火，宜清熱瀉火，選用梔子、知母、石膏、竹茹、蘆根、黃連等。胃寒宜溫中止痛，選用辛溫、辛熱之品，如蓽拔、吳茱萸、附子、肉桂、川椒、蓽澄茄、乾薑、生薑等。

(5) 合理使用酸澀藥物

酸澀藥適用於胃酸缺乏、消化不良、脾虛泄瀉患者，如山楂、烏梅、木瓜等，但對胃酸過多或泛酸者，則不宜用。

(五) 腎的生理、病理特點與合理選藥

生理特點

腎為先天之本，藏真陰而寓真陽，主藏精，為人體生長、發育、生殖之源，具充腦、榮發、堅骨固齒、生髮、溫煦、滋養五臟六腑之功，只宜固藏，不宜洩露。

病理特點

腎病的證候特徵以虛證為主，故有「腎無實證」之說。腎病常見的證候有腎氣不固、腎陽虛衰、腎陰虧虛，以及在虛的基礎上形成的本虛標實證陽虛水泛、陰虛火旺等。

合理選藥

腎病的用藥以補腎陽、滋腎陰為主，並且要處理好補陽與補陰的關係，補陽需防傷陰，補陰需防傷陽。故常陰陽雙補，但又有所側重，以利陰中求陽，或陽中求陰。

二. 應用中藥可能出現的不良反應及防治

不同藥物可能出現的不良反應或對臟腑的損害具有不同的臨床表現。有些可能是功能性的、可逆性的輕微副作用，有些則可能導致器質性的永久性損害，故臨床用藥時應高度重視防治中藥的不良反應。

(一) 心血管系統不良反應

臨床表現

心悸胸悶、面色蒼白、四肢厥冷、心率失常、血壓下降或升高、心臟傳導阻滯，甚至心源性休克等。

可能引起心血管系統不良反應的常用中藥

主要有生草烏、生川烏、生附子、雪上一枝蒿、蟾酥、萬年青、夾竹桃、香加皮、細辛、麻黃、川楝子、蒼耳子、山豆根、洋金花、藜蘆、商陸、山慈菇、瓜蒂、雷公藤、蜈蚣、雄黃等。

(二) 呼吸系統不良反應

臨床表現

呼吸急促、咳嗽、咳痰、胸悶、氣喘、呼吸困難、紫紺、血痰、急性喉頭水腫、急性肺水腫、過敏性哮喘、呼吸衰竭或麻痹等。

可能引起呼吸系統不良反應的常用中藥

苦杏仁、桃仁、鬧羊花、銀杏、烏頭類、細辛、瓜蒂、全蠍等中藥的毒性成分對呼吸系統或呼吸肌具有麻痹作用；馬錢子、雷公藤、藜蘆、蔓陀羅、防己、亞麻子、細辛、罌粟殼、商陸、地龍、半夏、甘遂、龍葵、苦楝皮、麝香、金不換、鐵棒錘等可影響延髓呼吸中樞，引起呼吸困難甚至呼吸衰竭等；

萬年青、蘄蛇、壁虎等可致過敏性肺炎；雷公藤、昆明山海棠、白果、紅茴香、肉桂等誘發過敏體質者發生變態反應，或藥物的毒性成分引起肺毒性反應。

（三）消化系統不良反應

胃腸道反應最為常見，但較輕微，絕大多數停藥或調整配方後可消失，但也可能是某些中藥中毒或副作用出現時的較早症狀，應注意辨別，以便及時處理。有肝膽、胃腸宿疾者，更易產生胃腸道副作用，應詢問病史，慎用某些藥物，或注意藥物配伍。

引起消化道不良反應的主要原因及表現

(1) 藥物氣味不適或刺激胃腸

氣味過苦、惡臭，或不合胃口，尤其是兒童、初服中藥的人，或外國人不適應中藥的氣味，服用後可導致噁心、嘔吐等，如阿魏、地龍等；藥物對消化道可能產生輕微的刺激，出現噁心、厭食等，一般停藥後可消失。

中藥的給藥途徑目前仍然是以口服，經胃腸道吸收為主；湯劑容積大，成分較複雜，所含化學成分不清楚、不穩定，一些有刺激性的物質未經特殊處理；散劑、丸劑、片劑等，主要還是粗製劑，對消化道黏膜可能有刺激，均可引起胃部不適。某些刺激性大的藥物，直接作用於消化道黏膜，可使黏膜充血、水腫而產生炎症病變，並且還可反射性促進平滑肌蠕動增強，出現胃部不適、噁心嘔吐、腹痛、腹瀉等。

藥物對胃腸的刺激主要包括：

直接的理化刺激

如旋覆花絨毛對口腔、咽喉的刺激，可引起咽喉疼痛、噁心、嘔吐；雄黃、硫磺對消化道的刺激引起口腔黏膜潰瘍紅腫、噁心、嘔吐等；半夏、天南星、白芥子對胃腸道黏膜的刺激引起噁心、嘔吐、腹痛、腹瀉。

所含活性成分的刺激

如桔梗、遠志、皂角刺等，所含的皂苷對胃黏膜的刺激，反射性引起支氣管黏膜分泌增加，使痰涎稀釋而起到祛痰作用。

有毒藥物

鴉膽子、附子、烏頭、洋金花、吳茱萸、雷公藤、昆明山海棠、白附子、藜蘆、甘遂、大戟、芫花、商陸、千金子、巴豆、牽牛子、川楝子、白果、常山、夾竹桃、全蠍、蜈蚣、雄黃、砒霜、狼毒、白礬等，對胃腸具有較強的刺激作用，宜飯後服用。

(2) 影響胃腸蠕動

- 使胃腸蠕動加快，平滑肌張力增高，出現腹脹、腹痛、腸鳴、腹瀉，甚至水瀉，如大黃、番瀉葉、檳榔、甘遂、大戟、商陸、牽牛子等瀉下藥。

- 胃腸蠕動減弱，平滑肌鬆弛，出現大便秘結乾燥、排便困難，腹脹、食欲不振等，如黃連、黃芩、苦參、罌粟殼等；性味苦寒的中藥，若使用時間過長，則傷津化燥，出現津虧腸燥、大便秘結。

(3) 引起急性胃腸炎

如雷公藤、鴉膽子、甘遂、巴豆、山慈菇、吳茱萸、艾葉、土貝母、蘆薈、斑蝥、紅娘子、生牡蠣、朱砂等。

(4) 引起應激性胃出血

某些藥物對胃黏膜有較強的刺激作用，導致胃出血，如白芥子、皂角刺、遠志等。

(5) 影響消化吸收

甘寒助濕壅脾、呆胃，若藥物含大量的黏液質成分，食用過多，可致食欲減退及滑腸便稀等，如生地、玄參、麥冬、石斛、玉竹、北沙參、知母、蘆根等；藥性黏膩，亦能影響消化功能，導致食欲減退，如熟地、製首烏、阿膠、甘草等。含脂肪油的藥物，有滑腸通便作用，用於便秘患者，為治療作用，但對其他患者，可能成為胃腸道副作用，如郁李仁、火麻仁、杏仁、桃仁、蘇子、萊菔子、核桃仁。其他藥物如肉蓯蓉、女貞子、胡黃連等，有緩瀉作用。

採用飯後服藥、藥後漱口，可減輕藥物對胃腸道的刺激，也不會影響藥效及後續服藥。經過炮製，或配伍麥芽、甘草、大棗等調味、和胃中藥以矯味矯臭，減少苦味和不良氣味，可減少胃腸道反應。

藥物性肝損害

肝臟是人體對藥物濃集、轉化、代謝的主要器官，藥物及其代謝產物對肝臟的作用，容易造成肝臟的損害和病變。鄧培媛等在 1998 年報道，對 116 例藥物性肝損害進行了分析，發現中草藥或中成藥引發者共 86 例，佔 74.4%，其中死亡兩例，包括 23 種藥物。[4] 可見中草藥引起的藥物性肝損害應當引起我們的注意和重視。故特加以詳述如下：

(1) 可能導致藥物性肝損害的中草藥

據近年來的研究和文獻，致肝損害報道較多的藥物有黃藥子、川楝子、苦楝皮、蒼耳子、鴉膽子、貫眾、肉豆蔻、千里光、罌粟、常山、雷公藤、黎蘆、斑蝥、朱砂等，以及某些治療惡性腫瘤、肝多發性囊腫、子宮肌瘤等的複方中成藥（含黃藥子、貫眾、千里光、蒼耳子等）。[5]

(2) 導致藥物性肝損害的主要原因

服用未經炮製或炮製不當的飲片、給藥劑量和途徑不合適、劑型工藝不適當，或盲目服用對肝臟有損害的藥物，或者失治、誤治等，是導致藥物性肝損害的主要原因。若重視合理用藥，藥物性肝損害是可避免或減少的。應對以下幾種情況，引起充分注意：

要用肝臟臨床檢驗指標來判斷病情及療效

有時按辨證論治用藥，取得較好療效，即患者症狀改善，就認為已治癒，但實際上檢驗指標並未改善，以致貽誤病情或病情復發，故要采用證候和臨床檢驗指標綜合判定療效。

對中藥藥理作用一知半解，隨意用於中醫臨床

如五味子的乙醇提取物經實驗研究有降低轉氨酶作用，令某些中醫師在處方中大量用五味子，殊不知這些降酶成分水溶性很差，五味子水煎劑降酶成分甚微，難以收效。

過分強調經驗用藥，不注意現代研究

如大黃有利膽退黃作用，宜用中、小劑量；大劑量使用大黃可導致膽紅素代謝障礙，若長期用藥還可使膽紅素升高。

盲目求醫，或用藥不當

不少肝功能正常 HbsAg 陽性攜帶者求治心切，盲目相信民間「驗方」，長期大量服用草藥及驗方，引起肝功能損害；類似這種情況還有中醫藥治療惡性腫瘤、免疫性疾病（如類風濕性關節炎、系統性紅斑狼瘡等）、骨關節疾患和皮膚病等難治性疾病，若不合理用藥，均易引起肝損害。

(3) 注意防治藥物性肝損害

對藥物性肝損害應有充分的認識和警惕，亦當結合現代研究成果，避免盲目用藥，做好鑑別診斷，注意觀察病情變化，及時停用可疑藥物以預防藥物性肝損害的發生。

- 治療某些病證用中藥療程較長時，如慢性肝病、免疫性疾病（類風濕性關節炎、系統性紅斑狼瘡）、惡性腫瘤等，應特別注意護肝，或適當配伍護肝藥，切不可輕信所謂的單方、驗方。
- 要明確肝系統疾病的發生發展規律，明了肝病的辨證施治原則和方法；掌握中藥性能，辨證用藥準確；同時參考藥效學、毒理學研究成果，監視各種毒副作用的發生，特別是定期作肝功能檢查及血液生化檢查。
- 對既往有藥物過敏史者或過敏體質者，用藥時應特別注意。
- 對肝腎病患者、新生兒和營養障礙者，藥物的種類、配伍、劑量應特別慎重，禁用可能損害肝腎功能的藥物。
- 一旦發現肝功能損害或肝毒性，應立即停藥，嚴重者送醫院救治。

(四)泌尿系統不良反應

臨床表現

腰痛、尿少尿閉、尿頻尿急、尿瀦留、尿失禁、血尿、蛋白尿、管型尿、浮腫、腎炎、電解質平衡失調、酸中毒、尿毒症、急性腎功能損害或衰竭等。

引起腎損害的主要藥物及可能的機理

某些藥物對腎臟具有直接損傷作用，如關木通、青木香、尋骨風、朱砂蓮等含馬兜鈴酸（aristolochic acid，AA），可直接損害腎小管上皮細胞，以及直接刺激成纖維細胞增生或活性增加，導致腎間質纖維化、腎小管損傷和血管狹窄。朱砂、魚膽、雷公藤等可引起急性腎衰竭。某些藥物含有刺激性成分或其代謝產物（如馬兜鈴酰胺）經過腎臟排泄時，對泌尿道產生刺激作用，引起膀胱或(和)尿道的炎症反應，出現尿頻、尿急、尿痛、小腹墜脹疼痛，如天仙藤、斑蝥等。停藥後大部分泌尿系統不良反應可減輕或痊癒，但馬兜鈴酸引起的腎損害往往是不可逆的。

(五)神經系統不良反應

臨床表現

唇、舌、四肢或全身發麻或麻木、頭暈、目眩、頭痛、耳鳴、失眠、嗜睡、瞳孔縮小或放大、視力障礙、意識模糊、語言不清、精神失常、行為障礙、抽搐、驚厥、昏迷等。

可能引起神經系統損害的中藥

主要有馬錢子、烏頭類藥物，以及藜蘆、山豆根、北豆根、葶藶子、山慈姑、商陸、天仙子、曼陀羅、博落回、艾葉、雷公藤、天南星、番瀉葉、五加皮、白果、苦楝子、蜈蚣、全蠍、雄黃等。

(六)造血系統不良反應

臨床表現

出血、白細胞減少、粒細胞減少或缺乏、過敏性紫癜、血小板減少、再生障礙性貧血、溶血性貧血、缺鐵性貧血等。

可能引起造血系統損害的中藥

主要有雷公藤、青風藤、洋金花、芫花、天花粉、人參、三七、使君子、罌粟殼、狼毒、蜈蚣、斑蝥、雄黃等。

(七) 變態反應

臨床表現

檢索 1998~2002 年現代醫學期刊資料庫和中醫文獻資料庫中有關中藥及製劑導致藥源性皮疹的文獻報道，在剔除了重複報道後，發現其皮膚病變以蕁麻疹型、猩紅熱樣和麻疹型藥疹為主，其他可有多形性紅斑型藥疹、固定型藥疹、瘡疹、紅色丘疹、皮膚瘙癢、尋常性銀屑病、皮炎等，嚴重時可出現大瘡型藥疹、表皮壞死鬆懈型藥疹、剝脫性皮炎等。全身症狀表現為藥物熱、惡寒寒戰、頭暈、頭痛、四肢麻木、噁心嘔吐、虛脫、面色蒼白、四肢厥冷、心慌、心律不齊、血壓下降或升高、胸悶、呼吸困難、紫紺、乾咳、哮喘、消化道反應、肝臟損害、腎臟損害、溶血、白細胞減少、眼損傷、血管性水腫、喉頭水腫，嚴重時甚至引起過敏性休克死亡。上述表現可在不同的個體出現，並且使用中藥的發現率並不高，但可引起變態反應的中藥品種多。[6, 7] 故在臨證時，每一位臨床醫師都應注意。

變態反應的防治

臨床應用中藥時，也應詳細詢問患者是否有藥物過敏史或家族過敏史；對於外用有毒中藥，如動物藥全蠍、蜈蚣、斑蝥、蟾酥等，植物藥馬錢子等，礦物藥硫磺、鉛丹、砒石、膽礬等，都必須嚴格掌握適應證。用於皮損破潰時，應防吸收中毒。用中藥於皮膚美容時，要詢問有無皮膚過敏史，對有毒和具刺激性、以及有發泡作用的中藥（如白芥子）均應忌用，有皮損時不宜用有顏色的中藥，以免產生色素沉着。

中藥引起過敏反應的症狀與化學藥品一樣，嚴重程度不容忽視，甚至可併發過敏性休克，應立即搶救。對發生皮膚變態反應者，按照各種皮膚病的處理原則進行治療。

(八) 特殊毒性反應

部分患者對個別中藥可產生依賴性，如長期服用番瀉葉、罌粟殼以及牛黃解毒丸等，停用時可出現戒斷症狀。據報道極少數中藥如巴豆等，若長期使用可能致癌、致畸形、致基因突變，但尚需進一步研究方可定論。

第四節 中藥藥膳的安全合理應用

中醫藥膳是中藥重要的應用方式之一，藥品和具補益及調節作用的功能性食品均能治病，而且有藥食兼用的品種，故有「藥食同源」之説。選擇適當的藥物和食物組成藥膳，對一些疾病能起到配合治療之效。但若應用不當，亦可能產生不良反應。因此，使用藥膳，亦需遵循安全合理用藥的原則。還需注意，南方人常有「煲湯」之生活習慣，即將一些中藥與食物烹調，供全家人一起食用。若所用中藥藥性過溫或過涼，可能難以適合全家每個人的體質。因此，用於「煲湯」之藥材，藥性宜平和，或因個人之體質，有選擇性地食用。

一. 中藥藥膳的特點

(一) 強調辨證施膳

不同病證用不同的藥膳，如老年人多為腎虛、脾虛，可選用女貞子鱉魚湯或黃芪燉雞。有些藥膳對某些病有專效，如治消渴病可用蕎麥、苦瓜、南瓜、人參面等。

中藥藥膳不等於營養食品。因食物與中藥一樣，具有不同的性味，基於中醫藥養生保健理論，必須根據人們的體質和患者的病證屬性進行辨體和辨證施膳，這是中醫藥膳的精髓，也是與現代營養學不同的獨特之處。

(二) 體現天人相應，因人因時因地制宜

根據中醫的整體觀念，必須根據個人體質，選擇適宜的種類，否則，長期偏食一種，就可能影響體內的陰陽平衡；還要依照當地氣候的不同，選擇適宜的膳食。如應用補腎養陽類藥膳，在中國西北嚴寒地區藥量宜重，而在東南溫熱地區，藥量宜輕。一年中存在春溫、夏熱、暑濕、秋燥及冬寒的特點，根據中醫學「天人相應」的觀念，自然界氣候的變化必定對人體生理產生影響，故應根據不同的季節，選用相應的藥膳。如夏季天氣炎熱，適宜清補，所用藥膳應為解暑益氣之品，切忌過食溫熱、油膩厚味；即使素體陽虛者，也應在夏季減服或停服人參、鹿茸、附子等溫補之品。

(三) 食藥結合、服用方便、美味可口

藥膳是功能性較強的食物，其配方既不是一般的中藥方劑，又有別於可口的食物，它強調中藥和食物的合理調配，在藥物或食物的配伍組合上，按藥物及食物的性質，有目的地進行選擇調配組合，而不是隨意的湊合。它是取藥物之性，用食物之味，從而達到藥借食味，食助藥力的目的。

然而，藥膳強調的是一個膳字，即以食物為主，配以少量的藥物。故食療、藥膳不應有過多的藥味，應該變「良藥苦口」為「良藥可口」，滿足人們「惡於藥，喜於食」的天性。

二．中藥藥膳的安全合理應用

(一) 藥膳並非絕對安全

應注意適合的病證，選擇適宜的藥物和食物為原料烹調藥膳，最好選用藥食同源類食物和藥物，如中國衛生部規定的藥食兩用藥（名錄見本節附錄），以保障藥膳的安全應用。但是，即使是該附錄的藥物，有些藥物如白果、苦杏仁、梔子、蝮蛇等，一旦用之不當或過量，亦可引起不良反應甚或中毒。

某些藥物不適合做藥膳，如有毒藥、刺激性藥物、氣味過於怪異、或過苦；應當選擇色香味俱全的藥物，並注意食物與藥物之間的氣味不致於相沖，或產生異味等。

(二) 服藥膳時的飲食禁忌

服藥期間禁忌進食某些食物，稱為服藥時的飲食禁忌，簡稱服藥食忌，俗稱忌口。重視服藥食忌，亦屬確保臨床用藥安全而有效的措施之一，藥膳也應遵循食忌的原則。

忌食可能妨礙脾胃消化吸收功能，以及影響藥物吸收的食物

患病期間，患者的脾胃功能都可能有所減弱，應忌食生冷、多脂、黏膩、腥臭及有刺激性的食物，以免妨礙脾胃功能，影響藥物的吸收，使藥物的療效降低。應葷素搭配，不可偏嗜。

忌食對某種病證不利的食物

熱證、濕熱病證應忌食辛辣、油膩、煎炸食品或藥膳；虛寒病證應當忌食生冷寒涼的食物或藥膳，特別是脾胃虛寒證；食油過多，會加重發熱；食鹽過多，會加重水腫，藥物的療效會受影響，宜用清淡的藥膳。哮喘病人在哮喘發作期間，魚蝦、蛋、牛奶等卻可能成為加重病情的「發物」，理當「忌口」。此外，患有疥瘡、皮膚病者忌食鹹水魚、蝦、蟹及羊肉、豬肉等食物；水腫病忌食鹽；肝炎病者忌食辛、辣、油膩食物。

藥膳的配伍禁忌

藥膳的配伍亦應注意配伍宜忌。藥膳的配伍禁忌包括藥物與食物配伍禁忌和食物與食物配伍禁忌，是古人的經驗總結，其中有些禁忌雖然有待於科學證明，但在沒有得出可靠的結論以前還應參照傳統說法，以慎用為宜。如醋忌茯苓，人參不宜與蘿蔔同用等。古人對食物與食物的配伍也有一些忌諱，在藥膳應用中可作參考，如羊肉忌醋，蜂蜜忌葱等。

(三) 飲食有節

藥膳的飲食要有節制、節律和節忌，切勿暴飲暴食，亦不能勉強進食，或勿怒後進食藥膳。此外，有時會出現生理性厭食、心理性厭食和病理性厭食等，無論出現哪一種

厭食，只要沒有食欲，就不要勉強進食藥膳，尤其是對年幼和年長者。積極的辦法是調整飲食，加強體力活動，保持愉快的心境，創造輕鬆的進食環境。

（四）精心烹飪

可根據食物及藥物的特點，以及個人的喜好烹飪藥膳，但切忌過冷或過熱飲食，而宜溫熱熟軟，以溫熱食之。此外，宜清淡，忌過鹹。

使用花類藥膳，既是易於煎出、又是有效成分易損失的藥膳，故不宜煎煮過久，以免花類揮發性成分耗散而影響效果。老年人、兒童、久病體虛者，牙齒脱落或鬆動，唾液分泌減少，陰虛津少，食物宜濕潤鬆軟，因濕潤鬆軟食物將有利於咀嚼和吞嚥；脾腎陽虛，溫煦運化功能減退，食物應切細煮軟，適溫而食。藥膳形式以湯為主，加工方式以燉煮蒸為主，少用油煎炸等烹調方法。在考慮功效的前提下，對藥膳的要求應是色、香、味、形俱佳的、能激發食欲的、又能輔助消除疾病和促進身體康復的佳品。

附錄：中國國家衛生部 2002 年公佈《關於進一步規範保健食品原料管理的通知》中列載既是食品又是藥品的物品名單

丁香、八角茴香、刀豆、小茴香、小薊、山藥、山楂、馬齒莧、烏梢蛇、烏梅、木瓜、火麻仁、玳玳花、玉竹、甘草、白芷、白果、白扁豆、白扁豆花、龍眼肉（桂圓）、決明子、百合、肉豆蔻、肉桂、余甘子、佛手、杏仁（甜、苦）、沙棘、牡蠣、芡實、花椒、赤小豆、阿膠、雞內金、麥芽、昆布、棗（大棗、酸棗、黑棗）、羅漢果、郁李仁、金銀花、青果、魚腥草、薑（生薑、乾薑）、枳椇子、枸杞子、梔子、砂仁、膨大海、茯苓、香櫞、香薷、桃仁、桑葉、桑椹、桔紅、桔梗、益智仁、荷葉、萊菔子、蓮子、高良薑、淡竹葉、淡豆豉、菊花、菊苣、黃芥子、黃精、紫蘇、紫蘇籽、葛根、黑芝麻、黑胡椒、槐米、槐花、蒲公英、蜂蜜、榧子、酸棗仁、鮮白茅根、鮮蘆根、蝮蛇、橘皮、薄荷、薏苡仁、薤白、覆盆子、藿香。〔衛法監發 [2002]51 號〕[8]

第五節 特殊人群的臨床安全合理用藥

一．小兒的臨床安全合理用藥

兒科用藥一般指 14 歲以下的兒童（中醫一般稱為小兒）。通常將出生後 28 天內稱新生兒，1 個月至 1 歲為嬰兒，2 至 3 歲為幼兒，4 至 6 歲為學齡前兒童，6 歲以上為學齡兒童。

小兒對藥物具有特殊的反應性，包括藥物的吸收、分佈、代謝、排泄等。掌握兒童的生理病理特點和用藥規律，對兒童的中醫臨床安全合理用藥至關重要。

(一) 生理與病理特點

生理特點

臟腑嬌嫩，形氣未充：即指小兒機體的各系統和器官的形態發育和生理功能是不成熟和不完善的，五臟六腑的形（實質）和氣（功能）均相對不足，尤其是肺、脾、腎三臟更為突出。具體體現在稚體嬌嫩、氣血未充、腠理疏鬆、脾胃虛弱、腎氣未充、筋骨未堅等，稱為「稚陰稚陽」之體。

生機勃勃，發育迅速，即指小兒在生長發育過程中，形態結構和生理功能都是在迅速地、不斷地發育和成熟。

小兒具有不同的體質特點，大致可分為正常質和偏頗質。偏頗質既有純虛的脾氣、腎氣、肺氣、肝陰、心血不足等類型，也有虛實夾雜的脾弱濕滯、痰濕內壅、陰虧內熱、脾虛肝旺等類型；不同的體質存在對某些致病因素的易感性和疾病發生發展過程中的預後傾向性，了解小兒的體質偏向，對於指導辨證及合理用藥，具有重要意義。

病理和疾病特點

小兒臟腑嬌嫩、形氣未充，故易患疾病，特別是易患時行疾患，尤以肺、脾、肝三臟疾病為多見。因肺氣未充，腠理疏鬆，故易患感冒、咳嗽、哮喘等肺系疾患；由於脾胃功能尚未健全，易致運化失常，出現食積或泄瀉；既病傳變迅速，易見寒熱虛實迅速轉化，且肝風易動，故在疾病過程中易虛易實、易寒易熱，甚至釀成危急之症。

臟器清靈，易趨康復。因為小兒生機勃勃，臟腑頑疾、七情所傷以及藥物所害較少，故對藥物的治療反應敏捷。同時小兒疾病以外感六淫和飲食所傷為多，較易醫治。

(二) 安全合理用藥

由於小兒的生理病理特點決定了對小兒的安全合理用藥要求更高，小兒對藥物毒性的反應或過敏反應不明顯，或難以完整表達，故更容易中毒。小兒用藥尤當慎重，需嚴格掌握劑量。兒童的疾病易寒易熱、易虛易實，傳變迅速，應注意詢問胎齡、分娩、餵養、母體體質以及過敏史等情況，在辨證、選藥、處方、劑型、劑量、用藥時間、餵藥等方面都應特別注意。

辨證選藥

用藥必須熟識發病特點及轉化規律，掌握整體觀念和八綱辨證，合理用藥。若診斷不明、辨證不準，用藥錯謬，則正氣易衰、邪氣易盛，危殆立至。

- 把握藥物性能、注意毒副作用：宜選擇藥性較平和之品，忌用劇毒或大毒藥、慎用有毒或有小毒的藥物。一般情況下，忌用大辛、大熱、大苦、大寒藥，以及峻下逐水、活血破瘀等藥物。慎用補劑，不宜補得太過。用藥宜少而精，不宜用大方，盡量選擇異味少、刺激性少的藥物。治熱性病宜固護津液，治寒性病要固護陽氣，治雜病要固護脾胃；用藥當中病即止，若失治誤治或藥過病所，則可能出現變證或危及生命。
- 一般情況下，新生兒極少有使用中藥治病的機會。若需使用清胎毒、胎火等中藥，亦應根據具體情況合理用藥。若新生兒先天不足，或無胎毒、胎火特徵，則不必使用；對有胎毒胎火，且體質強壯的新生兒，其用藥用量亦宜輕。
- 小兒肝常有餘，心常不足，容易引起驚風、驚悸等病證，宜選用鉤藤、蟬蛻、白芍、珍珠母、麥冬、百合、柏子仁等藥性較平和的鎮驚平肝、養心安神藥，不宜使用含朱砂等有毒的藥物。
- 小兒平素性情煩躁，食欲不佳，大便乾燥，手足心熱，容易出汗或盜汗，宜用滋陰清熱之品，如沙參、麥冬、生地、玄參、天花粉、玉竹、地骨皮等；忌辛溫香燥或發散之品，以免傷陰。
- 小兒常脾虛，宜消食清熱導滯，可選用焦麥芽、神麯、焦三仙、雞內金、陳皮、厚朴、炒枳殼、萊菔子、瓜蔞、茯苓等。
- 若見患兒先天不足，素體羸弱，消瘦，食欲不振，精神疲倦，大便時乾時稀，自汗，宜用健脾補腎藥，可選用黨參、白朮、茯苓、陳皮、山藥、砂仁、黃芪、補骨脂、紫河車、益智仁、菟絲子、蛤蚧等。
- 小兒呼吸道狹窄，不會自動咳痰，若肺宣發肅降功能失調，分泌物增多，易致肺氣壅塞，痰飲阻塞氣道，致呼吸困難，故使用化痰止咳藥時，宜用宣肺清熱化痰或潤肺止咳平喘藥，不宜過用辛燥的化痰藥，更不宜過早使用收斂性止咳平喘藥，尤其忌用罌粟殼、洋金花等止咳平喘藥；以免斂邪，致氣道阻塞、喘憋加重。
- 小兒腹瀉多由食積或感邪，不宜過早使用收斂止瀉藥，以免斂邪，宜用消食或清熱燥濕等祛邪藥。久瀉脾腎兩虛者宜用健脾補腎、收斂固澀藥。嬰幼兒便秘以調整飲食為主，慎用緩瀉劑，忌用峻下攻積藥，以免導致津傷亡陰。

- 小兒慎用補虛藥，尤其是人參、鹿茸等大補藥，宜用藥性平和的健脾和胃藥及滋陰潤肺藥。

服用劑量

由於兒童處於生長發育時期，各年齡期的用藥劑量各不相同，即使同一年齡期的小兒，生長發育亦有較大的差異，故應根據體質、身高、體重、營養及發育狀況、病情、以及機體對藥物的反應、治療目的、給藥途徑等調整用藥劑量。

劑型

湯劑對小兒的服用有一定的難度，可用散劑、糖漿劑。若需用湯劑，要避免使用大辛大苦之品，盡量使湯劑符合小兒之口味。小兒皮膚嬌嫩，外用製劑應避免使用具有強烈刺激性的中藥，如白芥子、斑蝥等。

煎煮方法

小兒藥量較小，服藥、餵藥困難，故煎煮藥物時不宜用水過多，或將藥液盡量濃縮，使藥液量減少。煎出的藥量，大約以新生兒 10~30ml，嬰兒 50~100ml，幼兒及幼童 150~200ml，學齡前兒童 200~300ml 為宜。

用藥時間

小兒一般以處方 1~2 劑為宜，中病則不宜盡劑，或根據病情變化隨時調整藥方。煎出的藥液，根據病情，一日內分 3~5 次服用。

餵藥方法

中藥由於藥味問題，餵藥、服藥方法亦與安全用藥直接相關，尤其是對初產婦，沒有養育和餵藥經驗，必須特別注意，因此，醫者必須給予患兒家長或保育員詳細的醫囑。

- 3 歲以上小兒，應盡量說服自己服藥，味苦難服的藥物可適當配用糖等調味劑，但不宜過量，以免膩脾助熱。
- 在一般情況下，宜在空腹餵藥，對胃腸有刺激或必須飯後餵服的藥物，也應在飯後半小時或 1 小時左右餵服，以免引起嘔吐未消化的食物。藥後可餵些溫開水，以免藥物停留在食管部位產生刺激。
- 對於哭鬧和不願意服藥的小兒，在餵藥時應特別注意，尤其是在大聲哭鬧和正在吸氣時，不要餵藥，以免引起嗆咳。
- 餵藥的正確方法是抱起小兒，讓其頭部直立，然後用湯匙或乾淨的壓舌板壓住下頜部，迅速灌下藥液，待藥液完全下嚥後再取出。
- 不宜用捏鼻子或用異物探喉的方法，以免發生危險。

- 不宜用恐嚇、威脅的方法威逼兒童服藥。
- 不宜將藥放入奶瓶和牛奶一起服用，也不宜將藥粉或藥液塗在乳頭上，以免影響嬰兒吸乳或畏懼吸乳。

二.婦女的臨床安全合理用藥

(一) 月經期

月經期的生理與病理特點

月經期既有出血又有瘀血，甚或出血導致氣血不足，臟腑虧虛；同時兼有肝鬱或瘀血。

月經期的安全合理用藥

經前勿妄補，經後勿亂攻。月經期用藥要辨證，用藥宜平和。一般來説，月經期用藥宜偏於溫熱，使血得溫則行，但不宜服用大辛大熱藥，以免熱迫血行，致月經量多、崩漏等。有血熱者宜用寒涼藥時，亦不宜用大苦大寒之品，過於寒涼易致血凝經脈不通；若見瘀血或氣滯、經行不暢、血色紫黯有塊、腹痛，可適當用疏肝理氣、活血通經藥，但不宜用藥性猛烈的破血藥，以免引起崩漏。若見崩漏之證，初用止血以塞其流，中用清熱涼血以澄其源，末用補血以復其舊。

(二) 妊娠期

圍產期是指產前、產時和產後的一段時期，孕婦有經過妊娠、分娩和產褥期三個階段。在此重點討論妊娠期和產褥期以及哺乳階段中醫臨床安全合理用藥問題。

妊娠期的生理與病理特點

婦女在懷孕後，母體各系統的生理功能產生明顯變化，如氣血充盈以供養胎兒，懷孕早期出現「妊娠惡阻」等證候。

妊娠期的安全合理用藥

妊娠時，前 3 個月是胚胎的發育期，肢體和器官系統正在形成，對一些致畸胎的藥物特別敏感，故妊娠早期應盡量避免使用中西藥物，以求安全。妊娠 4~9 個月，胎兒發育已經逐漸成熟，但許多臟器功能仍未成熟，若確有必要方可用藥。妊娠期的安全合理用藥，既要考慮發揮藥物的治療作用，同時要顧及對母體的影響，也要顧及對胎兒和新生兒的影響；必須完全明確適應證，用藥時要權衡對孕婦和胎兒的利弊，也不宜在妊娠期接受任何研究試驗性用藥。

(1) 合理選擇藥物，注意避免妊娠禁忌藥

歷代醫家對妊娠期的用藥十分重視，有胎前宜涼，胎前三禁（不可汗、不可下、不可利小便）之說，即包括忌用過用辛熱、峻汗、峻下、峻利藥物，並明確提出了妊娠禁忌藥。有關妊娠的禁忌藥，古今醫家所列藥物大部分是相同的，但也有一些細小的差別。

妊娠期的用藥禁忌包括易引起流產、早產或死胎的藥物，以及可能會致胎兒突變、畸形或對胎兒產生其他不良影響的藥物。據現代中藥藥理研究，具有抗早孕、興奮子宮、收縮子宮、終止妊娠、引產、致畸胎和基因突變等藥物，大部分均被歷代醫家視為妊娠禁忌藥。此外，文獻並無記載，而現代研究發現具有上述作用的藥物，孕婦亦當慎用。

古代將妊娠禁忌藥編成《妊娠禁忌歌》（見本節附錄 1），《中國藥典》收載孕婦禁用中藥 28 種，忌服中藥 3 種，慎用中藥 38 種（見本節附錄 2）。

目前的中藥教科書按對妊娠期母體和胎兒的影響程度不同，將禁忌藥分為禁用藥和慎用藥兩類。

禁用藥

大毒藥，如水銀、砒霜、雄黃、輕粉、斑蝥、馬錢子、蟾酥、川烏、草烏；

烈性瀉下逐水藥，如巴豆、牽牛子、甘遂、大戟、芫花、商陸；

破血通經藥，如乾漆、水蛭、虻蟲、三棱、莪朮；

通竅走竄藥，如麝香；

湧吐藥，如藜蘆、膽礬、瓜蒂。為保證患者用藥的安全有效，應嚴格掌握妊娠禁忌用藥。

慎用藥

通經祛瘀藥，如牛膝、川芎、紅花、桃仁、薑黃、牡丹皮；

行氣破滯藥，如枳實、枳殼、青皮；

瀉下攻積藥，如大黃、番瀉葉、蘆薈、芒硝、冬葵子；

辛熱溫裏藥，如附子、肉桂；

其他可能對胎兒有影響的藥物，如半夏、天花粉、桃仁、鬱李仁、苦參、蟬蛻。

對於慎用藥物，並無絕對性，在病情需要時，可起到去病安胎作用。但當因病因人而異，即根據孕婦的年齡、體質、孕產次數、孕後胎氣是否健固、既往有無墮胎、小產、滑胎病史，以及疾病的性質、程度等綜合分析，權衡利弊，作出判斷。

(2) 按藥物的成分及現代的藥理作用分析妊娠期的安全用藥

礦物類中藥與妊娠用藥：

含砷的中藥如砒石、雄黃、雌黃，砷劑不僅對母體有不良影響，而且可通過乳汁使新生兒中毒。

含汞中藥如水銀、朱砂、輕粉、白降丹、紅升丹等，對孕產、胎兒、新生兒均可產生不良影響，汞離子可通過乳腺分泌到乳汁中。

含鉛中藥如鉛丹、鉛粉、黑錫丹等，其鉛離子可通過胎盤或進入乳汁，造成胎兒或乳兒鉛中毒。

含銅中藥如膽礬、銅綠，內服或大面積外用均可引起急性中毒，也可通過胎盤或進入乳汁損害胎兒或影響乳兒的發育生長。

含鐵中藥如生鐵落、磁石、代赭石、禹餘糧、皂礬、自然銅（FeS_2），鐵本身無毒，但若不純淨，摻雜其他有毒重金屬則可引起中毒。儘管如此，中醫理論認為上述藥物重墮，主沉降，故孕婦不宜用。

含鈣中藥有石膏、石灰（炮製或保管藥材用）、鐘乳石、花蕊石、龍骨等，其本身並無毒性，但在與西藥合併用藥時，如與四環素或強心苷類西藥同用，可降低抗生素的作用或增強強心苷的毒性。

含鋁中藥如白礬、伏龍肝、赤石脂等，鋁類中藥內服多不吸收，以胃腸局部作用為主，對孕產婦及胎兒無明顯的危害。其他：含硫的硫磺有毒，孕婦忌用；含鋅的爐甘石，可外用；含有機物樹脂和揮發油的琥珀，有活血祛瘀作用，孕婦慎用。

其他藥物對孕婦和胎兒的影響，如：

- 蒽醌類瀉藥大黃、虎杖、何首烏、番瀉葉、決明子等，可使胎兒產生畸形的危險性增加，並可透過胎盤和進入乳汁，孕產婦當忌用。
- 峻下逐水藥巴豆、大戟、芫花等，有致畸形作用，孕婦忌用。
- 類阿托品類藥物如顛茄、莨菪、洋金花等，認為與胎兒小畸形有關，特別是眼、耳的缺陷；亦有人認為與先天畸形無關，但可以自由通過胎盤，使胎兒心率加快，產前過量使用對新生兒產生不良影響，如心跳加快、尿瀦留等；並能降低乳汁流量，故在孕期、產期和哺乳期均不宜用。
- 中藥麻醉劑如罌粟殼當忌用。
- 孕婦無特殊需要，一般不用人參，大量應用人參能使興奮性增高或發生「濫用人參綜合症」，可能影響胎兒。
- 含皮質激素藥物如甘草、乾薑、附子、五加皮、黃芪、七葉一枝花、五味子、石蒜、漢防己等，可直接或間接增強腎上腺皮質系統的功能，孕期大量使用可使胎兒在子宮內生長遲緩。中藥的皮質激素樣作用較弱，但有些中藥若使用不當亦可引起相關的不良反應，如長期大量使用甘草可出現「假性醛固酮增多症」，即中醫所稱之「助濕壅氣」。

- 肉桂動血，乾薑助火生熱，宜慎用。
- 含強心苷類藥物如夾竹桃、毛花洋地黃、黃花夾竹桃、羊角拗、萬年青、鈴蘭、羅布麻、杠柳、福壽草等，其強心苷可以通過胎盤，故應慎用以防止中毒。
- 麻黃、洋金花、茶葉等部分含有 β 受體激動劑樣作用，能加快心率，抑制妊娠子宮收縮。
- 活血祛瘀藥：從中醫理論上講活血祛瘀藥可動血動胎，導致流產或死胎，故破血藥為禁用藥、活血藥為慎用藥。現代研究表明其化學成分複雜，藥理作用較多，應用效果也較複雜，難以預測。如活血藥丹參、三七、當歸、紅花、薑黃、川芎、虎杖、降香、赤芍、丹皮等均能增加血流量和降低血管阻力;丹參、川芎、當歸、赤芍、雞血藤等對於血小板聚焦有解聚作用；而破血藥如三棱、莪朮、劉寄奴等則對血管壁的直接擴張作用強於活血藥，妊娠期盡量避免使用，以免導致流血或流產。

藥後調攝

注意飲食禁忌。忌食生冷、辛熱、油膩、腥膻、黏滑及有刺激性的食物，以免影響服用中藥的藥效，甚至增加毒副作用。

服藥後可能出現的不良反應及處理

服藥期間應注意觀察服用中藥後孕婦的療效及不良反應。常見的不良反應有藥疹、藥熱、支氣管哮喘，甚至過敏性休克；若出現腰酸、出血、腹痛等，要謹防流產。當出現上述症狀時，應立即停藥，並作出相應處理。

禁止非法用藥

為了達到墮胎的目的，孕婦通過不正當途徑配製或服用的藥物，稱非法藥物。如用中藥進行墮胎，其中大部分是利用大劑量的妊娠禁忌藥，這些不正當使用的藥物不僅成功率極低，而且會造成藥物中毒，或不全流產致大出血，或致胎兒過小或畸形等，這種行為當絕對禁止。

(三) 哺乳期（產婦）

哺乳期的生理與病理特點

產褥期：指分娩後的 6 周內，民間俗稱「坐月子」。中醫認為產褥期為「多虛多瘀」，即產時的出血和用力，及產後汗出、泌乳和惡露，造成「亡血傷津」、「元氣受損」、「百節空虛」，從而導致產後多虛多瘀。這是中醫對產褥期生理衛生的高度概括，也是診治產褥期疾病主要的病因病機依據。

哺乳期的安全合理用藥

哺乳期若用母乳餵養小兒，許多藥物成分會分泌在乳汁中，若母體用藥不當，乳兒就可成為間接用藥者或受害者，故哺乳期使用中藥時必須考慮可能進入乳汁的藥物成分對乳兒的影響。

乳汁中的藥物對乳兒產生的可能影響取決於藥物在乳汁中的濃度，以及乳兒的飲乳量和乳兒對藥物的清除能力。

一般來說，用藥前要充分評估藥物對母嬰雙方的影響程度，無明確的必要性和適應證時勿用中藥。如嬰兒出生後的一個月內，除非特別需要使用（如生化湯）等，應盡量少用藥物；或宜用藥性平和的藥物，如消食藥、健脾藥、解表藥、清熱瀉火藥等。

根據中藥的性能，可以將哺乳期的用藥歸為三類：

(1) 禁用藥

具有明顯毒副作用的有毒藥、劇毒藥、峻烈瀉下藥、含砷、汞、鉛等有害重金屬的藥物，可能對孕婦產生較嚴重的不良反應。已知的對某一臟器有毒性的中藥，如黃藥子對肝臟有毒，哺乳期亦忌用。授乳期間應忌用的藥物，若病情需要非用不可，則應終止授乳。外用藥當慎用，可經血液循環進入體內。

此外，麥芽、芒硝可退乳，哺乳期當忌用。

(2) 慎用藥

如辛熱刺激或大苦大寒的瀉下藥等。酸澀藥物有收斂固澀作用，不利於產後惡露暢行，亦需慎用，如山楂、烏梅等。

(3) 哺乳期合理補益

一般來說，產後宜溫，以補虛化瘀為基本方法，適當使用溫補和溫通活血之品，有助於產後體力恢復，以及子宮的復原和乳汁分泌。但需注意辨證，不可一味溫補。民間習俗有吃大量薑、糖、酒等習慣，若用之過量，則可助火；尤其是不宜大量飲酒，因乙醇進入嬰兒量可達母親攝入量的 20%；亦不宜過於滋補，以免損傷脾陽，膩脾礙胃。

(4) 服藥法

哺乳期服藥，若藥物對乳兒無益，應使乳兒從乳汁中攝取的藥量減少至最低，其方法是母親在餵乳後服藥，盡可能在間隔時間長後再餵乳，或將乳汁擠掉。

(四) 圍絕經期

圍絕經期的生理與病理特點

圍絕經期包括絕經過渡期和絕經後一年內的一段時間。絕經過渡期常逐漸發生，歷時約 4 年，偶可突然發生。此時期腎精逐漸虧虛，月經紊亂。亦可由於生理上的變化產生的一系列症狀，其與「絕經」、「經斷」相關，故稱為「絕經前後諸證」或「經斷前後諸證」。多屬腎虛精虧、陰虛肝旺、心腎不交、脾腎陽虛或肝鬱脾虛等證，在疾病過程中多兼夾肝氣鬱滯、瘀血、痰濁等，且互為因果。常出現出汗、烘熱、煩躁、失眠等症狀。

圍絕經期的安全合理用藥

合理應用補腎、疏肝、健脾、活血等中藥治療，以及心理、飲食、鍛煉、日光等療法，對提高圍絕經期婦女的健康狀況及生活質量具有重要意義。

(1) 填補腎精，遠剛用柔

用藥宜柔潤，剛燥之品易助火劫陰。可選用熟地、山茱萸、枸杞子、懷牛膝、菟絲子、山藥、茯苓、蓮子、天冬、麥冬、女貞子、龜版、鱉甲、魚鰾膠等；不宜過用辛熱燥烈藥物，如附子、肉桂、淫羊藿、鹿茸等。

(2) 滋陰降火，甘苦合化

對圍絕經期的烘熱、失眠、盜汗、煩躁等，宜用苦甘化陰、滋陰降火藥物，如知母、黃柏、北沙參、麥冬、糯稻根鬚、石斛等；適當配用收澀斂汗藥，如煅牡蠣、麻黃根等；不宜過用大苦大寒之品，以免苦燥傷陰。

(3) 五臟兼調，不忘兼夾

經斷前後諸證以腎陰虧損為基本病機而累及五臟，其治當以滋腎養陰為主，兼調他臟，如採用降火、平肝、疏肝、健脾、寧神、清肺、和胃諸法，根據具體病情，斟酌用藥；若見氣滯、痰濁、瘀血等兼夾，應視其輕重緩急，配以疏肝理氣、化痰、活血等藥物。

三．青壯年的臨床安全合理用藥

(一) 生理與病理特點

青壯年時期氣血旺盛，精血充足，但在病理上多實多火。

(二) 安全合理用藥

青壯年育齡期男女用藥，首先要考慮中藥的生殖毒性問題，特別是當忌用或慎用有可能影響生殖機能的藥物。

育齡期男性

動物實驗研究顯示，可能影響男性生殖機能的藥物有：

(1) 大黃、蘆薈、番瀉葉

所含羥基蒽醌類化合物，如大黃素、乙一羥基蒽酮、蘆薈大黃素等，長期使用對哺乳動物有生殖毒性，對睪丸和骨髓亦有一定的抑制作用。

(2) 白花蛇舌草

雄性小鼠和男性成人口服三周後，能使精原細胞停止發育，抑制精子生長。

(3) 地龍、七葉一枝花、黃柏

具有殺滅精子作用，故有一定的生殖毒性。

(4) 川楝子

所含的川楝素，可抑制睪丸生精細胞的生成，殺死 SD 種系大鼠的附睪精子。

(5) 雷公藤、昆明山海棠

所含雷公藤多苷對睪丸有毒性，對附睪精子的生成具有抑制作用；雷公藤甲素可引起明顯睪丸病變，在睪丸內具有蓄積毒性。[9]

(8) 穿心蓮

具有抗精子生成作用。[10]

(9) 雄黃、砒石

所含砷及砷化物可使精子的畸形率升高。[11]

(10) 蛇床子

蛇床子具有體外殺精作用，並能抑制精子活動，以及損傷和破壞精子表面形態和超微結構。[12, 13]

育齡期女性

據研究，可能影響女性卵巢功能的天然藥物，如土荊皮能抑制卵子的受精能力。[14] 鹿銜草具有抗生育作用，可能與抑制發情期，以及使子宮卵巢萎縮有關。[15]

四 . 老年人的臨床安全合理用藥

老年人一般指 60 歲以上的人群，臟腑功能減退，正氣不足，導致體弱多病，若用藥品種多，劑量相對大，藥物不良反應發生率高，故老年人的安全合理用藥至為重要。

(一) 生理與病理特點

老年病的生理特點為臟腑衰退，腎氣虧虛，脾氣不足；一方面陽非有餘，另一方面陰常不足，故在病理上老年人患病後易虛易實、易寒易熱。「易虛」指陰液易耗，陽氣易虛，表現為脾腎陽虛、肝腎陰虛、氣血不足；「易實」指氣虛導致的血瘀，濕阻痰阻；「易寒」常為脾腎、心腎虛寒；「易熱」表現為肝腎陰虛導致的虛熱、虛火，而非實熱、實火。

(二) 安全合理用藥

鑑於老年人的生理病理特點，相對來説，更加適宜於服用副作用少、作用緩和的藥物。

- 在補益方面宜平補肝腎：若補陰填精太過，易傷陽膩脾；若補陽壯陽太過，則易傷陰動火。此外，針對老年人多有血瘀濕阻痰阻，當在平補肝腎的同時，兼顧活血通脈、祛濕化痰。
- 老年人的用藥，既要考慮用量，更要考慮其性質，即其用劑藥量除應該相應減少外，更須考慮老年人的生理病理變化特點以及對服用藥物的反應性。
- 若非急證、重證，可從較小劑量開始，逐漸遞增；注意不宜用大方，選藥的品種不宜過多。
- 跟蹤老年人用藥後的反應，及時覆診並調整處方和劑量，不宜長時期守方。
- 做好老年人的病史詢問和用藥史記錄，及時發現藥物不良反應。
- 藥後調攝：醫者向老年患者詳細解釋處方中用藥的目的、用法、劑量與療程，及可能出現的不適，用藥過程中不能隨意停藥或加藥。對有老年性癡呆的患者，更應向其家屬或護理人員囑咐清楚。對原有高血壓、冠心病、肝腎功能不全者尤其需要注意安全用藥。

附錄 1：古代妊娠禁忌歌

斑蝥水蛭及虻蟲，烏頭附子配天雄；野葛水銀並巴豆，牛膝薏苡與蜈蚣；

三棱芫花代赭麝，大戟蟬蜕黃雌雄；牙硝芒硝牡丹桂，槐花牽牛皂角同；

半夏南星與通草，瞿麥乾薑桃仁通；硇砂乾漆蟹爪甲，地膽茅根皆失中。

附錄2：《中國藥典》所載的孕婦禁用、忌服、慎用中藥

孕婦禁服類藥28味	三棱、土鱉蟲、川牛膝、馬錢子、馬錢子粉、巴豆、巴豆粉、水蛭、芒硝、玄明粉、紅粉、芫花、阿魏、附子、大戟、鬧羊花、牽牛子、輕粉、莪朮、益母草、豬牙皂、商陸、斑蝥、雄黃、黑種草子、蓖麻油、蜈蚣、麝香。（注：朱砂、川烏、草烏也應列入禁服藥）
忌服類3味	丁公藤、千金子、千金子霜。
慎用類38味	乾漆、大黃、製川烏、王不留行、天南星、木鱉子、牛膝、片薑黃、白附子、西紅花、華山參、紅花、郁李仁、虎杖、製草烏、草烏葉、枳殼、枳實、禹餘糧、禹州漏蘆、急性子、穿山甲、桃仁、淩霄花、常山、硫黃、番瀉葉、蒲黃、漏蘆、代赭石、瞿麥、蟾酥、三七、肉桂、冰片、蘇木、卷柏、通草。

第六節 病證用藥禁忌

某類或某種病證應當避免使用某類或某種藥物，稱為病證用藥禁忌。

由於藥物皆有溫涼補瀉、升降浮沉、有毒無毒等，用之得當，可以藥性之偏性糾正疾病的病理偏向；若使用不當，其偏性又會反助病勢，加重病情或造成新的病理偏向。因此，凡藥不對證，藥物功效不是病情所需，有可能導致病情加重，原則上都屬禁忌範圍。

每類藥物都有適宜的病證和不適宜的病證，如表虛自汗、陰虛盜汗者，忌用有發汗作用的藥，以免加重出汗。裏寒證忌用有清熱作用的藥，以免寒涼傷陽。陰虛內熱者還須慎用苦寒藥，以免苦寒化燥傷陰。脾胃虛寒便溏者，忌用有瀉下作用的藥，以免損傷脾胃。陰虧津少者，忌用有燥濕、利濕作用的藥，以免耗傷津液。腎虛遺尿、遺精者，也不宜用有利尿作用的藥。實熱證及陰虛火旺者，忌用溫燥藥，以免助熱傷陰。婦女月經過多，及出血而無瘀滯者，忌用破血逐瘀藥，以免加重出血。脫證神昏者，忌用香竄耗氣的開竅藥。邪實而正不虛者，忌用補虛藥，以免誤補助疾。脾胃虛弱，痰濕內阻者，忌用補血滋陰之品，以免滋膩助濕。表邪未解者，忌用收斂止汗藥；濕熱瀉痢者，忌用

澀腸止瀉藥；屬濕熱下注之遺精，忌用溫補固精藥；濕熱淋證小便不利，忌用補澀縮尿藥；濕熱帶下，不宜用收澀止帶藥，以免閉門留寇。體表潰瘍膿毒未清、腐肉未盡時，不宜過早使用生肌斂口藥，以免膿毒不清，養癰為患。

第七節 正確書寫處方

一. 正確書寫藥名

臨床處方使用中藥名稱時，一定要書寫正名。凡《中華人民共和國藥典》和香港《中醫藥條例》中收載的品種，處方應以其所載名稱為準，不要使用別名，更不能自行杜撰名稱，造成混亂。

二. 正確書寫品種、炮製品、藥用部位、煎服法

(一) 品種

臨床處方時，應明確注明品種，尤其是有毒藥物，如五加皮、香加皮、木通、川木通等。

(二) 炮製品

中醫師處方蒼耳子供內服時應註明「炒蒼耳子」，附子應注明製附子、炮附子或熟附子等；炮製後性能功效發生改變者，應根據用藥目的的不同，正確選用不同的炮製品，處方應注明，如「生黃芪」用於利水消腫、固表止汗、托毒生肌；「炙黃芪」用於補氣升陽。

(三) 藥用部位

臨床處方時，應注明藥用部位，如「瓜蔞皮」用於寬胸散結、「瓜蔞仁」用於潤腸通便、「全瓜蔞」兼有清熱化痰、寬胸散結、潤腸通便等，處方時應予注明。

(四) 煎服法

臨床處方時，應注明煎服法，尤其是有毒藥物，或其他特殊的煎服法，必要時在病歷上加注藥後調攝方法，及可能出現的不良反應等醫囑。

〔參考文獻〕

[1] 岳美中。岳美中論醫集。北京：人民衛生出版社，2005，73

[2] 雷載權，張廷模。中華臨床中藥學。北京：人民衛生出版社，1998，52

[3] 祝諶予，翟濟生，施如瑜，施如雪整理。現代著名老中醫名著重刊叢書（第一輯）：施今墨臨床經驗集。北京：人民衛生出版社，2005，60~61

[4] 鄧培媛等。116 例藥源性肝損害分析。藥物流行病學雜誌，1998，(3)：142

[5] 華碧春，盧榜華。中草藥的藥物性肝損害。福建中醫學院學報，2000，10(1)：30~32

[6] 華碧春，陳小峰。中藥致皮膚變態反應 245 例分析。中國中藥雜誌，2002，(9)：717~718

[7] 華碧春，林丹紅等。中草藥的變態反應。福建中醫學院學報，2001，11(3)：39~41

[8] 中國國家衛生部。衛法監發 [2002]51 號：關於進一步規範保健食品原料管理的通知（2002 年 2 月 28 日）。上海市藥品監督管理局網站，http://www.shfda.gov.cn/big5/node2/node3/node295/node328/userobject8ai1762.html

[9] 王寧生。中藥毒性與臨床前評價。北京：科學出版社，2004，162，167~168

[10] 郭蓓。穿心蓮的研究及臨床開發。藥學進展，2004，28(12)：544

[11] 張晨，王國荃，肖碧玉。砷的生殖毒性研究進展。中華預防醫學雜誌，2000，34(1)：56

[12] 朱淑英等。中藥蛇床子對離體人精子制動作用。醫學研究通訊，1992，21(11)：9

[13] 張英姿，韓向陽，朱淑英。中藥蛇床子對人類精子超微結構影響的研究。哈爾濱醫科大學學報，1995，29(1)：22

[14] 黃江明。硫酸亞鐵銨光度法測定土槿皮浸取液中鞣質的含量。廣東醫學院學報 1989，(1)：33

[15] 王浴生。中藥藥理與臨床應用。北京：人民衛生出版社，1983，1095

下篇

各論

常用中藥的臨床安全合理應用

第一章
解表藥

第一節 表證與解表藥概述

一. 表證概述

表證，是指六淫、疫癘等邪氣經皮毛、口鼻侵犯人體，正氣（衛氣）與邪氣相爭所出現的淺表證候的概括。多見於外感病的初期階段，如感冒、流感、肺炎以及多種傳染病初期的症候群。表證可分為風寒表證和風熱表證兩大類，但亦可表裏同病。

(一) 病因

以風邪為主，但風邪常與寒、濕、暑、燥、火、溫熱等其他病邪合為病，故外感病初期常出現風寒、風熱（溫）、風寒濕，或夾暑、夾燥等證候類型。

(二) 病位

風邪屬陽邪，致病特點為向上、向外、升發，故常由皮膚、口鼻侵犯人體，其病位主要在人體的頭面和肌表；也常涉及肺臟、鼻竅和咽喉等部位。溫病學家將之定位於為衛分、上焦；張仲景將之定位於太陽。

(三) 病性

風寒表證以實寒為主，風熱表證以實熱為主。

(四) 主證

惡寒（或惡風）、發熱、有汗或無汗、脈浮緊或浮數等。其中惡寒（或惡風）是診斷表證的重要依據，故曰「有一分惡寒，即有一分表證」，這也是解表藥合理用藥的重要依據。

主證鑑別：若常肢涼身冷，得溫即減，或惡風寒，是陽氣不足之虛寒證，不宜用解表藥；若脈不浮反沉，或細弱無力，為脈證不符，不可用解表藥發汗。

（五）兼證

頭身疼痛、鼻塞、流清涕，咽喉腫痛、咳嗽或水腫等。

（六）特點

表證多見於外感病的初期，具有起病急、病位淺、病程短、變化快的特點，故治療用藥宜當機立斷，中病即止。

（七）表寒證和表熱證的區別

風寒表證：發熱輕，惡寒重，頭痛，身痛，無汗，舌苔薄白，脈浮緊。

風熱表證：發熱重，惡寒輕（或惡風），口渴，喜冷飲，有汗或無汗，舌苔薄黃，脈浮數。

二．表證的治療原則和方法

發汗法是治療表證的基本治法，令表邪由汗而解。

《黃帝內經》曰：「其未滿三日者，可汗而已」（《素問·熱論》）。「其在皮者，汗而發之」（《素問·陰陽應象大論》）。張仲景《傷寒論》中用辛溫發汗法治療風寒表證，清朝溫病學家倡用發汗力弱的辛涼解表法治療風熱表證。

三．解表藥的分類

根據藥物的性能功效以及不同的表證類型，將解表藥分為發散風寒藥和發散風熱藥兩大類。

（一）發散風寒藥

性味多辛溫，發散風寒之邪，其發汗力強，用於治風寒表證。常用的藥物有：麻黃、桂枝、紫蘇、荊芥、防風、生薑、白芷、細辛、羌活、藁本、辛夷花、蒼耳子等。

（二）發散風熱藥

性味多辛涼，發散風熱之邪，發汗力較弱，用於治風熱表證。主要藥物有薄荷、桑葉、菊花、升麻、葛根、柴胡、蟬蛻、蔓荊子、浮萍等。

四．解表藥的作用機理

解表藥除了蟬蛻和桑葉外，其味皆「辛」，辛能發散，使表邪由汗而解，汗出熱退。溫熱的藥物還具有散寒作用，通過辛散溫通，驅除風寒濕邪，緩解疼痛。此外，解表藥其性辛散，故能透疹止癢，亦能宣通肺氣而止咳平喘、利尿消腫。辛涼解表藥其性寒涼，並能清熱、解毒、透邪，達到清利咽喉等目的。

現代研究表明解表藥大多含有揮發油，具有發汗、解熱、抗菌、抗病毒、抗過敏、鎮痛、抗炎與免疫調節等作用。此外，部分解表藥兼有利尿、解除平滑肌痙攣、增加冠狀動脈血流量、健胃等作用。

第二節 解表藥的安全合理用藥

一. 表證不同階段的安全合理用藥

(一) 早期用藥

一旦外邪襲表，要及時應用解表方藥治療，促使病邪從汗而解，達到早期治癒、防止病邪入裏及傳變的目的。據研究，在感染性疾病的早期，解表藥除了抗菌、抗病毒的作用外，並能增強機體免疫功能;在治療過敏性疾病中，解表藥則能抑制免疫及過敏反應。

(二) 表裏同病

若見發熱惡寒的表證，又有便秘、煩渴、舌紅苔黃而乾，脈浮數或滑數等入裏化熱的裏證，即為表裏同病。在治療上，當先解表後攻裏，但若表裏病情程度基本相同，則須表裏雙解。

(三) 表證後期

表證後期，表邪已祛，然正氣已傷，常表現為神疲、乏力、口乾等，為氣陰兩傷之證，可酌用補氣養陰之品，如西洋參、太子參、玉竹、麥冬、蘆根等煎湯代茶。

二. 不同年齡與體質病者患表證的安全合理用藥

(一) 青壯年

青壯年體質壯實，正邪相爭劇烈，若見發熱惡寒明顯，可用發汗力較強的解表藥，且藥量可稍重。

(二) 兒童和老年人

兒童和老年人應選擇藥性平和的解表藥，藥量宜輕，且不宜過度發汗。尤其是老年體弱之人，要注意益氣扶正及養陰。茲舉老人傷風醫案一則説明之：

病案舉例：傷風

何某，女，83歲，1960年5月11日初診。患者近來頭重身倦，咽乾，目澀，間有乾嘁，胃納不振，身微熱而惡風，左側大腿痠痛，動則乏力，汗出，睡眠不佳，二便正常，舌質正常，舌後根苔白膩，脈寸浮遲，關沉遲，尺沉弱。此乃高年氣血兩衰，衛氣亦虛，疲勞汗出則風邪乘之，治宜益氣和衛，祛風化痰，以玉屏風散加味。

處方：生黃芪四錢，防風一錢，白朮一錢五分，炙甘草一錢，甘菊花一錢，化桔紅一錢五分，茯神二錢，桑枝三錢，生薑二片，紅棗（去核）二枚。

覆診：服藥後見輕，但仍感倦怠，下肢痠軟無力，足痠指麻，已不咳仍吐痰，舌苔已退，脈寸沉遲，關滑尺弱。傷風雖解，正氣虛弱，治宜扶元養陰兼化痰濕。

處方：東北參二錢，茯神二錢，天門冬二錢，淮山藥三錢，五味子十錢，炒杜仲二錢，潼蒺藜三錢，枸杞子二錢，化橘紅二錢，龍眼肉二錢，遠志八分，大紅棗（去核）三枚，水煎取汁，日服二次，每次西洋參粉三分沖服，連服五劑之後，以全鹿丸常服以增氣血，固護健康。

按：傷風乃外因為病，其治或溫散，或涼解，何以採用甘溫之法，蓋因機體的衛外功能不同而權變之。本例年老氣血兩衰，腠理疏豁，本屬風邪易傷之體，今既疲勞汗出，故風邪乘虛而入，如果不固護腠理，益氣祛風，而用一般發表之法則何異開門引盜，撤其藩籬，恐衛愈弱而風亦難除。選用玉屏風加味，發在芪、防，收在朮、甘、薑、棗，調和營衛，發而不傷，實為高年體虛傷風善治之法。後用扶元育陰，補助奇經，對於老年亦是最妥善之法。[1]

（三）孕婦和產婦

不宜用有毒的解表藥，如蒼耳子、細辛等，防止對胎兒或嬰兒產生不利影響。藥性較烈的解表藥麻黃、桂枝也當慎用。孕婦慎用蟬蜕。

（四）體虛患者

對於素體正氣不足，或大病、久病後，或過用發汗藥物後，復感外邪而見表證者，當慎用發汗力強的解表藥。而要選擇藥性平和、發汗力較弱的解表藥，如葱白、生薑、荊芥、防風等，還要處理好祛邪與扶正的關係，宜扶正解表。一般來説，可以先祛邪後扶正，但若正虛和邪實程度相近，可以扶正祛邪並用。總之，選方用藥時應力求祛邪而不傷正，扶正而不留邪。

1、氣虛外感

患者表現為汗出、疲乏，惡風等，可選用防風，配伍黃芪、白朮等益氣解表，如玉屏風散。

2、陽虛外感

- 汗為心液，若發汗太過，則傷津耗氣，陽氣外泄，累及心氣，使心之氣血虧損，則心無所主，可能出現心悸、虛脱等症狀。若素有心陽不振或心氣虛弱者，發汗解表則使心氣益損，故當慎用解表藥，或兼以益氣扶陽。
- 若患者素體陽虛，復感表邪而見惡寒肢冷，但發熱低或不發熱、脈沉等，可選用麻黃、細辛、附子等助陽解表，但藥量宜輕。
- 病人素有衛陽不足，雖有表證，也要慎用發汗之法。當用溫陽解表之劑，以溫中助陽，兼以解表。茲舉體虛感冒一則説明之：

病案舉例：體虛感冒

宋××，男，55歲，1960年4月20日初診。患者本體素弱，平時易罹感冒，此次感冒持續月餘，服藥不癒，頭痛，畏風，自汗出，身倦乏力，關節不利，二便正常，舌淡無苔，脈象沉遲無力，此屬陽虛感冒，營衛不固，治宜溫陽益氣，宗玉屏風散加味。

處方：黃芪五錢，防風一錢，白朮三錢，川熟附子三錢。先煎附子三十分鐘，再納餘藥同煎，去滓取汁，分二次溫服。

覆診：畏風消失，惡寒亦減，頭痛見輕，仍時汗出，脈弦緩，右沉遲，左沉弱，舌苔白膩，屬衛陽既虛，內濕漸露，改用溫陽利濕為治。

處方：生黃芪四錢，白朮三錢，川熟附子三錢，苡仁五錢，桑枝（炒）一兩。

再診：諸症大減，氣機舒暢，尚微感惡涼，脈緩有力，前方加良薑二錢，以溫胃陽。

末診：服藥後已不畏冷，脈右沉遲，左弦緩，繼宜溫陽補中，改用丸劑緩調以善其後，早服附子理中丸二錢，晚服補中益氣丸二錢，逐漸恢復而獲痊癒。

按：本體素弱，陽虛衛外力弱，故平時易患感冒，此次感冒月餘，汗出不解，腠理空虛，玄府洞開，衛陽不因。故先以玉屏風散加附子，溫陽益氣固表，使營衛得偕，繼以溫陽利濕，終以溫陽補中而獲痊癒。若不辨體質，泛用一般治療感冒通劑，則表氣愈疏，衛愈不固，病必不解。病隨體異，用藥辨有所不同。[2]

3、陰血虛外感

《傷寒論》云：「衄家、亡血家」，不可發汗。所謂的「衄家、亡血家」，泛指因出血導致血虛的患者。汗由陽氣蒸騰津液所化生，過汗則損傷陰液；津液與血液同源，津液又是血液的重要組成部分，故傷津必致傷血。這正如前人所云「血汗同源」;「奪血者無汗，奪汗者無血」(《靈樞·營衛生會篇》)。

- 血虛患者的表證，如外傷、術後、產後，或其他慢性消耗性疾病等，當慎用解表藥發汗，或酌情配伍補血藥物如熟地、何首烏、白芍、阿膠等，預防耗傷陰血。
- 對於陰虛患者的表證，表現為口乾、便秘、五心煩熱、舌紅苔少等，可選用發汗力較平和的藥物，如荊芥、防風、桑葉等，配合養陰藥物玉竹、麥冬、枸杞、北沙參等。

三. 表證兼證的安全合理選藥

(一) 兼(夾)咽喉乾燥、腫痛

若發熱惡寒身痛的同時，兼見咽喉乾燥或咽喉疼痛明顯，則為始於外感風寒，恐有化熱之勢，或為外感風溫夾有熱毒之邪，宜選用既能辛涼清透、宣散表邪，又能解毒、利咽喉、消腫痛之解表藥，如牛蒡子、薄荷、桑葉、射干、藏青果、崗梅根、生訶子等。不宜選用桂枝、羌活、白芷、藁本、生薑等辛溫助火之藥。

(二) 兼(夾)鼻塞、鼻淵

外感風寒，出現鼻塞不通、流涕明顯，或鼻淵頭痛，乃肺竅為邪所鬱閉，宜選用既能解表、又能宣通鼻竅的解表藥，如白芷、細辛、辛夷、蒼耳子、鵝不食草等。上述藥物其性辛散，能使鼻腔通暢，解除鼻塞。若見口乾、發熱、流濃稠濁涕，則不能過用辛溫發散之藥，以免化熱，加重病情，宜適當配伍辛涼滋潤或兼有解毒的藥物，如桑葉、菊花等。

秦伯未老中醫對鼻淵鼻流濁涕的辨證合理用藥有精闢論述：「內因膽經之熱上移，外因風寒凝鬱而成，用蒼耳子湯送服奇授藿香丸，或用辛夷荊芥散。本證日久，亦能致虛，當斟酌補氣，不可一味辛散。」[3]

蘭心浮老中醫在臨證時常說，治病不僅要知病，且須熟悉藥性，須從臨床用藥過程中不斷總結藥物各自的特性，用藥才不致失於偏頗。如鼻竇炎常用辛夷花，但該藥辛散太過，甘潤不足，且鼻竇炎患者常有口乾症狀，辛夷花應少量用或配以甘潤藥物。福州民間用辛夷燉豆腐，豆腐甘涼潤肺，能制約辛夷的辛燥之性。[4]

(三) 兼(夾)目赤腫痛、羞明流淚

外感風熱或肝經有熱，上攻於目，表證兼見目赤腫痛或羞明流淚，宜選用既能疏散風熱之邪，又能清肝明目的解表藥，如桑葉、菊花、木賊、蟬蛻等。不宜選用藁本、白芷、羌活、桂枝等溫熱升散之品。

（四）兼（夾）嘔吐、泄瀉

為寒邪或暑濕之邪、不潔之物損傷脾胃，或素體脾胃虛弱，又復外感所致。宜選用既能解表、又能調理脾胃的解表藥，如紫蘇、生薑、香薷和豆豉等。不宜選用牛蒡子等苦寒滑腸藥。

1、紫蘇

散寒力強，且能行氣和胃，適宜於風寒感冒兼氣滯胸悶、嘔惡泄瀉。

2、生薑

發汗力弱，善降逆止嘔，適宜於風寒感冒輕症兼嘔吐，稱為「嘔家聖藥」。

3、香薷

發汗解暑，化濕和中，善治夏月外感風寒，內傷於濕，導致中焦陽氣為陰邪所遏制出現的惡寒、無汗、腹痛、嘔吐、泄瀉等病證。

4、豆豉

既能輕微發表，又能和胃。適宜於傷風兼胃腸不適。

（五）兼（夾）頭痛

頭痛是外感病中常見的症狀之一，有時還可能是主證。關於外感頭痛的辨證及合理用藥，著名老中醫秦伯未有精闢的論述。[5]

首先，他認為要鑑別由何種外感病邪引起的頭痛，才能立法處方用藥：「外感中由風寒、風熱和霧露外濕引起的最為多見，其鑑別是：風寒頭痛，初起感覺形寒頭脹，逐漸疼痛，牽及後腦板滯，遇風脹痛更劇，並伴渾身關節不舒暢，精神困倦。治宜疏散風寒，用川芎茶調散。風熱頭痛，痛時亦有脹感，見風更劇，伴見口乾、目赤、面部潮紅，宜疏風散熱，用桑菊飲加減。本方原始治風溫病初期，故適用於風熱頭痛的輕證，如果脹痛劇烈，兼有小便短赤，大便秘結及唇鼻生瘡等內熱症，應用黃連上清丸苦寒降火，偏重治裏。濕邪頭痛，痛時混脹沉重，如有布帛裹紮，四肢疲困，舌苔白膩。這種頭痛雖以濕邪為主，也與風寒有關，宜疏表勝濕，用羌活勝濕湯，目的在於使風濕從汗而解。」

其次，對外感頭痛的用藥，還當有針對性地使用疏風止頭痛藥：「外感頭痛，由外邪引起，基本治法相同於外感病初期的治法，但如果以頭痛為主證，當在辛散輕揚的治則上佐以緩痛兼清頭目。一般用荊芥、防風、薄荷、菊花為基本藥。偏於寒的加羌活、葱白；偏於熱的加桑葉、焦山梔；偏於濕的加蒼朮、生薑。」

解表藥性輕揚上達，能上達頭面，並能引導其他藥物達到病痛的部位，加強藥效，即根據頭痛的不同部位應用引經藥，如：

1、陽明頭痛（前額 、眉棱骨）

此種頭痛常由於鼻淵發作所致，選用入陽明經的白芷，且能通鼻竅而止痛。

2、太陽頭痛（頭頂部位）

羌活性善上行，入足太陽膀胱經，引藥直達頭頂。

3、偏頭痛（寒性頭痛）

選用少陰腎經引經藥細辛，辛溫而烈，散寒止痛力強。

4、少陽頭痛（太陽穴）

選用少陽經引經藥柴胡以疏肝解鬱。

（六）兼（夾）咳嗽 、氣喘

外感病中邪氣鬱閉，腠理閉塞，肺氣失於宣降而上逆，宜選用既能解表祛邪 、又能宣肺止咳平喘的藥物，如麻黃。不宜過早應用斂肺止咳藥如五味子 、訶子等，或納氣平喘藥如蛤蚧 、沉香等。

（七）水腫初起兼有表證

水腫初起兼有表證，乃因肺氣不得宣降，不能通調水道所致，如急性腎炎初起見發熱惡寒等表證者，又有水腫 、小便不利，宜選用既能解表宣肺 、又能利水消腫的藥物，如麻黃 、香薷 、浮萍等。水腫初起不宜用溫陽 、補氣利水藥，以免斂邪。

（八）兼（夾）風濕關節疼痛

素有風濕又復感寒邪，或感風寒濕邪，證見全身肌肉 、筋骨關節疼痛明顯，宜選用祛風 、散寒 、除濕 、溫通止痛的藥物，如麻黃 、藁本 、羌活 、防風 、海風藤等。

（九）兼（夾）中氣下陷

素有脾胃虛弱，中氣下陷，或久瀉 、胃下垂等的患者，復感風寒表證，宜選用既能解表 、又能升陽舉陷的藥物，如升麻 、葛根 、柴胡等，亦可配合黃芪補氣。不宜選用牛蒡子等滑腸之藥。

（十）兼（夾）肝陽上亢

素患高血壓而復感風熱之邪，證見發熱惡寒，又見面紅目赤 、頭痛眩暈等肝陽上亢之證，宜選用既能解表、又能平肝降壓的解表藥，如桑葉、菊花、葛根等。不宜用升麻、柴胡等升陽的解表藥，且忌用升高血壓的藥物，如麻黃。同時，白芷 、藁本 、羌活 、細辛等辛溫升散藥也應慎用。

秦伯未指出使用治頭痛的藥物應注意:「至於白芷 、藁本 、細辛等，雖有止痛作用，一般用作頭痛要藥，但因氣味辛溫 、香燥走竄，用不得當反易引起暈眩，非必要時可以不用，用亦不宜量大。」[5]

(十一)兼淋證

病因以濕熱為主，病位在膀胱；膀胱濕熱，灼傷津液致津液虧乏，治宜滋陰解表，可配伍玉竹、蘆根等，令解表而不傷陰。雖有外感，不宜使用發汗力強，且易辛溫動血、燥烈之解表藥，如桂枝、藁本、白芷、細辛等，以免津液愈虧、邪熱愈熾、灼傷血絡、迫血妄行而加重淋證。

(十二)兼（夾）風疹、隱疹、皮炎

若為風寒或風熱（或夾毒邪）鬱閉肌膚而發皮疹，應選用既能透發疹子、又能止癢的藥物，如：

1、荊芥

散風寒而透疹。

2、薄荷、蟬蛻、葛根、升麻、牛蒡子、芫荽、西河柳、浮萍

散風熱而透疹，治風熱疹子不透。升麻、牛蒡子又尤能解毒透疹，治療熱毒內閉、疹發不暢、疹子的顏色紫暗。

(十三)兼（夾）瘡瘍

當瘡瘍出現發熱身痛時，要辨別是否屬外感，抑或由久患不癒的毛囊感染、多發性癤腫、丹毒、疔毒惡瘡所致。後者不能用發汗的方法。

1、瘡瘍初起

若瘡瘍初起，證見外感風寒或風熱表證者，宜用發汗力較弱，藥性平和辛溫解表之藥，或辛涼兼有解毒作用的解表藥，使邪從汗解。如荊芥能透表消瘡，配合金銀花、連翹、貫眾、板藍根、菊花、升麻等既能解表，又能清熱解毒。

2、久患瘡瘍

若遇久病瘡瘍之人，氣血已傷，雖有表證，不可妄用辛溫之劑以發汗，以免陰血更傷，筋失所養，導致筋脈強直、肢體拘攣等證

(十四)兼（夾）心悸

若見發熱惡寒或惡風，汗出乏力，心悸、短氣、胸痛，苔薄白、質紅或淡紅，脈浮數或結代者，為心之氣陰不足，宜選用發汗力和緩的辛涼解表藥，如桑葉、菊花、連翹、金銀花等，或配伍益氣養陰、清熱解毒、活血化瘀之品。麻黃、細辛之屬皆不宜。

四．不同季節與氣候外感病者的合理選藥

（一）春夏

春季多雷雨，西南地區則濕氣彌漫，多兼寒濕或濕溫之邪；夏季炎熱、潮濕，暑濕相交，暑多夾濕，為暑邪致病的特點。同時，夏季空調和游泳、野外露宿等納涼方法，常使人既受暑熱又受寒濕侵襲。臨床常見表現為發熱惡寒、頭身困重或身熱不揚、嘔噁、食欲不振、便溏、舌苔厚膩等，宜選用紫蘇、香薷，配伍藿香、佩蘭、荷葉等解表化濕祛暑之藥。不宜用麻黃、桂枝、細辛等溫熱辛燥之品。

嶺南地區夏季天氣炎熱，加上多雨潮濕，以濕熱氣候為主。感冒宜選用清熱透表兼以祛濕之藥，如防風、菊花、桑葉等，配伍火炭母、木棉花、雞蛋花、龍脷葉、薏苡仁等。注意勿過度飲用苦味涼茶，避免損傷脾胃。

（二）秋季

夏末初秋的外感，燥邪夾溫熱之邪，為溫燥，臨床表現為發熱重，惡寒輕，頭痛、口鼻發乾、咽喉燥痛、咳嗽無痰或痰少而黏，嚴重時出現痰中帶血等症狀，選藥的關鍵在於辛涼清潤並用，因清能散火、潤能治燥，清潤合用，溫燥諸症悉除。宜選用桑葉、菊花、薄荷等辛涼輕清之藥，配伍麥冬、北沙參、玉竹等潤燥之品。

深秋冬初之際，燥邪夾寒邪，為涼燥，臨床表現為惡寒發熱，惡寒重，頭身疼痛，選藥的關鍵在於辛溫潤燥並用，因溫能散寒，潤能治燥。在用藥上，除選用荊芥、防風等辛溫散寒藥物外，且配伍北沙參、生地、麥冬、天冬、百合等潤燥之品。不宜用細辛、藁本、白芷、蒼耳子等溫燥之藥。

（三）冬季

冬季寒冷，尤其是北方室外冰天雪地，但室內暖氣，令空氣乾燥，或氣候反常，寒熱變化急劇，令冬季外感出現內熱外寒之證，證見惡寒頭痛、高燒不退，無汗，鼻塞，流涕，周身痠痛等感冒症狀。這種內有蘊熱、外感寒邪所引起的外感病，俗稱「寒包火」。

早期輕證選用生薑或葱白，加熱湯、熱粥等助發其汗，既驅散束縛體表的寒邪，又使體內的火熱隨汗透出體外。若為風寒表證之重證，則選用麻黃、桂枝等以發散風寒。出現口乾、咽痛、面紅、大便乾結、小便黃赤時，則要注意適當配伍清熱瀉火之品，如蘆根、淡竹葉、牛蒡子等。但初期不可過用寒涼之藥，以免在寒邪的「包裹」下，體內的熱由於沒有宣洩的出路，而形成持續高燒不退的現象。

五．合理停藥

使用解表方藥不能過量，應中病即止，以免過汗耗傷津液。

《傷寒論·辨太陽病脈證並治篇》(第十二條)載:「若一服汗出病差，停服，不必盡劑。若不汗，更服依前法。又不汗，後服小促其間，半日許令三服盡。若病重者，一日一夜服，周時觀之。服一劑盡，病症猶在者，更作服，若不汗出，乃服至二三劑。」説明表證患者一般一天一劑，若病情重，體質好，也可服二劑；最好一天後覆診，一般不超過三劑（三天），再根據病人情況對藥物進行調整。[6]

六．解表藥的用量和用法

(一) 用量

1、因人制宜

對素體體質比較虛弱、皮毛汗孔比較疏鬆、容易出汗的病者用量要輕；病情重體質好的患者酌情加量。

2、因時、因地制宜

在冬天氣候寒涼陰冷或寒冷地區，不容易出汗，發散風寒藥用量較大；夏天氣候溫暖，或熱帶炎熱地區，容易出汗，發散風寒藥用量宜輕。

(二) 煎煮法

解表藥大部分含有揮發油，煎藥時器具要比較密閉，且不宜久煎，一般煮沸至 15 分鐘左右，以免揮發性有效成分散失而降低藥效，荊芥、薄荷等應後下煎煮。

(三) 劑型

解表藥的劑型，除湯劑之外，亦可製成散劑、顆粒劑、片劑、膠囊劑等服用；除經口服給藥途徑外，還可採用佩戴、嗅鼻、洗熨、薰蒸等多種劑型及方法，對表證均有防治效果。

(四) 服藥法

發散風寒藥多宜飯後熱服，服藥後蓋被，或吃些熱粥，可助發汗以增效。《傷寒論·辨太陽病脈證並治篇》(第十二條)載桂枝湯之煎服法:「……適寒溫服一升。服已須臾，啜熱稀粥一升餘，以助藥力，溫覆令一時許……。」[6] 因為解表藥的出汗多屬溫熱性出汗，辛溫解表藥服後一般多有溫熱感。麻黃能使處於高溫環境的人出汗快而多，溫熱的刺激可使血管擴張，汗腺興奮而出汗。

若平時容易出汗者，或體虛之人，則不必用此法。也可用逐步加量法，以免發汗過度。

七．藥後調攝

（一）汗出的程度

應遵循張仲景的告誡：「遍身漐漐（注：音 zhí 執。《通雅》：『小雨不漐也』。形容微汗不斷，皮膚濕潤的樣子。）微似有汗者益佳，不可令如水流漓，病必不除。」（《傷寒論·辨太陽病脈證並治篇》第十二條）[6] 發汗要得汗即止，過汗除了容易耗傷津液、損傷正氣外，更容易復感外邪。如果輕率過用發汗峻劑，嚴重的會亡陰或亡陽。此外，發汗後應及時避風寒，並更換衣服，避免汗出傷風。

（二）飲食宜忌

- 發汗後及時補充液體，如多飲白開水或魚湯之類。
- 《傷寒論·辨太陽病脈證並治篇》（第十二條）曰：「禁生冷、黏滑、肉面、五辛、酒酪、臭惡等物。」即吃清淡易消化食物，應忌食生冷、油膩、辛辣之品。

（三）服藥後可能出現的問題及處理

1、藥後汗出過多，傷津耗氣

若患者出現疲乏無力、口乾等情況，應停藥，囑患者飲用開水、果汁、白粥，或用淡竹葉、蘆根、麥冬等煎湯代茶。

2、發汗不暢，表證不解

可能是藥力不夠，或濕邪鬱閉肌膚（空氣濕度大），或久居溫度太低的冷氣房，或煎服方法不當所致。可調整選藥，並且配伍芳香化濕透藥物，如藿香、佩蘭、蒼朮等。配合適度運動和保暖，並在服藥後喝熱開水或熱粥。

3、汗後復感

若發汗後熱退，全身輕鬆，鼻竅通暢，但由於服藥後調攝不善，如汗出當風，或貪涼飲冷等，又出現鼻塞流涕，惡寒發熱，可以再服用解表藥，但要注意不可過汗。

4、病情變化

若服藥過程中出現了併發症，或邪氣傳變入裏，如急性傳染病初期轉入中期，則要根據情況停止使用解表藥，另作治療方案。

八．解表藥用作藥膳的合理應用

素體表虛容易感冒者，或輕證一般傷風之證，也可應用解表藥製作藥膳進行預防調理。選用的藥物應藥性平和，發汗力弱，且藥味可口，如葱白、紫蘇、桑葉、菊花、荊芥、薄荷、葛根等，配合食物如雞肉、豬瘦肉、牛肉等。

第三節 常用烈性或具毒性解表藥的安全合理用藥

絕大部分解表藥是安全有效的。部分解表藥由於藥性較烈（如麻黃）、或具有一定的毒性（如細辛和蒼耳子），則須慎重使用。

歷代皆言無毒的藥物，在單味藥的使用過程中，或提純為單體時，或製成各種製劑、特別注射劑，通過不同途徑給藥時，有可能出現毒性或不良反應。例如葛根中提取的葛根素，製成葛根素注射液，可導致部分患者出現過敏反應、溶血反應。[7] 但葛根作為湯劑時，未見有不良反應。

機體在不同機能狀態下，由於藥物使用不當引起的損傷，多為沒有掌握藥性特點，沒有合理運用中醫辨證論治給藥，而出現不良反應。如麻黃發汗力強，適用於治療風寒束表的風寒感冒無汗。如果用於表虛汗出，就有可能出現汗出不止、疲乏無力等。麻黃又有興奮中樞神經系統的作用，能升高血壓，若用於治療失眠或高血壓病者，且用量較大，有可能出現不良反應或加重病情。

此外，藥物的品種、產地、採收季節、藥用部位、炮製、配伍及用量、服用方法等差異，也會導致藥物的毒性不同。

一．麻黃〔Herba Ephedrae〕

為麻黃科植物草麻黃 *Ephedra sinica* Stapf.、木賊麻黃 *E. equisetina* Bge. 或中麻黃 *E. intermedia* Schrenk et C.A. Mey. 的草質莖。

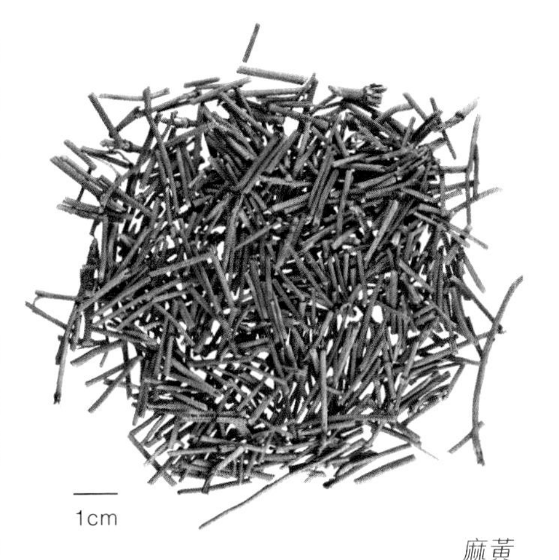

麻黃

首載於《神農本草經》，曰：「治中風，傷寒，頭痛。……發表出汗，去邪熱氣，止咳逆上氣，除寒熱，破癥堅積聚」。[8] 自東漢末年張仲景《傷寒雜病論》以來，麻黃一直被用於風寒感冒，胸悶喘咳，風水浮腫，喘證、哮證等，積累了豐富的臨床經驗。

但由於不合理應用等因素，麻黃的使用也出現過一些不良反應。特別是近年來有西方國家對麻黃製品沒有適當監管或專業指導，時有濫用、重用麻黃鹼興奮劑或用作減肥用途，或由於服用時間過長或過量，引致病人心臟病、中風等疾病復發，對身體造成損害。[9, 10]

目前有些人視麻黃如猛虎，即使遇當用之證，也存疑慮。實際上，若按中醫藥理論使用，並能準確掌握用量，則能趨利避害，充分發揮麻黃治病救人之效。

認識和使用中藥麻黃，不能將之完全等同於麻黃鹼，因為麻黃是按中醫藥理論指導使用的，並且含有多種活性成分，共同發揮治療作用。而麻黃鹼（麻黃素）卻是按西醫藥理論使用的。沈映君等認為，麻黃與麻黃鹼之間存在極大差異，麻黃在複方中使用的不良反應如何，這些問題有待深入研究。[11]

(一) 作用特點

1、性能功效特點

麻黃性味辛微苦，入肺、膀胱經。其功效特點可以歸納為宣肺和散寒兩個方面。《本草正義》曰：「麻黃輕清上浮，專疏肺鬱，宣洩氣機，是為治感第一要藥，雖曰解表，實為開肺；雖曰散寒，實為泄邪，風寒固得之而外散，即溫熱亦無不賴之以宣通。」

- 味辛能使肺氣宣洩，皮毛汗孔通透，性溫能散寒，發汗力強，使風寒之邪從汗祛除體外。
- 祛散肺寒，宣通肺氣而止咳平喘。據研究，麻黃所含的麻黃鹼和偽麻黃鹼，能解除支氣管平滑肌痙攣。
- 宣通肅降肺氣，令水道通調，水液能下輸膀胱而利水，消腫；此外其發汗作用，也有助於消腫。據研究，其所含的偽麻黃鹼具有利尿作用。

2、不同源植物的作用特點

麻黃來源於草麻黃、木賊麻黃、中麻黃，其所含的麻黃鹼含量不同，如總生物鹼以木賊麻黃含量最高（3.33%），草麻黃次之（1.315%），中麻黃最少（0.25%），宣肺平喘和利水消腫的作用以生物鹼為主，用於治療水腫和咳喘時最好選用木賊麻黃。

3、不同炮製品種的作用特點

(1) 生麻黃

揮發油和生物鹼含量均最高，發汗和利水作用強，故用於風寒表實無汗和水腫初起、體質強壯者，或在北方、冬季寒冷季節使用宜用生麻黃。

(2) 炙麻黃（蜜麻黃）

據報道，蜜製後揮發油減少52%，同等劑量下生物鹼含量相對有所提高，清炒後降低33~43%；[12, 13] 而且，蜜製後生物鹼的溶出速度緩慢，蜜本身又有潤肺止咳作用，所以蜜製麻黃發汗力減弱，作用較緩和，而止咳平喘力量加強，故表證較輕、肺氣不宣的咳喘，或表證已解，尚有咳嗽、哮喘的患者宜用炙麻黃。

(3) 麻黃絨

搗絨後生物鹼和揮發油均減少，作用較為溫和。小兒、老人及體虛者，宜用麻黃絨或蜜製麻黃。

(二)安全合理使用

清代醫家淩奐著《本草害利》，概括麻黃的使用注意：「〔害〕其性輕揚善散，發表最速，若表虛自汗，飲食勞倦雜病，自汗肺虛有熱，多痰咳嗽，以致鼻塞；痘瘡倒靨，不因寒邪所鬱，而因熱甚；虛人傷風，氣虛、發喘，陰虛火炎，以致眩暈頭痛；南方類中風癱瘓，及平日陽虛，腠理不密之人，皆禁用。」[14]

1、合理利用麻黃的發汗作用

麻黃用於治療外感風寒表實證，發熱、惡寒、無汗、脈浮緊。《本草求真》稱麻黃為「太陽發汗重劑」，素來麻黃有「發汗峻劑」、「發汗第一藥」之稱，均強調本品發汗的峻烈之性。

臨床經驗和實驗研究表明：與麻黃的發汗強度密切相關的因素，包括用量、配伍、煎服法和藥後調攝法等；其他的相關因素還有麻黃的品種來源、採收季節、炮製、用藥目的、患者的證型與體質等。

(1) 宜配伍用藥

若單味且大劑量應用，發汗力很強，若使用不當，其不良反應亦較為嚴重，故應以中藥複方配伍應用為宜。

(2) 勿過量使用

入湯劑，一般 1~9 克，入散劑 1~3 克。

1989 年，沈海葆以計量法探討麻黃的用量問題，有一定的臨床參考價值。[15] 生麻黃含有揮發油、麻黃鹼、偽麻黃鹼，主要用於風寒表實證，若以麻黃鹼含量計算，以最普遍使用的草麻黃為例，含總生物鹼 1.315%，其中麻黃鹼為 80~85%，以麻黃一次劑量 3.3 克（約一錢）計，折合麻黃鹼 34.77~36.89 毫克。根據配伍有麻黃的中藥湯液中麻黃鹼的提取率，葛根湯為 88.7%，麻黃湯為 66.6%，麻杏石甘湯為 84.1%，麻杏薏甘湯為 61.1%，亦即提取率在 61~88% 之間，則 3.3 克麻黃所含麻黃鹼若以下限計（34.77 毫克），在中藥湯液中實際煎出量應在 21.21~30.80 毫克之間，這與麻黃鹼一次日服劑量（15~30 毫克）相當。考慮到麻黃中尚有偽麻黃鹼、揮發油等其他成分的存在，以及製劑、服藥方法等多種因素，為用藥安全計，沈氏又結合文獻研究，認為麻黃常用量以 3.3 克，即舊制的一錢為宜，一般不超過 6.6 克（二錢）。除非特殊需要，最大劑量可達 10 克。若超過 10 克，則有可能超過麻黃鹼的極量：口服一次 60 毫克，一日 150 毫克。

另外，可根據不同地區、氣候、季節適當調整用量。北方地區，氣候寒冷季節，用量可增加 1~2 克。張錫純《醫學衷中參西錄》云：「陸九之謂麻黃用數分，即可發汗。此以治南方之人則可，非所論於北方者。蓋南方氣暖，其人肌膚薄弱，汗最易出，故南方有麻黃不過錢之語。北方若至塞外，氣候寒冷，其人肌膚強厚……用至七、八錢始得汗出」。

(3) 不同的配伍採取不同的煎法

《傷寒論》中共用麻黃入湯劑 13 方（次），均注明「先煎」，有些注明先煎一、二沸，「去上沫」，再下其他的藥物煎煮。對此，歷代醫家有不同看法。有人認為，可根據在不同的配伍中採取不同的煎法，如用於發汗解表，與荊芥、薄荷、羌活等同用時，麻黃的揮發性成分較為穩定，而其他解表藥不宜久煎，麻黃可適當先煎；但與其他藥物如附子、熟地、石膏等配伍，可同時煎煮，因為石膏、附子等藥宜久煎；至於去上沫，認為不具有特殊意義，可供參考。[16]

(4) 藥後宜溫覆身體

麻黃的發汗作用，與服法和藥後溫覆身體等密切相關。清代《本草正義》曰：「麻黃發汗，必熱服溫覆，乃始得汗，不加溫覆，並不作汗，此則治驗以來，鑿鑿有據者。」[17]

(5) 與石膏並用以發鬱熱

《傷寒論》指出有汗不得用麻黃，是指傷寒表虛自汗，用麻黃配伍桂枝等的桂枝湯調和營衛。也不是完全不能用於有汗的病例，只是在配伍方面要注意。在《傷寒論》中便有兩個例證：一是肺熱壅盛，「汗出而喘」，用麻黃配伍石膏，即著名的麻杏石甘湯，此病證的汗出，並不是患者表虛的出汗，而是由於熱邪迫肺，津液外泄；另一個例證乃《金匱要略》的「風水惡風，一身悉腫，脈浮不渴，續自汗出」，用越婢湯治療。另外，治療水腫的另一個方，越婢加朮湯，也用麻黃，其症狀也有汗出，但其是由於濕熱薰蒸導致津液外泄的汗出。

此兩個例證，都要用麻黃來宣肺，一為平喘，一為利水，但如何來制約麻黃的發汗，張仲景用較大劑量的藥性寒涼的石膏，來制約麻黃溫散之性，削弱其發汗之力，而不造成過汗傷津液，趨利避害。

章次公論麻黃：「吾若以麻黃石膏並進，麻黃解其鬱熱，石膏平其煩渴，麻黃之辛溫，得石膏之甘寒調劑之，更何不可用之。石膏與麻黃同用，則有走表驅熱，『以發鬱陽』之功。『以發鬱陽』四字，蓋深得仲景方義者。麻黃除發汗外，定喘亦為主要功用。」[18]

2、合理應用麻黃以止咳平喘

麻黃主要用於治療邪鬱於肺，肺氣不能宣發肅降的實證咳喘。麻黃溫散發汗，有耗氣之弊，對於肺腎氣虛，腎不納氣的虛喘，即表現為氣短，呼多吸少，喘促的患者，當慎用或忌用。

但是，虛喘在發作期間往往表現為虛實夾雜，故麻黃用於虛實夾雜之喘咳，可與黨參、黃芪等補氣藥配伍應用，並且以炙麻黃入藥。茲舉名老中醫董建華病案一則說明之。

病案舉例：麻黃配黃芪治虛喘

若肺氣虛弱，衛外不固，易感外邪，引動伏痰而誘發哮喘。證見自汗惡風，氣短而喘，咳聲低弱，咯痰無力，或咽乾口燥，舌質淡胖，脈虛弱。此為肺虛作喘，董老常以麻黃配黃芪益肺固表平喘，常用處方：麻黃、甘草、五味子、杏仁、蘇子、沉香各 10 克，黃芪、麥冬、沙參、紫石英各 20 克。方中以麻黃宣肺平喘，黃芪益氣養肺固表，一散一固，相得益彰，沙參、麥冬、五味子斂肺養陰；蘇子、沉香、紫石英降氣化痰。

劉某，女，50 歲。咳喘 3 年，反覆感冒，入冬後氣候寒冷，咳喘加重，不得臥，痰稠，咳則汗出不止，咽乾，口渴不欲飲，神疲無力，舌胖少苔，脈細弱。此為氣陰兩傷，肺虛作喘，治宜益氣養陰，化痰平喘。上方去沙參、甘草，加半夏、熟地各 10 克。服 6 劑，汗止喘平，仍有少量白痰，氣短無力，去麻黃，加黨參 15 克，連服 12 劑，症狀完全緩解。[19]

（三）不良反應及處理

遵循中醫藥辨證論治理論及臨證用藥方法（複方）與劑量，應用麻黃是安全的。但用之不當，有可能出現某些不良反應或毒性。

1、麻黃中毒

(1) 中毒量

中毒量常為一次性使用 30 克以上。

(2) 不良反應和中毒症狀

可出現頭暈、頭痛、心率加快、胸痛等不良反應症狀。中毒時，出現心悸、氣促、失眠、煩躁、汗出、震顫及心絞痛發作等症狀；嚴重中毒時出現視物不清、瞳孔散大、昏迷、呼吸及排尿困難、驚厥等症狀，甚至可能因呼吸衰竭和心室纖顫而死亡。

(3) 中毒的處理

應立即停藥，並送醫院搶救，針對其引起的血壓過高及神經系統興奮症狀，可給予降壓藥和鎮靜劑。如服藥時間短，旋即出現中毒症狀，應立即洗胃，用瀉劑等減少吸收。驚厥者，可用巴比妥類或水合氯醛。

2、高血壓及心臟病患者慎用麻黃

- 生麻黃過量服用，可使心肌收縮力增強，心率加快，心輸出量增加，血壓升高，心肌耗氧量增加，也可使快速型心律失常病者病情加重，這可能與生麻黃中所含麻黃鹼有關。但對於心動過緩者，合理應用炙麻黃治療，每獲療效。
- 心源性哮喘、高血壓性心臟病等器質性心臟病者，應慎用或忌用。
- 以因人因時制宜為原則，如發現用藥後臨床症狀加重、心電圖異常，應及時停藥觀察。

病案舉例：服用麻黃過量致心律失常加重

鮑某，男性，5歲，於1990年1月4日初診，因先天性心臟病（房缺）每逢寒冷哮喘發作。刻下，正值冬季，咳喘復發，呼多吸少，氣短，心悸，胸悶，口唇發白，舌淡紅，苔白膩，體檢呼吸急促、頸靜脈怒張，兩肺聞及哮鳴音，心率101次/分鐘，律不齊，心尖區聞II級收縮期雜音，肝脾未觸及，兩下肢浮腫，心電圖示竇性心律不齊。西醫診斷：①小兒喘息性支氣管炎；②先天性心臟病（房缺）。中醫證屬寒邪犯肺，肺失宣降，痰濁內壅。治宜宣肺定喘，止咳化痰。藥用生麻黃12克，杏仁3克，桑白皮6克，蟬衣3克，白蘇子3克，川貝母6克，車前子6克（布包），甘草I克，3劑，水煎服。服完第一劑，患兒突然額汗淋漓，咳喘加劇，出現拒食、神靡、口唇發紫、四肢厥冷等症。送本院急診室查：體溫37.2℃，心率132次/分鐘，心律不齊，體查神清合作，神經系統未引出病理反射。

心電圖示：①竇性心動過速伴不齊；②頻發房性早博；③短陣性陣發性房速；④ST-T改變。胸片示：心臟輕度增大，遵醫囑，停用中藥，改西藥對症處理。12小時後重新查心電圖示：竇性心律不齊，繼遵醫囑，抗炎止喘化痰治療，5天疾病控制。

上述喘息性支氣管炎患兒，既往有先天性心臟病史。在應用三拗湯方劑生麻黃12克治療過程中，出現咳喘劇、額汗淋漓、唇紫、心律失常等一系列重症。停用中藥、改用西藥對症處理12小時後，查心電圖示竇性心律不齊，臨床症狀減輕。筆者曾再次用生麻黃藥量9克治療鮑某，未出現上述症候群，是生麻黃過量所致無疑。[20]

3、具有類似苯丙胺的興奮劑作用

服用麻黃後尿檢呈陽性反應，運動員當禁用麻黃素、麻黃和含有麻黃的製品。

4、興奮中樞神經

較大劑量的麻黃，能興奮皮層和皮層下中樞，引起興奮、煩躁、失眠、不安。故不寐患者應慎用。

5、興奮膀胱內括約肌

麻黃鹼可使膀胱三角肌和括約肌張力增加，過量服用或久用麻黃可致尿少或尿閉，也容易誘發或加重尿瀦留，故本品不應過量或久用，尿瀦留患者應忌用。老年人前列腺增生要慎用麻黃，謹防排尿困難。但對遺尿患者，合理應用炙麻黃治療，每獲療效。

6、過敏反應

個別患者可引起全身皮疹，並伴有低熱，應予注意。

7、易產生快速耐受性

用於治療慢性喘咳等證，應當間歇性給藥，持續使用則療效降低。

8、手術前和劇烈運動前或運動中忌用

本品可提高心率和血壓，故應當至少在術前24小時停服。在劇烈運動前或運動中也當忌用，防止發生猝死。

(四)配伍用藥及增效減毒(烈)

1、配桂枝

發汗解表作用增強，治風寒表實無汗，如麻黃湯。

2、配杏仁、甘草

宣肺降氣，平喘止咳作用增強。麻黃藥性剛烈，杏仁、甘草則藥性柔潤，故能降低麻黃的烈性。治風寒束肺喘咳氣逆，如三拗湯。

3、配五味子、乾薑、細辛、半夏

止咳平喘作用增強，治外感寒邪、內停寒飲證，如小青龍湯。

4、配生石膏、杏仁

辛溫發汗的峻烈之性減弱，清肺平喘兼透表熱作用增強，治肺熱咳喘證，如麻杏石甘湯。

5、配白果、黃芩

止咳平喘作用增強。麻黃宣肺而平喘，白果斂肺而平喘，麻黃與白果相配，又可避免白果收澀斂邪。治痰熱咳喘證，如定喘湯。

6、配生石膏、白朮

辛溫發汗的峻烈之性減弱，利水消腫作用增強，治療療水腫初期有表證（風水證），如越婢加朮湯。

（五）與西藥合用的禁忌 [21, 22]

1、忌與洋地黃、地高辛等西藥同時使用

麻黃具有興奮心肌 β 受體、加強心肌收縮力作用，同時又可興奮 α 受體，具有收縮周圍血管，減低降壓藥功效的作用，甚至可使血壓失控；與洋地黃、地高辛等合用，可加重高血壓患者的病情。

2、忌與單胺氧化酶抑制劑合用

麻黃鹼可使後者的不良反應顯著增加。含麻黃製劑與優降寧、苯丙胺、利血平、降壓靈等合用時，可使其降壓作用失活，導致高血壓危象。

3、忌與氨茶鹼合用

麻黃鹼與氨茶鹼具有鬆弛支氣管平滑肌的作用，雖然其機制相似，但作用環節不同。據報道，二者合用，可引起噁心、嘔吐、心動過速、震顫、頭痛、頭昏及心律失常等，不良反應可增加 1~3 倍。

4、不宜與士的寧、阿托品等合用

麻黃鹼與士的寧、阿托品等生物鹼合用時，能使後者毒副作用加強，甚至產生驚厥或中毒。因阿托品可阻斷迷走神經對心臟的抑制，使心律加快，也可取消迷走神經過度興奮所致的傳導阻滯；麻黃鹼能使血壓升高，反射性地興奮迷走神經的作用抵消了直接加速心率等作用。

5、不宜與鎮靜催眠藥合用

氯丙嗪具有 α 受體阻斷作用，而麻黃鹼能促進腎上腺素神經介質的釋放，直接興奮 α 和 β 受體，二者合用可引起低血壓反應。

6、不宜與阿司匹靈合用

因麻黃鹼能增加患者發汗量，而使過高的體溫下降；阿司匹靈解熱作用，亦主要通過增加汗腺分泌。兩者配伍，發汗作用增加，身體虛弱者易致大汗虛脱。

（六）鑑別用藥

1、麻黃和麻黃根〔Radix et Rhizoma Ephedrae〕

均來源於草麻黃、中麻黃和木賊麻黃，藥用部位不同。麻黃為其草質莖，麻黃根為其根，兩者作用完全不同，不可混淆，也不可相互取代。麻黃性味辛苦溫，作用為發汗解表；而麻黃根性味甘平，為止汗固表藥，用於氣虛自汗、陰虛盜汗或產後虛汗等，有表證的不宜用麻黃根。

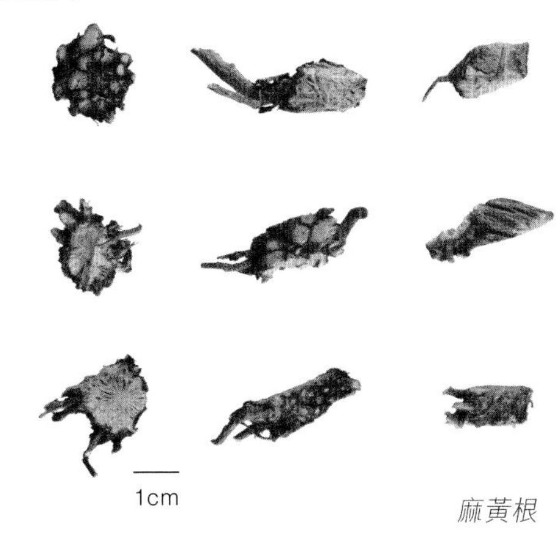

麻黃根

2、麻黃與香薷

麻黃發汗力強，香薷發汗力弱，又能化濕，故有人認為冬天的風寒感冒宜用麻黃，夏天的風寒感冒夾暑濕則宜用香薷。

附錄：香港中醫藥管理委員會發出的「中藥材麻黃的適當使用方法」

中藥材麻黃的適當使用方法 [23]

最近歐美部分國家加強規管含有麻黃製品，主要原因是麻黃製品在沒有適當監管或專業指導下，被濫用或用作減肥用途，由於服用時間過長或過量，引致心臟病、中風等嚴重疾病，對身體造成損害。

麻黃鹼（麻黃素）為麻黃的重要成分，《中華人民共和國藥典》訂明麻黃含生物鹼以麻黃鹼（$C_{10}H_{15}NO$）計不得少於 0.80%。在西藥的使用中，麻黃素每日的建議服用量為 45~180mg 的鹽酸麻黃鹼 [A1]，用於止咳、平喘等，亦不建議被長期服用。中藥使用麻黃有很悠久的歷史，《中華人民共和國藥典》訂明，麻黃為麻黃科植物草麻黃（*Ephedra sinica* Stapf.）、中麻黃（*E. intermedia* Schrenk et C.A. Mey.）或木賊麻黃（*E. equisetina* Bge.）的乾燥草質莖；功能為發汗散寒，宣肺平喘及利水消腫；用於風寒感冒、胸悶喘咳、風水浮腫及支氣管哮喘；建議用量為 2~9 克。

在香港，所有含麻黃素及其他西藥成分的產品、必須根據《藥劑業及毒藥條例》註冊為藥劑製品，及作「毒藥」規管，只可在藥房出售。至於含有麻黃的中藥製劑，必須根據《中醫藥條例》註冊為中成藥。

由於中藥麻黃有悠久的實踐及應用經驗，經詳細討論後，香港中醫藥管理委員會建議：毋須禁止其合理使用，但中藥商在生產或銷售含有麻黃的中成藥製品，須遵守以下指引：

ā 含中藥麻黃的中藥製品製劑必須視為中成藥製劑；

中藥麻黃應在中醫師的指導下，根據合適的處方配伍並依照藥典的建議劑量而使用；

ā 由於長期服用麻黃可能對身體造成不可逆轉的損害，中藥麻黃一般不應作長時期服用，如有關中成藥聲稱可長期服用，在申請註冊時必須提交急性毒性試驗及長期毒性試驗報告，以證明其安全性；

ā 所有含中藥麻黃的註冊中成藥，必須在包裝標籤附上適合短期使用的指示，如「本品不宜長期服用或本品須遵醫囑」或類似字句，確保使用安全。

香港中醫藥管理委員會

25.8.2004

二．細辛〔Radix et Rhizoma Asari〕

為馬兜鈴科植物北細辛 *Asarum heterotropoides* Fr. Schmidt var. *mandshuricum*(Maxim.) Kitag.、漢城細辛 *A. sieboldii* Miq. Var. seoulense Nakai 或華細辛 *A. sieboldii* Miq. 的根及根莖。

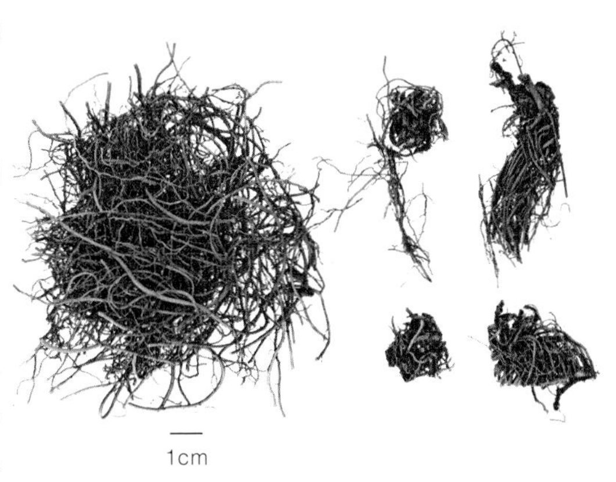

細辛

首載於《神農本草經》，曰：「細辛，宜名小辛，味辛溫，無毒。治咳逆，頭痛，百節拘攣，風濕痹痛，死肌……」。細辛是古今常用的藥物，主治療風寒感冒、喘咳、風濕骨痛等證。細辛有小毒，服用時間過長或過量，可能出現某些不良反應。[24]

(一) 作用特點

1、性能功效特點

性味辛，溫；有小毒。歸肺、腎經。其功效特點主要是竄透散寒。

(1) 祛風散寒

辛香走竄，有升浮之性，外可發汗散風寒，尤解頭面之風寒，通鼻竅，但發汗力較弱，用於發汗解表時，用作輔助之品；又其散寒力強，故常用於陽虛外感。所含揮發油（主要成分為甲基丁香酚），有解熱之效。

(2) 溫肺化飲

入肺經溫肺寒以化飲，為治肺寒伏飲之要藥。

(3) 通竅止痛

走竄疏通，能逐散裏外寒邪而止痛。可用於頭痛、牙痛、風寒濕痹痛、胸痹胸痛等多種疼痛病證。

2、細辛的品種和藥用部位

馬兜鈴科的北細辛、華細辛與漢城細辛均含較高的揮發油，品質較優良，藥力強，為常用藥，也是《中華人民共和國藥典》和香港《中醫藥條例》規定的細辛品種，使用的藥用部位為根部。香港衛生署於 2004 年 4 月 24 日公佈暫時停止進口和使用的細辛品種（見本藥附錄），對細辛的使用進行規範。

(二)安全合理使用

《本草害利》載：「【害】其性升燥發散，凡病內熱及火升炎上，上盛下虛，氣虛有汗，血虛頭痛，陰虛咳嗽，法皆禁用。即入風藥，亦不可過五分，服過一錢，使人悶絕，因其氣厚而性烈耳。雙葉者，服之害人。惡黃芪、狼毒、山茱萸，忌生菜，畏硝石、滑石。反藜蘆。」[14]

細辛的安全合理使用問題，歸納起來，集中在其毒性、用量、服藥時間等方面，與之密切相關的因素還有品種、辨證用藥、配伍、煎服法等。

1、毒性

(1)古代認識

從古代本草著作記載來看，《神農本草經》將細辛列為上品，即無毒之藥；宋以前的本草著作均未記載細辛的毒性。但南宋醫家陳承著《本草別說》，首次記載過量服用細辛粉末可致死。明清中藥著作《本草綱目》《本草備要》《得配本草》、《會約醫鏡》、《本草經疏》等都沿用此說法。

(2)現代認識

- 當代的各版《中國藥典》均未記載細辛的毒性。
- 《中華本草》及目前的中藥學教材將細辛定為有「小毒」。由於細辛為馬兜鈴科植物，目前還應密切關注細辛的馬兜鈴酸含量及毒性問題。

(3)影響因素

細辛的毒性常受品種、藥用部位、產地、採集季節、貯藏時間、劑型、煎煮、患者的體質、證型以及配伍等多方面因素的影響。

- 品種：華細辛煎劑，小鼠灌胃和靜脈注射的 LD_{50} 分別為 12.375g/kg 及 0.778g/kg；華細辛油，腹腔注射小鼠的 MLD 為 200mg/kg，LD_{50} 為 247mg/kg；遼細辛油，腹腔注射小鼠的 LD_{50} 為 1.02 ± 0.04mg/kg。[25, 26]
- 細辛的馬兜鈴酸含量，又以地上部分最高，根部最低。(見本藥附錄)
- 水煎煮提取的含量較以有機溶劑提取為少，其中細辛根在複方煎煮後，未檢出馬兜鈴酸。(見本藥附錄)
- 另有報道，細辛所含的有毒揮發油經煎煮 10 分鐘後，含量降低至原先的 $\frac{1}{3}$；所含的黃樟醚在煎煮 10 分鐘後，含量降低至原先的 $\frac{1}{4}$；煎煮 20 分鐘後，含量降低至原先的 $\frac{1}{12}$；煎煮 30 分鐘後，含量降低至原先的 $\frac{1}{50}$。適當地延長煎煮時間，能夠有效地減緩甚至消除其毒性。[27]

2、用法用量

南宋醫家陳承著《本草別說》，曰：細辛「若單用末，不可過半錢匕，多則氣悶塞，不通者死」。這是超劑量服用細辛會對人體產生毒副作用致死的首次記載。究其歷史背景，有研究認為，「到了宋代，臨床醫生習慣用煮散劑，由於煮散劑所用的藥材的粗（或細）末，其所含成分（包括有毒成分）的煎出率肯定會比相同量的飲片煎出率高，故用量自然會比飲片少，細辛也不例外」。[28]

自陳承提出細辛的毒副作用以來，臨床常以「細辛用量不過錢」，作為用量的指引和約束。

明代的陳嘉謨將「半錢匕」改為「半錢」，繆希雍《本草經疏》亦認為:「不可過五分，以其氣味俱厚而性過烈耳。」李時珍將「半錢匕」改為「一錢」。

據研究，細辛散劑中揮發油的含量為相同細辛用量作湯劑煎煮 10 分鐘時的 3 倍，若要達到相同的作用，則湯劑用量至少應為散劑的 3 倍以上。細辛主要有效成分之一的甲基丁香油酚的揮發性，不及黃樟醚，經煎煮 30 分鐘後，前者在煎液中仍有一定含量，而後者含量已大大降低，印證了細辛「用末不可大劑量，大量必須入湯藥」這一用藥經驗。[27]

《中國藥典》（2005 版）將其劑量定為 3~6 克，煎服；散劑每次服 0.5~1 克。

香港中醫藥管理委員會中藥組經過重新評估有關的管制措施後規定：細辛用量不可超過 1~3 克；煎煮時間不少於 60 分鐘；只用水煎劑，不應磨粉內服。目前在香港必須遵照此規定執行。

關於細辛的用量，尚有爭議。現歸納如下，僅供臨床參考。不同國家和地區，對其用量的規管也有所不同。

- 據統計張仲景在《傷寒論》和《金匱要略》中細辛的日用量超過 3 克的湯劑方共有 16 個，其中細辛的用量一般為 2 到 3 兩（東漢的 1 兩相當於今之公制 13.92 克）。據此推算，《傷寒論》和《金匱要略》湯劑方中細辛的一般用量為 27.84~41.76 克，分別是《中國藥典》推薦用量的 4.5~12 倍。
- 當代醫家在複方湯劑中大量用細辛的臨床報道很多。如著名老中醫謝海洲治頑固性頭痛，細辛每用 15 克；治頑固性痰飲咳喘，細辛用量為 10~13 克。[29] 著名老中醫裘沛然也有許多重用細辛的案例。[30]
- 目前很難準確地確定其有效劑量與極量，有待進一步研究。在準確辨證的前提下，細辛的內服劑量應根據劑型來確定，不宜簡單地一刀切。若以細辛入丸 、散吞服，或浸酒服，其用量也應有所不同。[28]
- 有人認為，細辛入湯劑應後下，其用量一般以 5~10 克為宜。超過此用量，應適當延長煎煮時間。若用散劑，仍以每次不大於 1.5 克為妥。[31]
- 臨床對一般輕證、年老體弱者、兒童、產婦都不應過量使用細辛，以確保用藥安全。陽虛外感 、寒痰喘咳 、寒厥肢冷 、寒痹腰痛 、胸痹心痛 、脈緩等危重急證，可以適當超過常規劑量使用，但在沒有充分根據和實際應用經驗時，仍須避免盲目過量使用。[32]

3、合理停藥

細辛不宜久服，歷代醫家對細辛合理停藥的論述，值得借鑑。陳士鐸《本草新編》曰：「細辛，止可少用，而不可多用，亦止可共用，而不能獨用。多用則氣耗而痛增，獨用則氣盡而命喪。」張山雷《本草正義》：曰「須知溫升開竅之品，通陽有餘，傷陰也捷，斷無久服之理」。

故細辛宜在規定的劑量短期服用，不宜多服久服，肝腎功能不全的患者當慎用或忌用。

4、使用宜忌

清代醫家鄒澍《本草疏證》總結了張仲景對細辛的應用：「細辛《本經》主咳逆上氣，小青龍湯治咳逆上氣之劑也，而曰服湯已渴者，寒去欲解也，則咳逆上氣而渴者，細辛不當用矣。又主百節拘攣，侯氏黑散、千金三黃湯治百節拘攣之劑也，而此曰惡寒，彼亦曰惡寒，則百節拘攣而不惡寒者，細辛非所宜矣。又主風濕痹痛，防己黃芪湯治風濕痹痛之劑也。而曰下有陳寒者加之，則風濕痹痛下無陳寒者，細辛無能為力矣。總之細辛惟治寒，乃為恰合。」明確指出了張仲景用細辛所主治咳逆、痹痛，惟寒證用之，辨證要點是咳逆口不渴、關節拘攣、惡寒、風濕痹痛、身體下部素有寒冷。

細辛辛散溫燥，能耗散正氣，故陰虛火旺、血虛內熱、肝陽頭昏頭痛、肺熱咳喘、乾咳無痰者忌用。廷琬《藥義明辨》云：「如因火熱屬陽盛者，而以此味投之，則相反若冰炭矣」。裘沛然總結細辛用之所慎為以下幾點：

- 勞疾失血非所宜，反能引血化熱。
- 寒化口渴者慎用，外感風寒已解或未解口渴亦慎用。
- 目疾胬肉有障翳者，赤白膜膚皆不用（注：眼暗不明，淚出者，皆赤多用之）。
- 衄血、溺血、便血，以及咯、喀、嘔、吐血，皆不用。
- 久病陰虛灼熱，非所宜。
- 凡病由內熱火盛及氣虛血虛陰虛，並慎之。[30]

外用的使用注意：皮膚過敏及易激惹者，不宜用其末外敷。

（三）不良反應及處理

1、中毒症狀

大劑量細辛揮發油可使中樞神經系統先興奮後抑制，中毒時主要表現為頭痛、嘔吐、煩躁、出汗、頸項強直、口渴、體溫及血壓升高、瞳孔輕度散大、面色潮紅等，如不及時治療，可迅速轉入驚厥、牙關緊閉、角弓反張、意識不清、四肢抽搐、尿閉，導致隨意運動和呼吸減慢、反射消失，最後因呼吸麻痹而死亡。古代記載的「氣悶塞者，死」即屬於此情況。

古代「細辛用量不過錢」的說法，起到了一定的警示作用，故細辛中毒的案例實際上非常少見。

病案舉例：服用過量細辛致中毒

1965 年陳玉瑨報道：患者因頭痛、牙痛，而服用單味細辛，在 80 分鐘內連服 3 次，共服細辛 5 錢（15.63 克），末次藥後 40 分鐘，即出現頭痛更劇烈，且發脹，隨即又見嘔吐汗出、煩躁不安、面色紅赤、呼吸急促（53 次 / 分鐘）、頸項強、瞳孔散大等，體溫 40.5℃，血壓 170/130mmHg，70 分鐘後出現神志昏迷、意識不清、牙關緊閉、角弓反張、四肢抽搐、汗出、小便閉塞、少腹膨癃等。[33]

2、細辛對於心肌有直接抑制作用

過量使用可引起心律失常。

病案舉例：服用過量細辛致心律失常

1994 年，陳筱琴報告，患者因慢性支氣管炎，證屬寒痰型咳喘，而服用含北細辛的小青龍湯加減方。首診時，醫生在方中用北細辛 3 克，連續煎服 2 劑，未見不適。二診在原方基礎上將北細辛的用量加至 8 克，服藥 2 小時後，即出現咽麻、口乾、面色潮紅、心跳加快、心律失常等。[34]

3、中毒的主要原因

細辛中毒的原因，一是直接吞服單方的散劑用量過大；二是較大劑量入湯劑煎煮時間過短。所以必須嚴格按照規定的用法用量使用，方能保證用藥安全。

4、細辛中毒的救治

中毒救治的一般療法為：早期催吐、洗胃；由於大劑量細辛揮發油中毒的主要危害是使中樞神經系統先興奮後抑制，最終的嚴重後果是呼吸麻痹，所以尤月娥等認為搶救細辛中毒的有效辦法是靜脈注射大劑量的呼吸興奮劑。[35]

(四) 配伍用藥及增效緩烈

1、配麻黃、附子

細辛外助麻黃發汗解表，內輔附子扶陽溫腎，助陽發表作用增強，治陽虛外感證，如麻黃附子細辛湯。

2、配白芷、蒼耳子、辛夷

辛溫芳香，散寒通鼻竅作用增強，用於外感風寒、頭痛牙痛、風濕痹痛、鼻淵鼻塞等證。

3、細辛在古方中發揮的增效作用舉例：

裘沛然老中醫總結了細辛在中醫古方中的增效作用，茲舉數例如下[30]：

- 在救陰劑中，以此通藥性之遲滯，如當歸四逆湯加吳茱萸生薑湯。
- 在散寒劑中，以此破伏寒之凝結，如大黃附子湯。
- 在溫解劑中，以此溫經達邪，散滯逐飲，如小青龍湯。
- 在滌飲理氣劑中，以此助氣逐飲，如射干麻黃湯、厚朴麻黃湯。
- 在宣和劑中，以此升沖氣，籍助滌邪，如苓甘五味薑辛湯、苓甘五味薑辛半夏湯。
- 在厥陰劑中，以此發少陽之初陽，以助厥陰之化，如烏梅丸。
- 在散邪劑中，以此散邪氣之結，如侯氏黑散。
- 在和血散結劑中，以此和血脈之壅，逐隧道之澀，如大聖散。
- 在補劑中，以此行補藥之滯，如再造散。
- 在寒邪在裏劑中，是藉以托出散邪快捷，如九味羌活湯。

4、配熟地、枸杞

制約細辛辛散之性，治頭痛。陳士鐸《本草新編》云：「細辛氣清而不濁，故善降濁氣而升清氣，所以治頭痛如神也。但味辛而性散，必須佐之以補血之藥，使氣得血而不散。」

（五）與西藥合用的禁忌

1、不宜與心得安同用

細辛具有興奮 β- 腎上腺素能受體的效應，使心率加快，心肌收縮力增強，心得安能阻斷細辛的作用，使細辛減效。

2、不宜與巴比妥類、水合氯醛合用

細辛揮發油具有中樞神經抑制作用，能加強巴比妥類、水合氯醛的鎮靜作用，同用易引起毒性反應。

（六）配伍禁忌

忌與藜蘆配伍。

附錄：香港衛生署公佈馬兜鈴屬及細辛屬中藥材的管理辦法中有關細辛的規定（摘錄）

馬兜鈴屬及細辛屬中藥材的管理辦法中有關細辛的規定 [36]

至於細辛屬藥材，香港衛生署規定細辛只可使用根部。而含有細辛之中成藥，必須證明不含馬兜鈴酸方可獲得註冊。根據文獻報道，長期過量服用含有馬兜鈴酸的中藥，會導致腎衰竭及尿道癌。香港衛生署公佈，於 2004 年 6 月 1 日起，停止進口及銷售指定的馬兜鈴屬中藥材，暫時停止進口及銷售指定的細辛屬中藥材；及停止進口及銷售含馬兜鈴酸的中成藥。

而細辛的馬兜鈴酸含量，又以地上部分最高，根部最低。此外，水煎煮提取的含量較以有機溶劑提取為少，其中細辛根在複方煎煮後，未檢出馬兜鈴酸。

根據這些研究結果，香港中醫藥管理委員會中藥組重新評估有關的管制措施及決定，繼續維持從 6 月 1 日起，停止進口及銷售指定的馬兜鈴屬中藥材。至於細辛，則可在適當情況下使用。即：

ā 細辛應在中醫師處方指導下使用。

ā 細辛使用的品種必須為《中醫藥條例》中所指定的品種。

ā 細辛使用的藥用部位僅為根部。

ā 細辛用量也不可超過《中華人民共和國藥典》(2000 年版)所列範圍 1~3 克。

ā 細辛煎煮時間不少於 60 分鐘。

ā 藥商應從飲片廠入口《中醫藥條例》中所指定品種的細辛根部。

ā 細辛只用水煎劑，不應磨粉內服。

2004 年 6 月 8 日

三．蒼耳子〔Fructus Xanthii〕

為菊科植物蒼耳 *Xanthium sibiricum* Patr. 的帶總苞的成熟果實。

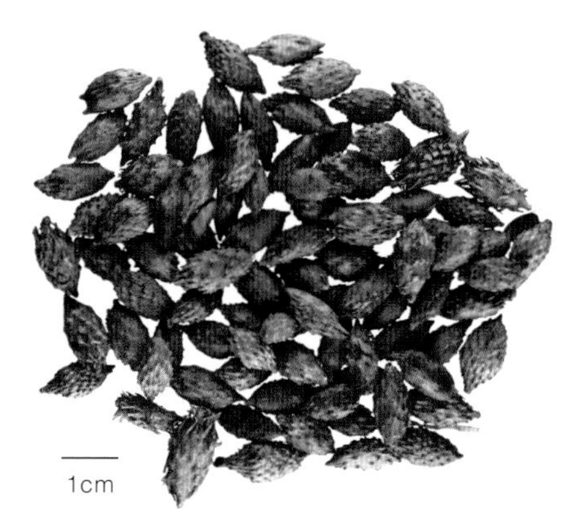

蒼耳子

首載於《神農本草經》，曰：「味甘，溫，有小毒。治風頭寒痛，風濕周痹，四肢拘攣痛，惡肉死肌」。為治療風寒感冒、鼻病、皮膚瘙癢、濕疹、風濕痹證的常用藥。

(一) 作用特點

1、性能功效特點

性味辛、苦，溫；有小毒，歸肺經。《本草備要》曰：「善發汗，散風濕，上通腦頂，下行足膝，外達皮膚。治頭痛，目暗，齒痛，鼻淵。去刺。」

(1) 祛風通鼻竅

能疏通宣散，上達巔頂，通竅透腦，但發汗力不強，多用於鼻病。《要藥分劑》曰：「治鼻淵鼻息，斷不可缺，能使清陽之氣上行巔頂也。」

(2) 祛風寒濕邪

能祛風除濕，散寒止痛，常用於治療風濕痹痛。《本草正義》：「蒼耳子，溫和疏達，流利關節，宣通脈絡，遍及孔竅肌膚而不偏於燥烈，乃主治風寒濕三氣痹着之最有力而馴良者」。

(3) 散結止癢

用於治療多種皮膚病。

2、不同炮製品種作用特點

(1) 生蒼耳子

消風止癢力強，毒性大，對胃的刺激性較強，若劑量稍大，服用後會出現胃部不適，甚至中毒。所以生蒼耳子不宜內服，只能外用，常用於皮膚癢疹、濕瘡、疥癬等，可配伍苦參、艾葉、防風等煎湯外洗。

(2) 炒蒼耳子

炒後減毒，且有利於水溶性成分的溶出，增強療效，長於散風寒、通鼻竅、祛濕止痛。內服，治療鼻淵、風濕痹痛、外感頭痛等。外用祛風止癢作用不如生蒼耳子。

(二) 安全合理使用

1、蒼耳子的毒性

《本草綱目》記載：蒼耳子「有小毒」。蒼耳全株有毒，以果實為最。蒼耳子的毒性成分是毒蛋白質，動物實驗可致肝臟退行性變或壞死；腎小管上皮濁腫，管腔內有蛋白管型;肺和腦充血、水腫，心臟輕度濁腫;其中肝損害最為嚴重。服用過量、長期服用、炮製不當及個人體質差異都可能導致中毒。

2、炮製減毒

蒼耳子內服必須炒製，去刺。所含毒蛋白在炒製時受熱而變性，可凝固在細胞中不易溶出，使毒性降低。宋代開始用炒法，一直沿用至今，成為法定的炮製方法。另外，歷代還重視去刺，目的是便於調配操作。[37]

3、用法用量

(1) 煎服法

水煎服，不宜搗碎或研成粉末。

(2) 用量

成人常用一日劑量為 3~9 克。動物實驗小鼠對蒼耳子最大耐受量為 0.437g/kg，是成人口服劑量的 138 倍，説明臨床應用蒼耳子在常用量範圍內一般是安全的。[38]

4、禁忌

- 勿內服生蒼耳子煎劑，內服入藥必須用炒蒼耳子；
- 不宜食用蒼耳幼芽和蒼耳子油及榨油後的渣餅；
- 有肝、腎功能障礙者應忌用；
- 老年人和兒童、血虛氣弱病者慎用，或酌情調整用量。
- 不宜自行製作含蒼耳子中藥處方成藥長期服用。

5、合理停藥

內服用藥時間不應過長，並應加強觀察病情。

(三) 不良反應及處理

沈映君搜集 1996~2004 年間國內的臨床研究資料，共有 89 例蒼耳子中毒病例，其中死亡 13 例，急性中毒 63 例，慢性中毒 15 例，多數中毒病例患者及急性中毒致死者為兒童，多因誤食過量或未經炮製的蒼耳子，常為急性發作。臨床表現：頭痛、頭暈、噁心、嘔吐腹痛、腹瀉，嚴重的出現昏迷、抽搐、甚至死亡。可見，服用蒼耳子中毒的病例較多，特別要注意其安全用藥。[39]

1、急性中毒

根據文獻報道，服用過量蒼耳子 12 至 36 小時後，甚至更早，即可出現中毒症狀，且內服劑量的大小與中毒程度成正比。早期症狀有頭暈頭痛、全身不適、噁心、嘔吐咖啡色物、輕度腹脹，伴腹瀉或便秘;重者煩躁、躁動，或倦怠萎靡、嗜睡、口渴、尿少、昏迷、全身強直性痙攣，出現黃疸、肝脾腫大、肝功能障礙，尿中出現蛋白、紅細胞、管型，以至呼吸、循環、腎功能衰竭而死亡。[40, 41, 42]

2、慢性中毒

慢性中毒多因初服時未出現明顯的不良反應而長期服用，結果導致蓄積中毒，引起心肌及肝腎功能損害。出現黃疸、心律不齊、蛋白尿。尤其以肝臟為甚，能引起肝昏迷而迅速死亡，即便治癒，亦留下肝腫大的後遺症。

3、處理 [43, 44]

- 立即停藥，如服藥後 4~6 小時，應進行早期處理，如催吐、洗胃或導瀉等。
- 輕症口服解毒中藥：可試用甘草 50 克，綠豆 200 克，黃芩 15 克，水煎頻服，或蘆根 50 克，金銀花 15 克，連翹 15 克，水煎服。
- 對症處理，保肝護腎等。

4、蒼耳子外用的過敏反應及處理

蒼耳毒蛋白可能為主要的毒性成分和致敏因素。引起接觸性皮炎可能是與 IV 型變態反應有關；也可能通過 I 型變態反應或過敏樣藥物反應導致皮損及直接接觸皮膚造成皮膚損傷。

(1) 臨床表現

藥物接觸部位可見紅腫、隆起，初起邊界清楚，逐漸擴散。皮損多形性，可見粟粒樣皮疹、丘疹、風團、水皰，常伴有局部疼痛、瘙癢、滲出、灼熱和局部淋巴結腫大等。

(2) 處理和預防

- 停止使用，及時清除外敷的藥物，局部皮膚清潔，用溫水、硼酸水或過氧化氫、醋酸鋁液等清洗；如有油脂，可用橄欖油或其他植物油如麻油等清洗。如一次清洗不乾淨，可濕敷數次後再清洗。
- 試服解毒中藥：用甘草 50 克，綠豆 200 克，黃芩 15 克，水煎頻服，或蘆根 50 克，金銀花 15 克，連翹 15 克，水煎服。
- 過敏體質者忌用。
- 在臨床上慎用或禁用未成熟的蒼耳子。

- 已發生過敏性皮炎，要避免再刺激，包括使用對皮膚有刺激的鹼性液體、日曬、摩擦、搔抓、飲酒或食用辛辣厚味。
- 按皮膚科進行對症處理；但要注意慎用中草藥洗劑，以免再次過敏。

(四)配伍用藥及增效減毒

1、配辛夷

具較強之疏散風寒、宣通鼻竅作用，為治鼻病的常用藥對。

2、配白蒺藜

止癢效力更強，可用於治皮膚風疹瘙癢、濕瘡、疥癬等。內服外洗皆可。

3、配威靈仙

蒼耳子偏於走表散風濕兼止痛，威靈仙偏於通經絡，性急善走，二者相配則散風除濕力增，可治風濕痹痛或局部皮膚麻木。

4、配葶藶子

一寒一溫，一偏走裏，一偏行表，相使配伍，瀉肺祛痰，發汗散風力增，可用於外感寒濕、痰飲壅肺、水腫脹滿等症。

附錄：香港衛生署有關「中藥材蒼耳子的適當使用方法」的指引（摘錄）

中藥材蒼耳子的適當使用方法[45]

蒼耳子是「中醫藥條例」附表 2 藥材，來源於菊科植物蒼耳（Xanthium sibiricum Patr.）的成熟帶總苞的果實。炮製後的飲片包括蒼耳子及炒蒼耳子。古時要求去刺和炒製。蒼耳子性味辛、苦，溫；有毒。具有散風除濕，通鼻竅的功能，主要用於治療風寒頭痛，鼻淵流涕，風疹瘙癢，濕痺拘攣。

中藥材蒼耳子的炮製處理及使用方法

(i) 中藥材批發商及零售商，如需要炮製蒼耳子，應按《中華人民共和國藥典》2000年版的要求進行炮製：蒼耳子（外用）：除去雜質。炒蒼耳子（內服）：按照清炒法，取淨蒼耳子置熱鍋中，用中火炒至黃褐色，去刺，篩淨。

(iii) 中醫師處方蒼耳子供內服時應註明「炒蒼耳子」。未炒製的蒼耳子不應內服，只可外用。

(iv) 中藥材零售商在配發蒼耳子時，如中醫師處方「蒼耳子」作內服使用時，應調配給「炒蒼耳子」；如中醫師處方「蒼耳子」作外用時，應調配給未炒製品。如有疑問，應聯絡有關中醫師，以澄清處方要求。

(v) 注意用藥劑量和時間。用藥劑量應按《中華人民共和國藥典》2000年版，成人常用一日劑量為3至9克；外用則可用蒼耳子適量。老幼使用時，應當酌情調整用量。用藥時間不應過長，並應加強觀察病情。

(vi) 肝、腎功能障礙者應避免使用；年老體弱者及兒童應慎用。

(vii) 若服用蒼耳子後發現不良反應，應立即停藥及求醫。

衛生署

2005年1月

第四節 其他常用解表藥的安全合理用藥

本部分為常用解表藥，雖無毒性，但必須合理應用，以提高療效，防止副作用產生。

一．桂枝〔Ramulus Cinnamomi〕

為樟科植物肉桂 *Cinnamomum cassia* Presl 的嫩枝。

首載於《神農本草經》。《本經疏證》總結桂枝的性能功效特點曰：「用之之道有六：曰和營，曰通陽，曰利水，曰下氣，曰行淤，曰補中。其功之大，施之最廣，無如桂枝湯，則和營其首功也。」

桂枝在張仲景《傷寒雜病論》中不僅用於解表，更多的用於內科雜病。

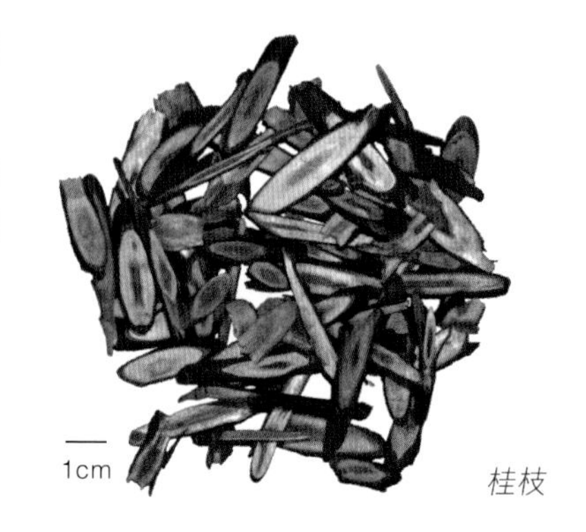

桂枝

(一)作用特點

1、發汗解表

桂枝發汗作用的特點是以溫通經脈、調和營衛為基礎，發汗作用緩和，祛邪而不傷正，透達營衛而解肌。本品所含揮發性成分桂皮醛，能擴張外周血管，調整血液循環，刺激汗液分泌，以利於發汗解表退熱。

2、溫通經脈

通過溫助陽氣，溫通經脈，而達到散寒止痛之效。桂枝不僅是治療外感風寒的主藥，而且廣泛應用於寒凝血脈、氣血不通的各種痛證，如胸痹胸痛、腹痛、月經痛、風濕痹痛等。其所含的桂皮油，能強心、擴張血管、解除內臟平滑肌痙攣、溫通血脈、振奮心陽、溫暖胞宮。

3、助陽化氣

桂枝與其他藥物配伍治療痰飲、水腫，並不是其直接的利水作用，而是通過通陽化氣而行水。桂枝的辛溫發散，能促進血液循環，減輕局部體液的鬱積，所以適合於脾陽虛弱、陰寒阻遏、陽氣不宣。不能化氣行水的病證，必須配伍利水藥。

(二)安全合理使用

辛溫助熱，溫熱病或陰虛陽盛患者慎用，古有「桂枝下嚥，陽盛即斃」的説法。

服用本品後若出現牙痛、咽喉痛、便秘、小便短赤等熱象，應停藥，用菊花、石膏、生地各15克，水煎服。

本品溫通血脈，易致動血，故咯血、吐血、便血等出血患者忌用；孕婦、產婦、月經過多者慎用。

用法用量。煎服法：桂枝含揮發油，不宜久煎。用量：根據患者的個體差異和不同病證確定用量，常用量為3~15克。《中國藥典》推薦用量為3~9克。

(三)配伍用藥

1、配白芍

調和營衛，斂陰止汗，解肌發表。桂枝辛散，白芍酸收，發汗中寓斂汗之效，和營內有調衛之功，使解表而無多汗之弊，斂汗而無滯邪之患。治風寒表虛有汗，如桂枝湯。

2、配附子

溫經散寒，通痹止痛作用增強。治寒濕痹痛，如附子桂枝湯。

3、配茯苓、白朮

溫陽化氣，健脾利水作用增強。治水飲內停痰飲病證，如苓桂朮甘湯。

（四）鑑別用藥

1、桂枝與肉桂

都是出自樟科植物肉桂，性味辛甘，均能溫經通脈，散寒止痛。桂枝為嫩枝，性溫和，能走表發汗，走裏則溫經通脈，故能表裏兼治。肉桂為樹皮，性熱，功專走裏，不用於治療表證，而是用於陽虛火衰證。

2、桂枝與桑枝

均能袪風通絡，治療偏於上肢的風濕痹痛。然桂枝性溫，溫經散寒方面力強，適合於偏寒的痹證；桑枝性味苦平，其袪風濕清熱作用，更適合於偏熱的痹證。

二．紫蘇〔紫蘇葉 Folium Perillae，紫蘇梗 Caulis Perillae〕

為唇形科植物紫蘇 *Perilla frutescens* (L.) Britt. 的葉（紫蘇葉）或莖（紫蘇梗）。

（一）作用特點

1、性能功效特點

（1）解表散寒

辛散性溫，開宣肺氣，發汗解表散寒之力較為緩和，外能解表散寒，內能理氣寬胸，且兼化痰止咳之功。據研究，其所含揮發油能擴張皮膚血管，刺激汗腺分泌而發汗解表退熱；能減少支氣管分泌物，緩解支氣管痙攣而鎮咳袪痰；適宜於風寒表證而兼氣滯、胸脘滿悶、噁心嘔逆或咳喘痰多者。

（2）行氣止嘔

辛香行氣醒脾，寬中除脹，和胃止嘔，兼有理氣安胎之功。其特點是辛行氣滯而不破氣，芳香醒脾卻不燥熱。其所含揮發油能促進消化液分泌，增強胃腸蠕動，調整腸胃功能。適宜於脾胃氣滯、胸脘滿悶嘔吐、妊娠惡阻等。孕婦外感尤為適宜。

2、不同藥用部位的作用特點

（1）蘇葉

單用其葉，則發表力強。

（2）蘇梗

單用其莖，行氣寬中，止嘔安胎，多用於氣滯腹脹、妊娠嘔吐、胎動不安等。

（3）蘇子

為其種子，有降氣化痰和止咳平喘作用，種子含脂肪油，又能潤腸通便，不用於表證，而是用於痰多咳喘證或兼有腸燥便秘。

(二) 紫蘇的配伍應用

配生薑、藿香、香薷：發表散寒，調理胃腸作用增強，治外感風寒、內傷暑濕，證見發熱惡寒、胸脘痞悶、噁心嘔吐或腹痛腹瀉等。

三. 荊芥〔Herba Schizonepetae〕和防風〔Radix Saposhnikoviae〕

荊芥為唇形科植物荊芥 *Schizonepeta tenuifolia* Briq. 的地上部分。防風為傘形科植物防風 *Saposhnikovia divaricata*(Turcz.) Schischk. 的根，主產於東北及內蒙古東部。

(一) 作用特點

1、荊芥和防風

辛散氣香，微溫不烈，藥性和緩，為發散風寒中藥當中藥性最為平和之品。對於外感表證，無論風寒、風熱或寒熱不明顯者均可應用。其所含揮發油，具緩和的發汗退熱作用。

2、荊芥

質輕透散，祛風止癢，宣散疹毒。治表邪外束，如麻疹初起、疹出不暢。通過祛風解表、透散邪氣、宣通壅結而達消瘡之功，故可用於瘡瘍初起而有表證者，常須配伍清熱解毒藥。

3、不同炮製品種的作用特點

荊芥炭：炒炭後已無辛散之性，其性味已由辛溫變為苦澀平和，功效變為收斂止血。用於治療吐血、衄血、便血、崩漏等多種出血證。研究表明，荊芥炭的揮發油成分發生變化，其脂溶性提取物具有明顯的止血作用，通過體內促凝血和抑制纖溶活性的雙重途徑發揮止血作用。[46]

4、防風

為「風藥中之潤劑」，又為較常用之祛風濕、止痹痛藥。治療風寒濕痹，如肢節疼痛、筋脈攣急者，常配伍其他祛風濕、止痹痛之品。

(二) 安全合理使用

1、荊芥的合理使用

- 其本身並無解毒作用，瘡癰熱毒壅盛、膿已成者不宜用。
- 表虛自汗、陰虛頭痛忌用。
- 富含揮發油，不宜久煎。

2、防風的合理使用

本品藥性偏溫，陰血虧虛、熱病動風者不宜使用。

《本草害利》曰：「【害】升浮之性，易動肝木。若似中風，產後血暈痙急諸病，頭痛因於血虛不因於風寒，泄瀉不因於寒濕，及二便閉澀，小兒脾虛發搐，慢驚脾風，氣升作嘔，火升作嗽，陰虛盜汗，陽虛自汗等病，法所同忌。」

（三）荊芥和防風的增效配伍應用

配伍使用，疏風解表作用增強。治風寒或風熱感冒，如荊防敗毒散。

四．白芷〔Radix Angelicae Dahuricae〕、羌活〔Rhizoma et Radix Notopterygii〕、藁本〔Rhizoma Ligustici〕

白芷為傘形科植物白芷 *Angelica dahurica*(Fisch. ex Hoffm.) Benth. et Hook. f. 或杭白芷 *A. dahurica*(Fisch. ex Hoffm.) Benth. et Hook. f. var. *formosana*(Boiss.) Shan et Yuan 的根。

羌活為傘形科植物羌活 *Notopterygium incisum* Ting ex H. T. Chang 或寬葉羌活 N. *forbesii* Boiss. 的乾燥根莖及根。

藁本為傘形科植物藁本 *Ligusticum sinensis* Oliv. 或遼藁本 L. *jeholense* Nakai et Kitag. 的根莖及根。

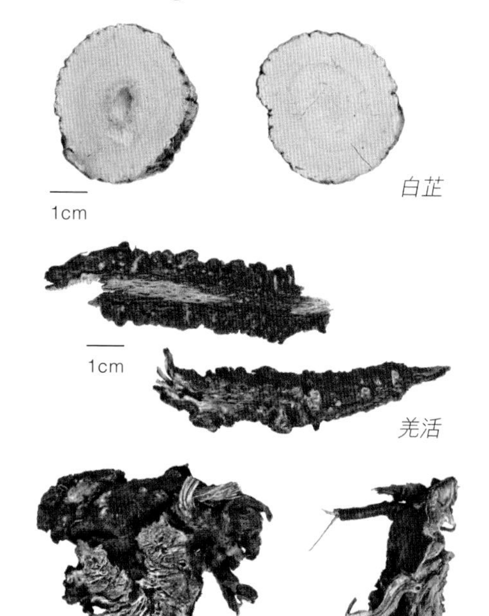

（一）作用特點

1、白芷

本品辛散溫通，祛風散寒解表之力較溫和，而以止痛、通鼻竅見長，善入足陽明胃經，故鼻淵、陽明經頭額痛以及牙齦腫痛者尤為多用。

2、羌活

本品辛溫發散，氣味雄烈，善於升散發表，有較強的解表散寒、祛風勝濕、止痛之功。又善入足太陽膀胱經，以除頭項肩背之痛見長，故外感風寒夾濕，如惡寒發熱、肌表無汗、頭痛項強、肢體痠痛較重者，尤為適宜；上半身遊走性風寒濕痹、肩背肢節疼痛者尤為多用。

3、藁本

本品辛溫香燥，氣味辛烈，性升浮，善達巔頂，以發散太陽經風寒濕邪見長，並有較好的止痛作用，為治風寒表證、風濕痹痛、巔頂疼痛之常用藥。《本草正義》:「藁本味辛氣溫，上行升散，專主太陽太陰之寒風寒濕，而能疏達厥陰鬱滯，功用與細辛、川芎、羌活近似。」

(二) 白芷、羌活、藁本的安全合理使用

三藥均辛香溫燥，陰虛血熱者忌服。

1、白芷

《本草害利》云:「【害】燥能耗氣，散能損氣，有慮火者忌。凡嘔吐因於火者禁用。漏下赤白，由陰虛火熾，血熱所致者勿用。癰疽已潰，宜漸減。」

2、羌活

用量一般為3~9克，用量過大，易致嘔吐，故脾胃虛弱者不宜服。

3、藁本

肝陽上亢、火熱內盛之頭痛者忌服。

《本草害利》云:「【害】氣雄上升，能耗血液。凡溫病頭痛，發熱口渴，或骨疼，及傷寒發於春夏，陽證頭疼，產後血虛火炎，皆不宜服。」

五. 辛夷〔Flos Magnoliae〕

辛夷為木蘭科植物望春花 *Magnolia biondii* Pamp.、玉蘭 *M. denudata* Desr. 或武當玉蘭 *M. sprengeri* Pamp. 的花蕾。

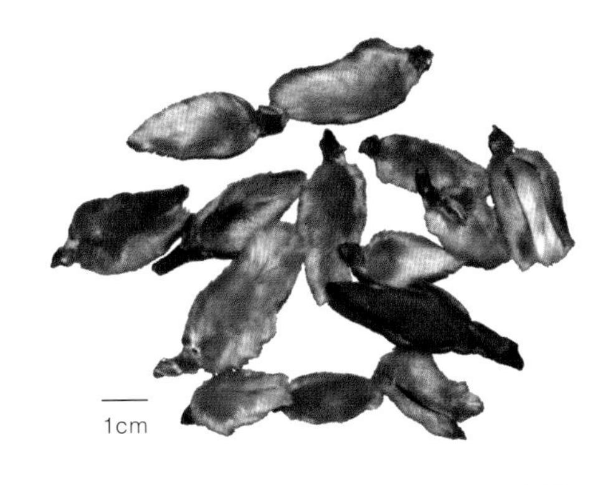

辛夷

(一) 作用特點

本品辛溫發散，芳香通竅，其性上達，外能祛除風寒邪氣，內能升達肺胃清氣，善通鼻竅，為治鼻淵頭痛、鼻塞流涕之要藥。現代研究表明，辛夷能收縮鼻黏膜血管，保護鼻黏膜，促進黏膜分泌物的吸收，減輕炎症，使鼻腔通暢。

(二) 安全合理使用

- 鼻病因於陰虛火旺者忌服。《本草經疏》云：「凡氣虛人忌，頭痛屬血虛火熾者忌。齒痛屬胃火者忌。」《本草彙言》曰：「氣虛之人，雖偶感風寒，致諸竅不通者，不宜用。」
- 本品有毛，易對咽喉、食道和氣管黏膜產生不良刺激，入湯劑宜用紗布包煎。

六. 柴胡〔Radix Bupleuri〕

為傘形科植物柴胡 *Bupleurum chinensis* DC. 或狹葉柴胡 *B. scorzonerifolium* Willd. 的根。

首載於《神農本草經》，曰：「治心腹，去腸胃中結氣，飲食積聚，寒熱邪氣，推陳致新。」

(一) 作用特點

《滇南本草》總結柴胡的作用特點曰：「傷寒發汗解表要藥，退六經邪熱往來，痹痿，除肝家邪熱、癆熱，行肝經逆結之氣，止左脇肝氣疼痛，治婦人血熱燒經，能調月經。」

1、性能功效特點

- 辛散苦泄，微寒退熱，善於祛邪解表退熱和疏散少陽半表半裏之邪。對於外感表證發熱，無論風熱、風寒表證，皆可使用。若傷寒邪在少陽，如寒熱往來、胸脇苦滿、口苦咽乾、目眩，本品用之最宜，為治少陽證之要藥。
- 辛行苦泄，性善條達肝氣，疏肝解鬱。治療肝失疏泄、氣機鬱阻所致的胸脇或少腹脹痛、情志抑鬱、婦女月經失調、痛經等症，常配伍疏肝行氣藥。
- 能升舉脾胃清陽之氣，治療中氣不足、氣虛下陷所致的脘腹重墜作脹、食少倦怠、久瀉脱肛及胃下垂、子宮下垂、腎下垂等臟器脱垂。

2、不同炮製品種的作用特點

醋炙柴胡：酸入肝，醋炙後疏肝理氣作用增強。

柴胡經醋炙後能明顯促進膽汁分泌，較給藥前增加 22.86%。其醋炙品和醋拌品對 CCl_4 所致的肝損傷有明顯保護作用，能抑制轉氨酶的升高。柴胡炮製後粗皂苷含量：酒柴胡 > 醋柴胡 > 生柴胡；而揮發油含量：生柴胡 > 酒柴胡 > 醋柴胡。[47, 48, 49]

(二) 安全合理使用

柴胡其性升散，古人有「柴胡劫肝陰」之説，陰虛陽亢，肝風內動，陰虛火旺及氣機上逆者慎用。但岳美中老中醫認為，柴胡可發揮其重要作用。「柴胡為解鬱疏肝專用之材，若棄置不用，是治肝病藥法的一大損失，然在使用柴胡時，亦宜注意它的適應範圍，無論外感或內傷病，若舌無苔或絳或乾，或淡紅嫩紅，脈細數或沉數，均屬肝陰不足，當然不宜濫投柴胡。只允許在舌苔白潤，脈弦或濡，並有柴胡證，方可應用。」[50]

1. 用法

解表退熱宜生用，且用量宜稍重；疏肝解鬱宜醋炙，升陽可生用或酒炙，其用量均宜稍輕。

2. 用量

煎服，3~10 克。《傅青主女科》在調經止帶方中，常用少量柴胡（1~3 克），以疏肝解鬱，宣暢氣血，如完帶湯、平肝開鬱止血湯等。

（三）配伍應用

1、配升麻、人參、黃芪

升陽舉陷作用增強，並能補氣，治脾氣虛弱、中氣下陷證，如補中益氣湯。

2、配香附、川芎、白芍

疏肝理氣作用增強，治肝氣鬱結證，如逍遙散。

3、配黃芩

清半表半裏之熱，和解少陽作用增強，治少陽病寒熱往來，如小柴胡湯。

（四）鑑別用藥

1、柴胡的品種

傘形科柴胡屬 *Bupleurum* 植物，約 120 種，中國有 36 種，17 變種。除《中國藥典》收載 2 種外，同屬植物尚有近 20 種入藥。但同屬植物大葉柴胡 *B. longeradiatum* Turcz. 的根莖有毒，曾發生過嚴重中毒事故，故不可當作柴胡使用，應特別留意。

2、藥用部位

柴胡自古以來以根入藥。目前中國大部分地區用根，然亦有不少地區以全草入藥。現代研究表明，根中含柴胡皂苷而莖葉中不含皂苷，揮發油含量卻莖葉高於根。據研究，柴胡皂苷是本品的主要藥效成分，故臨床用藥當棄其莖葉，而只用其根。[51]

七．升麻〔Rhizoma Cimicifugae〕

為毛茛科植物大三葉升麻 *Cimicifuga heracleifolia* Kom.、興安升麻 *C. Dahurica* (Turcz.) Maxim. 或升麻 *C. foetida* L. 的根莖。

（一）作用特點

- 清熱解毒：能入營血分而透邪解毒，涼血化斑。

- 輕清升散，能散肌腠之邪，常用於透發疹子，然發汗解表之力弱，表證用之較少。
- 性主上升，善升脾胃清陽之氣，為升陽舉陷之要藥。又可引藥上行，作為引經藥。

(二)安全合理使用

1、充分發揮升麻的清熱解毒作用

金元以前，升麻主要用於解毒涼血化斑，治療熱毒病證；如《神農本草經》曰：「主解百毒……辟溫疫、瘴氣。」《名醫別錄》亦云：「主中惡腹痛，時氣毒癘，頭痛寒熱，風腫諸毒，喉痛口瘡。」

自李東垣《脾胃論》創制補中益氣湯，謂升麻功偏升舉宣發，配柴胡、人參、黃芪等，用於升陽舉陷，治中氣下陷證；並認為升麻可作為引經藥。李東垣在《脾胃論》中曰：「升麻，發散陽明風邪，升胃中清氣，又引甘溫之藥上升。凡胃虛傷冷，鬱遏陽氣於脾土者，宜升麻、葛根以升散其火鬱。」「引蔥白，散手陽明風邪；引石膏，止陽明齒痛；人參、黃芪，非此引之，不能上行。」

升麻的解毒作用被忽略。現代研究表明，升麻具有解熱、鎮痛鎮靜、抗驚厥和抑菌作用，用於熱毒病證有較好的療效。故應全面審度其藥效，以發揮其應有的涼血解毒作用。

2、用法用量

(1)用法

發表透疹、清熱解毒宜生用，升陽舉陷宜炙用。

(2)用量

- 常用量：3~9克。升麻有一定的刺激性，用量過大，可能引起嘔吐、頭昏目眩等副作用。
- 升麻治療表證、痘疹或熱毒等，用量宜稍大。如《千金方》治「口熱生瘡，用升麻三十銖，黃連十八銖，為末，綿裹含嚥其汁」。《脾胃論》清胃散，用黃連六分，丹皮半錢，而用升麻一錢。其升麻用量皆超過了方中的黃連、丹皮。
- 用以升舉陽氣，或補脾胃以此為引，用量宜輕。《藥品化義》曰：「升麻，善提清氣。少用佐參、芪升補中氣。」《本草新編》曰：「升麻，必須同氣血藥共用，可佐使而亦不可以為君臣，世慮其散氣，不敢多用是也。」《景岳全書》舉元煎及《醫學衷中參西錄》升陷湯中升麻用量皆僅為人參、黃芪用量的⅙左右。

3、禁忌

麻疹已透，肝腎陰虛，陰虛火旺，以及陰虛陽亢，咳逆吐血鼻出血者，均當忌用。《本草經疏》云：「凡吐血鼻衄、咳嗽多痰，陰虛火動，腎經不足及氣逆嘔吐，驚悸怔忡、癲狂等病，法鹹忌之。」

(三) 鑑別用藥

升麻與廣升麻

升麻味辛、微甘，性微寒；廣升麻味辛、苦，性微寒。均有疏風透疹、清熱解毒、升陽舉陷等作用，但來源相距甚遠。兩者之間的化學成分、臨床療效及加工方法對比研究有待深入。[52]

(1) 升麻

為毛茛科多年生草本植物大三葉升麻 *Cimicifuga heracleifolia* Kom.、興安升麻 *C. dahurica*（Turcz.） Maxim. 或升麻 *C. foetida* L. 的乾燥根莖。為《中國藥典》所收錄之正品。

(2) 廣升麻

為菊科植物華麻花頭 *Serratula Chinensis* S. Moore 的根，收載於《廣東中藥誌》，為地方慣用品。

八. 葛根〔Radix Puerariae〕

為豆科植物野葛 *Pueraria lobata* (Willd.) Ohwi 或甘葛藤 *P. thomsonii* Benth. 的根。

首載於《神農本草經》，曰：「味甘，平，無毒。治消渴，身大熱，嘔吐，諸痹，起陰氣，解諸毒。」《中國藥典》分葛根與粉葛，雖功能主治、用量相同，實際上其總黃酮含量相差很多，葛根中含量比粉葛中含量至少高出 4 倍，應注意區別。中成藥中用葛根，很少用粉葛。

(一) 作用特點

1、性能功效特點

辛甘而性平，外可解肌發表，透發疹子，但發汗力不強，風寒、風熱均可用。並使筋脈得到津液的濡養。長於緩解外邪鬱阻、經氣不利、筋脈失養所致的項背強痛。《名醫別錄》曰：「療傷寒中風頭痛，解肌發表，出汗，開腠理，療金瘡，止痛，脇風痛。」

內清陽明之熱，解熱作用明顯，甘潤生津止渴；又具升散之性，善升清陽，鼓舞脾胃清氣上升而生津止渴、止瀉。

2、現代研究

葛根含黃酮類化合物，能擴張冠脈血管和腦血管，增加冠脈血流量和腦血流量，降低心肌耗氧量，增加氧供應。直接擴張血管，使外周阻力下降，而有明顯降壓作用，能較好緩解高血壓病人的「項緊」症狀。能改善微循環，提高局部微循環的血流量，抑制血小板凝集。為治療多種與瘀血相關的心腦血管疾病的要藥，具有較好臨床療效。

3、解酒毒

唐代《千金方》以鮮葛根搗汁飲治酒醉不醒者。宋代《本草衍義》謂葛根：「病酒及渴者，行之甚良」。故對飲酒過度、損傷脾胃而致的煩渴、納差、嘔吐等，治之有效。

4、不同炮製品種的作用特點

煨葛根：葛根埋入麩皮中煨炒至深黃色者，為煨葛根，涼散之性減退，專用於升發脾胃清陽而止瀉。

葛粉：葛根經水磨而澄取的澱粉，為葛粉，甘寒，清熱除煩、生津止渴之力強於葛根，用於熱病傷津之證。

(二) 安全合理使用

葛根、葛粉、葛花均可作為藥膳使用。

素體胃寒呆滯、消化不良者當慎用，或用量宜輕。《本草正》云：「其性涼，易於動嘔，胃寒者當慎用。」

(三) 配伍用藥

1、配桂枝、白芍

發表解肌作用增強，治風寒感冒、頭項強痛，如葛根湯。

2、配升麻

發表透疹作用增強，治疹子不透，如升麻葛根湯。

3、配天花粉、麥冬

生津止渴作用增強，治消渴、口渴多飲，如玉液湯。

4、配白朮

健脾止瀉作用增強，治脾虛泄瀉，如七味白朮散。

九. 薄荷〔Herba Menthae〕

為唇形科植物薄荷 *Mentha haplocalyx* Briq. 的地上部分。

(一) 作用特點

- 清輕涼散，其辛散之性較強，是辛涼解表藥中最能宣散表邪和發汗之藥，故為風熱表證和溫病衛分證常用藥。

- 輕揚升浮、芳香通竅，功善疏散上焦風熱，清頭目、利咽喉，為治療風熱上攻、頭痛眩暈、目赤多淚、咽喉腫痛之常用藥。
- 質輕宣散，有疏散風熱、宣毒透疹、祛風止癢之功，常用於風熱束表、麻疹不透。
- 兼入肝經，能疏肝行氣，治療肝鬱氣滯、胸脇脹滿。但在此方面薄荷一般不作為主藥，僅僅是助柴胡疏肝理氣。

(二) 安全合理應用

本品雖然無毒，並可作食物、藥膳應用。但其性芳香辛散，發汗耗氣，故久病體虛多汗、氣血不足、頭目眩暈、肺虛燥咳、陰虛發熱者慎用。有退乳作用，哺乳期婦女忌用。

十．牛蒡子〔Fructus Arctii〕

為菊科植物牛蒡 *Arctium lappa* L. 的成熟果實。

牛蒡子性味辛苦寒，兼有宣散肺氣、滑腸通便作用，對肺虛咳喘、脾虛泄瀉、氣血虛弱者，不宜用之。可用薄荷、蟬蛻替代牛蒡子疏散風熱。

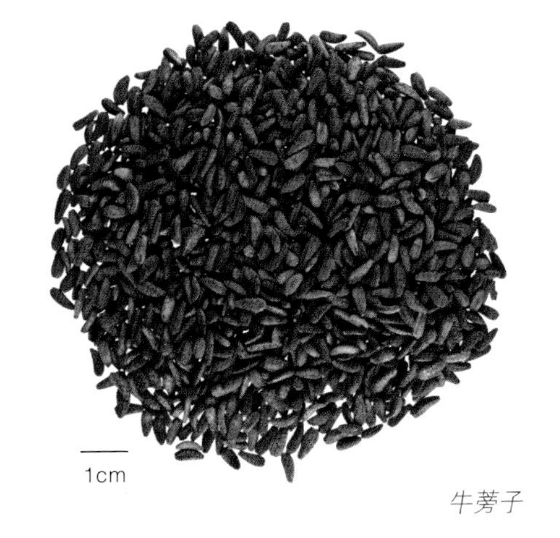

牛蒡子

十一．浮萍〔Herba Spirodelae〕

鑑別用藥

浮萍

為浮萍科紫萍 *Spirodela polyrrhiza* (L.) Schleid. 的全草。味辛，性寒。有宣散風熱、透疹、利尿作用。為《中國藥典》之正品。以色綠、背紫者為佳。

大浮萍

為天南星科植物大薸 *Pistia stratiotes* L. 的全草。味辛，性寒。疏風透疹，利尿除濕，涼血活血。收載於《廣東中藥誌》，為地區慣用品。《全國中草藥彙編》：「孕婦忌用。本品根有微毒，內服應去根。」其成分、功效及品質標準有待深入研究。[53]

〔參考文獻〕

[1] 中醫研究院主編。現代著名老中醫名著重刊叢書（第一輯）：蒲輔周醫案。北京：人民衛生出版社，2005，43~44

[2] 中醫研究院主編。現代著名老中醫名著重刊叢書（第一輯）：蒲輔周醫案。北京：人民衛生出版社，2005，44~45

[3] 秦伯未，李岩，張田仁，魏執真。現代著名老中醫名著重刊叢書（第一輯）：中醫臨證備要。北京：人民衛生出版社，2005，62

[4] 華碧春。藍心孚老中醫臨證若干特點。福建中醫藥，1999，21(6)：26~27

[5] 秦伯未，李岩，張田仁，魏執真。現代著名老中醫名著重刊叢書（第一輯）：中醫臨證備要。北京：人民衛生出版社，2005，31~32

[6] 南京中醫學院傷寒教研組編著。傷寒論譯釋。上海：上海科學技術出版社，1980，第二版，382

[7] 中國國家食品藥品監督管理局。《藥物不良反應資訊通報》第十期：警惕葛根素注射劑引起急性血管內溶血。

[8] 馬繼興主編。神農本草經輯注。北京：人民衛生出版社，1995，第一版，200

[9] 陳蕙芳摘。FDA關於含有麻黃素產品安全性的建議。國外醫藥．植物藥分冊，1998，13(3)：140

[10] 陸順芳摘譯。麻黃在美國。中草藥，1997，28(3)：189

[11] 沈映君主編。中藥藥理學。北京：人民衛生出版社，2000，第一版，114

[12] 曾詮等。氣質聯用研究麻黃及其炮製品中揮發油。中國中藥雜誌，1992，(2)：83

[13] 曾詮等。麻黃及其炮製品中總生物鹼含量測定。中藥材，1989，12(8)：21

[14] 清．淩奐。本草害利．自序。北京：中醫古籍出版社，1982

[15] 沈海葆。麻黃的合理應用。浙江中醫雜誌，1989，(2)：81~82

[16] 張廷模主編。中華臨床中藥學。北京：人民衛生出版社，1998年，第1版：178~188

[17] 王致譜主編。民國名醫著作精華。張山雷原著。本草正義。福建：福建科技出版社，2006，第一版

[18] 俞志鴻。章次公論藥。中醫文獻雜誌，1995，(4):34~35

[19] 王長洪。董建華運用麻黃治療喘證的配伍特色。浙江中醫雜誌，1989，(11)：498~499

[20] 葛汝紅，李勤珍。麻黃過量致心律失常加重一則。中成藥，1995，(10)：50

[21] 徐永昭。中藥麻黃與西藥的相互作用。中西醫結合雜誌，1989，9(4)：250

[22] 馬興民等。麻黃與西藥聯合應用的利弊。陝西中醫，1991，12(8)：373

[23] 香港衛生署中醫藥事務部。中藥材麻黃的適當使用方法。香港中醫藥管理委員會網站，2006.9.7，http://www.cmchk.org.hk/news/proper_ephedrae_c.pdf

[24] 馬繼興主編。神農本草經輯注。北京：人民衛生出版社，1995年，第一版.

[25] 謝偉等。細辛揮發油的化學與藥理作用。寧夏醫學雜誌，1995，17(2)：121

[26] 王本詳主編。現代中藥藥理學。天津：天津科學技術出版社，1995，50

[27] 王智華，洪筱坤。從細辛根末與全草煎劑所含揮發油及黃樟醚的測定分析論細辛用量與劑型的關係。上海中醫藥雜誌，1987，(3)：2~3

[28] 楊春澍編著。細辛屬和八角屬中藥研究與應用。北京：人民衛生出版社，2006，第一版，15

[29] 謝海洲。細辛用於頑固性咳喘及癲癇。中醫雜誌，1993，(7)：390~391

[30] 裘沛然。細辛與臨床（附疑難重奇案73例）。北京：人民衛生出版社，1994，第一版

[31] 張廷模主編。中華臨床中藥學。北京：人民衛生出版社，1998年，第1版：231

[32] 陶禦風。臨證本草。北京：人民衛生出版社，2005年，第一版，1~17

[33] 陳玉瑨。治癒過量服細辛引起中毒一例報告。上海中醫藥雜誌，1965，(8)：封底

[34] 陳筱琴等。細辛過量引起心律失常1例。江蘇中醫，1994，15(1)：10

[35] 尤月娥，葉世輝，陳曉雲。重度急性細辛中毒搶救成功1例。陝西中醫，1999，20(6)：282

[36] 香港衛生署。衛生署公佈對馬兜鈴屬及細辛屬中藥材的最新管理辦法。香港衛生署網站，2004.6.8，http://www.dh.gov.hk/textonly/tc_chi/press/2004/040608.html

[37] 葉定江等。中藥臨床生用與製用。南昌：江西科學技術出版社，1991，20

[38] 沈映君主編。中藥解表方藥研究。北京：中國醫藥科技出版社，2004，第一版，346

[39] 沈映君主編。中藥解表方藥研究。北京：中國醫藥科技出版社，2004，第一版，349

[40] 張學海，張重華。蒼耳子中毒及毒性研究進展。中西醫結合學報，2003，1(1)：72~73

[41] 陳麗娟，孟蓮花，張利軍。蒼耳子中毒致腦出血及急性腎功能不全1例。中華臨床雜誌，2002，2(8)：17

[42] 周加權。以多器官損害為表現的蒼耳子中毒1例報告。中國社區醫師，2005，(5)

[43] 李秀婷。兒童蒼耳子中毒12例搶救體會。現代中西醫結合雜誌，2003，12(7)：746~747

[44] 王佩，劉恩生。蒼耳子中毒的救治．藥物不良反應雜誌，2004，6(4)：251~252

[45] 香港衛生署。中藥材蒼耳子的適當使用方法。香港中醫藥管理委員會網站，2005.1.19，http://www.cmchk.org.hk/cmp/news/guideline_xanthii_c_amend.pdf

[46] 丁安偉，孔令東，吳皓等。荊芥炭提取物止血活性部位的研究。中國中藥雜誌，1993，18(9)：535

[47] 陳青蓮，鄭祥銀，黃新平。柴胡炮製品的泌膽作用探討。中成藥，1993，15(4)：18

[48] 陳青蓮，鄭祥銀，黃新平。柴胡炮製品對小白鼠實驗性肝損傷的影響。中成藥，1994，16(3)：22

[49] 夏明衍，陳科力。柴胡炮製質量研究。中成藥，1992，14(8)：19

[50] 中醫研究院主編。現代著名老中醫名著重刊叢書（第一輯）：岳美中論醫集。北京：人民衛生出版社，2005，66

[51] 馮寶麟，王琦，趙小桐。柴胡藥用部位的探討。山東中醫學院學報，1979，(2)：59~62

[52] 香港浸會大學中醫藥學院編著。趙中振，李應生主編。香港容易混淆中藥。香港：香港中藥聯商會督印，2005，10

[53] 香港浸會大學中醫藥學院編著。趙中振，李應生主編。香港容易混淆中藥。香港：香港中藥聯商會督印，2005，154

第二章 清熱藥

第一節 裏熱證與清熱藥概述

凡以清泄裏熱為主要功效，治療裏熱證的藥物，稱為清熱藥。主要由清熱藥組成的方劑，稱為清熱劑。清熱方藥是臨床最常用的藥物之一，也是中醫防治裏熱證的特色藥物。金元四大家之一劉完素倡導「火熱論」，擅用寒涼藥；明清時期以葉天士、吳鞠通為代表的溫病學家，在應用寒涼藥治療外感熱病方面積累了大量的寶貴經驗。現代研究表明，許多感染性疾病、免疫功能障礙、心血管疾病、腫瘤及糖尿病等均可出現「裏熱證」，對其按照裏熱證辯證論治，每獲療效。

一．裏熱證概述

所謂裏熱證，是指溫熱之邪、疫癘之氣或寒邪入裏化熱導致的內熱證候群。

裏熱證由於發病原因不同，病情發展階段有異，以及患者體質之殊，按八綱辨證，有實熱證和虛熱證之分；按衛氣營血辨證，外感熱病入裏又有氣分熱證和營血分熱證之別；按臟腑辨證，則有五臟六腑的裏熱證之異。有時亦會出現表裏同病、氣血兩燔、虛實夾雜、寒熱錯雜、寒熱真假的情況。

多種病原微生物所致的急性傳染病和感染性疾病，以及非感染性疾病，如某些腫瘤、白血病、心血管疾病、變態反應疾病及內分泌代謝性疾病等，其基本病理過程有發熱、急性炎症、血液循環障礙、神經、內分泌免疫功能紊亂等，均可出現發熱不惡寒、口渴、口苦、尿赤、舌紅、苔黃、脈數等裏熱證的基本證候。在這種情況下，均可根據裏熱證進行辨證施治，應用清熱藥進行治療。

（一）病因

裏熱證包括外感病中的溫邪所致的溫熱病，一般以「溫邪」作為溫病致病因素的總稱，溫邪包括風熱、暑熱、濕熱、暑濕、燥熱、伏寒化熱等。此外，戾氣、溫毒、瘧邪等也具有溫熱性質的特點，亦屬於溫邪的範圍。

裏熱證還包括臟腑功能失調的臟腑熱證，病因為七情鬱而化火。

溫熱病的後期或各種疾病的後期的虛熱證，則為陰津過度耗損，陰不制陽所致。

（二）病位

病位在裏。根據溫邪所致裏熱證的不同發病階段，張仲景《傷寒論》主要將其定位於熱入少陽半表半裏證和陽明裏熱證；溫病學家葉天士將之定位於氣分、營分、血分；吳鞠通則將之定位於中焦、下焦；按臟腑辯證劃分，則有五臟六腑的裏熱證之異。

（三）病性

裏熱證病性屬熱，可分為實熱證和虛熱證。

（四）主證

發熱、面紅、口渴飲冷、尿赤、舌紅、苔黃、脈數等。

主證鑑別：發熱是裏熱證的主要臨床表現，必須辨清表裏、虛實及寒熱真假，達到臨證時準確的遣方用藥。

1、表熱證與裏熱證的發熱

李東垣《內外傷辨惑論》曰：「外感則寒熱齊作而無間，內傷則寒熱間作而不齊；外感手背熱、手心不熱，內傷手心熱，手背不熱。」

（1）表熱

風熱或溫病初起，熱在衛分，證見發熱惡寒。

（2）半表半裏

熱在少陽，證見寒熱往來，兼默默不欲飲食、心煩喜嘔、胸脇苦滿，脈弦數。

（3）裏熱

溫熱病熱入氣分實熱、熱在陽明；證見但熱不寒、壯熱，兼渴欲飲冷、煩躁，脈洪大。濕熱、濕溫鬱於氣分，證見身熱不揚、稽留不退，兼便溏、小便黃赤、口乾不欲飲，舌苔黃膩，脈濡數。溫熱病後期，或陰虛津液虧損，致陰虛內熱，證見低熱、夜熱早涼、骨蒸潮熱，兼盜汗、顴紅，舌紅少苔，脈細數。

2、辨實熱與虛熱的發熱

秦伯未《中醫臨證備要》載：「實證有外邪傳裏，熱不退清，至一定時間上升；虛熱由氣血虧損引起，大多熱能退清」。[1]

3、辨真熱假寒與假熱真寒的發熱

真熱假寒的發熱，身寒惡衣被，煩渴引飲，便秘，脈數，宜用清熱藥；真寒假熱的發熱，身熱神靜，語言低微，喜熱飲或飲冷不多，小便多，大便溏，脈微弱、或數而虛、或浮大無根等。對於陰盛格陽、真寒假熱者，尤應辨清，切勿誤用清熱藥，以免雪上加霜。

（五）兼證

1、兼濕熱

泄痢、黃疸、淋證、足膝腫痛等，舌紅，苔黃膩，脈滑數。

2、兼熱毒

高熱、瘡癰腫毒、咽喉腫痛、痢疾，舌紅，苔黃，脈滑數。

3、兼上擾心神

心煩、神昏譫語，舌紅，苔黃，脈弦數或滑數。

4、兼動風

抽搐、角弓反張。

5、兼動血

斑疹、尿血、便血、齒衄，舌紅絳，脈細數。

6、兼傷陰

潮熱、午後發熱、盜汗、顴紅，舌紅，苔黃，脈細數。

（六）特點

- 溫邪從口鼻或皮毛入侵人體，起病迅速；病位由淺入深、病情重、變化快；裏熱熾盛，正邪鬥爭激烈，多為裏實熱證；後期陰液耗傷，多為虛熱證；或虛實夾雜。
- 致病與時令季節密切相關；溫熱性質明顯，發病後出現發熱或相關熱象。
- 不同的溫邪入侵人體的部位有別，如暑熱在足陽明胃經，濕熱多在足太陰脾經。
- 溫病或裏熱證的治療，若得其要領，則邪去病癒；反之，若失治誤治則邪盛正衰，甚或出現亡陰亡陽之證。虛熱證常在外感病後期或大病久病後出現。
- 若為臟腑功能失調的臟腑熱證，既有實熱證，亦有虛熱證，發病較慢，病程較長。

二．裏熱證的治療原則和方法

裏實熱證用「清法」，即《黃帝內經》所謂「熱者寒之」、「溫者清之」（《素問・至真要大論》）；《神農本草經》曰之「療熱以寒藥」。根據病邪的不同和疾病的不同階段，分別採用清熱瀉火、清熱燥濕、清熱解毒、清熱涼血、清虛熱等方法。

三．清熱藥的分類

（一）清熱瀉火藥

性味多甘寒，清氣分實熱及臟腑熱邪，用於溫病氣分實熱證，以及肺熱、胃熱、心熱、肝熱、風熱、風火眼病等。常用藥如石膏、寒水石、知母、梔子、蘆根、天花粉、淡竹葉、夏枯草、決明子、青葙子等。

（二）清熱燥濕藥

性味多苦寒，清熱燥濕，瀉火解毒。用於濕熱及火熱毒邪病證，如：溫病氣分實熱證；疔瘡走黃熱毒內陷證；腸胃濕熱下痢泄瀉證；肝膽濕熱證見脇肋脹痛、黃疸、目赤、口苦等；下焦濕熱證見小便淋瀝澀痛、帶下等；其他濕熱病證見關節腫痛、濕疹、癰腫者亦可用之。常用藥如黃芩、黃連、黃柏、龍膽、苦參、白鮮皮、秦皮等。

（三）清熱涼血藥

性味多辛寒或甘寒，清解營血分熱邪，用於熱入營血煩躁、神昏、口乾、身熱夜甚及血熱迫血妄行所致斑疹或各種出血。常用藥如水牛角、生地、玄參、牡丹皮、赤芍、紫草等。

（四）清熱解毒藥

性味多苦寒，清火邪，解熱毒。用於患癰腫疔癤、丹毒、斑疹、痄腮、咽痛、痢疾、毒蛇咬傷、癌症等疾病，出現火熱毒邪內熾壅盛者。主要藥物如金銀花、連翹、大青葉、板藍根、青黛、蒲公英、魚腥草、敗醬草、白花蛇舌草、蚤休、白頭翁、馬齒莧、射干、山豆根、馬勃、牛黃、熊膽等。

（五）清虛熱藥

性味多辛寒或甘寒，用於清陰分虛熱，如陰虛發熱證，證見骨蒸潮熱、手足心熱等；溫病後期津傷液虧證，證見夜熱早涼、熱退無汗、神疲乏力、便結或便少等。主要藥物如青蒿、地骨皮、銀柴胡、胡黃連、白薇等。

四．清熱藥的作用機理

清熱藥藥性皆寒涼，味多苦，少數味甘，或辛、或鹹，善沉降入裏。因藥性寒涼，故能清除體內熱邪，或抑制亢盛的陽氣，從而減輕或消除裏熱證候。就藥味來説，甘味藥能養陰生津，辛味藥能活血。

據現代研究，清熱藥能抑制病原微生物生長繁殖，以及拮抗病原微生物毒素以消除病因，並具有解熱、抗炎、改善凝血功能及血液循環等作用。此外，亦能增強機體免疫能力，抑制變態反應，以及保護肝腎等。部分清熱藥具有抗腫瘤、抗蛇毒等作用。

第二節 清熱藥的安全合理用藥

安全合理使用清熱藥，首先必須辨證用藥，而不能僅僅根據現代的藥理研究結果「對號入座」。其次，應辨清熱邪在該疾病的具體階段、部位及虛實，選擇相適宜的藥物進行組方。但是，在裏熱證的各個階段組方用藥，都必須把握好兩個方面：一是要「以存津液為第一要務」，防止傷津液；二是做到「清而勿疑」，當機立斷清除熱邪[55]。此外，部分有毒性或對臟腑可能有損害的藥物，應注意其用量及用法等。

一．急性溫熱病裏熱證不同階段的安全合理用藥

急性熱病裏熱證應根據病情發展的不同階段合理用藥，蒲輔周老中醫指出：「急性病若表裏氣血不分，用藥就沒有準則。」[2]

葉天士《溫熱論》云：「大凡看法，衛之後方言氣，營之後方言血。在衛汗之可也，到氣才可清氣，入營猶可透熱轉氣，如犀角、玄參、羚羊角等物，入血就恐耗血散血，加生地、丹皮、阿膠、赤芍等。不循緩急之法，恐其動手便錯，反致慌張矣。」

現代著名中醫姜春華則認為治療溫病不能拘泥於成規，要掌握截斷方藥，當機立斷給予應用。[3]

(一) 早期用藥：表裏同病（衛分和氣分同病）

風熱、暑熱溫邪由衛轉氣，初入氣分，或衛氣同病，鬱滯上焦胸膈氣機，但熱勢尚不盛，可選用辛涼輕清宣氣藥，如金銀花、連翹、竹葉、梔子、淡豆豉、青蒿、荷葉、西瓜翠衣等，藉以輕宣清熱透邪，防止邪熱傳裏。

(二) 中期（氣分）

1、選用辛寒清氣藥

熱盛於陽明氣分，裏熱蒸迫，症見壯熱、口渴、汗多、心煩、舌苔黃燥、脈洪數等，宜選用石膏、知母等具有辛透寒泄、大清氣分邪熱作用的藥物。若邪熱尚盛，但氣陰已傷，則在清熱之中，當佐以益氣養陰生津之品，如蘆根、天花粉、西洋參等。

此外，清氣分熱邪，當以辛涼寒為法，乃辛能透邪，寒能泄熱，辛涼並用，氣分邪熱得以清透。這正如蒲輔周老中醫所云：「清裏熱要根據病邪到氣才能清氣，清氣不可寒滯，如生地、玄參之類，若用之反使邪不外達而內閉；若為白虎證，亦不可在白虎湯中加上三黃解毒瀉火，這樣方的性質，由辛涼變為苦寒，就成了「死白虎」，反不能清透其熱，或導致由「熱中」變「寒中」。[2]

2、根據證候性質組方用藥

氣分證病情複雜，多種病邪，如濕、熱、暑、火、毒等，可相互兼夾，合而為患，故臨證之時，當以明辨，然後根據其證候性質組方遣藥。例如:濕熱證宜用清熱燥濕藥，如苦寒之梔子、黃芩、黃連、黃柏、龍膽、苦參;熱毒證宜用清熱解毒藥，如大青葉、板藍根、蒲公英、魚腥草、牛黃等;暑熱證宜選用清熱解暑藥，如荷葉、滑石、青蒿、綠豆等。

（三）營血分（中後期）

熱入營血，若兼傷陰，出現口乾、舌絳少津等證，宜選用既能清熱涼血，又能養陰的藥物，如生地、玄參等；若兼瘀熱、瘀血，出現斑疹紫黑或出血表現，當選用既能清熱涼血，又能活血散血的藥物，如赤芍、牡丹皮、紫草等。

（四）裏熱證後期

若溫熱之邪已去，但陰虛內熱，宜用清虛熱藥，如青蒿、白薇、地骨皮、牡丹皮、銀柴胡等。若邪熱已微，陰津耗傷，宜用養陰生津益胃藥，如玄參、生地黃、麥門冬、天門冬、北沙參等。

著名老中醫金壽山和姜春華對溫病的論治有深入的研究，以豐富的臨床經驗，對治療溫病的用藥與療效的關係進行了論述，這對於臨床合理使用清熱藥具有重要的參考價值。

金壽山老中醫云：「葉氏以衛氣營血四個層次論治溫病……但用這一套方法辨證論治，其目的是否制止疾病的發展，用下去能否制止疾病的發展，則歷來有信有疑。」

金壽山老中醫認為:「根據《溫熱論》所論述，其目的就是千方百計制止疾病的發展。」

溫病初起為什麼要用辛涼輕劑？其目的就是促使它外解。夾風者為什麼要透風於熱外？夾濕者為什麼要滲濕於下？其目的就是不使風或濕與熱相搏。

不這樣用藥又會怎樣？《溫熱論》說：「不爾風夾溫熱而燥生，清竅必乾……兩陽相劫也；濕與溫合，蒸鬱而蒙蔽於上，清竅為之壅塞，濁邪害清也。」可見夾風之溫，用解表透風之法，就是制止它的兩陽相劫；夾濕之溫，用解表滲濕之法，就是截斷它蒸鬱而蒙蔽於上的道路。

全部《溫熱論》精神，一方面是透解外邪，故在乍入營分，猶可透熱，仍轉氣分而解。問題是路要一步一步走，在通常情況下，不能把治血分藥如生地、丹皮、阿膠、赤芍等用於衛分氣分，否則，還談什麼辨證論治呢？所以葉天士說：「不循緩急之法，慮其動手便錯耳。」另一方面就是扶正存津，邪在氣分流連，益胃生津；其人腎水素虧，病雖未及下焦，須甘寒之中加入鹹寒，務在先安其未受邪之地，恐其陷入，都是扶正法，也就是防止它向重症轉變。

但是，用了這些方法，療效究竟怎麼樣？能否制止疾病的發展呢？這具體問題要作具體分析，所謂「溫病」，還是一個廣義的名稱，所包括的病種很多，有的病可以一汗而散，有的病可以到氣而解，有的病可以阻止它逆傳，有的病一定要入營入血。至於入營入血，雖用藥得當，已是半生半死。還有邪有兼夾，體有強弱，都可影響療效。但在當時用這套方藥，對於某些熱病，療效還是比較高的，較之僅用《傷寒論》方為高……。[4]

姜春華老中醫在評價中醫藥治療溫熱病的療效中指出：「中醫藥能不能治急性傳染病？它的療效高不高？是不是療效不及抗生素？我說肯定能治，而且療效有的不亞於抗生素，中醫對於調整機體功能，增強抗病能力等方面結合辨證還是有它的更多優點。另外，也不能否定中藥的抗菌作用。——如青蒿治瘧見於《肘後方》，實踐證明療效極好……」。「這些都證明中醫治傳染病是有用的，而且療效是好的，主要在於發掘，惟有不拘泥於成規，才能有所發現，有所發明。現在，時代要求我們治病要能夠扭轉、截斷病勢，提高療效。」[4]

二. 根據藥性和藥效強弱、作用趨向、作用部位合理用藥

(一) 根據藥性和藥效強弱、作用趨向合理選藥

大苦大寒之藥，清熱瀉火作用強，適宜於大熱之證，如石膏、梔子、黃連等；甘寒之藥，清熱瀉火作用弱，適宜於熱不甚之證，如淡竹葉、蘆根、天花粉等。臨床選藥應權衡熱證的輕重，大熱之證若用輕藥，則杯水車薪；微熱之證若用重藥，則誅伐太過，陽氣受損。

藥性輕清，作用趨於上焦的藥物，用於上焦邪熱；藥性苦寒，作用趨下的藥物，用於下焦濕熱。

如張景岳所云：「性力之厚者，能清大熱，如石膏、黃連、蘆薈、苦參、山豆根之屬也；性力之緩者，能清微熱，如地骨皮、玄參、貝母、石斛、童便之屬也；夫輕清者，宜以清上，如黃芩、石斛、連翹、天花粉之屬是也；重濁者，宜於清下，如梔子、黃柏、龍膽、滑石之屬也。」[5]

(二) 根據藥物的作用部位安全合理用藥

使用清熱藥可根據藥物的作用部位，取其清某臟腑熱之所長合理選藥，以發揮最佳療效。

1、清心火

熱邪擾心者，宜用擅長於清心熱、瀉心火的藥物，如黃連、連翹、牛黃、淡竹葉等。

2、清肝火

熱邪犯肝者，宜用擅長於清肝熱、瀉肝火的藥物，如龍膽、夏枯草等。

3、清肺熱

熱邪壅肺者，宜用擅長於清肺熱、瀉肺火的藥物，如黃芩、魚腥草、地骨皮等。

4、清胃熱

熱邪犯胃者，宜用擅長於清胃熱、瀉胃火的藥物，如黃連、蘆根等。

5、清三焦火

三焦熱盛，宜用擅長於清瀉三焦之火的梔子。

6、瀉腎火（虛熱）

下焦虛熱虛火，宜選用擅長於清虛熱、瀉虛火的知母、黃柏等。

對於臟腑功能失調所致的內熱，若為臟氣不調兼陰虛者，不可單純使用清熱瀉火藥，必須調氣和血，養陰抑陽，或引火歸源，或壯水之主，或補土伏火，或滋水涵木，或泄火補水，不平者，使之平，不和者，調而使之和，這是治病用藥的大法，應靈活酌用。

葉天士《臨證指南醫案·鬱門》云：「《內經》以五志過極皆火，但非六氣外來，芩、連之屬不能制伏，固當柔緩以濡之，合乎肝為剛臟，濟之以柔，亦和法也。」方用生地黃、天冬、阿膠、茯神、川斛、牡蠣、小麥、人中白。

姜春華評述道：「葉氏以芩、連只治外感之火，不治五志過極之火，由於火旺傷陰，陰虛生火，恰應益陰，古所謂實火宜瀉，虛火宜滋是也。」[6]

對於傳統認為的「黃芩治上焦、黃連治中焦、黃柏治下焦」是指三藥的作用部位有所側重、有所擅長，選藥時可作為首選藥考慮：上焦肺熱、濕熱多選用黃芩；中焦濕熱、胃熱、胃火多選用黃連，尤其是中焦濕熱瀉痢；下焦濕熱、陰虛火旺多選黃柏。但並不是黃芩只治上焦、黃連只治中焦、黃柏只治下焦。誠如姜春華所云：「——某些藥物作用於某些系統，也有不必拘泥的。如黃芩、黃連，古人也有用於下焦病，黃柏也用於上部病，因為消炎清熱作用是它們的共同性。」[7]

三．根據藥物作用特點合理選藥

根據古今醫家的臨床經驗，某些藥物治療某些病證的針對性強，療效較好，故可作為首選藥。

1、連翹為「瘡家聖藥」

《本草正義》稱本品「能散結而泄化絡脈之熱」，能宣暢氣血，散熱毒血積氣聚，拔毒外出，消癰疽瘡毒。現代研究證實連翹有顯著的抗炎作用，能顯著抑制炎性滲出、水腫。凡熱毒所致的瘡癰腫毒、瘰癧結核等，均可作為首選藥，故被稱為「瘡家聖藥」。

2、蒲公英為乳癰要藥

本品擅長於清熱解毒，消腫散結，能疏厥陰肝經、陽明胃經之滯氣而通乳竅。現代研究表明蒲公英具有廣譜抗菌作用，其多糖尚有抗腫瘤作用，為治療熱毒乳癰腫痛的要藥。

誠如《本草求真》云：「蒲公英，能入陽明胃、厥陰肝，涼血解熱，故乳癰、乳岩為首重焉。緣乳頭屬肝，乳房屬胃，乳癰、乳岩多因熱盛血滯，用此直入二經，外敷散腫臻效，內消須同夏枯草、貝母、連翹、白芷等藥同治。」

3、敗醬草為腸癰要藥

本品苦寒清熱解毒，辛寒散結破瘀，排膿泄毒，凡瘀熱壅滯腸腐為癰者宜用之，尤以發熱腹痛初起，配伍紅藤、薏苡仁、桃仁、牡丹皮、大黃、金銀花、連翹等療效較佳。現代用於治療單純性闌尾炎、闌尾膿腫等。

4、魚腥草為肺癰要藥

本品辛香性寒，長於清熱解毒，能清肺消痰，拔毒消癰，祛淤血，攻堅積，消癰腫，所含魚腥草素具有抗菌、抗病毒作用，能增強機體免疫力，增強白細胞吞噬能力，具明顯鎮咳作用;所含槲皮苷，能使血管擴張，促進炎症消退。可作為肺癰咳吐膿血、發熱、胸痛等的首選藥，常配伍桔梗、浙貝母、瓜蔞、連翹等。

龔士澄老中醫應用魚腥草治療肺癰，謂:「我對貧困之人患肺癰，咳嗽氣逆，喘息，胸脹且悶，咯吐膿痰腥臭，窘於無力購藥者，即令採鮮魚腥草搗爛絞汁，每次 50ml，對陳芥菜鹵 10ml，燉溫頓服，一日 2 次。在成膿初期用之，非常有效。若冬無鮮草時，以乾品 30 克煎湯代汁。」[8]

5、青蒿為治瘧疾要藥

晉代《補缺肘後方》載青蒿截瘧，曰:「青蒿一握，絞取汁，盡服之。」《本草綱目》云:「治瘧疾寒熱。」現代研究證實，所含青蒿素能殺滅瘧原蟲，其一些衍生物有良好的抗瘧作用，並具有高效、速效、低毒的優點，尤其是在治療抗氯喹之惡性瘧疾、兇險型瘧疾療效更加明顯，已得到廣泛應用。

6、銀柴胡為治疳熱要藥

甘微寒，擅長於消疳益脾、清熱除積，用於小兒疳積、煩渴急躁、消瘦發熱者，可配伍黃芩、人參、使君子、胡黃連等。

四．根據寒熱的表現特點合理選藥

1. 發熱惡寒

通過辛涼疏散表熱以退熱，如桑葉、菊花、金銀花、連翹等。

2. 寒熱往來

通過和解少陽以退熱，如黃芩配柴胡等。

3. 身熱不揚

通過清透濕熱或苦寒清熱燥濕以退熱，如黃芩、黃連、梔子、黃柏等。

4. 但熱不寒

通過甘寒或苦寒清泄裏熱以退熱，如生石膏、知母;清瀉肝膽實火以退熱，如龍膽;清瀉裏熱積滯陽明腑實以退熱，如大黃、枳實、芒硝等。

5. 虛熱，夜熱早涼

通過甘寒或辛寒清熱涼血，養陰以退虛熱，如青蒿、地骨皮、銀柴胡、胡黃連，常配知母、黃柏、生地、丹皮等。

五．不同年齡與體質者以及孕產婦患有裏熱證的安全合理用藥

(一) 青壯年

體質強壯的青壯年，或素體陽盛，或病情較重者，可用苦寒力猛的清熱藥，去疾迅速，如黃連、黃芩、黃柏、龍膽等。

(二) 兒童和老年人、體虛及輕證患者

幼兒、年長及體虛者或病情輕者，可用甘寒的清熱瀉火藥，其力緩，副作用少，但去疾也較緩慢，如蘆根、天花粉、竹葉、銀花、菊花等。

(三) 孕婦和產婦

清熱藥中的錦燈籠、綿馬貫眾、重樓、鴉膽子、山豆根、北豆根、廣東萬年青、苦木、瓦松、千里光、望江南等藥為「有毒」之品，孕婦、產婦當忌用。

射干、漏蘆孕婦忌用，大血藤、牡丹皮、赤芍、馬齒莧、半枝蓮等孕婦慎用。

產婦不宜過用寒涼藥。雖有「產前宜涼、產後宜溫」之説，但產前亦不可過用寒涼藥。

六．裏熱證不同兼證的合理用藥

（一）兼傷陰耗氣

熱為陽邪，最易耗傷陰津。某些清熱藥苦寒性燥又有傷陰之偏性，在使用清熱藥時，若見口乾、舌紅少苔等津傷陰虧證候時，宜選用既能清熱，又能養陰生津的藥物，如生地、麥冬、玄參等，並配伍養陰生津藥，如北沙參、石斛、天門冬、玉竹等。

溫熱之邪不僅易傷陰津，同時也易耗氣，出現口渴欲飲、氣短乏力等，此時，清熱藥應與益氣生津藥同用，如配伍人參、西洋參、黨參、太子參等。

（二）兼熱結便秘

熱邪與積滯易結聚於腸道，出現大便秘結並見火熱上炎之象，如頭昏頭痛、面紅目赤、口舌生瘡等，此時清熱藥須與瀉下藥同用，如大黃、芒硝，藉其釜底抽薪，以分消熱勢、引熱下行、排除毒素。

（三）兼熱極生風、邪陷心包

陽熱亢盛，易致熱極生風或熱陷心包，證見高熱驚厥、痙攣抽搐，或煩躁、神昏譫語。此時，在使用清熱藥時，宜選用既能清熱，又能息風止痙或定驚的藥物，如牛黃、水牛角，常配伍清熱息風止痙藥，如羚羊角、鉤藤、天麻、地龍、全蠍、蜈蚣等，甚則與開竅藥同用，如麝香、蘇合香、冰片等。

（四）兼血熱妄行

熱入營血，迫血妄行，出現皮膚斑疹，衄血、溲血等，宜選用清熱涼血藥，如生地、玄參、水牛角、紫草等，配伍涼血止血藥，如槐花、地榆、白茅根、側柏葉等。

（五）兼熱毒咽喉腫痛

熱毒壅鬱咽喉腫痛，宜選用既能清熱解毒，又能利咽消腫的藥物，如玄參、射干、山豆根、板藍根、崗梅根、馬勃等。

（六）兼熱毒痢疾

熱毒壅鬱於腸，血敗肉腐，下痢膿血，宜選用既能清熱解毒，又能涼血止痢的藥物，如黃連、馬齒莧、白頭翁、金銀花、鴉膽子等。

（七）兼肝熱目赤腫痛

肝熱上攻，導致目赤腫痛，宜選用既能清熱瀉火，又能消腫明目的藥物如決明子、夏枯草、秦皮、青葙子、密蒙花、穀精草等；若目赤腫痛甚，宜配用清熱解毒藥，如黃連、蒲公英等。青葙子所含油脂有散瞳作用，患青光眼及瞳孔散大者慎用。

七．不同季節與氣候患裏熱證的合理用藥

(一) 春夏

春多兼濕熱，夏多兼暑濕，故春夏季節患裏熱證，宜選用袪濕或解暑之藥。例如葉天士用蘆根、滑石治春溫，因溫病兼夾濕邪，勢必纏綿難解，不除其濕則熱勢不會孤立，治濕之法若不利小便，又非其治，利小便藥又多傷陰，唯用蘆根、滑石，味甘性寒，既能滲濕清熱，又無傷陰之弊。

夏季患裏熱證，或患暑溫，當以清泄暑熱、化濕利濕為法，可選用新鮮金銀花、荷葉、扁豆花、滑石、青蒿，兼表邪者配伍藿香、佩蘭、香薷、連翹；兼暑熱傷陰者配伍石斛、竹葉、知母、五味子、麥冬、西瓜翠衣等；耗氣者配人參、西洋參。

病案舉例：著名老中醫張菊人醫案一則

黃某（女）患伏暑似瘧，雖寒熱不甚，但日久不解。醫用和化之品，略加人參以固正，反而加劇。余診其脈滑數，舌苔白膩，口不渴，大便通，小便黃，知其暑濕方盛。投以芳香化濁之品，略佐升提利濕之味，始得出其汗；惟膚冷達一晝夜不溫，病家驚懼。余診其六脈和平，神志清爽，了無他異，安慰病家勿慮，稍候陽氣來復，自然無恙。

方用：鮮藿香三錢，鮮佩蘭三錢，新鮮荷葉一大張（後下），益元散四錢，白蔻殼一錢半，杏仁泥三錢，鮮竹葉三錢，苡仁六錢，鮮扁豆花兩枝（後下），法半夏一錢半，白通草一錢半，西瓜翠衣一兩（後下）、青蒿一錢半。

注：按瘦弱患者，久病佐人參以固正，本無不可，但此例正當暑邪彌漫之際，邪勢倡狂，用參既屬不急之務，反而助邪益熾。此時化邪，刻不容緩。[9]

(二) 秋季

秋季夾燥，尤其是夏末初秋之溫燥之邪，易傷肺陰，宜選用或配伍輕宣燥邪之品，如桑葉、杏仁；配伍養陰潤肺之藥，如知母、天花粉、蘆根、玉竹、百合、天門冬、麥門冬、北沙參、梨皮等。

(三) 冬季

冬季寒鬱化熱，寒中夾熱，或寒包火，當外散其寒，內清其熱，選用清而兼透的藥物，如石膏、金銀花、連翹等，不宜過用苦寒，以免導致寒凝熱邪不透。

八．合理停藥

熱清即停，不宜多服久服。寒藥長期服用，最易傷脾胃，導致食欲減退、噁心、胃痛、便溏等反應。某些藥物有毒，如錦燈籠、綿馬貫眾、重樓、鴉膽子、山豆根、北豆根、廣東萬年青、苦木、瓦松、千里光、望江南等，更要中病即止。青黛、穿心蓮、板藍根藥性寒涼，長期服用也有可能導致不良反應或毒性反應。

九．清熱藥的用量和用法

(一) 用量

1、因人制宜、因病制宜

應用清熱藥要根據患者的體質和病情程度，合理使用劑量，這正如程國彭《醫學心悟·卷首》所論:「夫以壯實之人，而患實熱之病，清之稍重，尚為無礙。若本體素虛，臟腑本寒，飲食素少，腸胃虛滑，或產後、病後、房室之後，即有熱症，亦宜少少用之，寧可不足，不使有餘。或餘熱未清，即以輕藥代之，庶幾病去人安。倘清劑過多，則療熱未已而寒生矣。此清之貴量其人也」。又曰:「夫以大熱之證，而清劑太微，則病不除;微熱之證，而清劑太過，則寒證即至。但不及尤可再清，太過則將醫藥。此清之貴量其證也。」[10]

2、因時、因地制宜

春夏、南方地區氣候溫熱，清熱藥用量可稍大;秋冬、北方氣候寒冷，用量可稍小。

(二) 煎煮法

含有揮發油的藥物如魚腥草，其抗菌活性成分為魚腥草素，鮮品抗菌作用較強，乾品或久煎後抗菌活性降低，故煎煮時間不能太長，以 15~20 分鐘為宜。煎藥時最好要密閉，以免揮發性有效成分散失，使藥效降低。青蒿也應後下，或用鮮品絞汁用。

礦物類的藥物如生石膏、寒水石，宜先煎、久煎，有利於有效成分充分溶出。

(三) 劑型

清熱藥的劑型，主要用湯劑以外，還可以是散劑、顆粒劑、片劑、膠囊劑等。以湯劑、散劑為主，熱盛、傷陰口乾者亦可煎湯代茶。

(四) 服藥指導

- 清熱藥性味甘寒或苦寒，或味極苦，或氣味不佳，某些對胃腸道有直接的刺激作用，易損傷脾胃。故宜飯後服藥，不宜空腹服藥，以減少對胃腸道的刺激;或配用少量矯味食物，如話梅等。

- 一般可溫服。若患者熱勝口渴，欲涼服亦可；對於狂躁脈實，陽盛拒陰，涼藥入口即吐，服藥時為了防止熱盛於內，格拒寒涼藥於外，可採用涼藥熱服，少量頻服；或在涼藥中，佐以少許生薑汁為引，或用薑汁炒黃連，反佐以利藥能入胃。
- 病情急重者，可不拘時服用。

十．藥後調攝

(一) 飲食宜忌

- 及時補充液體。
- 宜食用清淡易消化食物，禁生冷、辛辣、油膩、酒、煙、咖啡等。
- 服用土茯苓時忌茶。
- 服貫眾忌油，若腸中有過多的脂肪存在，其所含之綿馬素（有毒）容易被機體吸收，吸收過多，容易中毒。

(二) 藥後可能出現的問題及處理

根據臨床報道，清熱藥中以清熱解毒藥導致的不良反應較多，如服用天花粉、蘆根、夏枯草、穿心蓮、大青葉、四季青、青蒿、板藍根、地錦草、鴉膽子、白頭翁、敗醬草、青黛等可偶然引起變態反應；龍膽、苦參、紫草、山豆根等可引起神經系統反應；山豆根、鴉膽子等可引起中毒；青黛可導致肝損害；穿心蓮、馬齒莧、鴉膽子、熊膽等可致泌尿系統反應。[11]

1、損傷脾胃

清熱藥性味甘寒或苦寒，易損傷脾胃，或味極苦，或氣味不佳，故易引起消化系統副作用。使用不當，輕者出現噁心欲嘔、胃脘不適、食欲減退、便溏等；重者引起嘔吐、腹痛、腹瀉，甚至便血。

(1) 甘寒膩脾

性味甘寒的清熱藥，如生地、玄參、知母、蘆根等，含大量的黏液質（黏多糖）成分，質地黏膩，易助濕壅脾、呆胃、滑腸，致脾胃運化功能減退。若過量使用，可出現食欲減退、便稀等。

脾胃虛寒、腸滑易瀉的患者當慎用，或減少藥量，或配陳皮、砂仁等理氣健脾藥。

(2) 苦寒敗胃

性味苦寒的清熱藥，如黃連、黃芩、黃柏、龍膽、苦參、射干、十大功勞葉、山豆根等，含有生物鹼類成分，有些則味極苦，易傷脾敗胃。若用量過大，可致脾胃功能減退，出現噁心、嘔吐、食欲減退；劑量過大，還可能出現腹痛、腹瀉等。如黃柏中所含的生物鹼對胰蛋白酶活性有顯著的抑制作用，可影響消化功能，劑量超過 10 克，有可能引起噁心、食欲減退。穿心蓮因其味甚苦，口服較大劑量可致胃脘不適，食欲減退。某些苦寒清熱藥所含化學成分，可引起胃腸道等反應。如：梔子含環烯醚萜苷、去羥梔子苷、異梔子苷，有瀉下作用。生梔子少量水煎服偶見噁心、嘔吐等反應，但炒焦後使用其反應明顯減輕。龍膽含龍膽苦苷等，常規劑量水煎服，對無濕熱者，可能出現食欲減退、噁心多尿等，大劑量使用時可致消化功能減退，出現頭痛、頭暈、顏面潮紅等。白頭翁含毛茛苷，又稱原白頭翁素，內服過量可引起口腔灼熱、腫脹、流涎、胃腸道炎症、嘔吐、腹痛、腎炎、血尿及心衰，嚴重者可因呼吸衰竭而死。在灌腸和灌洗陰道時也宜慎用。乾燥久貯者和久煎後，毛茛苷被分解為白頭翁素，不良反應大大降低。胡黃連主要含胡黃連苷和 D- 甘露醇。劑量稍大，對脾虛者可引起滑腸，大便次數增多。野菊花含香豆精苷、黃酮苷、揮發油等，若用量超過 10 克，水煎服，即可能有胃部不適，超過 15 克和大劑量使用，可出現食欲減退、噁心、嘔吐、腹瀉等。其他：鴉膽子對胃腸黏膜有較強的刺激作用，可引起急性胃腸炎，甚至出血；板藍根、青黛所含靛玉紅口服給藥可致口涎過多、腹瀉、噁心等，停藥或對症處理即可緩解；青黛用量過大，可致便血；蒲公英用量過大，可致緩瀉；個別病人服黃花敗醬草後出現口乾和胃部不適等反應；大量應用，易引起暫時性白細胞減少和頭昏、噁心；千里光口服時，個別患者可出現噁心、食欲減退、大便次數增多等現象；紫草有緩下通便作用。另外，有部分藥物由於不良氣味等可導致消化道的不適反應，如穿心蓮味甚苦，入湯劑易致噁心嘔吐、胃脘不適、食欲減退，故多作丸、片劑服用。熊膽味有腥苦，口服易引起嘔吐，故宜用膠囊劑。白蘚皮有特殊的藥香氣，劑量過大有胃不適反應；四季青味極苦，劑量稍大，可致食欲減退甚則嘔吐等；水牛角粉吞服時有噁心反應。

因此，在臨證之時，應在中醫辨證的基礎上合理應用清熱藥，注意該類藥性寒涼易傷脾胃的特點，掌握好適應證和禁忌證，特別是要把握好用藥量。臨床上不少中毒反應是由於用藥過量所致，對有藥物過敏史、食物過敏史、家族過敏史者，應慎重使用清熱藥。

對脾胃虛寒、胃納不佳、腸滑易瀉者慎用；脾胃虛弱又須清泄者，可適當輔以健脾益胃的藥物，祛邪不忘扶正。

名老中醫蒲輔周在論述清法的應用中指出：「凡用清法，就須考慮脾胃，必須涼而勿傷，寒而勿凝。體質弱者，寧可再劑，不可重劑，避免熱證未已，寒證即起之戒。」[2]

2、苦燥傷陰

清熱藥大多性味苦寒，過量或使用時間過長，會傷津化燥，導致津虧腸燥、大便秘結，即腸蠕動減慢，腸道水分被吸收。故陰虛津傷慎用，或用甘寒的清熱藥，或配養陰藥。

3、寒涼傷陽

素體脾胃虛寒和偏陽虛體質的患者，服用清熱藥;或一般人大劑量，或久服清熱藥，會損傷脾胃陽氣，甚至導致脾腎陽虛，出現口淡乏味、嘔吐清水、脘腹冷痛、便溏、怕冷等症狀，宜減量或停藥，或服用生薑、乾薑、大棗、白朮、肉桂等溫胃養胃、助陽健脾之品。

藥後要視具體情況，決定是否要補益。如程國彭所云:「大抵清火之藥，不可久恃，必歸本於滋陰。滋陰之法，又不能開胃扶脾，以恢復元氣，則參、苓、芪、朮，亦當酌量而用。非言清後必補，但元氣無虧者，可以不補，元氣有虧，必須補之。俟其飲食漸進，精神爽慧，然後止藥可也。」[10]

4、毒邪內陷

過用苦寒，損傷正氣；或陰證瘡癰，誤用苦寒，易致毒邪內陷。

十一．清熱藥用作藥膳的合理應用

對素體陽盛內熱的患者，或輕證裏熱證，或春夏、南方氣候炎熱地區，也可應用清熱藥製作藥膳或涼茶進行預防調理；選用的藥物要藥性平和，藥味可口，如金銀花、淡竹葉、蘆根、天花粉、夏枯草、決明子、馬齒莧、魚腥草、敗醬草，煎湯代茶，或配合食物如水鴨肉、豬瘦肉、田雞、魚等煲湯。

但不宜長期大劑量食用，脾胃虛寒者慎用。

十二．生（鮮）草藥的安全合理用藥

嶺南地區草藥資源豐富，加上地理、氣候、體質等因素，人們習慣使用生草藥，且絕大部分為苦寒的清熱解毒藥。

「生草藥多為廣東、廣西的土產藥物，多屬原地生產、原地使用，鮮用乾用均可，民間多用以治病，因生草藥具有廉（價錢便宜）、便（就地取材）、驗（行之有效）的功效，故自古以來為民間賴以保健和治病的主要藥物。近年中醫師處方亦有兼用生草藥者，隨着中醫藥事業的發展，生草藥在臨證使用多年後，亦成為醫療上不可缺少的藥物。」[12]

但是，生草藥由於對其品種、採集、炮製、毒性的認識不如中藥飲片清楚，現代研究缺乏，用藥也較隨意，沒有嚴格的用藥量等文獻記錄，故使用生草藥的安全合理性問題應該引起重視。

第三節 具烈性或具毒性清熱解毒藥的安全合理用藥

一．鴉膽子〔Fructus Bruceae〕

為苦木科植物鴉膽子 *Brucea javanica* (L.) Merr. 的乾燥成熟果實。

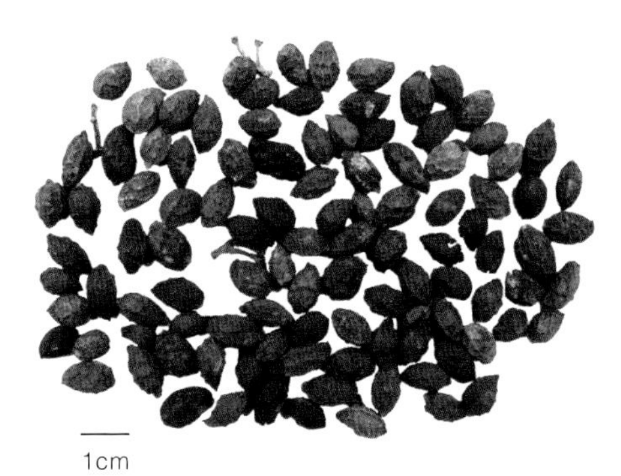

鴉膽子

(一) 作用特點

苦寒，有小毒。有清熱解毒、截瘧、腐蝕贅疣作用。用於痢疾、瘧疾。外用治贅疣、雞眼。《本草綱目拾遺》:「治冷痢久瀉……外無煩熱躁擾，內無肚腹急痛，有赤白相兼，無裹急後重，大便流痢，小便清長。」

《醫學衷中參西錄》:「味極苦，性涼，為涼血解毒之要藥。善治熱性赤痢，二便因熱下血，最能清血分之熱及腸中之熱，防腐生肌，誠有奇效。」「搗細醋調敷疔毒。」[13]

(二) 安全合理用藥

- 內服，0.5~2 克，應嚴格控制劑量，不宜多用久服。以乾龍眼肉包裹或裝入膠囊吞服，亦可壓去油製成丸劑、片劑內服，不宜入煎劑。
- 外用適量。注意用膠布保護好周圍正常皮膚，以防止對正常皮膚的刺激，眼及眼瞼等重要部位不宜外用鴉膽子。
- 孕婦及小兒慎用，胃腸出血及肝腎疾病患者忌用或慎用。
- 過敏體質者內服或外用均不宜用。

(三) 不良反應及處理

1、臨床表現

(1) **過敏反應**

其揮發油對皮膚和黏膜有強烈的刺激性。多為外用，尤其是敷藥處有破損更易導致過敏出現皮膚潮紅、腫脹、瘙癢、藥疹呈丘疹或蕁麻疹樣，多伴有氣短、心慌、頭昏等症狀。嚴重者發生過敏性休克、面色蒼白、出冷汗、呼吸困難、口唇發紺、四肢冰冷、神志昏迷、血壓下降等。[14]

(2) **毒性反應**

本品有毒，可致胃腸道及肝腎功能損害，其毒性反應發生率較高。其毒性成分主要存在於水溶性的苦味成分中，為劇烈的細胞原漿毒，對中樞神經有抑制作用，並損害肝腎實質，亦可擴張內臟動脈，引起出血。

鴉膽子殼及種子均有毒，據報道，成人內服12粒即有中毒危險。中毒時主要表現為噁心、嘔吐、食欲不振、頭昏、乏力、腹痛、便血、胃腸道充血、尿量減少、體溫增高、眼結膜充血、四肢麻木或癱瘓、昏迷、抽搐等。

2、過敏反應的可能原因

- 鴉膽子仁製備工藝簡單但成分複雜，含有大分子抗原性物質如生物鹼、苷類、鴉膽子酚等。
- 有過敏史者，年老體弱者以及肝腎疾病的患者對藥物的耐受性差、敏感性強，易出現不良反應。
- 皮損切削出血後，可使致敏物質迅速大量入血導致過敏性休克。
- 致敏物質初次進入過敏體質的機體後，產生相應的IgE，當致敏的機體再次接觸相同的過敏原時，引起過敏性休克。

3、處理

- 立即停藥，清除藥物，外用者及時用生理鹽水等清洗藥物接觸部位，內服者催吐、洗胃、導瀉等加速毒物的清除；毒物清除後內服蛋清、牛奶等保護胃黏膜。
- 對證治療：過敏、呼吸困難者，吸氧或人工呼吸；血壓下降、休克者採用抗休克治療。
- 中藥用生甘草15克，綠豆60克，生薑10克，煎湯頻服。

4、預防

外用鴉膽子多為患者自行治療，發生嚴重過敏反應，多不能及時搶救。因此，使用鴉膽子仁外用應注意：

- 有藥物或食物過敏史者慎用；
- 第一次使用無不良反應，不能保證第二次治療安全；
- 治療應在醫師指導下進行；
- 治療前皮損不能有出血或進行切削。
- 可考慮治療前做低濃度斑貼試驗（包括第二次治療）。

二．山豆根〔Radix et Rhizoma Sophorae Tonkinesis〕

為豆科植物越南槐 *Sophora tonkinensis* Gapnep. 的根及根莖。

（一）作用特點

苦，寒；有毒；歸肺、胃經。《本草備要》：「瀉熱解毒。」「去肺大腸風熱。」「含之嚥汁，治喉癰喉風、齦腫、齒痛。」苦寒之性較甚，尤長於清熱解毒以利咽消腫止痛，為治療熱毒蘊結、咽喉紅腫疼痛之要藥。其清熱解毒、消腫散結之功，還可用於熱毒內盛所致的牙齦腫痛、痔瘡腫痛、瘡癰腫痛及毒蟲螫傷等。山豆根對金黃色葡萄球菌、痢疾桿菌、結核桿菌、白色念珠菌以及鉤端螺旋體和柯薩奇 B_5 病毒均有抑制作用。能反射性地興奮呼吸，對呼吸中樞先興奮後抑制，有較強的平喘作用；能抑制胃酸分泌，有抗胃潰瘍作用。此外，還有升高白細胞、抗心律失常、抗炎、保肝及抗癌作用。

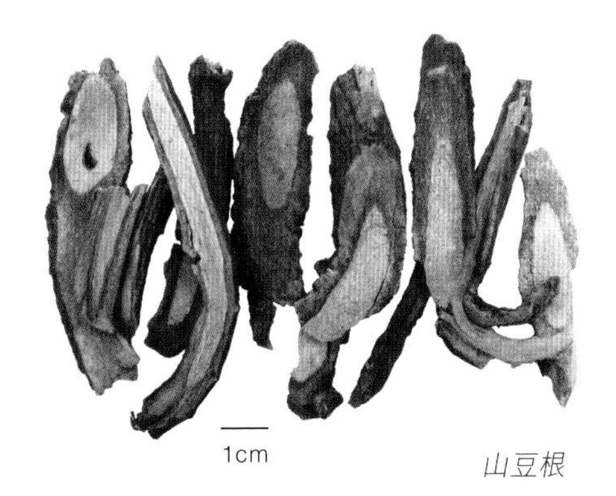

山豆根

（二）安全合理用藥

- 煎服，3~6 克。外用適量。
- 臨證用藥時，應詳細詢問患者的既往病史及體質情況，詳審處方用藥，對年老、體弱及嬰幼兒更應嚴格控制劑量，確保用藥安全。

（三）不良反應及處理

1、臨床表現

山豆根毒副作用發生的時間：最短者在藥後 10~15 分鐘，長則幾天，最長的為藥後兩周。

（1）消化系統

膽鹼能使自主神經系統興奮，並對胃腸道有較強刺激性，引起胃腸功能紊亂。表現為噁心、納呆、嘔吐、腹痛、腹瀉等。原有肝炎的患者，可出現肝昏迷。

（2）呼吸系統

苦參鹼能麻痹呼吸肌運動神經末梢，對呼吸中樞先興奮後抑制。表現為呼吸急促、呼吸暫停、發紺，雙肺聞及大量水泡音。嚴重者可因肺水腫、呼吸衰竭而死亡。

（3）心血管系統

輕者頭暈、乏力；大劑量使用時，對心臟形成負性頻率、負性傳導作用和心肌複極化障礙。表現為胸悶氣促、神志不清、心電圖示快速房顫、心率加快、血壓下降。

(4) **神經系統**

以神經毒性反應的損害為最嚴重。所含多種生物鹼(如苦參鹼、甲基金雀花鹼)是造成神經毒性反應和身體嚴重致殘的主要成分，對中樞神經系統初期興奮，繼則麻痹。主要表現為頭暈眼花、疲乏無力、嗜睡、微惡寒或吐白沫、共濟失調、視物模糊或胸悶、心悸、四肢乏力、不聽使喚、大汗淋漓，甚則肢體麻痹、全身扭轉痙攣及神志不清等神經毒性反應。一般在用藥後 1 小時左右出現症狀，輕者可自行緩解。

(5) **過敏反應**

頭暈目眩，繼而全身皮膚出現散在性片狀丘疹。

2、中毒原因

- 中毒與用量密切相關：1 次用量 3~5 克者無中毒反應，6~9 克者中毒反應發生率 4.7%，10~12 克者，中毒反應發生率 17.6%，1 次量 15~20 克者，中毒反應發生率達 50%。[15] 中毒亦與個體差異有關，一般在 10 克以上容易中毒，少數患者服用 6 克即出現毒性反應。用量過大的案例，則有報道服用 40 克出現中毒反應。[16]
- 服藥後飲酒，或與大黃配伍。[17]
- 較長時間泡飲或煎煮時間長，則毒性增大，可能與所含的神經毒成分有關。

3、處理

- 發生中毒，應及時送醫院急救，清除藥物，催吐、洗胃、導瀉，服用吸附劑和保護胃黏膜的牛奶、蛋清等。
- 補液和對證處理，呼吸衰竭者用呼吸興奮劑，抽搐者給予中樞鎮靜劑，或配合針灸。
- 輕者或病情穩定後，用中藥解毒方：茶葉 20 克，甘草 9 克，煎湯代茶；或用枳實、金銀花、甘草各 9 克，煎湯代茶。

病案舉例：山豆根過量引起神經毒性反應

患者女性， 30 歲。於 1996 年 10 月 25 日上午 9 時服湯藥後 1 小時全身發冷、四肢無力、噁心嘔吐，2 小時後血壓極低，反覆抽搐繼而昏迷。予以洗胃、灌腸、解痙和抗休克等治療，療效差，呈去大腦強直狀態。27 日起上消化道出血，予止血、保護胃黏膜、大量葡萄糖、維他命 C 和激素及支援對症療法。 28 日抽搐停止，體溫 36.8℃，脈搏 84 次 / 分，呼吸 24 次 / 分，血壓 95/70mmHg，雙肺小水泡音，中至深度昏迷，左瞳孔 2.5mm，光反應弱，右瞳孔 2mm，光反應存在，雙視乳頭水腫，眼球浮動，四肢肌張力低，無痛覺，雙側腱反射 (-)，右側巴氏徵 (+)，頸抵抗 (±)。此後病情漸好轉，睫毛反射出現，不自主睜眼，痛刺激四肢可動。病後 1.5 個月意識朦朧，有躲避反應，痛刺激似能定位，完全混合性失語，眼底 (-)，吞嚥不能，四肢肌張力高，肌力 II ~ III 級，腱反射 (+++)，雙側巴氏徵 (+)。10 月 27 日 CT 示雙側半卵圓中心顯著低密度，灰白質界限分明，雙豆狀核密度很低，呈空殼狀。12 月 2 日 CT 示雙額葉白質中心密度略低，雙側蒼白球低密度，較前明顯好轉，左側優於右側，白質優於底節。從中藥處方、配伍及藥量看無毒性。經鑑定混入山豆根約 30 克。最後診斷：山豆根中毒。[18]

4、預防

- 嚴格掌握用量，煎煮時間不宜過長，或用研末沖服，療效好，見效快。煎煮時除去山豆根的泡沫，可減輕胃腸道反應。[15]
- 密切觀察病情，患胃腸、肝臟、心臟及神經系統疾病患者忌用。
- 不宜與酒同用，注意配伍用藥，5 克以上配伍和胃止嘔藥陳皮、半夏、砂仁、茯苓等。
- 飯後服藥。

(四) 鑑別用藥

北豆根〔Rhizoma Menispermi〕

為防已科多年生藤本植物蝙蝠葛 *Menispermum dauricum* DC. 的乾燥根莖。切片生用，為北方地區所慣用。本品性味苦寒，有小毒。功能清熱解毒，祛風止痛。用於熱毒壅盛、咽喉腫痛、泄瀉痢疾及風濕痹痛。煎服，3~10 克。脾胃虛寒者不宜使用。

竇房結功能不全或心動過緩者慎用。肝病患者禁用。過量及中毒的臨床表現參考山豆根。

三. 貫眾〔Rhizoma Dryopteridis Crassirhizomatis〕

為鱗毛蕨科植物粗莖鱗毛蕨 *Dryopteris crassirhizoma* Nakai. 的帶葉柄基部的根莖。

貫眾之名始載於《神農本草經》，列為下品。其後李時珍《本草綱目》、陶宏景《名醫別錄》、蘇頌《圖經本草》均有記載。從古代醫書中記載的植物形態和生態環境看，為蕨類的多種植物，雖藥用部位及外形較為相似，但品種頗多。

貫眾在發揮抗菌、抗病毒作用的同時，也可出現一定的不良反應，應注意合理應用。

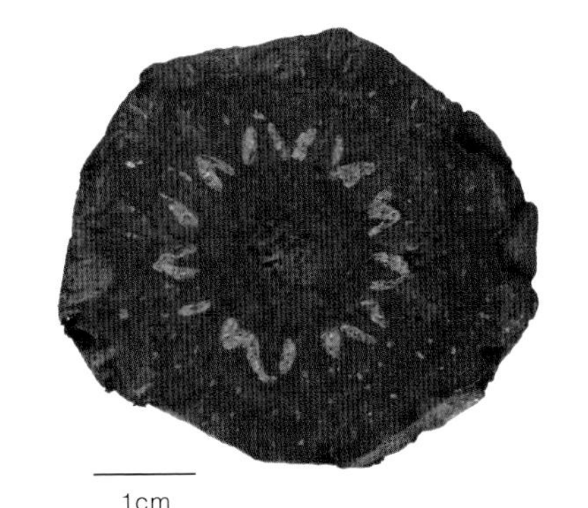

貫眾

（一）作用特點

1、性能功效特點

貫眾苦寒，有小毒。具有清熱、解毒、止血、殺蟲作用，《神農本草經》曰:「味苦，微寒，有毒。治腹中邪熱氣，諸毒，殺三蟲。」[19]

貫眾歷來為防治時疫的要藥。該藥對流感桿菌、腦膜炎雙球菌、痢疾桿菌有良好的抑制作用，對流感病毒、腺病毒、麻疹病毒、流行性乙型腦炎病毒等都有良好的抑制效果。故貫眾常用於預防麻疹、流行性腦炎、流行性感冒和痢疾。

2、不同炮製品的作用特點

（1）生用

清熱解毒作用強，熱毒病證宜生用。

（2）炒炭

止血作用強，出血病證宜炒炭用。

3、不同源貫眾的作用特點

貫眾是臨床使用極為混亂的品種之一。中醫開處方只寫「貫眾」，然而歷年來在中國稱之為貫眾的有 11 科 18 屬 58 種和變種。以下介紹其中兩個常見的品種。

（1）紫萁貫眾（Osmunda japonica Thunb.）

清熱解毒，止血，具有明顯的抗病毒和止血作用，其餘 7 個品種幾無抗病毒活性。用於防治感冒、頭暈、鼻衄、痢疾、崩漏。

（2）綿馬貫眾（Dryopteris crassirhizoma Nakai.）

清熱解毒，驅蟲。雖無抗病毒作用，但有較強的殺滅絛蟲的作用，其殺滅絛蟲的活性成分為間苯三酚類衍生物東北貫眾素、綿馬酸等；對絛蟲有強烈毒性，可使絛蟲麻痹而排出，也可驅除鉤蟲、蟯蟲、蛔蟲。尚有免疫抑制活性。用於蟲積腹痛、瘡病。

（二）安全合理用藥

1、用法用量

水煎服，3~6 克。根據年齡和身體狀況確定用藥劑量。脾胃虛弱者和兒童用量宜減半，應遵醫囑，不可連續用藥。

2、禁忌

- 綿馬素有毒，一般在腸道不易吸收，但腸中有過多脂肪時，可促進吸收而致中毒，故服用含有貫眾的藥物須忌食脂肪類油膩食物。

- 貫眾還具有促進子宮平滑肌收縮及抗早孕作用，故孕婦禁用。
- 體質虛弱、肝腎功能不全、消化道潰瘍者禁用。
- 低齡兒童慎用。
- 在能夠發揮驅蟲作用的用量下，容易造成人體中毒，故現已很少用於驅蟲。

(三) 不良反應及處理

1、臨床表現

貫眾的主要成分綿馬素可引起眩暈、頭痛、腹痛、腹瀉等症狀。

大劑量時可損害視神經，引起失明，大腦皮質也可受損。中毒的主要表現為：輕者頭痛、頭暈、腹瀉、腹痛、呼吸困難、黃視或短暫失明，重者有譫妄、昏迷、黃疸、腎功能損傷；最後四肢強直、陣發性驚厥，終因呼吸衰竭而死亡。中毒後恢復緩慢，可造成永久性失明。

2、中毒的可能機理

綿馬貫眾中含有的殺滅絛蟲的間苯三酚類衍生物具有一定的毒性，能麻痹隨意肌，刺激胃腸道，引起嘔吐、腹痛、腹瀉等不良反應；中毒時引起中樞神經系統障礙，出現視網膜血管痙攣及傷害視神經，見震顫、驚厥、視物模糊乃至延腦麻痹。

在預防「非典型肺炎」(沙士) 中，北京某醫院選用了中草藥湯劑 (防毒合劑，內含綿馬貫眾)，為本院職工提供用藥服務。為了解用藥情況，藥劑科在 2000 名職工中，隨機抽取 200 名服用防毒合劑的職工，進行用藥情況回訪。結果，在 200 名職工中，有 40 人 (佔 20%) 出現不良反應，包括胃腸道 (佔 11.5%)、呼吸系統、神經系統及皮膚等的反應。分析可能與防毒合劑中含有毒貫眾、且為正常人超量及超時使用有直接關係。這就提示我們，即使在應急過程中，同樣要遵循中醫藥的辨證論治的原則，更應該注意中藥的安全合理用藥，才能更好地發揮中醫藥的作用。[20]

3、處理

- 出現中毒症狀時要立即停藥。
- 使用鹽類瀉藥和活性炭阻止藥物吸收，給予通用解毒劑解毒。在解救貫眾中毒時也要禁用油脂類成分的藥物。
- 對症治療措施：痙攣驚厥時，給予苯巴比妥等中樞鎮靜劑；補充體液和電解質，給氧或用呼吸興奮劑。

4、預防

- 正常人群應慎用，且要控制用量。
- 準確鑑定貫眾的品種，慎用綿馬貫眾。

四．重樓〔Rhizoma Paridis〕

為百合科植物雲南重樓 *Paris polyphylla* Smith var. *yunnanensis* (Franch.) Hand.-Mazz 或七葉一枝花 *P. polyphylla* Smith var. *chinensis* (F.) Hara 的根莖。

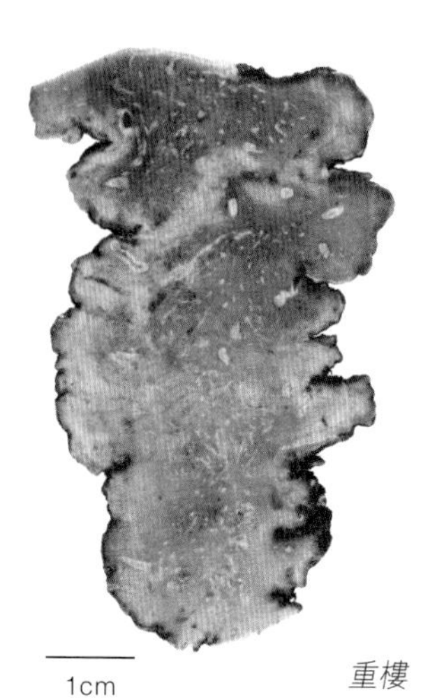

重樓

(一) 作用特點

苦微寒，歸肝經。有清熱解毒、消腫止痛、涼肝定驚的作用，常用於咽喉腫痛、瘡癰腫毒、毒蛇咬傷、跌打損傷、驚風抽搐等。《神農本草經》云：「主驚癇，搖頭弄舌，熱氣在腹中，癲疾，癰瘡，陰蝕，下三蟲，去蛇毒。」

(二) 安全合理用藥

- 注意用藥劑量，如湯劑以 5~10 克為宜，外用適量。不宜長期大量使用。《本草彙言》云：「蚤休，涼血去風，解癰毒之藥也。但氣味苦寒，雖云涼血，不過為癰疽瘡瘍血熱致疾者宜用，中病即止。又不可多服久服。」
- 苦寒傷胃，素體虛弱，尤其是脾胃虛寒陰虛津傷患者應慎用。孕婦忌用。

(三) 不良反應及處理

1、臨床表現

(1) 毒性反應

煩躁不安、噁心嘔吐、頭痛、腹瀉，甚至出現痙攣、抽搐、面色蒼白、呼吸困難、紫紺、心律不齊、心音低鈍、心電圖示頻發性早搏等。[21]

(2) 過敏反應

接觸藥物後眼瞼部輕度瘙癢，鼻腔發癢，流清涕，繼而面部麻木，水腫明顯，睜眼困難。[22]

(四) 鑑別用藥

本品別名較多，最早出自《神農本草經》名為蚤休；在《新修本草》中稱為重樓；《本草蒙筌》名為七葉一枝花；《植物名實圖考》異名為草河車；《中國藥典》2000 年版將其正名定為重樓。此外，由於中藥拳參（蓼科植物）在藥材商品中也有「草河車」、「重樓」等異名，易與本品混淆，使用時應注意加以鑑別。

五．白頭翁〔Radix Pulsatillae〕

為毛茛科植物白頭翁 *Pulsatilla chinensis* (Bge.) Regel 的根。

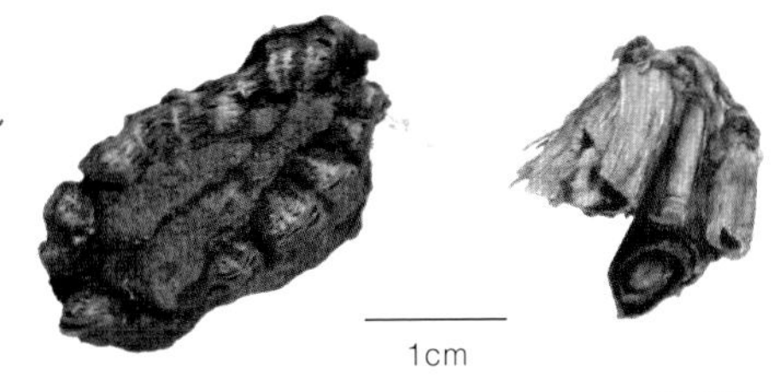

白頭翁

(一) 作用特點

白頭翁苦寒，歸大腸經，有清熱解毒、涼血止痢的作用，用於治療熱毒血痢、發熱腹痛、下痢膿血。有止血、抗菌殺蟲等作用。

(二) 安全合理用藥

- 不宜長期大量使用。
- 有胃出血、胃潰瘍者禁用。
- 有皮膚過敏者不宜外用。乾燥久貯者局部刺激作用大為降低。

(三) 不良反應及處理

1、臨床表現

- 鮮白頭翁全草搗爛後因原白頭翁素逸出而有強烈的刺激性氣味，對皮膚及黏膜具有強烈的刺激作用，可引起流淚、噴嚏、咳嗽。
- 消化系統：白頭翁素刺激黏膜，可出現口腔黏膜灼熱腫脹、發炎；刺激胃腸，可見嘔吐、腹痛、腹瀉，甚至便血。
- 心血管系統：可出現心跳加快而弱、血壓下降，嚴重者可引起休克。
- 外用濃度太大，超過 30%，可引起接觸性皮炎、皮膚發泡、灼痛、心衰，嚴重者可因呼吸衰竭而死亡。

2、處理

- 皮膚黏膜中毒者可用清水、硼酸水或鞣酸溶液清洗。
- 口腔可用 4% 的碳酸氫鈉或硼酸水清洗。
- 內服中毒者要洗胃，以及使用胃黏膜保護劑。
- 出現心衰、出血等中毒嚴重的情況，可對證用西藥搶救。
- 中藥：連翹、甘草、綠豆、金銀花等煎湯服用。

六．青黛〔Indigo Naturalis〕

為爵床科植物馬藍 *Baphicacanthus cusia* (Nees) Bremek、蓼科植物蓼藍 *Polygonum tinctorium* Ait. 或十字花科植物菘藍 *Isatis indigotica* Fort. 的葉或莖葉經加工製得的乾燥粉末或團塊。

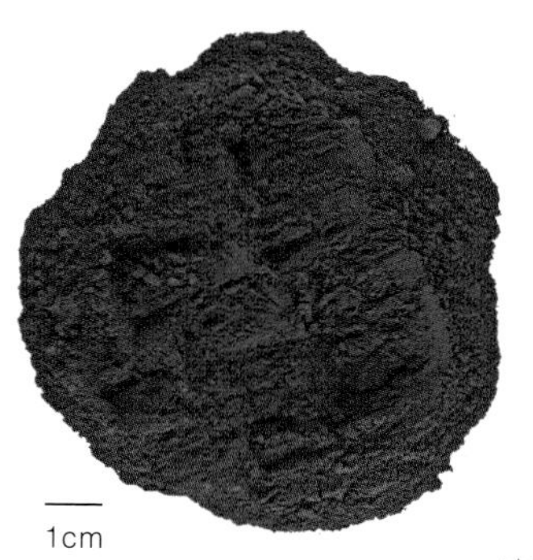

青黛

（一）作用特點

性味鹹寒，有清熱解毒、涼血、定驚等作用，用於治療溫毒發斑、口瘡、痄腮等。

青黛的主要化學成分為靛藍、靛玉紅，還有色胺酮、青黛酮等微量成分。其中靛玉紅具有抗腫瘤活性，能夠抑制實體瘤和溶解白血病細胞；靛藍具有保肝作用；色胺酮是抗真菌的活性成分；青黛煎劑對金黃色葡萄球菌、炭疽桿菌、志賀氏痢疾桿菌、霍亂弧菌、幽門螺旋桿菌等具有抗菌作用。

（二）安全合理用藥

1、用法用量

內服 1.5~3 克。青黛是一種很細的粉末，因其不溶於水，使煎液成為混懸液，而影響了方藥中其他飲片有效成分的煎出；同時使煎液過濾發生困難。其次，在過濾時，由於青黛的細小微粒黏附於藥渣表面，而隨藥渣棄去，或沾在濾材上，使青黛的用量有所減少，造成不必要的浪費，影響治療效果。

可將青黛單獨加工成散劑、沖劑或膠囊劑，在使用時以湯液送服，或與其他中藥配伍製成丸、片、散、膠囊、沖劑內服。這樣既有利於藥效的發揮，又能減少用量。

外用適量，乾撒或調敷。

2、禁忌

有出血傾向、胃炎、胃潰瘍病人慎用。皮膚過敏患者不宜外用。

（三）不良反應及處理

1、臨床表現

（1）消化系統

青黛中所含的靛玉紅可引起嚴重的胃腸道反應，可能與腸道吸收靛玉紅較差，造成該藥在消化道蓄積有關。出現腹部絞痛、食欲減退，甚者導致消化道出血。[23]

（2）造血系統

用靛玉紅 50mg/ 次，可引起骨髓造血組織損害、脂肪組織增生，以及頭昏、乏力、牙齦出血等，可能與個體敏感性有關。

(3) **皮膚過敏反應**

以青黛外用治療腮腺炎曾出現接觸性皮炎案例，可能局部腫痛加重，出現皮膚瘙癢、紅腫、皮疹、紅斑等。[24]

2、處理

- 停藥，對證處理。
- 若出現骨髓抑制，則按再生障礙性貧血常規治療，常用中藥有炙黃芪、當歸、生地、熟地、淫羊藿、玉米鬚、茜草等。

七. 射干〔Rhizoma Belamcandae〕

為鳶尾科植物射干 *Belamcanda chinensis* (L.) DC. 的根莖。

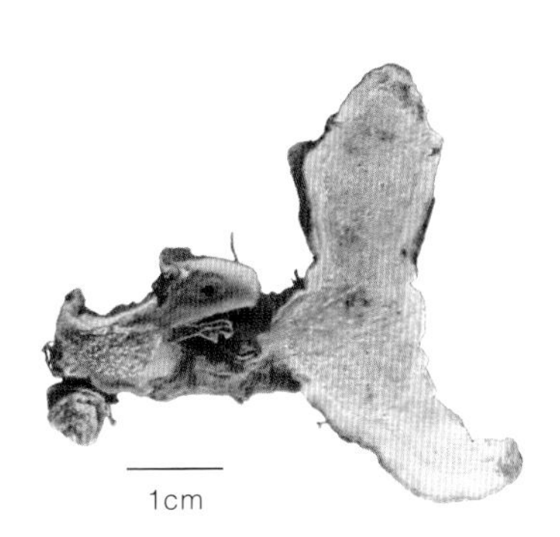

射干

(一) 作用特點

苦寒，歸肺經。清熱解毒，消痰，利咽喉。用於熱毒痰火鬱結、咽喉腫痛、痰涎壅盛、咳嗽氣喘。

(二) 安全合理用藥

- 用量：3~5 克。
- 苦寒傷胃，素體虛弱，尤以脾胃虛寒、腸滑易瀉者當慎用。孕婦忌用。

(三) 不良反應及處理

據報道，應用含射干的中藥複方 73 例中出現水瀉者 7 例，其用量超過 5 克，故應注意慎用藥量。《本草綱目》云：「利大腸」；《本草衍義補遺》云：「利大便」；《中國醫學大詞典》云：「多服瀉人」。[25]

八. 千里光〔Herba Senecionis〕

為菊科植物千里光 *Senecio scandens* Buch-Ham. 的地上部分。

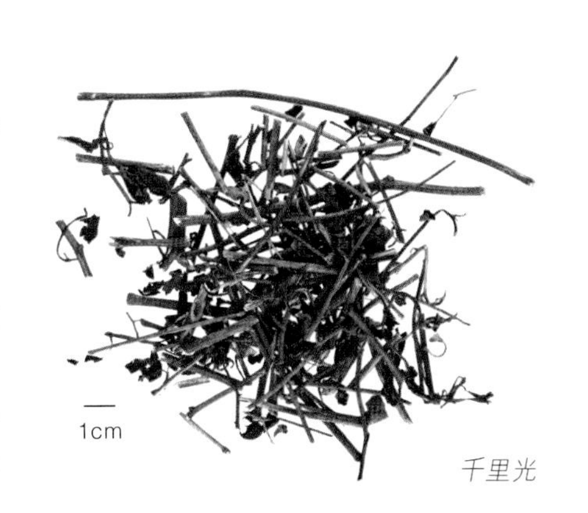

千里光

(一) 作用特點

千里光在中國作為藥用始載於唐代《本草拾遺》，曰：千里光性味苦寒，歸肝、腎二經，具清肝明目、清熱解毒、止癢之功效。用於治療肝熱目赤腫痛、瘡癰、皮膚瘡疹等。現代研究證明千里光具有廣譜抗菌作用，可用於各種急性炎症性疾病、風火赤眼、目翳、傷寒、菌痢、大葉性肺炎、扁桃體炎、腸炎、黃疸、流行性感冒、毒血症、敗血症、癰腫癤毒、乾濕癬瘡、丹毒、濕疹、燙傷、滴蟲性陰道炎等感染性疾病。

(二) 安全合理用藥

- 用法用量：10~15 克。外用適量，煎水薰洗。
- 由於性味苦寒，易傷脾胃，故脾胃虛弱者、泄瀉者等慎用，且不宜久服。肝臟病患者忌用，孕婦及哺乳期婦女忌用。

(三) 不良反應及處理

1、對其毒性的認識

對其毒性，歷代醫家認識不一《本草拾遺》稱:「味苦，平，小毒。」《本草圖經》云:「味苦甘，寒，無毒。」但《生草藥性備要》載：「味澀苦，性平，微寒，無毒。」可見，歷代對千里光的毒性認識不一致。

由於千里光屬植物中普遍含具肝毒性的吡咯裏西啶生物鹼（PA），故千里光及其製劑的安全性問題，已經引起國際社會和醫藥界的廣泛關注。如美國已經禁止含千里光的內服藥銷售，千里光製劑千柏鼻炎片在美國受到查封。

2、不良反應

吡咯裏西啶生物鹼（PA）具有遲發性肝毒性，長期使用可導致肝靜脈閉塞，出現黃疸和腹水，其肝損害的症狀表現為疲乏無力、噁心嘔吐、腹脹、黃疸、少尿、腹水等；還可導致肝癌、肺癌以及畸胎等。[26]

3、處理

立即停藥，送醫院處理，採用利尿、保肝等療法。

九. 山慈菇〔Pseudobulbus Cremastrae seu Pleiones〕

為蘭科植物杜鵑蘭 *Cremastra appendiculata* (D.Don) Makino、獨蒜蘭 *Pleione bulbocodioides* (Franch.) Rolfe 或雲南獨蒜蘭 *Pleione yunnanensis* Rolfe 的乾燥假鱗莖。《中國藥典》將之收載為山慈菇的正品。

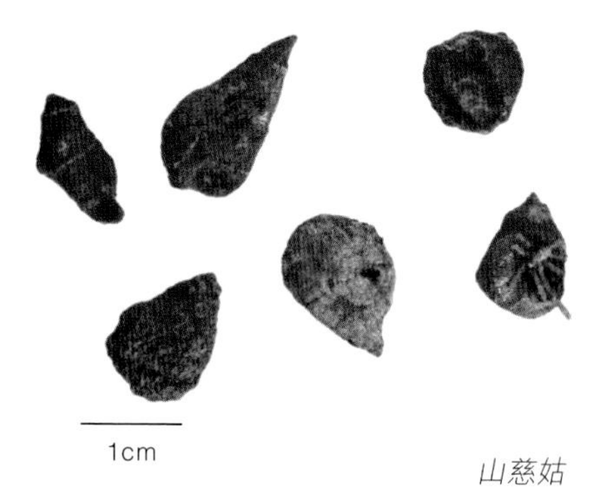

山慈姑

(一) 作用特點

甘、微辛，涼。歸肝、脾經。清熱解毒，消癰散結。

(二) 安全合理用藥

- 煎服，3~9 克。外用適量。
- 正虛體弱者慎用。

(三) 鑑別用藥

光慈菇

(1) 來源

某些地區將百合科植物老鴉瓣 *Tulipa edulis* (Mig.) Bak. 和麗江山慈菇 *Iphigenia indica* Kunth et Benth 的鱗莖亦作山慈菇用，此二種藥材商品通稱「光慈菇」。臨床應用當予鑑別。

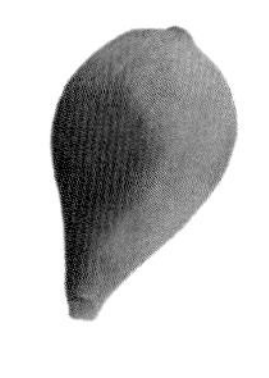
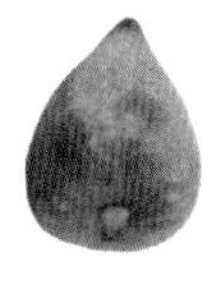
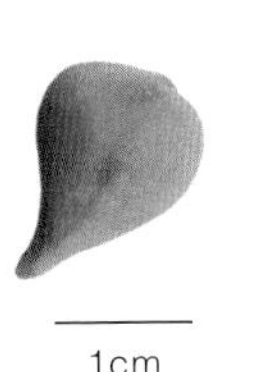
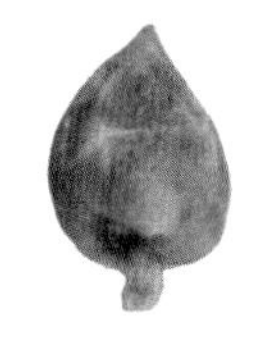

光慈菇

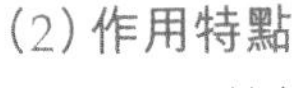

(2) 作用特點

光慈菇甘、寒，有毒，具散結化瘀消腫之功效。光慈菇含秋水仙鹼等多種生物鹼，具有抗癌作用。近年研究表明，秋水仙鹼的衍生物秋水仙醯胺，其抗癌活性更強，故廣泛用於治療乳腺癌、宮頸癌、食道癌、肺癌、胃癌、皮膚癌等多種癌症。光慈菇亦可用於治療痛風證、白塞氏症及肝硬化等。

(3) 光慈菇的不良反應及處理

不良反應

光慈菇含秋水仙鹼等多種生物鹼，久服可引起胃腸道不適、多發性神經炎、白細胞減少以及中樞神經系統抑制等。

中毒臨床表現

光慈菇毒性較強，治療量與中毒量比較接近，過量可引起中毒（麗江山慈菇每次 0.6~0.9 克）。

中毒潛伏期 3~6 小時，開始出現咽喉和上腹部燒灼感、吞嚥困難、噁心、劇烈嘔吐、腹痛、腹瀉、水樣便、血便。血管損害引起休克，腎臟受損出現血尿或尿閉、衰竭、虛脱，並可產生粒細胞缺乏症和再生障礙性貧血等嚴重後果。危重者於 1~2 天死於呼吸麻痹。

中毒解救

立即送醫院急救。

附錄 1：香港衛生署有關「提防混淆藥材山慈菇 、光慈菇及馬兜鈴科細辛屬藥材金耳環及土金耳環」的通告（節錄）

提防混淆藥材山慈菇 、光慈菇及馬兜鈴科細辛屬藥材金耳環及土金耳環 [27]

本署發現目前市面以「山慈菇」為名出售的中藥材出現有四種不同品種，包括蘭科山慈菇（正品）、百合科光慈菇以及同屬馬兜鈴科細辛屬藥材金耳環和土金耳環，現提醒各位在購買及售賣中藥材山慈菇時須小心分辨。

《中醫藥條例》附表 2 及《中華人民共和國藥典》(2005 年版) 一部訂明，中藥材山慈菇的來源為蘭科植物杜鵑蘭 、獨蒜蘭或雲南獨蒜蘭的乾燥假鱗莖（地下部分）。而光慈菇則為百合科植物老鴉瓣或伊犁鬱金香的鱗莖（地下部分）。兩者所含的化學成分不同，它們的主治與功效也不一樣，須小心分辨。

衛生署署長

2006 年 9 月 7 日

附錄 2：山慈菇和光慈菇

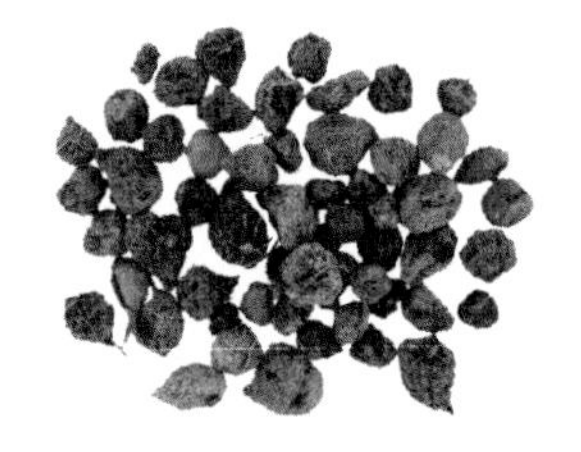

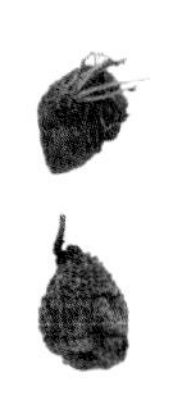

山慈菇

來源：蘭科植物杜鵑蘭 、獨蒜蘭或雲南獨蒜蘭

藥用部位：(地下部分) 假鱗莖

性狀特徵：

形狀：不規則扁球形或圓錐形

表面：黃棕色或棕色，有縱皺紋或縱溝，中部有環節，節上有絲狀纖維

質地：質堅硬

斷面：灰白色或黃白色，略呈角質

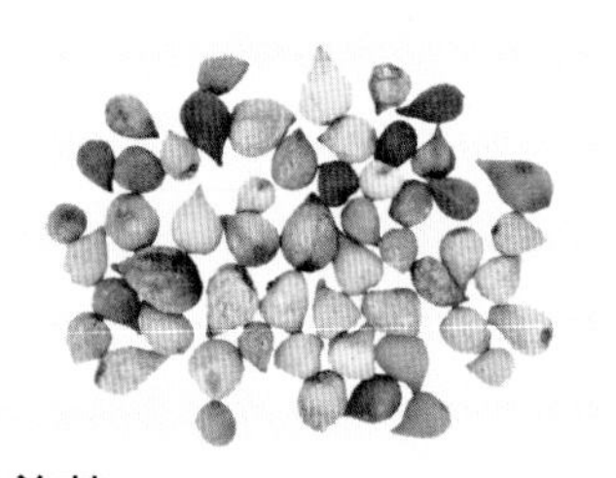

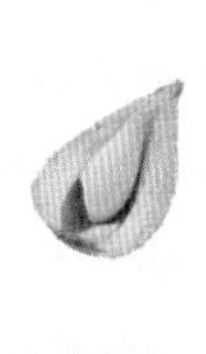

光慈菇

來源：百合科植物老鴉瓣或伊犁鬱金香（伊犁山慈姑）

藥用部位：(地下部分) 鱗莖

性狀特徵：

形狀：卵圓形或圓錐形

表面：粉白色或黃白色，光滑，一側有縱溝

質地：質硬而脆

斷面：白色，粉質，內有心芽（經加工蒸煮的表面呈淺棕色，斷面呈角質）

第四節 其他常用清熱藥的安全合理用藥

一．石膏〔Gypsum Fibrosum〕

主要為含水硫酸鈣 $CaSO_4 \cdot 2H_2O$ 纖維狀結晶聚合體的礦石。

生石膏為歷代醫家所常用治療溫熱病的藥物之一。首載於《神農本草經》，列為下品，曰：「味辛，微寒，無毒。治中風寒熱，心下逆氣，驚喘，口乾，舌焦，不能息，……金瘡。」

在張仲景《傷寒論》中共有 7 方（次）使用石膏。魏晉南北朝用石膏除熱、治金瘡及燙火爛瘡，唐宋醫家用石膏清熱除煩，金元明代醫家擅用石膏治療五官、頭痛之疾；明代繆仲淳，清代顧松園、吳鞠通、余師愚，近代張錫純、蒲輔周等均擅長用石膏治療熱病，尤其用於治療乙型腦炎，積累了豐富經驗。張錫純在《石膏解》一文中云：「外感有實熱者，放膽用之直勝金丹」，故石膏被稱為「熱病金丹」。[13] 石膏是治療溫病名方白虎湯、清瘟敗毒飲、竹葉石膏湯的主藥之一。

(一) 作用特點

1、性能特點

(1) 清氣分實熱

石膏苦、辛、甘，大寒。其性大寒，既能外解肌膚之熱，又可內清肺胃之火，尤善於清泄熱邪和抑制亢陽，通過清熱瀉火作用，而達到除煩止渴。余師愚《疫疹一得》云：「石膏性寒，大清胃熱；性淡氣薄，能解肌熱；體沉性降，能泄實熱。」

據研究，石膏的解熱作用可能是通過抑制體溫中樞的亢進而發揮解熱作用，同時由於發汗中樞也被抑制，故解熱而不發汗，尤其適用於高熱，解熱作用較持久。石膏內服後經胃酸的作用，一部分變為可溶性鈣鹽，由腸道吸收入血，鈣能抑制神經、肌肉的興奮性，產生鎮靜、鎮痙的作用，並能降低血管的通透性，發揮抗炎、抗過敏、抗浮腫作用。

(2) 清肺胃臟腑熱

石膏歸肺、胃經。在清臟腑熱方面，石膏擅長於清肺熱、胃熱，亦能清頭面之鬱熱而止痛。

2、不同炮製品的作用特點

煅石膏：為外用藥，不作內服藥用。含硫酸鈣，寒涼之性大減，性能由清熱瀉火變為收斂固澀，有收濕斂瘡之功，既能收斂水濕，使創面分泌物減少，又可促進創面癒合。故多用於瘡瘍不斂，或濕疹浸淫及水火燙傷等。

（二）安全合理用藥

1、石膏的適應證

著名中醫何紹奇提出了應用「石膏八證」，可資參考。[28]

- 身大熱（溫病由衛入氣，氣分大熱，風寒入裏化熱；中暑，病位在上中焦肺與胃，身大熱為石膏的必具藥證。）
- 不惡寒反惡熱（表已解，裏熱熾。）
- 汗出而熱不退（無論傷寒溫病，不汗出都是病在表未解，為衛分證、太陽證，應予解表透達外邪。表寒未罷，裏熱已熾者，用石膏須兼用解表，以表裏同治。）
- 口舌乾燥、唇焦口渴、渴欲飲冷、口鼻氣熱（渴甚或飲不解渴，是陰分為熱邪所傷，宜加人參、麥冬。）
- 脈滑數、洪大；舌紅絳，苔薄而乾焦（如見脈重按無力或見芤脈重證，必加人參，輕證可加麥冬、玉竹、百合、北沙參。）
- 肢厥，而胸腹撫之如烙（屬熱厥陽鬱，但要區別於用下法之承氣湯證。）
- 煩躁不安，甚則昏迷、譫妄（由熱擾心神所致，同是煩躁不安，須區別於陽氣欲脫證。）
- 牙齦腫痛（齦為陽明所絡。）

2、不宜用石膏的指徵

何紹奇又提出了「石膏八禁」[28]：

- 無汗（熱病初起，病邪在表，不得用石膏；而見惡寒發熱無汗、頭痛身痛、脈浮，雖有身熱，亦當從表而汗解，即裏有鬱熱，客寒包火，當用石膏者也須兼用解表。也有胃虛營弱不得汗之虛證，更非石膏證。）
- 口不渴（無裏熱，若口中和而不渴，非表證即為裏寒。）
- 無煩躁（肺胃無鬱熱。）
- 脈浮（病在表）、芤遲虛細（虛寒）、沉實（腑實）或結代（多為陰陽兩虛）。
- 舌苔白膩、黃膩而厚（濕寒或濕熱。濕熱證濕重於熱者不可用石膏，蓋石膏寒涼，有助濕之弊，前人用白虎加蒼朮、三石湯，皆熱重於濕者。）
- 食少便溏（素體脾虛，即使肺胃大熱當用石膏者亦須酌減其量，或加健脾助運藥，否則大瀉。）
- 老人、心力不健者（此吾師姜春華先生諄諄告誡者。非用石膏不可時，宜加人參、麥冬保護心力）
- 虛證發熱（陰虛發熱、氣虛發熱），均非石膏可退。

3、用法用量

(1) 常用量

煎服，15~60 克，宜打碎先煎。內服宜生用；外用多火煅研末。

(2) 大劑量用藥

石膏質重，當用石膏清熱者，用量宜重。張錫純臨證之時，只要辨證為實熱，必重用石膏。從《醫學衷中參西錄》中用石膏的 56 例驗案來看，其中單獨使用石膏者 47 例，且用量較大，每劑少則一至二兩，重則四到七兩，有時甚至用到數斤。

張錫純認為：「夫石膏之質甚重，七、八錢不過一大撮耳，微寒之藥，欲用一大撮撲滅寒溫燎原之熱，又何能有大效？石膏寒涼之力遠遜於黃連、龍膽、黃柏等藥，退熱之功遠過於諸藥。蓋諸藥之退熱，一寒勝也；而石膏之退熱，逐熱外出也。」

而且，張錫純用石膏的用量與患者的年齡關係不明顯。小者 5 歲孩童，大者七旬老人，其石膏用量均在四兩以上，如張氏曾治一 7 歲兒童，患感冒風寒而身大熱，約一晝夜間，共用石膏六兩。[13]

(3) 石膏在配方中的用量

隨不同的配伍和所主治病證不同而增減，同樣是配麻黃，若用於治療外寒鬱遏、陽氣不宣之表寒裏熱證，則石膏用量小於麻黃，使麻黃宣發外寒，石膏清解鬱熱，如大青龍湯、桂枝二越婢一湯；若用於治療肺熱壅盛的咳喘，則石膏用量大於麻黃，以清泄肺熱為主，如麻杏石甘湯；若用於治療肺胃大熱煩渴之證，石膏配知母，石膏尤其宜重用，如白虎湯、白虎加人參湯。

白虎湯治療陽明四大證，且熱象越著，生石膏用量須越大。《傷寒論》中白虎湯用生石膏 1 斤，東漢 1 斤相當於 222.73 克（或 250 克）。

(4) 不主張用大量石膏

如蒲輔周老中醫所云：「即使藥證相符，石膏也不必用過大的量，不要動不動就半斤、一斤的。」姜春華老中醫也指出：「石膏的飽和溶解度應有一定的範圍，超過此範圍即使加大量也無濟於事。」

(5) 煎服法

歷代多數醫者認為本品入藥宜打碎先煎，然目前也有學者認為不宜先煎。持此觀點者認為本品退熱的主要成分在 30℃ ~40℃時溶解度最大，隨着溫度升高，則溶解度變小，從而影響其退熱療效，故認為石膏用於氣分實熱證之高熱者，可不必先煎。

何紹奇認為：「甘草、粳米有助於石膏的混懸，煮成米湯之後，石膏微粒在煎煮中混於其間，患者直接吞下了微粒的石膏，從而有效地發揮了石膏的作用，同時也保護了胃氣，使之不為石膏的寒涼沉降所傷。」

(6) **服法**

張錫純用石膏退熱雖主張石膏重用，而又有節制，不致成為濫用。他指出：石膏「必煎湯三、四匙，分四、五次徐徐溫飲下，熱退不必盡劑」。煎湯徐徐溫服是常用的服法。徐徐溫服，既利於散熱，又可護胃。乘熱服之，得石膏寒涼之性，隨熱湯發散之力，化為汗液盡達於外。此乃寒因熱用，護胃之法。

張錫純還根據不同病情與需要，建議不同的服法，如：

入複方與他藥同煎：用於一般的熱性疾病。如溫病兼喉痧，即以生石膏搗細配玄參、天花粉等，水煎服。

單煎代茶飲用：適用於熱病小兒苦於服藥或病熱當清而聞藥即吐者，均可用生石膏細末煎取清湯，徐徐溫飲，多次服用。既能使藥入病所，又使其退熱而不至於下焦滑泄。

對於溫病表裏壯熱，嘔吐甚劇，不能服藥，少進飲食或飲水亦嘔吐者，為避藥味，將梨去皮、切片，蘸生石膏末，細細嚼之，方可使患者受藥而奏效。但石膏質重，性涼，有礙消化，脾胃虛寒者不宜用。

為了加強生石膏的退熱之力或針對熱病大便乾燥者，可用溫開水或他藥煎湯送服生石膏末，以其涼而重墜之性善通大便。

(7) **劑型**

多入湯劑，少用散劑，若用散劑，用量不宜大，以免因石膏不消化而傷胃。

(三) 不良反應及處理

純淨的生石膏臨床應用是安全無毒的。服用石膏出現一些不良反應，可能與石膏品質有關，如不純淨、混有雜質等。

1、處理

停藥，用生薑、大棗煎湯服用即可。

2、預防

- 用藥時間不宜過長，一般應掌握「熱退即撤」的原則。
- 陽虛和無內熱的患者不宜用。
- 在方中配用粳米、山藥、扁豆、薏苡仁等。

(四) 配伍用藥

1、配知母、甘草、粳米

清氣分實熱之作用可明顯增強，生石膏退熱，作用較強，效果較快，但不持久，知母退熱，作用較弱，效果較慢，但較持久，兩藥相配伍，能產生協同作用，退熱快而持久。治氣分實熱證。如《傷寒論》白虎湯。

2、配生地、水牛角、牛黃等

清熱瀉火、清解營分熱邪作用增強。用於氣營兩燔高熱證。

3、配麻黃、黃芩、貝母、魚腥草等

清肺熱宣肺作用增強，治風熱肺熱證、肺熱咳喘。

4、配黃連、黃芩、大黃等

瀉火解毒退熱作用增強，治熱毒熾盛。

5、配生地、麥冬或熟地、知母

滋陰退熱作用增強。治陰虛發熱，如玉女煎。也可用此改善服用激素後、或腫瘤病人放療、化療後的出現口乾、煩躁等。尚可加蘆根、石斛等增強養陰生津之功效。

6、配知母、人參

張錫純在用石膏時，視病人體質，常仿白虎加人參湯意，配以人參。他認為：「傷寒定例，汗、吐、下後，用白虎湯者加人參，渴者用白虎湯亦加人參。而臨證品驗以來，知其人或年五旬，或壯年在勞心勞力之系，吖其人素有內傷，或稟賦羸弱，即不在汗、吐、下後渴者，用白虎湯時，亦皆宜加人參。

7、配蒼朮

蒼朮燥濕健脾，與石膏配伍，其清熱燥濕力增強。治濕溫、暑溫夾濕、熱重於濕、身熱胸痞、汗多身重、舌紅苔膩者。如白虎加蒼朮湯。

8、配銀花、連翹

白虎大清肺胃之熱，加入銀花、連翹，清熱解毒之力增強。治熱毒熾盛、肺熱壅盛等。如新加白虎湯。

9、配大黃

大黃通腑，去腸胃之結，助石膏清泄肺熱，使石膏清泄肺熱之力增強。用於溫熱下後，證見喘促、痰證壅滯、肺氣不降者。如宣白承氣湯。

（五）與西藥合用的禁忌

- 不宜與四環素族抗生素同服，因石膏會使該族抗生素溶解度降低而吸收率減少。
- 不宜與異煙肼同服，因石膏會使其療效降低。
- 不宜與強的松同服，因石膏能降低其生物利用度。

二．黃連〔Rhizoma Coptidis〕

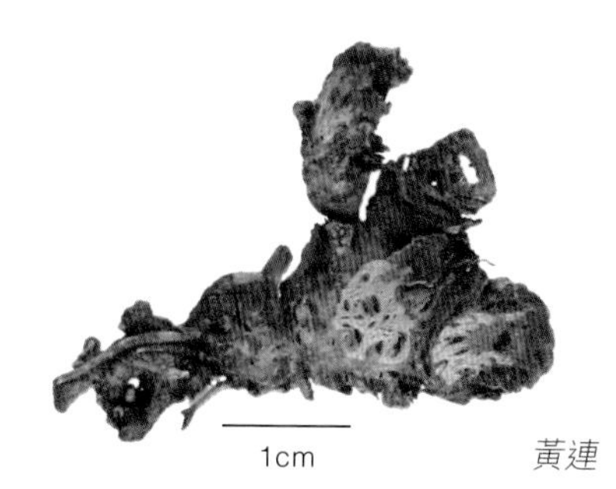

黃連

為毛茛科植物黃連 *Coptis chinensis* Franch.、三角葉黃連 *C. deltoidea* C.Y. Cheng et Hsiao 或雲連 *C. teeta* Wall. 的根莖。

《神農本草經》黃連載：「味苦，寒，無毒。治熱氣，目痛，眥傷泣出，明目，腸澼，下利，婦人陰中腫痛。」《名醫別錄》云：「主五臟冷熱，久下泄膿血，止消渴，大驚，除水，利骨，調胃厚腸，益膽，療口瘡。」黃連在《傷寒論》中入 12 方次，在《金匱要略》中入 7 方次。張仲景在使用黃連的方劑中，用量講究，配伍嚴謹，切於實用，以黃連為主藥的一些著名方劑仍沿用至今。歷代醫家對黃連應用積累了豐富的經驗。

根據黃連歷代的應用，包括單方、複方、孕婦的使用和新生兒應用黃連為「開口藥」的文獻資料，以及臨床應用和實驗研究，中國中醫科學院的高曉山、陳馥馨、楊守業、林娜等人從 1990 年代開始進行了大量研究，發表了系列研究文章，其研究成果為黃連的安全合理應用提供了重要的依據。

（一）作用特點

1、性能功效特點

黃連性味苦寒，以苦燥濕，以寒除熱，一舉兩得。

(1) 善清中焦腸胃濕熱

藥性苦寒降苦燥，清熱燥濕之力勝，善入中焦、大腸，以清瀉中焦、大腸之濕熱，對於濕熱瀉痢、嘔吐之證，歷代醫家最為最常用，稱之為治濕熱瀉痢之要藥。亦清肝、膽、膀胱等濕熱，用於濕熱引起的黃疸、淋證及濕疹、濕瘡等多種濕熱病證。

(2) 長於清瀉心、胃之實熱

清臟腑實熱作用廣泛，可清瀉多個臟腑的實熱，然尤以清瀉心、胃二經實熱見長，為治心、胃二經實熱證之常用藥。對於心經熱盛所致的多種病證均有較好療效。

(3) 清熱解毒力強

黃連清熱解毒力強，可用於多種熱毒病證，尤其是熱毒上攻的目赤腫痛，故又稱為治目疾之要藥。

2、黃連不同炮製品的作用特點

據研究，炮製可提高小檗鹼在水中的溶出率，生黃連中小檗鹼的溶出率為 58.17%。

酒、薑汁、吳茱萸炮製後，溶出率約為85%，證明炮製對小檗鹼在煎液中的溶出有促進作用。[29]

當代較為常用的有：

(1) **生用**

生用可清熱燥濕、瀉心火，清熱解毒力較強，適用於濕熱、火熱毒邪病證，心火亢盛、胃火熾盛、熱毒病證，或體質強壯及脾胃功能健全者。

(2) **炒用**

能降低其苦寒之性，適用於火熱之邪不盛，或脾胃功能較差者，以防黃連苦寒傷胃。

(3) **薑汁炙**

薑能止嘔，故薑炙黃連的清胃止嘔作用較強，適用於胃火嘔吐。

(4) **酒炙**

酒製升提，能引藥上行，緩和寒性，善清頭目之火，適用於目赤腫痛、口舌生瘡。

(5) **萸黃連**

吳茱萸能抑制黃連苦寒之性，使黃連寒而不滯，以清氣分濕熱，散肝膽之鬱火，適用於濕熱鬱滯肝膽、嘈雜吞酸、胸脘痞滿、泄瀉或下痢者。

(6) **豬膽汁炙或醋製**

醋製能引黃連入肝經，且止痛作用增強，適用於肝膽虛火之心腹痛。膽汁炙可增強黃連清瀉肝膽實火之功，適用於肝膽實熱所致目赤腫痛、嘔吐、脘腹痞滿、泄瀉等病證。

(7) **炒炭**

性味苦澀，可增強黃連的止瀉和止血作用，適用於久泄下痢膿血、心火亢盛、煩躁不寐及迫血妄行所致的吐血、衄血等病證。

(二) 安全合理用藥

1、適應證

張元素《珍珠囊》云：黃連「其有用六：瀉心臟火，一也；去中焦濕熱，二也；諸瘡必用，三也；去風濕，四也；治赤眼暴發，五也；止中部見血，六也。」

黃連是中醫外科的重要常用藥，但因外科中的派別不同其用量也各異。外科三派（正宗派、全生派與心得派）中的正宗派創始人陳實功，以消、托、補三法為治法大綱，他使用消法時，黃連是首選之藥。因為《外科正宗》的腫瘍，以陽癰為多。

全生派則也「以消為貴」、「以托為畏」作為治法總綱，但他所治的腫瘍，則以陰疽或半陰半陽的為主，所以不一定非黃連不可。

至於《瘍科心得集》的心得派，是運用傳統內科治法來處理外科病，所以對黃連的依賴程度也就不及正宗派了。

著名老中醫干祖望對黃連的適應證提出：「有人稱黃連是消炎藥，當然可以。但總不及稱『清熱解毒』藥為妥。『炎』是病，『熱』與『毒』是證，中醫治『證』不治『病』」。「現在年輕的中醫外科醫生，往往把黃連作為抗生素來使用。這已丟失了中醫傳統理論而滑到西醫化的邪路上去，奏響了中醫傳統理論的哀樂。」[30]

2、禁忌證

《本草害利》稱：「虛寒為病大忌。凡病人血少氣虛，脾胃薄弱，血不足以致驚悸不眠，兼煩熱燥渴；及產後不臥，血虛發熱，泄瀉腹痛，小兒痘瘡，陽虛作泄，行漿後泄瀉；老人脾胃虛寒作瀉，虛人天明飧泄，病名腎泄；真陰不足，內熱煩躁諸症，法鹹忌之。犯之使人危殆。久服黃連、苦參，反熱從火化也。蓋炎上作苦，味苦必燥，燥則熱矣。且苦寒沉陰，肅殺伐傷生和之氣也。」

故寒證、陽虛、陰虛及脾胃虛寒者忌用。黃連苦寒較甚，不宜久服，否則易損脾胃。

3、黃連的用法用量

煎服，常用量 2~10 克。

《傷寒論》中對黃連的用量，因證而異：

- 仲景方中應用黃連最大量為 4 兩，見於黃連阿膠湯，旨在用大劑量黃連主治煩躁、失眠。
- 仲景應用黃連的次大量為 3 兩，見於葛根芩連湯、白頭翁湯、白頭翁加甘草阿膠湯、黃連湯、乾薑黃芩黃連參湯五方中。用於治療下利、嘔吐、腹痛之症。
- 仲景應用黃連的一般量為 1 兩，治各種痞證，見於瀉心湯、黃連瀉心湯、半夏瀉心湯、生薑瀉心湯、甘草瀉心湯、附子瀉心湯、小陷胸湯方中。

4、劑型

- 臨床用藥黃連多入湯劑；
- 與某些藥物配伍時，亦可用丸散劑，如黃連與吳茱萸配伍的左金丸，與木香配伍的香連丸等。

（三）不良反應及處理

- 古今醫學文獻均將黃連視為無毒，或副作用很小的良藥。
- 少數患者服用本品後有上腹不適、便秘或腹瀉等消化道症狀。

- 個別患者服用黃連或黃連素可有噁心、嘔吐、皮疹、藥物熱、頭昏、耳鳴、腹痛、腹瀉等不良反應。黃連素過敏性休克易發生於有過敏史的患者。對黃連素過敏者是否對中藥黃連飲片過敏，尚未見報道。但對黃連素過敏的患者在使用黃連時應以注意為好。[31, 32]

(四)配伍用藥

1、關於黃連配伍的研究

據陳馥馨文獻研究，黃連最常配伍的藥物是黃芩、黃柏、甘草、當歸、大黃等。在古代，黃連大多數是以方劑的形式用之，極少用單方。13 部宋以前的方書中，3 萬多方劑中，單方只佔 2.05%，最多不超過 5.26%。常見的配伍藥依次為黃芩、黃柏、甘草、當歸、大黃等。清代皇室應用的福壽丹由黃連、朱砂、甘草組成。[33]

2、黃連的藥對

著名中醫干祖望將黃連的配伍形象地稱為「伴侶」。黃連若和它們同用，則可發揮出遠勝於單味黃連的作用，「藥對」可以在「相輔相成」或「相反相成」中進一步獲得「相得益彰」的效益，在臨床上使其作用發揮得淋漓盡致。[30] 其主要方式有：

(1)相須配對

把藥性功能相類似的藥物配對，以求可以明顯地增強原有療效。這兩種藥的性味、歸經大體相同。如黃連配黃芩。都是苦寒，都能清熱、燥濕、瀉火、解毒。黃連偏瀉心胃之火，黃芩偏清肺胃之熱。因此，本藥以瀉上、中兩焦邪熱見長。如《傷寒論》的葛根芩連湯、李東垣的普濟消毒飲之類。

(2)相使配對

黃連配大黃。黃連清熱瀉火，大黃攻下瀉熱。大黃能提高黃連的清熱瀉火的作用，黃連能加強大黃瀉熱之力。如《傷寒論》的大黃黃連瀉心湯之類。

(3)清補配對

黃連配人參。凡正虛邪實的病，非人參峻補陽氣、急扶中土則不足以扶正。無黃連清熱燥濕、速除疫毒不足以祛邪。且黃連苦降止嘔，又可引人參入中。兩者一清一補，相濟相佑。朱丹溪謂之「下痢胃熱噤口者，用黃連人參煎湯，終日呷之。」方有升陽益胃湯。

(4)相反配對(寒與熱配對)

黃連配肉桂。為交泰丸，有交通心腎作用，用於心腎不交的失眠。用黃連瀉心火，配肉桂溫腎陽，而引火歸元。姜春華老中醫認為：「黃連性寒，有抑制作用；肉桂性熱，有興奮作用。抑制與興奮，功能調節平衡。對照『交通心腎』的論點，是殊途義同的。方中黃連與肉桂的比例，應根據病情作適當增減，但肉桂用量一般應少於黃連。」

黃連配乾薑。《傷寒論》173 條：「傷寒胸中有熱，胃中有邪氣，腹中疼欲嘔吐者，黃連湯主之」。方以黃連清上熱，乾薑溫下寒，辛開苦降以復中焦升降之職，主治上熱下寒證；《傷寒論》154 條治療柴胡湯證誤下後變病的半夏瀉心湯，以辛熱之乾薑溫中散寒，以苦寒之黃芩、黃連泄熱開痞。具有平調寒熱、辛開苦降之用，主治寒熱錯雜。

黃連配烏梅。黃連苦泄，蟲得苦則下，烏梅酸收，蟲得酸則靜，主治蛔厥之證，如烏梅丸。

(5) **潤燥配對**

黃連配知母——一種辛香苦燥藥與一種陰柔滋潤藥的配伍成對。

黃連性燥，雖可除濕，但易傷陰。知母性潤而黏，但易留邪，且有一定的滋陰潤燥作用。兩者相合、相使為用，則能更好地發揮其滋陰潤燥作用，使清熱降火作用增強，潤燥兼施，揚長避短，各走極端而居泰和中庸。

(6) **燥濕與化濕配對**

黃連治療濕濁上蒸，必須佐以藿香、佩蘭，以芳香化濁。

（五）關於「開口藥」用於新生兒的問題

關於新生兒應用黃連的記載：對新生兒的胎火、胎毒，據傳從南北朝時期開始使用「黃連法」。實際上，「黃連法」又有幾種不同的方法，常用的有預先將黃連一錢打碎，用沸水浸泡，或煮沸濃縮，備用；或配以不同比例的甘草同浸、同煎備用，稱為「甘草黃連法」；或分煎甘草、黃連，依次使用；或用含黃連的複方。

具體應用，大部分是用棉裹手指蘸藥汁或用棉做成乳頭狀蘸藥汁，向嬰兒口中抹或擠滴藥汁。此種方法，被稱作「初生拭口法」、「試口法」、「試穢法」、「開口法」，或稱為「初生解毒」。

古代中醫認為，經此處理後，胎火、胎毒得以清除，小兒食欲增強，少生疾病。清代的《醫宗金鑑》稱：「素稟胎熱蘊於中，唯有黃連法最靈，水浸濃汁滴口中，胎糞胎毒自此清」。

至今，中國南方許多地方，如福建、廣東、浙江、江西、廣西、湖南、安徽、四川、台灣等一帶民間仍然流行黃連「開口藥」的傳統習慣。

也有學者反對新生兒使用黃連，但產科臨床證明，即使在消毒良好的條件下，嬰兒經產道感染的可能性仍然存在，故也有人主張新生兒產後短期內給予具有較強抑菌作用的黃連也是可取的。

針對有學者提出的黃連有毒，導致新生兒黃疸的觀點，高曉山等人經過實驗室研究和社會調查，均未發現新生兒服用黃連或含黃連方劑誘發核黃疸或可能導致核黃疸的證據。也沒有發現證據顯示孕婦、乳母服用黃連或小檗鹼對胎兒、新生兒、乳兒有導致核黃疸的情況。[34, 35]

(六) 與西藥合用的禁忌

1、不宜與強心苷同用

中藥在胃腸道中有很強的抑菌作用，腸道菌群的改變使強心苷被細菌代謝的部分減少，血中強心苷濃度升高，易發生中毒。

2、不宜與酶類製劑同用

抑制酶的活性，降低酶類製劑的作用。

三．知母〔Rhizoma Anemarrhenae〕

為百合科植物知母 *Anemarrhena asphodeloides* Bge. 的根莖。

(一) 作用特點

1、性能特點

《神農本草經》曰：「味苦，寒，無毒。治消渴，熱衷，除邪氣，肢體浮腫，下水，補不足，益氣。」

苦，甘，寒。歸肺、胃經。苦寒清熱，甘寒滋潤，既能清熱瀉火，又能滋陰潤燥，有雙重作用。善入肺、胃、腎經以清熱瀉火，既清肺熱，又滋肺陰而除燥熱；能清胃火，存津液；其甘寒之性，又可滋養胃陰，生津止渴；既滋腎陰，又退虛熱，瀉相火。

2、不同炮製品的作用特點

(1) 生知母

清熱瀉火作用強。

(2) 炒用

據研究，清炒、酒炒、鹽炒皆可使其所含芒果苷、新芒果苷含量大幅度降低，而總多糖含量變化不大；然其抗炎作用則各炮製品皆不及生品，炮製雖不降低總多糖含量，但可使其結構發生改變；炒、酒炒後其鎮靜作用增強，因其鎮靜的主要有效成分為一種脂溶性成分，炒可使其藥材疏鬆，酒炒中帶入乙醇，乙醇對脂溶性成分具「增溶」作用。鹽知母的鎮靜作用稍差。用於鎮靜則宜炒用或酒炒。

鹽炒增強入腎滋陰降火作用，腎陰虛火旺用鹽炒之知母。

(二) 安全合理用藥

虛寒證不宜；因其性寒滋潤，脾虛便溏者尤應忌用。

四．天花粉〔Radix Trichosanthis〕

為葫蘆科植物栝樓 *Trichosanthes kirilowii* Maxim. 或雙邊栝樓 *Trichosanthes rosthornii* Harms 的塊根。

天花粉本名栝樓根，唐宋時期多加水搗磨過濾後澄粉入藥，故改名天花粉。目前完全以塊根直接使用，已無天花粉之實，應視為瓜蔞根的現代正名。

(一) 不良反應及處理

- 有報道天花粉煎服，對少數病例可致噁心、腹痛和腹瀉等。[36] 提示脾胃虛寒患者應慎用，過敏體質患者忌用。
- 天花粉蛋白有較強的抗原性，有因接觸天花粉蛋白而引起嚴重過敏的報道。

(二) 天花粉引起過敏反應報道

某院需製一種治療糖尿病的顆粒劑，需要將 62 公斤天花粉粉碎加工成細粉。參加粉碎的共 5 人，其中男 2 人，女 3 人，40 歲以上 1 人，30~40 歲 2 人，20~30 歲 2 人。粉碎機型號 WF-250 型萬能粉碎機，設備為半封閉式。粉碎時間為 2 小時（上午 9~11 時）。防護措施：佩帶一次性口罩、工作帽。到下午上班 2 小時後（下午 16 時左右），5 人出現不同程度的發熱、頭痛、咽喉痛、胸悶、噁心嘔吐，咳嗽咯痰，痰液顏色為白黃色，心率也有不同程度的加快。以上症狀輕者持續 2~3 天，重者 4~6 天，未經治療消失。

症狀的輕重與粉碎時接觸時間的長短及人體耐受力大小、吸入多少有關係。在加工粉碎時要加強防護措施，使用全封閉式粉碎設備，佩帶口罩，要用防塵口罩或加濕，以減少細粉的吸入。在臨床使用天花粉時用量要準確，不得超大劑量亂用及長期應用，以免引起毒副作用的發生。[37]

五．梔子〔Fructus Gardeniae〕

為茜草科植物梔子 *Gardenia jasminoides* Ellis 的成熟果實。

(一) 作用特點

1、性能特點

苦，寒。歸心、肝、胃、肺經。瀉火除煩，涼血，止血，清熱解毒，清利濕熱。《神農本草經》曰：「味苦，寒，無毒。治五內邪氣，胃中熱氣，面赤，酒皰皶鼻，白癩，赤癩，瘡瘍。」

苦寒清降之性較強，能清瀉氣分實熱，通瀉三焦之火，尤以清瀉心、肝、胃經熱邪見長，因其長於清解心經之熱而除煩；清利肝膽濕熱而退黃；清解血分之熱而達到止血之功；並能清熱解毒消腫。

2、不同炮製品的作用特點

(1) 生用

在解熱、保肝、利膽等方面，以生梔子作用為強，故清熱瀉火、利濕退黃宜用生梔子。對梔子生、炒、焦、炭、薑炙品及4種不同溫度、時間下的烘製品進行了護肝作用比較研究，結果表明，梔子生品能明顯對抗四氯化碳所致動物急性肝炎，經不同方法炮製後護肝作用均降低。此外，梔子如用於治療急性黃疸性肝炎應以生品為好。[38]

(2) 炒炭（焦梔子、黑梔子）

傳統認為梔子炒炭其止血效果優於生用，但臨床使用時則應視其出血之病因，若非血熱所致之出血，止血多用焦梔子；若為血熱出血者，則生梔子作用為佳。[39]

(二) 安全合理用藥

梔子的禁忌證:《本草害利》云:梔子「稟苦寒之性，慮傷胃氣而傷血，凡脾胃虛弱，及血虛發熱者忌之。能瀉有餘之火，心肺無邪熱者忌。心腹痛不因火者尤忌。小便不通，由於膀胱虛無氣以化，而非熱結小腸者亦不可用。瘡瘍因氣血虛，不能收斂，則為久冷敗瘡，非溫暖補益之劑則不癒。所謂既潰之後，一毫寒藥不可用是也。」

虛寒證不宜；因其苦寒性較強，易傷脾胃，脾虛便溏者尤應忌用。

(三) 不良反應及處理

梔子含環烯醚萜苷、去羥梔子苷、異梔子苷，具瀉下作用。生梔子水煎服，若脾胃虛寒、或久服，偶有噁心、嘔吐等反應，應用炒梔子或炒焦後反應明顯減輕。

有報道服用含梔子的中成藥致過敏反應，而出現紅斑或紅色丘疹，瘙癢，經予梔子煎汁做斑貼試驗，呈陽性反應（+）。分別診斷為中藥梔子致固定性藥疹和蕁麻疹樣藥疹。[40]

大劑量（125克左右）可導致中毒。[41]

(四) 配伍用藥

1、配淡豆豉

著名溫熱病專家趙紹琴教授，臨證運用梔子豉湯頗多，他認為在溫病邪在衛分而將化熱入裏之時用之，苦宣（梔、豉性味苦寒而性輕宣，謂之苦宣）透散，宜泄鬱熱，使邪達鬱開，從而遏制熱邪向縱深方向發展，謂之為「苦宣折熱」。苦宣折熱與諸多溫病治法相合而用，可治療溫病衛、氣、營、血各階段的多種病證。

尤其是熱鬱胸膈氣分，或氣分高熱已解，餘邪鬱於胸膈，身微熱，心煩懊惱，坐臥不安，胸悶欲吐，苔薄而略黃，寸脈較大之餘熱擾於胸中之證，用梔子豉湯隨證加味。[42]

2、配茵陳蒿、大黃

梔子與茵陳蒿配伍具協同性利膽作用，與大黃配伍則有協同性抗菌、利膽作用，利濕退黃力增強，治濕熱黃疸、熱重於濕。如茵陳蒿湯。

3、配鬱金、薑黃

可使利膽作用穩定持久，並有協同性鎮痛作用。可用於濕熱黃疸、膽結石、膽囊炎等。

4、配金錢草

具協同效應，可增加肝細胞的膽汁分泌，可用於濕熱黃疸、膽結石、膽囊炎等。

5、配薑汁

可減輕梔子的苦味和致嘔作用。

六. 黃芩〔Radix Scutellariae〕

為唇形科植物黃芩 *Scutellaria baicalensis* Georgi 的根。

(一) 作用特點

1、性能特點

苦，寒。歸肺、胃、膽、大腸、膀胱經。清熱燥濕，瀉火解毒，涼血止血。《神農本草經》載：「主諸熱黃疸，腸辟，泄痢，逐水，下血閉，惡瘡，疽蝕，火瘍。」

黃芩苦寒而燥，有較強的清熱燥濕作用，能清泄脾胃、肝膽、大腸及膀胱諸經的濕熱，故用於治療多種濕熱病證。既可清熱燥濕，又善入肺、胃、膽經以清氣分實熱，並長於退壯熱；又長於清半表半裏之熱；此外還有清熱涼血止血、清熱安胎之效。

2、不同藥用部分的作用特點

商品藥材中有枯芩、條芩之分，傳統有枯芩長於瀉肺火、條芩長於瀉大腸火之説，但亦有人認為，條芩的清熱作用，不論上焦、中焦均不弱於枯芩，故二者在作用部位方面，不存在明顯差異。

3、不同炮製品的作用特點

(1) 生用

清熱燥濕力強，用於濕熱病證。

(2) 炒炭

止血力強，用於血熱出血。

(3) 炒用

清熱安胎，用於胎熱所致胎動不安。

(二) 安全合理用藥

濕溫及暑濕病，濕熱鬱阻氣分，身熱不揚、胸脘痞悶、噁心嘔吐、舌苔黃膩等症，黃芩較其他清熱燥濕藥更為多用，且常與化濕、行氣藥及利水滲濕藥配伍，清熱與除濕並施，兩解膠結之濕熱邪氣。

著名中醫金壽山在《論選藥》曰：「欲求選藥精當，必須熟悉藥性。」又曰：「黃芩氣分藥，黃連血分藥。肺主氣，故肺與大腸之熱多用黃芩；心主血，故治心與小腸之熱多用黃連。但芩連多數同用，取其協同作用也。黃連清熱作用最強，涼血、解毒、瀉火、清濕熱、治瘡瘍，適應範圍也較廣泛。溫熱一類疾病，在氣分流連時間較久，黃芩能清氣分之熱，故臨床選用機會多於黃連……」。[43]

能入肺、胃、膽諸經以清熱瀉火，可用治多種臟腑實熱證。因其最善清肺火，尤常用於肺熱壅遏、清肅失司、咳嗽痰黃等證。單用有效。

病案舉例：黃芩治李時珍肺熱咳嗽

李時珍自述：「予年二十時，因感冒咳嗽既久，且犯戒，遂病骨蒸發熱，膚如火燎，每日吐痰碗許，暑月煩渴，寢食幾廢，六脈浮洪。遍服柴胡、麥門冬、荊瀝諸藥，月餘益劇，皆以為必死矣。先君偶思李東垣治肺熱如火燎，煩躁引飲而晝盛者，氣分熱也。宜一味黃芩湯，以瀉肺經氣分之火。遂按方用片芩一兩，水二鐘，煎一鐘，頓服。次日身熱盡退，而痰嗽皆癒。」[44]

(三) 不良反應及處理

黃芩毒性低。極少數報道服用本品後引起過敏反應，症見皮膚潮紅、瘙癢異常，並出現散在性水皰或紅色斑塊樣皮疹，以顏面及四肢暴露處明顯。或伴見陰莖包皮水腫、眼結膜充血水腫、畏寒、發熱、咽充血等。

七．龍膽〔Radix Gentianae〕

為龍膽科植物龍膽 *Gentiana scabra* Bge.、三花龍膽 *G. triflora* pall. 或條葉龍膽 *G. manshurica* Kitag. 的根及根莖。

（一）作用特點

性味苦寒，有清熱燥濕、瀉肝膽火作用，尤其擅長於清肝膽濕熱、實火、下焦濕熱，故為肝膽濕熱、實火之首選藥。現代研究顯示，少量應用龍膽有促進胃液分泌、健胃作用；可保肝、利膽，促進膽汁分泌及膽囊收縮；有利尿、降血壓等作用。

（二）安全合理使用

- 煎服，2~6 克。外用適量。
- 虛寒證、氣虛、血虛、胃虛、脾虛、無濕熱實火者，龍膽應當忌用。較大劑量對胃有刺激作用，不宜多服久服。

（三）不良反應及處理

1、不良反應

龍膽含龍膽苦苷、龍膽寧鹼，其不良反應與辨證和劑量密切相關，需在常規劑量下，用於濕熱或實火之證；若用於無濕熱、實火之人，或劑量過大，則可能有副作用，甚至引起中毒反應。

（1）**常規劑量**

對無濕熱者，可能出現食欲減退、噁心、多尿等。有報道脾胃虛寒者用龍膽 10 克致劇烈嘔吐者。[45]

（2）**大劑量**

消化功能減退，出現頭痛、頭暈、顏面潮紅等副作用。

（3）**超大劑量**

常常是患者私自購買龍膽用於治療上火、牙痛、眩暈等。有報道單用龍膽 30 克、35 克、50 克，或用龍膽和枸杞子各 150 克，煎服，引起胃腸道及神經系統損傷者，其表現為：

消化系統：噁心嘔吐，腹痛，腹瀉，嚴重者可出現腸麻痹；

心血管系統：心率減慢，血壓下降；

神經系統：高熱，神志不清，二便失禁，四肢弛緩性癱瘓，踺反射消失等。[46, 47]

2、中毒機理

大劑量或超大劑量龍膽可抑制胃腸蠕動，使腸處於麻痹狀態，高級神經中樞受到抑制，出現四肢癱瘓。大劑量龍膽中毒實屬罕見。中毒的機理尚不清楚，是否與大量生物鹼阻礙了神經遞質的釋放或降低了相關受體的敏感性，使神經系統的興奮性降低有直接或間接關係，有待進一步研究。

3、處理

催吐、洗胃、服解毒劑。

保護胃黏膜，服氫氧化鋁凝膠。

可用黨參、白朮、炙甘草各 15 克，水煎服。

病案舉例：服龍膽煎液致中毒一例

患者男，18 歲，學生。1992 年 3 月 5 日，因自覺有熱，在藥店購買龍膽 30g，當晚加水煎後一次服下。夜裏 11 時出現腹痛、噁心嘔吐、頭暈。至早上 5 時上述症狀加重，並出現輕度昏迷、頸強而入院。檢查：吐出物黃綠色，輕度昏迷，頸強，面色蒼白，腹部脹滿，體溫 37.2℃，脈搏 95 次 /min，呼吸 23 次 /min，血壓 17/8kPa。筆者曾檢查藥渣確係龍膽，即診斷：龍膽中毒。經採用補液、解毒等綜合療法治療，二日後痊癒。[48]

八．苦參〔Radix Sophorae Flavescentis〕

為豆科植物苦參 *Sophora flavescens* Ait. 的根。

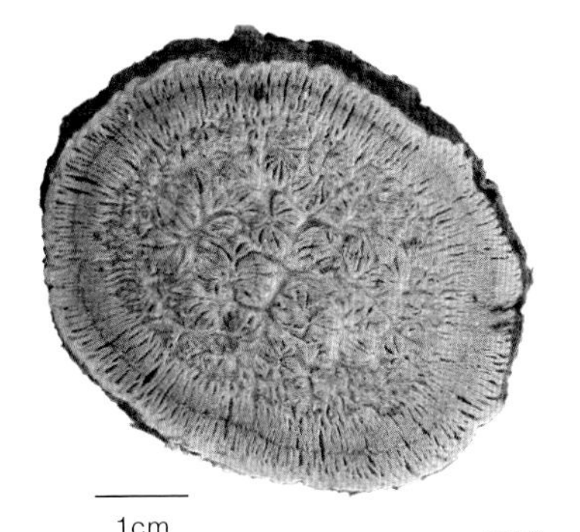

苦參

(一) 作用特點

苦寒，具有清熱燥濕、殺蟲止癢作用，含總生物鹼，有抗病原微生物、抗心肌缺血、抗心律失常、抗過敏、平喘、鎮靜安定和增強心肌收縮力等作用。

(二) 安全合理使用

- 注意用藥劑量，如湯劑以 3~10g 為宜，外用適量。不宜長期大量使用。
- 苦寒傷胃，素體虛弱，尤其是脾胃虛寒陰虛津傷患者應慎用。
- 有眩暈病史和過敏體質的患者應禁用或慎用，以免藥物誘發或加重病情。

(三) 不良反應及處理

臨床表現

(1) 神經系統

苦參鹼對中樞神經系統有先興奮後麻痹作用，劑量過大，可出現頭昏、頭痛、煩躁、肢體麻木、站立不穩等;嚴重者繼而可轉入麻痹、呼吸不規則、發作性昏睡、痙攣、言語不利、張口困難、呼吸麻痹等。[49]

(2) 消化系統

苦參鹼對胃黏膜有較強的刺激作用，口服可出現胃痛、胃燒灼感、噁心、嘔吐、便秘和食欲下降等。[50]

九. 板藍根〔Radix Isatidis〕

為十字花科植物菘藍 *Isatis indigotica* Fort. 的根。

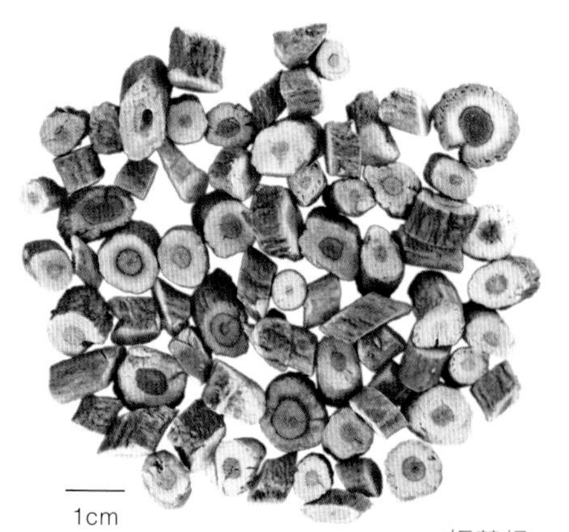

板藍根

(一) 作用特點

1、性能功效特點

板藍根苦寒，有清熱解毒、利咽消腫作用。可用於多種熱毒病證。

2、不同源植物作用特點

《中國藥典》2000年版將十字花科植物菘藍的根定為板藍根正品，而爵床科植物馬藍 *Baphicacanthus cusia*（Nees）Bremek. 的根莖及根，在南方地區亦作為板藍根使用，前者習稱「北板藍根」，後者習稱「南板藍根」。二者性能、功效、應用基本相同。

(二) 安全合理用藥

板藍根為抗病毒的清熱解毒要藥，其毒副作用很小，所含靛玉紅口服對消化道有副作用，極少數人產生口涎過多、腹瀉、噁心等不良反應，停藥或對症處理即可緩解。

〔參考文獻〕

[1] 秦伯未，李岩，張田仁，魏執真。現代著名老中醫名著重刊叢書（第一輯）：中醫臨證備要。北京：人民衛生出版社，2005，5

[2] 中醫研究院主編。現代著名老中醫名著重刊叢書（第一輯）：蒲輔周醫案。北京：人民衛生出版社，2005，23~24

[3] 上海中醫藥大學中醫文獻研究所編。內科名家姜春華學術經驗集。上海：上海中醫藥出版社，2003，124~126

[4] 金壽山。現代著名老中醫名著重刊叢書（第二輯）：金壽山醫論選集。北京：人民衛生出版社，2005，74~75

[5] 明·張景岳，原著。余瀛鰲、林箐等，編選。歷代中醫名著精華叢書·景岳全書精華本卷50·新方八略。北京：科學出版社，1998年第一版.

[6] 上海中醫藥大學中醫文獻研究所編。內科名家姜春華學術經驗集。上海：上海中醫藥出版社，2003，130~131

[7] 上海中醫藥大學中醫文獻研究所編。內科名家姜春華學術經驗集。上海：上海中醫藥出版社，2003，129

[8] 龔士澄著。臨證用藥經驗。北京：人民衛生出版社，1998，6

[9] 張菊人。現代著名老中醫名著重刊叢書（第二輯）：菊人醫案。北京：人民衛生出版社，2005

[10] 程國彭。醫學心悟·首卷。北京：人民衛生出版社，1962，27

[11] 華碧春等。清熱藥及其製劑的不良反應和對策。福建中醫學院學報，2002，12(3)：32~33

[12] 關培生校勘和增訂，蕭步丹原著。嶺南採藥錄。香港：萬里出版社，2003，前言頁

[13] 張錫純原著。王吉匀等整理。醫學衷中參西錄·中藥解讀。河北：河北科學技術出版社，2007

[14] 周忠華，黃性貴。鴉膽子仁外敷致過敏性休克1例。中國皮膚性病學雜誌，1998，12(5)：320~320

[15] 沈映君主編。中藥藥理學。北京：人民衛生出版社，2000，259~264

[16] 林雪。服過量山豆根煎劑致嚴重不良反應1例。中國中藥雜誌，2002，27(7)：559

[17] 徐振華，許連珍，王曉梅。服山豆根後飲酒出現房顫1例。中國中藥雜誌，1996，21(12)：753

[18] 張丕遜，曾嶸，黨雁華等。山豆根過量引起神經毒性反應1例報告。中華神經科雜誌，1999，32(1)：62

[19] 馬繼興主編。神農本草經輯注。北京：人民衛生出版社，1995年第一版，358

[20] 林曉蘭，賈毅婕，劉克敬等。我院預防「非典」用中藥不良反應的分析。全國中藥研究暨中藥房管理學術研討會論文彙編，2004，66~67

[21] 藍遠明，劉仕英。七葉一枝花致新生兒中毒1例報告。廣西中醫藥，1989，12(3)：9

[22] 王小仙。鼻腔吸入重樓粉末引起過敏反應1例。中國中藥雜誌，1998，23(5)：311

[23] 張莉，段麗萍，楊衛紅，呂愈敏，林三仁等。含青黛成分中藥導致便血的臨床特點及可能致病機制。胃腸病學和肝病學雜誌，2004，13(2)：161~164

[24] 周柳娟。青黛致接觸性皮炎2例報告。廣西中醫藥，1989，12(4)：37

[25] 李寧。射干致瀉與用量淺談。中國中藥雜誌，1991，16(4)：249

[26] 梁愛華，葉祖光。千里光屬植物的毒性研究進展。中國中藥雜誌，2006，31(2)：93~96

[27] 香港中醫藥管理委員會。提防混淆藥材山慈菇、光慈菇及馬兜鈴科細辛屬藥材金耳環及土金耳環。香港中醫藥管理委員會網站，2004.8.25，http://www.cmchk.org.hk/news/substitution060912_c.pdf

[28] 紹奇談醫：石膏淺識。立和中醫網站，http://www.lhtcm.com/dispbbs.asp?boardID=15&ID=794&page=6

[29] 葉定江。中藥炮製學。上海：上海科學技術出版社，1998，139

[30] 干祖望編著。干祖望醫書三種。山東：山東科學技術出版社，2002，第一版，199~201

[31] 詹瑞林。服黃連引起過敏反應1例。中國中藥雜誌，1994，(1)：47

[32] 王喜才。黃連素引起固定性藥疹一例。中華皮膚科雜誌，1989，(6)：379

[33] 陳馥馨，高曉山。含黃連方劑及黃連配伍藥的文獻統計。中成藥，1997，19(8)：40

[34] 高曉山。黃連致溶血性黃疸毒性的提出和爭議。中國中醫藥資訊雜誌，1996，3(6)：3；3(7)：6

[35] 高曉山，陳馥馨，楊守業等。黃連致溶血性黃疸毒性及其防治研究綜合報告。中國中藥雜誌，2002，27(1)：70~74

[36] 王文波。煎服天花粉致腹瀉1例報道。時珍國醫國藥，2000，11(4)：353

[37] 李偉，李書香，朱敬山。天花粉引起過敏反應5例。河北醫藥，2004，26(1)：79

[38] 張學蘭，孫秀梅，劉玉榮。梔子不同炮製品護肝作用比較研究。中成藥，1996，18(2)：9

[39] 龐富強。梔子炮製研究進展。時珍國藥研究，1998，9(1)：69

[40] 解黎波，趙丹秋。中藥梔子內服過敏2例。中國皮膚性病學雜誌，1995，9(1)：57

[41] 黃錦華。誤服大劑量梔子煎液致中毒1例。中國中藥雜誌，1996，21(4)：251

[42] 艾軍。趙紹琴教授運用梔子豉湯的經驗。廣西中醫藥，1995，18(3)：22

[43] 金壽山。現代著名老中醫名著重刊叢書（第二輯）：金壽山醫論選集。北京：人民衛生出版社，2005，176

[44] 明・李時珍。本草綱目（金陵版排印本）。北京：人民衛生出版社，1999，701

[45] 姬長魁。龍膽草導致劇烈嘔吐1例報告。江西中醫藥，1995，（增刊）：128

[46] 梁德宏，郭明栓，翟魯輝等。濫用中草藥龍膽草致周圍神經病3例。藥物流行病學雜誌，1994，3(3)：170

[47] 趙志祥，李延龍，閆淑華。龍膽草中毒致神經系統損害1例。中國中西醫結合雜誌，1997，17(9)：539

[48] 李智才，毛雲貞。服龍膽草煎液致中毒1例。中國中藥雜誌，1994，19(1)：50

[49] 王忠山。過量服用苦參煎劑致急性中毒1例。中國中藥雜誌，1993，(4)：247

[50] 王世民，葉長春。大劑量苦參致痙攣1例報告。河南中醫，1995，15(4)：225

第三章
瀉下藥

第一節 裏實積滯證與瀉下藥概述

凡能引起腹瀉或潤滑大腸、促進排便，用以治療裏實積滯證的藥物，稱為瀉下藥。主要由瀉下藥組成的方劑，稱為瀉下劑。下法是中醫重要的治療法則之一，始於《黃帝內經》、成熟於《傷寒論》，發展於金元明清，尤其是金元時期的張從政擅於應用下法和瀉下藥。近現代在臨床上的應用範圍日益擴大，並對其機理進行了深入的研究。

瀉下方藥是常用的藥物之一，除了治療積滯便秘以外，在急腹症、急性感染性疾病、上消化道出血、急性腎衰、尿毒症、急性呼吸窘迫綜合症、感染中毒性急症，以及肥胖症、精神疾患等治療中，合理地使用瀉下藥可取得良好的的治療效果。

一. 裏實積滯證概述

裏實積滯證是指胃腸積滯、實熱或寒實內結及水飲停滯等裏實證。

裏實積滯證主要包括外邪入裏化熱，結於胃腸，出現壯熱、煩渴、腹痛、便秘等腑實證候；或有形的多量水液停留於體內引起的水腫停飲、胸腹腔積水；以及由熱毒、瘀血、蟲積或其他有毒物質導致的瘡癰腫毒及瘀血證、蟲積證、各種毒物中毒等。

按中醫理論和辨證，某些因梗阻、感染、血運障礙病理過程所致的急腹症、腹部手術後的腸脹氣和急性感染性疾病等，也可按裏實積滯證辨證施治。

(一) 病因

裏實積滯證的病因是無形之邪與有形之邪相合為病。無形之邪有火熱、熱毒、濕熱之邪，或者寒邪；有形之邪有宿食、燥屎、水飲、結石、蟲積、瘀血、毒物等，無形之邪與有形之邪相合，可引起胃腸氣滯，又相互影響，而形成熱結、寒結、燥結和水結等。

（二）病位

病位主要在腑，以胃腸為主，也可在膀胱、膽。

（三）病性

病性為實證，有寒證和熱證，體質虛弱或疾病後期則虛實夾雜。

（四）主證

1、主證

大便秘結、腹痛腹脹，或水腫、胸腹腔積水。

2、主證鑑別

應結合大便的情況和兼證進行寒熱虛實的鑑別。

（1）熱秘

腹滿拒按，並見身熱不惡寒或身微熱，口臭，口苦，小便短赤、舌紅苔黃膩或燥裂，或大便乾結，脈滑數或弦。

（2）氣秘

其特點是糞便不燥結，但排出困難，大便數日一行或澀滯不爽，腹脹滿悶，矢氣則快，或呃氣頻頻，脇肋時脹，或氣逆喘咳。

（3）冷秘

大便秘結不解，畏寒喜暖，面色蒼白，唇淡，舌淡苔白，脈象沉遲，腹冷腹痛。

（4）虛秘

大便難解，排便無力，但身無他疾，腹亦無滿痛，多見於手術後、產後和體虛之人。

（五）兼證

1、兼食積

腹脹腹痛，噯腐吞酸，不思飲食等。

2、兼淤血

痛處不移，拒按，舌質暗，或有瘀斑、脈澀或結代。

3、兼痰飲、水濕

咳嗽咳痰，喘不得臥，水腫等。

4、兼蟲積

繞臍腹痛。

(六) 特點

- 六腑以通為用，不通則痛，裏實積滯證常有腹痛。
- 邪之積滯於內，常兼有氣滯。
- 熱結容易傷陰，出現舌苔焦黃或黑而乾燥，甚至裂紋舌、芒刺舌。
- 水飲積滯可傷陽氣。

(七) 熱結證和寒結證的區別

根據病邪的不同，可有不同的兼證，熱結兼有壯熱、汗出、煩渴、脈洪數；寒結兼有畏冷、口不渴、脈沉遲等。

二．裏實積滯證的治療原則和方法

《黃帝內經》確立了裏實積滯證的治療原則。《素問．至真要大論》云：「實則瀉之」；「因其重而減之」，「其下者，引而竭之，中滿者，瀉之於內」，「其實者，散而瀉之」。《素問．熱論》云：「其滿三日者，可泄而已」。

根據病邪和病情的不同，常用寒下、溫下、潤下、峻下逐水等方法。

三．瀉下藥的分類

根據瀉下藥的作用強弱及主治病證的不同，一般將其分為以下三類。

(一) 攻下導滯藥

性味多為苦寒，苦能降泄，寒能清熱瀉火，其性沉降，主歸胃、大腸經。有較強的瀉下通便作用，又能清熱瀉火。主要用於大便秘結、燥屎堅結及實熱積滯之證；熱病高熱神昏、譫語發狂；火熱上炎所致的頭痛、目赤、咽喉腫痛、牙齦腫痛，火熱熾盛所致的吐血、衄血、咯血等上部出血證。常用藥物有大黃、芒硝、番瀉葉、蘆薈等。

(二) 潤下通便藥

多為植物種子和種仁，富含油脂，味甘質潤，多歸脾、大腸經，能潤滑大腸，使大便軟化易於排出。通便作用較為緩和，且不具毒性。主要用於年老津枯、產後血虛、熱病傷津及失血等所致的腸燥便秘。常用藥有火麻仁、郁李仁等。

(三) 峻下逐水藥

大多為苦寒或辛熱有毒，作用峻猛，瀉下通便力強，能引起劇烈水瀉。主要用於水腫、臌脹、胸脇停飲等正氣未衰之證。常用藥如甘遂、京大戟、商陸、牽牛子等。

四．瀉下藥的作用機理

（一）瀉下通便

瀉下藥多為沉降之品，主歸大腸經。可通過不同的方式使腸蠕動增加，產生不同程度的瀉下作用，如攻下導滯藥和峻下逐水藥主要刺激大腸黏膜或黏膜下神經叢，使結腸蠕動顯著增加而產生刺激性瀉下作用；芒硝主要在腸道內不被吸收，使腸腔形成高滲狀態，從而保留大量水分，擴大腸容積，機械刺激腸壁使腸蠕動增加而產生容積性瀉下作用；緩下通便藥多富含油脂，使腸道潤滑，糞便軟化，加之脂肪油在鹼性腸液中分解產生脂肪酸，對腸壁產生溫和的刺激作用，使腸蠕動增加而產生潤滑性瀉下作用。

（二）瀉下攻邪

通過瀉下通便，使大便通暢，次數增多，質地變稀，從而使積滯水飲、濕熱積滯等或其他有害物質（毒、瘀、蟲）得以排除，脾胃運化功能恢復正常。如《素問·靈蘭秘典論》所云：「大腸者，傳導之官，變化出焉。」

攻下導滯藥亦用於痢疾初起、下痢後重，或飲食積滯、瀉而不暢之證。即根據反治法中的「通因通用」法，目的是為了清除腸道濕熱積滯。也用於腸道寄生蟲病和瘀血內停、中毒等。

苦寒的攻下導滯藥有清熱瀉火作用，同時通過瀉下，使實熱壅滯之邪通過瀉下而清解，導熱下行，故也用於火熱上炎的咽喉腫痛、目赤腫痛等，中醫所謂的「上病下治」、「釜底抽薪」。溫病醫家應用瀉下藥，達到瀉熱存陰的目的。

通過瀉下和利尿，使水濕停飲隨從大小便排除，達到祛除停飲、消退水腫。

（三）通腑止痛

根據「六腑以通為用」、「不通則痛」、「通則不痛」的理論，攻下導滯藥通過瀉下通便，可達到「通腑止痛」的目的。膽石症、膽道蛔蟲症、膽囊炎、急性胰腺炎、腸梗阻等急腹症，應用通腑法治療每獲療效。據研究，大多數攻下藥和峻下藥具有利尿、利膽、抗菌、抗炎、抗腫瘤及增強機體免疫功能等作用。

總之，攻下藥不僅通大便、治療大便秘結，還能從通下作用達到驅邪（熱毒、火熱、濕熱之邪以及瘀血、蟲積、食積等），即除了對腸道局部的作用外，還有對全身的作用，如促進新陳代謝、排泄毒素、調節體溫；改善血液循環、減低毛細血管的通透性，以及調整體液循環、止痛等，從而擴大了攻下藥的適用範圍。

第二節 瀉下藥的安全合理用藥

一．裏實積滯證不同情況的安全合理用藥

(一) 根據病情安全合理使用瀉下藥

使用瀉下藥當以適時為要，既不宜早，亦不宜晚，還須根據病情輕重緩急並辨清寒熱虛實，合理用藥。

1、裏熱未結實，不可用瀉下藥

裏熱未經結實而攻下，便會傷陰損液，臨證時當辨明有無裏熱結實，才可考慮是否施予攻下。

2、表裏同病

若表證未解，裏實已成，切不可單純用瀉下藥，以防引邪入裏，表邪內陷。可據表裏的輕重緩急，或先解表後攻下；或解表攻下同用，如涼膈散即為表裏雙解劑。

3、應當急下的情況

邪已入裏，裏實較急重，病情較急者，宜峻攻急下，如《傷寒論》中稱為「急下之」；溫病學家則認為裏實熱證宜「急下存陰」。概括起來，治急性熱病的燥屎用瀉下藥，辨證的要點是:腹中形成燥屎是急性熱病的主要證候之一，在急性熱病的病程中，燥屎已成，熱盛傷津之候有：

潮熱，手足戢然汗出，腹滿而喘，譫語，心中煩熱，目不了了或目不閉合。

甚則獨語如見鬼狀，循衣摸床，直視，腹滿痛而心下硬，尿數或不利，大便堅硬；或熱結旁流。

舌苔黃乾或老黃，甚則苔焦起刺或黑焦燥裂，脈滑數、滑疾或沉而有力實大者。

當用瀉下藥而不用，失治則易導致津液枯竭；同時，著名老中醫蒲輔周告誡使用瀉下藥要做到「下而勿損」，他認為「所謂『急下存陰』、『下不嫌早』，都是有的放矢，攻逐邪熱，有故無殞，驅邪護衛的手段。謹慎待之，方能做到『下而勿損』。」[1]

4、當下不可下的情況

病邪已入裏，需要用瀉下藥，但由於患者氣血陰陽虛極，已不耐攻伐，故不可以妄用瀉下藥。辨證要點有：

津液內竭，咽燥鼻乾，頭眩心悸。

氣脫亡陽大汗淋漓、倦臥、脈微欲絕或浮大，按之無力或沉遲。

胃陽、胃氣虛極，食不下、食則下利清穀，呃逆不止；即使能食，但胃中無燥屎。

肺氣虛衰，喘促胸滿等。

5、當下不可下，又不得不下

正確處理邪正關係，虛實夾雜的患者，在使用瀉下藥時，要注意處處固護正氣，做到驅邪而不傷正，可採取先補後攻或攻補兼施方法治之。

(1) **氣虛**

配補氣藥，如人參、白朮、黨參、黃芪等。

(2) **血虛**

配既能養血又能通便的藥物，如肉蓯蓉、當歸、鎖陽、桑椹等。

(3) **陰液不足**

配既能養陰生津又能通便的藥物，如生地、玄參、麥冬、天冬、梨汁等，俗稱「增水行舟」；或選用潤下通便藥，即富含油脂類潤腸藥，如火麻仁、郁李仁、柏子仁、松子仁、杏仁、桃仁、火麻仁、胡麻仁、核桃仁、芝麻、蜂蜜等。

(4) **陽虛**

冷秘多見於老人，伴有輕微腹痛、得溫痛減、脈象沉遲。選用溫陽通便藥，如肉蓯蓉、鎖陽等。

6、應當緩下的情況

病情較緩者，或習慣性、老年性便秘等，宜輕下、緩下。

7、辨清虛實真假

積熱在中，脈反細澀，神昏體倦，甚至憎寒戰栗，但又表現為便秘尿赤、唇乾口燥。此為真實假虛證，應用瀉下藥，不宜用補虛藥。

秦伯未老中醫對熱性便秘的辨證施治和注意事項有精闢的總結：「在傷寒、溫病等過程中出現者，多為熱證，由於內熱腸燥，大便不能潤下。同時因大便秘結而邪熱不得下達，在下則腹滿脹痛，在上則煩躁不安，甚至神昏譫語。伴見壯熱、自汗、口渴，脈象滑數。舌苔黃膩或乾燥少液。治法採取急下，用大、小承氣湯。凡熱盛便秘最易傷陰，引起咽喉腫痛等證，故亦稱急下存陰。但在津液素虛或已經傷陰之後，不宜單用下法，可選用脾約麻仁丸和增液承氣湯，有時只用增液承氣湯，吳鞠通所謂『以補藥之體，作瀉藥之用』。」

「《溫病條辨》指出：『應下失下，正氣不能運藥，不運藥者死，新加黃龍湯主之；喘促不寧，痰涎壅滯，右寸實大，肺氣不降者，宣白承氣湯主之；右尺牢堅，小便赤痛，時煩渴甚，導赤承氣湯主之。』」

「説明治療熱性便秘，應與具體病情結合，才能收到更好效果。」[2]

（二）根據不同兼證的安全合理用藥

便秘應用瀉下藥，須辨清病因，不同病因有不同的兼證，誠如蒲輔周老中醫所云:「毒火宜急下、風火宜疏下、燥火宜潤下、食積宜消下、瘀血宜通下、水火互結宜導下。」選擇不同藥性和作用特點的瀉下藥，並進行相應的配伍。[3]

1、兼氣滯

無論何種病因引起的便秘，常易阻滯腸胃氣機，同時可加重便秘，即所謂「氣內滯而物不行」，使用瀉下藥，尤其是性味苦寒的攻下藥和甘潤的潤下藥更容易壅塞氣機，故常需配伍行氣導滯藥，如枳實、厚朴、木香、檳榔等，以消除氣滯脹滿，增強瀉下通便作用。

2、兼裏熱熾盛

選大黃、芒硝、番瀉葉、蘆薈、牽牛子等苦寒藥清熱瀉火，攻下導滯，達到釜底抽薪作用；但裏實熱證，火熱彌漫，應配黃連、黃芩、敗醬草、金銀花、梔子、連翹等清熱瀉火解毒藥。

3、兼食積

食積腹痛，瀉而不暢者，配消食導滯藥，如萊菔子、青皮、枳實、檳榔、神麴等。

4、兼瘀血

腸胃實熱積滯，易於影響氣血通暢，瘀積互結，宜選既能攻下又能活血的大黃，並配活血祛瘀藥，如牡丹皮、桃仁、紅花、當歸等。

5、兼痰飲、水濕

配化痰藥選峻下逐水藥，配利水滲濕藥。

6、兼蟲積

選牽牛子，配驅蟲藥，如使君子、檳榔、南瓜子等。

7、兼虛寒

寒邪與積滯互結，實積宜攻下，寒邪宜溫化，選巴豆霜，配溫陽散寒藥，如乾薑、硫黃、半夏、附子、細辛、肉蓯蓉、鎖陽等。

（三）根據藥力安全合理選用瀉下藥

依其藥力強弱程度的不同，潤下藥藥力較緩較弱，攻下藥較重較強，峻下逐水藥最重最強。

二．不同年齡與體質者患裏實積滯證的安全合理用藥

(一) 青壯年

可用攻下力量較強的瀉下藥，用量可稍大。

(二) 兒童和老年人

當慎用，選用潤下藥，緩下，用量較小。尤其要注意防止傷陰脱水。對老年性便秘，當潤腸通便，不可妄用攻下。

(三) 孕婦和產婦、月經期

峻下逐水藥，如甘遂、京大戟、商陸、牽牛子等苦寒有毒，芫花、巴豆等味辛性溫熱有毒，可損害胎元;且瀉下藥力較劇烈，瀉下的同時，會引起盆腔充血，子宮收縮，故婦女胎前產後、月經期當忌用；攻下導滯藥大黃、芒硝、番瀉葉、蘆薈和潤下藥郁李仁也當慎用。

(四) 體虛患者

脾胃虛弱、年老體弱、病後傷津及亡血者，雖有大便秘結，亦不可隨意攻下；必要時酌情採用先攻後補，或攻補兼施、虛實兼顧之法。

病案舉例：著名老中醫蒲輔周醫案一則

「我曾見一熱病患者，誤表傷陰，癒後，十餘日大便不下，苔脈如常，我未用藥，又過幾日，患者延請他醫，開了泡大黃，一煎服後，腹脹如鼓，小便亦不通。復請我，我用了紅糖、生薑，恢復其脾胃升降功能，小便通解，得矢氣，腹脹消，大便仍不下，直到二十五日，患者方又微覺腹脹，又過二日，排氣，二十八日才見大便，後自癒。」

「在雜證中，便秘有老年血燥不行者、素體陰液涸者、新產血枯不行者，有病後亡津液者，久不大便、腹無所苦、別無他症者，不可誤下。我曾診一脾弱轉輸不利引起習慣便秘者，以甘麥大棗湯調治而癒。」[3]

三．瀉下藥的用法和用量

使用作用峻猛而有毒性瀉下藥時，一定要嚴格炮製法度，控制用量，避免中毒反應發生，確保用藥安全。

(一) 炮製

大黃酒炙、醋炙、炒炭均能減緩瀉下之力；甘遂、大戟、芫花、均用醋製以減毒；巴豆則宜去油取霜以減量去毒（有毒成分主要在巴豆油中）。

(二) 煎煮法

大黃宜後下，番瀉葉開水泡服，瀉下作用較強；如要緩下則久煎。因其瀉下成分結合型蒽醌加熱後易被破壞。

(三) 劑型

瀉下藥的劑型，主要用湯劑以外，也可用作散劑、丸劑等。甘遂、巴豆宜入丸散。潤燥藥火麻仁宜製成丸劑。

根據病情的輕重緩急製成不同劑型服用，如重證、急證，必須急下者，以湯劑作用快；病情較緩，只需緩下者，可製成丸劑服用。

(四) 用量

因人制宜、因病制宜：根據病人體質和病情的輕重緩急用藥，如重證、急證、必須急下者，用量較大；病情較緩，只需緩下者，用量較小。

(五) 服藥指導

一般宜於午後、日晡或入夜服用。

緩下劑一般在睡前服用，以便於翌日清晨排便；峻下逐水藥宜在清晨空腹服用。

用於腹部手術前清潔胃腸，宜前一天晚上臨睡前服藥，使藥物充分發揮藥效，排空腸道。

急性腹痛為主的急腹症

(1) 重劑頓服或連服

如急性單純性腸梗阻等需要在短時間（6~12 小時）暢通，宜採取大劑量攻下，一次未成，若無禁忌，4 小時後再服一次。

(2) 重劑定期分服

如毒熱型闌尾炎或實熱型腹膜炎。

(3) 一般劑量常規服

病情由重轉輕或病後，防止復發。

四. 合理停藥

瀉下藥易傷正氣，當得效即止，但得效要根據具體病情判斷，一般以通便二、三次為度。張仲景《傷寒論》中所云「以利為度」。

五. 藥後調攝

(一) 觀察大便

對服用瀉下藥的患者，藥後需密切觀察大便的情況，對於掌握病情變化，了解藥效，以及指導安全合理用藥尤為重要。

1、觀察內容

大便的形狀、顏色、數量、氣味，以及有無蟲體或其他排泄物，第一次排便時間、排便次數等，應有詳細的記錄。

2、目的

根據大便情況調整服藥：

- 一般潤下通便藥藥力溫和，通便後還可服藥 1~2 日。
- 服用攻下通便藥或峻下逐水藥後如果大便不下，或僅有數枚燥屎，應間隔 4 小時後再服藥；若燥矢後帶有稀便，表明已達療效要求，應停止給藥，以免損傷脾胃。

(二) 觀察小便

服用峻下逐水藥，應觀察小便的情況，並作詳細記錄。

1、觀察內容

小便的顏色、氣味、數量有無渾濁物、pH 值等。對單純水腫患者，還應在服藥前後測量和對比患者的體重。

2、目的

了解藥物的療效便於及時調整用量用法。

(三) 觀察生命體徵

1、觀察內容

服藥後應注意觀察患者的脈象、呼吸、血壓及神色的變化；以及有無噁心嘔吐、腹痛、出汗、心悸氣短等情況。尤其是應用峻下逐水藥的患者，更要密切觀察。

2、目的

及時了解患者服藥後有無毒副作用發生，是否瀉下過度導致亡陰亡陽等，特別要注意虛實夾雜的患者，以保證用藥的安全。

（四）飲食宜忌

- 瀉後要及時補充液體。但水腫、胸腹腔積水在服用峻下逐水藥時要注意限制液體的攝入。
- 宜食用清淡易消化食物，禁辛辣、油膩、酒、煙、咖啡等，以及不易消化的食物等。
- 藥後飲食寒溫適中，饑飽適當，由少到多，少吃多餐。尤其要注意的是當有形之邪祛除後，胃腸氣機通順，食欲大增，如不慎飲食易再次產生積滯。

（五）調理脾胃

瀉後不等於疾病已痊癒，因為瀉後要考慮脾胃是否恢復，如果脾胃沒有恢復，一定要繼續給予調理。

（六）勞逸結合

藥後告誡患者注意休息，誡房事，保持良好心境。

（七）藥後可能出現的問題及處置

1、噁心、腹痛

攻下藥，如大黃、番瀉葉、芒硝性味均為苦寒，尤其是峻下逐水藥，如甘遂、京大戟、商陸、牽牛子等，但芫花、巴豆味辛性溫熱有毒，藥力較劇烈。上述藥物均能使腸管產生痙攣性收縮，藥後可能出現噁心嘔吐、腹痛甚至腸絞痛等反應。

- 應在服藥前向患者解釋，以消除患者的疑慮和緊張情緒，提高患者的服藥依從性，取得患者的密切配合，對提高療效有重要意義。同時注意讓患者臥床歇息。
- 為了減輕上述反應，以複方配伍常能奏效，如配伍溫和健脾養胃藥，如甘草、大棗、茯苓、半夏、蜂蜜等；或配伍理氣藥以和胃解痙止痛，如陳皮、木香、砂仁、枳殼等。

2、瀉下不止

若服用峻下逐水藥如巴豆瀉下不止時，在停藥同時可服冷粥或飲冷開水止之。

3、傷陰耗氣

亡陽：若服藥後出現劇烈腹痛、泄瀉不止；或雖腹瀉次數和數量不多，但劇烈嘔吐，同時出現大汗淋漓、心悸氣短等副作用，乃傷陰耗氣、亡陽徵象，應及時搶救，同時可飲用糯米粥或小米粥紅棗湯等以養胃止瀉。

4、藥物依賴性便秘

是一種病程長久、服藥或效或不效、停藥後反覆、長期依賴藥物排便的功能性疾患。這類便秘，可因長期不合理服用大黃、番瀉葉、蘆薈等蒽醌類藥物，以及西藥通便藥引起，使腸壁神經感受細胞的應激性降低，腸壁神經末梢細胞甚至發生崩解、變性等改變，即使腸內有足夠糞便，也不能產生正常蠕動及排便反射，因而導致頑固性便秘，使便秘的治療更加困難。多為虛秘或虛實夾型便秘．主要可分為脾虛濕熱、陰虛燥熱、腎陽虧、氣虛氣滯等證型，應更換藥物，並根據患者的不同情況辨證施治。

第三節 常用烈性或具毒性瀉下藥的安全合理用藥

一．大黃〔Radix et Rhizoma Rhei〕

為蓼科植物掌葉大黃 *Rheum palmatum* L.、唐古特大黃 *R. tanguticum* Maxim. ex Balf. 或藥用大黃 *R. officinale* Baill. 的根及根莖。

大黃是一味歷史悠久、應用廣泛、療效可靠的藥物。首載於《神農本草經》曰：「味苦，寒，無毒。主下瘀血，血閉，寒熱，破癥瘕積聚，留飲，宿食，蕩滌腸胃，推陳致新，通利水穀，調中化食，安和五臟。」

《本草綱目》更進一步論述大黃的適應證為「下痢赤白，裏急腹痛，小便淋瀝，實熱燥結，潮熱譫語，黃疸，諸火瘡」。

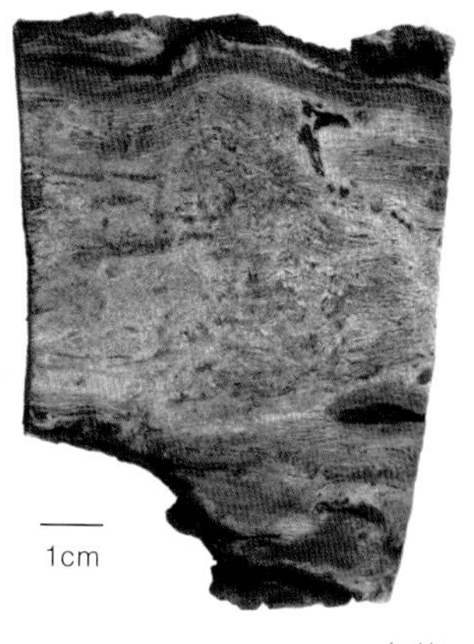

大黃

大黃盛產於中國，全世界共有 60 餘種大黃，中國約有 40 餘種。

據焦東海統計，《傷寒論》和《金匱要略》中有 89 首方劑應用了大黃，佔全書方劑用藥的 ¼ 左右。[4]

據中國科學院院士、著名中西醫結合專家陳可冀教授研究，清宮醫案中，「大黃在皇宮用藥中列第 8~10 位，僅次於蜂蜜、燈心草、麥冬、神麯、山楂、麥芽、薄荷等用藥，大黃在宮中耗用量之大，實在超過我們一般人之想像。可見大黃在醫療上之重要，為歷代醫家所推崇，是一味『出將入相』的良藥，有着廣泛的治療作用」。

歷代著名醫家對大黃進行了深入的研究，積累了豐富的臨床經驗，創立的許多以大黃為主藥的著名方劑，至今仍廣泛應用於臨床各科。

清代的中藥著作《本草正》簡要地概括了大黃合理和安全應用的要點，曰：「大黃，欲速者生用，泡湯便服；欲緩者熟用，和藥煎服。氣虛同以人參，名黃龍湯；血虛同以當歸，名玉燭散。佐以甘草、桔梗可緩其行；佐以芒硝、厚朴益助其銳。用之多寡，酌人實虛，……」

(一)作用特點

1、性能功效特點

(1) 攻下導滯

大黃苦寒，有較強的瀉下通便、蕩滌胃腸積滯作用，其瀉下作用一往無前，有如「將軍」，為治療積滯便秘之要藥；又因性味苦寒，具清熱瀉火之功，故尤適宜於熱結便秘，是治療熱結便秘的要藥。如《本草害利》所云：「瀉有形積滯，水食痰結者宜之。有撥亂反正之功，得峻快將軍之名。」

大黃的蕩滌腸胃的有效成分為結合型蒽苷，其中以番瀉苷 A (Sennoside A) 的瀉下活性最強，在腸內細菌的作用下，還原為蒽酮，刺激腸壁增加蠕動，促進腸液分泌，增加腸內水分，使腸內糞便及細菌毒素易於排出。口服大黃一般在 6~8 小時左右排出軟泥樣大便。

古代醫家稱「大黃瀉下而不傷正」，現代研究認為大黃的瀉下作用部位在大腸，而人體營養成分的吸收在小腸。

大黃的瀉下作用還因人而異，有些人服用大黃效果好，某些人則相反，現代研究認為，這種差別可能與人體內所含的細菌群不同有關。

(2) 瀉火涼血止血

- 大黃苦寒入血分，有瀉火涼血止血作用，療效可靠。早在漢代張仲景即提出「血自下，下者癒」，為大黃止血創立了理論基礎。大黃止血的主要成分為 d－兒茶素和沒食子酸，能縮短凝血時間，降低毛細血管的通透性，改變血管脆性，促進血液凝固而止血。對實熱出血證具有較好療效。
- 因大黃又具有活血化瘀作用，唐容川稱大黃有「止血而不留瘀」的特點，現代研究顯示大黃可提高血漿滲透壓，使組織內的水分向血管內轉移，可補充大失血所丟失的血容量，降低血液黏度，有利於改善微循環，可糾正大失血時所引起的體液平衡失調和細胞內代謝障礙，被稱之為「稀釋止血」。對出血兼有瘀血病證最為適宜。[5]
- 大黃苦降，能降胃氣止血。《傷寒論》用大黃為主藥的複方治療急性上消化道出血之吐血、黑便，如瀉心湯、抵擋湯等。張錫純認為，「……降胃止血以大黃為最要，胃氣不上逆，血即不逆行也……」。[6] 現代根據古代經驗亦常用大黃治療上消化道出血。

(3) 清熱瀉火解毒

大黃苦寒，內服能清熱解毒，並借其瀉下通便作用，使熱毒下泄，稱為「釜底抽薪」。由於大便秘結，使腸內糟粕不能及時排除，其產生的毒素吸收入血，損害機體，從而產生各種全身症狀。外用能清熱毒、消腫塊。現代研究顯示大黃有抗病原微生物作用，對多種革蘭氏陽性和陰性細菌具有抑制作用，並能抗炎、解熱。

(4) **活血祛瘀**

大黃入血，能消結解瘀滯惡血，攻破癥瘕積聚，療傷鎮痛，並使體內積血從大便排出，為祛瘀生新之要藥。

(5) **清熱利濕和利尿消腫**

大黃苦寒，能清瀉肝膽、下焦濕熱。據研究，能使膽囊收縮，奧狄氏括約肌鬆弛，促使膽汁排出增加，並能使尿量增加，促進輸尿管蠕動而利尿；尚能抗菌、保肝、降壓、降低血清膽固醇。瀉下作用也有利於濕熱和下焦毒素的排泄。是治療濕熱黃疸兼有便秘的要藥，善用於治療急慢性膽囊炎、肝炎、胰腺炎、尿毒症等。

2、不同源植物作用特點

掌葉大黃、唐古特大黃、藥用大黃：為《中國藥典》正品大黃，品質優良，為傳統道地藥材，臨床使用廣泛。所含蒽苷含量高，瀉下作用和抗菌作用強。

其他非正品大黃，有效成分含量低，效果差。

3、不同炮製品種的作用特點

(1) **生大黃**

大黃生用苦寒氣味重濁，攻積導滯、瀉火解毒、涼血止血作用強。其所含的瀉下成分蒽醌及止血成分鞣質含量最高，瀉下作用強，止血速度快，效果好。故體質強壯、實熱便秘、高熱譫語、急性出血、濕熱黃疸、癰瘡腫毒等患者宜用生大黃。但相對來說，副作用亦較大。

(2) **酒炙大黃**

性能特點為苦寒之性減弱，酒製升提，能引藥上行，以清上焦實熱為主。多用於血熱迫血妄行的吐血、衄血，火熱上炎之目赤腫痛、口舌生瘡、牙齦腫痛等。酒製大黃的結合型蒽醌及鞣質含量較生大黃分別降低 30% 和 18%，瀉下力稍和緩；但主要遊離蒽醌含量明顯高於生大黃，故酒製大黃的清熱解毒作用並未降低，反而增強。[7]

(3) **醋炙大黃**

醋製所含結合型蒽醌成分和瀉下作用與酒製相似，然消積化瘀作用增強；據高曉山等人研究其對胰蛋白酶的活性抑制作用最強。醋製大黃用於食積痞滿、癥瘕積聚等。[8]

(4) **熟大黃**

苦寒之性減弱，瀉下作用減弱，活血祛瘀作用增強，據研究其結合型蒽醌含量較生大黃減少了 50%；熟大黃尚對血小板聚集有抑制作用。故用於瘀血內停、腹部腫塊、血瘀閉經等。[9]

(5) **大黃炭**

性能特點從苦寒之性大減，具澀味，瀉下作用輕微，而有止血作用，無腹痛及苦寒傷胃等副作用。在所有炮製品中，大黃炭所含的結合型蒽醌量最少，鞣質成分也較生大黃減少 80%，但鞣質與結合型蒽醌的比值最高。故常用於大腸積滯輕微，但有出血的病證。

(6) **清寧片**

為酒煮大黃，粉碎後，與蜂蜜混合，再加酒經蒸透的炮製品，由苦寒之性能轉為甘涼而潤。其瀉下作用和緩，並有潤燥護胃滑腸之效，對胃腸刺激作用小。適用於老年人、兒童及久病體虛者。

大黃及其炮製品無論瀉下效力的強與弱，在同等劑量下，其瀉下物的乾重基本一致，且隨給藥劑量加大而瀉下物增多，這一結果表明，大黃的炮製品並非僅僅是緩和瀉下，而是能改變大黃的性能，並減少副作用，同時可排除腸內積滯，以適合不同體質、不同病情的患者。若僅僅為了減弱瀉下程度，用生大黃減量即可。因此，臨證之中根據辨證施治選用生大黃或其炮製品，體現了中醫的用藥特點。

(二) 合理安全使用

1、處理好三方面的相互關係

大黃的安全合理應用，概括起來要處理好祛邪與補虛、瀉下攻積與收澀止瀉、止血與活血三個方面的關係。此三方面雙方間的關係與大黃的合理用藥，及與之相關的大黃所含的有效成分、炮製方法、用藥劑量、配伍變化、煎服法及個體差異、病情等有關。

(1) **處理好祛邪與補虛的關係**

大黃具有「祛邪而不傷正」、「邪去而正復」的作用特點，但重要的是要在辨證有邪的情況下合理使用大黃，如熱邪、食積、痰飲、蟲積、瘀血、濕熱、熱毒等。正如《神農本草經》云：大黃主下「瘀血」、「血閉寒熱」、「癥瘕積聚」、「留飲」、「宿食」等邪氣停留在腸胃，故用大黃「蕩滌腸胃、推陳致新、通利水穀」，而達到「調中化食、安和五臟」的效果。這裏的「陳」即指留積在臟腑（主要是指六腑）邪氣，通過「推」，即瀉下攻積，邪氣從六腑排出，則五臟機能得以恢復，而能「致新」，使正氣恢復。

故大黃在祛邪治病的基礎上，達到「邪去正安」，臟腑機能恢復，若不合理使用仍會損傷正氣，也不能將大黃作為補藥應用。在一些補劑中用大黃作為佐使藥，可以祛除體內的某些積滯、防止補益藥的黏滯或溫補造成大便乾結等。

宮廷之人常食山珍海味、養尊處優、肆用補益，固然腸胃積滯，故用大黃攻導積滯有較好的效果。但是，也必須視具體情況合理應用。

在清宮醫案中，大黃之運用，極為廣泛。凡外感時氣，內傷雜證，有裏實積滯，或實火血熱，或瘀滯經閉等症狀，每多用之。婦科月經病、兒科熱證等亦常使用。且年齡不論長幼，宮中上至皇帝、太后，下至宮女、太監，不論是花甲老人還是幼童，御醫在處方時常以大黃作為重要的藥物，從而形成了宮中用藥特點之一。如宮中至為推崇的治療外感內傷、積熱諸證之清麟丸，乃僅用大黃一味經多方炮製而成。[10]

現代利用大黃瀉下攻積、蕩滌腸胃、推陳致新的作用治療急腹症，獲得良效。中國工程院院士吳咸中使用大黃治療急腹症 40 餘年，認為大黃有五個方面的作用：一是調整胃腸運動，二是改善血液循環，三是清潔腸道，減少毒素吸收，四是保護腸屏障，五是調整免疫，保護內臟器官。[11]

《本草害利》云：「【害】經曰，實則瀉之。此大苦大寒峻利之性，猛烈之氣，長驅直搗，一往直前，苟非血分熱結，六脈沉實者，切勿輕與推蕩。」又曰：「凡病血閉由於血枯，而不由於熱積；寒熱由於陰虛，而不由於瘀血；癥瘕由於脾胃虛弱，而不由於積滯停留；便秘由於血瘀、血燥、腸燥，而不由於飲食停滯；女子少腹痛，由於厥陰血虛，而不由於經阻老血，瘀結滯下者不宜用。」這些均是應用大黃時必須注意的。

目前有些保健品的不良宣傳，以「排毒養顏」為旗號，濫用瀉下藥，導致有些患者出現不良反應，一方面有些患者是長期服用瀉下藥，導致脾胃損傷，腸滑易瀉；另一方面有些患者是引起繼發性便秘。

無實熱積滯便秘是不宜長期使用大黃的，以免引起不良反應。

(2) 處理好瀉下與收澀止瀉的關係

清熱瀉下、攻積導滯是大黃的主要功效，其影響因素如有效成分（瀉下成分結合型蒽苷、止瀉成分鞣質）、炮製方法、用藥劑量、配伍變化、煎服法及個體差異、病情等，會影響其清熱瀉下、攻積導滯的力量強弱，或增強或減弱。

大黃的止瀉可能出現在兩種情況：

所謂的「通因通用」，即有濕熱積滯引起的痢疾初起、熱結旁流，或食積、毒物導致的泄瀉，利用大黃攻下作用，祛除濕熱、毒物、食積之邪，而起到止瀉止痢作用。

二是長期使用產生的耐藥性。但并不能因此視大黃為收澀止瀉藥。故對脾胃虛寒，大便溏瀉的患者，必須用收澀止瀉藥配伍健脾藥，而不能用大黃。

(3) 處理好止血與活血的關係

現代臨床根據中醫傳統辨證論治方法用單味生大黃粉，或配白及粉等，或應用複方治療上消化道出血，取得良好療效，並成為常用療法。但是大黃的止血作用也是有局限性的，必須辨證論治，不可隨意應用。

大黃尚能活血祛瘀，有抗凝作用，能增加出血，故適宜於出血兼有瘀血的病證，內服或外敷均可。《本草害利》云：「清血分實熱，血瘀血逆者宜之。」即指對於出血證，適宜於血熱迫血上逆妄行，兼有血瘀者。

2、掌握用量與用法

(1) 用量

焦東海總結了張仲景用大黃的劑量規律，可供臨床參考：消痞輕，如大黃黃連瀉心湯、附子瀉心湯；通腑重，如大承氣湯、小承氣湯。利濕輕，如梔子大黃湯；逐水重，如茵陳蒿湯。表裏同病輕，如桂枝加大黃湯；表裏同病裏實重，如大黃硝石湯；表裏同病，而表證偏重者，則不宜用大黃。根據病情緩急而定，如大黃牡丹湯用治急證，用量大；桃核承氣湯用治緩證，用量輕。[12]

同時，劑量的大小應遵循個體化原則，因人因證而不同。如用於肝膽病或尿毒症者，劑量應由小到大，逐步調整，以達到瀉熱除濕、降濁排毒作用。

生大黃入湯劑，後下通便常用劑量為 3~9 克，散劑為 3 克；在急腹症時可用至 15~30 克。酒製大黃用於活血常用量為 3~9 克。

(2) 煎服法

煎法

生大黃瀉下力較強，欲攻下者宜生用，入湯劑應後下，或用開水泡服，久煎則瀉下力減弱。（大黃的瀉下有效成分蒽醌類化合物，加熱則受到破壞，使其瀉下力減弱。）

張仲景對於大黃的煎法頗有法度，病情不同，煎法各異，而且在各方下均有較明確的記載，而且在煎藥的用水量及煎出藥汁量方面都有明確説明，表明張仲景已充分認識到不同的煎煮法與大黃的藥效強弱有關。

如大柴胡湯方後有「以水一斗二升，煮取六升」;桃核承氣湯方後有「以水七升，煮取二升半」等記錄。

對於大黃的入湯先後，張仲景也有明確的規定：如大承氣湯方後的記載：「以水一斗，先煮二物(指枳實、厚朴)，取五升，去滓，內大黃，煮取二升，去滓，內芒硝，更上微火一二沸，分溫再服，得下，餘勿服。」大承氣湯的煎藥法當為：先煎枳朴，後納大黃，再納芒硝。可謂之大承氣湯的古代「製備工藝流程」，應當被現代所遵從。

另外，張仲景在煎煮法，有煎丸飲湯法和浸汁飲服法。煎丸飲湯法如下瘀血湯、抵擋湯、大陷胸丸等，煎後「溫，頓服」;浸汁飲服法如大黃黃連瀉心湯、附子瀉心湯以麻沸散漬之，須臾絞汁即飲。以取其氣，薄其味，使之清上部無形邪熱。[13]

服法

張仲景對大黃的服法，分為頓服、分服法。頓服法具有藥量大、藥效專一、起效迅速的特點，常常一服中病，迅速扭轉病勢，如大黃硝石湯、大黃牡丹湯、下瘀血湯、大黃甘遂湯等。這對瀉下藥治療重證、急症有特別意義，中病即止。

分服法：則是每劑藥一日二至三服，以日三服為最多，其次為二服。獲效後不必盡劑，如大承氣湯、小承氣湯、大陷胸湯等取一煎二服，得利則停服餘藥，其意是防止藥過病所。甚至同一方劑由於治療目的的不同，服法也要作相應的變化，如調胃承氣湯，用於和胃，則「少少溫服」，是欲令藥液留於胃中以濡潤胃腑而存津液;用於燥熱內結，則應「頓服」，是取其銳下之勢。另外，還有鱉甲煎丸空心服，大黃蟲丸以酒送服，麻子仁丸可小量遞增服等。

這些服法是根據治療需要而作相應變化，值得臨床安全合理用藥借鑑。

服用大黃後，不宜馬上進食，以免降低瀉下之力量，《本草害利》曰：「欲取通利者，不得驟進穀食。大黃得穀食，不能通利也。」

(三)不良反應及處理

雖然《神農本草經》將大黃列為下品，但歷代本草稱大黃無毒，大量的臨床資料和實驗研究證明，合理應用，安全可靠。

不合理應用大黃主要表現在生大黃較大劑量用藥時，或體質較弱，或長期服用等時，出現某些副作用和不良反應。

1、腹痛

(1)臨床表現

大黃的致瀉部位在結腸的中段和遠端，使該部張力增強，蠕動加速，服用大黃後排便前有腹痛，或一次過性絞痛。

(2) **處理**

一般瀉後腹痛能夠緩解，大部分病人能忍受，囑患者休息，不須處理。腹痛較劇烈的患者，可同時服用木香、砂仁、枳殼各 9 克，或用芍藥甘草湯（白芍 15 克、甘草 9 克）以緩急止痛，水煎服，可使腹痛減輕或緩解。

2、*耐藥*

(1) **臨床表現**

生大黃和製大黃長時間服用會產生耐藥，加大劑量後不久會再次出現，有效期亦隨之縮短，甚至有人出現便秘較服用前加重的情況。主要是由於大黃中的瀉下成分蒽醌苷因耐藥而失效，而大黃所含收澀成分鞣質則會引起便秘。

(2) **處理**

對習慣性便秘，需要經常服用者，應設計多種治療方案，如配伍潤腸通便藥火麻仁、郁李仁等；或配伍枳實、厚朴等破氣導滯藥。經研究，大黃配芒硝則無此副作用，可見，大承氣湯芒硝配大黃是十分重要的；或配以高纖維的食物療法，交替使用；也可停用一星期或 10 天後再用。

3、*用於減肥中出現的問題*

(1) **臨床表現**

大黃可阻滯脂肪在腸道中的吸收，從而降低膽固醇，故曾用於減肥而風靡一時，但大黃不是對所有肥胖者均適宜，僅適宜於部分營養過剩導致的肥胖症。若不合理長期服用，可使個別患者出現繼發性便秘；或停藥後體重反彈，對大黃產生依賴性；甚至發生水鹽代謝和腸功能紊亂、性功能減退、陽痿等等。

(2) **處理**

應經過辨證選擇性地應用大黃減肥；同時所配的複方應慎重選擇藥物，達到降低食欲、加速脂肪分解、減少吸收、增加排泄等要求，以提高療效，減少對大黃的依賴性，降低大黃的副作用。

4、*損傷脾胃*

(1) **臨床表現**

本品苦寒，長期服用大黃，易傷脾胃，導致食欲減退、噁心、泄瀉頻作等。

(2) **處理**

應停用，並用大棗、生薑、砂仁等，水煎服。某些便秘患者間有大便稀薄，或先秘後稀，消瘦、面色無華等，乃屬脾胃虛弱者，應慎用大黃，或配伍上述藥物同用。

5、特殊人群的不良反應

大黃性沉降，善於活血祛瘀，會加重盆腔充血，故婦女妊娠及月經期忌用；大黃在腸道吸收後，隨血流分佈到乳汁，乳汁也會變黃，影響嬰兒，引起腹瀉，故哺乳期應忌用。

6、關於蒽醌類化合物的致癌和致突變問題

德國藥品管理機構聯邦藥品和醫療用品研究所 1996 年 6 月宣佈限制含蒽醌類化合物瀉藥的應用，其理由是根據實驗和流行病學研究，有理由懷疑這類藥可能有遺傳毒性和致癌作用。已發現蘆薈大黃素在多種細胞株的 AMES 試驗中有致突變作用，大黃素、大黃酚、2- 羥大黃素、大黃素甲醚在多種細胞株試驗中表現為遺傳毒性作用。蘆薈大黃素、大黃素可使 C3H/M2 成纖維細胞轉化為惡性表型等。[14] 此外，長期服用這類瀉藥可致水鹽代謝和腸功能紊亂。

由於大黃在中藥處方中用量不大，且用藥時間短，故對人類的遺傳毒性和致癌作用尚無定論。但這一課題應引起足夠重視。[15]

7、炮製減少不良反應

通過炮製減少副作用：大黃炮製減少副作用體現在以下 4 個方面。

(1) 減低「傷陰血」副作用

生大黃的 ED_{50}=0.18g/kg，服用後可引起噁心、嘔吐，特別是對年老體弱者、嬰幼兒、孕婦和長期服用者，峻下作用被視為「傷陰血」作用。通過炮製，此副作用大為降低，如酒、醋炒可降低瀉下作用的 30%，熟大黃、清寧片、醋煮可降低 95%~97%，大黃炭幾乎失去瀉下作用。

(2) 減低「傷胃氣」副作用

生大黃：具有較強的抑制胃酸分泌作用及抑制消化酶活性作用，並顯著抑制胃蛋白酶活性，易傷胃氣。

酒燉大黃：對胃酸、胃蛋白酶均無影響。

大黃炭、熟大黃：對胃酸、胃蛋白酶活性的抑制作用降低最多。

從對消化功能的影響角度總體來看，熟大黃、大黃炭、清寧片達到了消除或緩和苦寒敗胃副作用。

(3) 減少腹痛等消化道副作用

生大黃在臨床用藥中突出的副作用是引起腹痛、噁心等胃腸道反應，用於治療上消化道出血疾病時觀察到：生大黃組 95% 出現大便前腹痛、腸鳴，18% 伴有噁心、上腹部不適，5% 出現嘔吐，而酒燉大黃組無上述消化道症狀。說明適宜的炮製可達到消除這一副作用的目的。[16]

(4) 減低「致虛」副作用

生大黃：煎劑 LD_{50}=26.5g/kg，生大黃混懸液 7.5g/kg/d（分兩次灌胃），服藥 14 天，小鼠出現虛弱現象，表現為腹瀉、脱肛、消瘦、毛疏散豎立、活動減少等。

在以上同等劑量下進行急性毒性與亞急性毒性比較，各種炮製品毒性均有不同程度的減弱。酒製與醋製大黃減弱程度小，酒燉與大黃炭毒性顯著減弱，急性毒性未見小鼠死亡，亞急性毒性小鼠體重生長良好，無明顯瀉下，無脱肛現象，似有紅細胞數量增加作用。

大黃生、製品毒性強弱與總鞣質含量相平行，生大黃去鞣質煎劑在 100g/kg 劑量下仍未見小鼠死亡，大黃中所含水解型鞣質可能是大黃的主要毒性成分，死亡小鼠肝臟損害明顯，與水解型鞣質中毒情況相似。因此，臨床大劑量長期服用生大黃應慎重。而熟大黃等製品在臨床加大劑量與長期服用相對安全。[17]

（四）配伍用藥及增效減毒（烈）

1、配芒硝、枳實、厚朴

大黃的瀉下成分為蒽醌類化合物，同時也含有收斂成分鞣質，某些病人大劑量使用時，瀉下後會導致繼發性便秘，經研究，大黃配芒硝則無此副作用，可見，大承氣湯中芒硝配大黃是十分重要的，用於大便秘結、胃腸積滯。

2、配當歸、人參、甘草

補氣血，治裏實熱結而兼氣血虛虧。如新加黃龍湯。

3、配生地、麥冬、玄參

養陰生津，瀉下而不傷陰。治裏實熱結兼陰虛津虧者。如增液承氣湯。

4、配附子、乾薑

治脾陽不足、冷積便秘者，如溫脾湯，取瀉下而不傷陽之意。

5、配茵陳蒿、梔子

清熱利濕退黃作用增強，茵陳蒿、梔子清熱利濕，大黃既能清瀉濕熱，又能通過瀉下，使濕熱之邪從大便而出。濕熱黃疸，熱重於濕，兼有便秘的尤為適宜。

6、配肉桂

用肉桂制約大黃的寒涼之性，寒熱相濟，性歸和平，降胃平肝，兼顧無遺。

（五）與西藥合用的禁忌

1、大黃含鞣質

(1) 大黃不宜與下列西藥同時服用

- 維他命 B_1、維他命 B_6。
- 抗生素（四環素族 、紅黴素 、灰黃黴素 、制黴菌素 、林可黴素 、利福平等）。
- 苷類（洋地黃 、狄戈辛 、可待因等）。
- 生物鹼（麻黃素 、阿托品 、黃連素 、奎寧 、利血平）。
- 亞鐵鹽製劑 。
- 碳酸氫鈉製劑 。
- 異煙肼 。
- 酶製劑（多酶 、胃酸酶胰酶）。

(2) 原理

大黃鞣質與上述藥物合用會產生沉澱 、影響吸收；或分解失效；或改變性質而降效或失效；或形成絡合物，降效或失效 。

2、大黃含苷類

(1) 不宜與下列藥物同時服用

- 維他命 C。
- 煙酸穀氨酸 。
- 胃酶合劑 。
- 強心苷 。
- 降糖藥 。
- 可待因 、嗎啡 、杜冷丁 、苯巴比妥 。

(2) 原理

大黃的苷類與上述藥物合用會引起藥物分解，藥效降低；或加重麻醉，抑制呼吸；或使藥效累加，增加毒性；或使血糖升高 。

二．芒硝〔Natrii Sulfas〕

為含硫酸鈉 $Na_2SO_4 \cdot 10H_2O$ 的天然礦物經精製而成的結晶體。

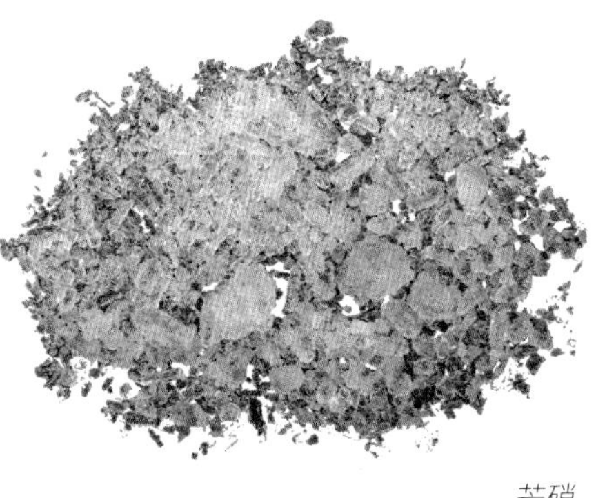
芒硝

(一) 作用特點

鹹、苦，寒；無毒。歸胃、大腸經。《珍珠囊》總結芒硝的特點，曰:「其用有三:去實熱，一也;蕩滌腸中宿垢，二也;破堅積熱塊，三也。」

1、性能功效特點

(1) 瀉下軟堅

鹹苦寒，其性降泄，有較強的瀉熱通便、潤下軟堅、蕩滌胃腸作用。芒硝主要成分是硫酸鈉，為鹽類容積性瀉藥，能軟化糞便。對燥屎堅結尤為適宜。

(2) 清熱消腫

本身並無解毒作用，而是通過其外用清熱而達到消腫止痛作用。

2、不同炮製品的作用特點

(1) 皮硝

天然產品用熱水溶解，過濾，放冷析出結晶，雜質較多，瀉下猛烈；一般作外敷用於癰瘡腫痛、乳癰初起。

(2) 芒硝

取蘿蔔洗淨切片，置鍋內加水與皮硝共煮，取上層液，放冷析出結晶，質地較純，瀉下作用較強，內服用於實熱積滯、大便燥結之證。

(3) 玄明粉（元明粉）〔Natrii Sulfas Exsiccatus〕

芒硝經風化失去結晶水而成的白色粉末，質純，瀉下作用和緩，也常用於咽喉、眼科、口腔科外用。

(4) 西瓜霜

以芒硝置於西瓜中製成，質純淨，用於咽喉、眼科、口腔科，不作瀉下藥使用。

(二) 合理安全使用

1、合理利用芒硝的瀉下作用

- 裏實熱證須攻下瀉熱，芒硝常與大黃配伍應用（見大黃）。

- 對一般習慣性便秘，不宜用芒硝作為常規通便藥，以免耗傷陰液。若便秘時間長，大便乾結難解屬實證者，可單用芒硝或配大黃應用。

2、用法用量

內服，芒硝 6~12 克，元明粉 3~9 克。沖入藥汁內或開水溶化後服。

本品味苦而鹹，口服易致噁心，故宜溫服或偏涼時服，或沖稀服用。芒硝瀉下作用還與飲水量有關，飲水量多，瀉下作用起效快，大約 2~3 小時致瀉；飲水量少，大約 5~6 小時致瀉。

3、使用注意

孕婦及哺乳期婦女忌用或慎用。

（三）不良反應及處理

- 芒硝無毒，但服用後可有腹痛等不適反應，一般不須處理。
- 在香港曾發生批發商誤將牙硝（$NaNO_2$）當作芒硝銷售使用，致不良反應，香港衛生署發出通告提醒中醫師，二者不可混淆。

（四）配伍禁忌

十九畏中芒硝不宜與三棱同用。

三．番瀉葉〔Folium Sennae〕

為豆科植物狹葉番瀉 *Cassia angustifolia* Vahl 或尖葉番瀉 *C. acutifolia* Delile 的小葉。

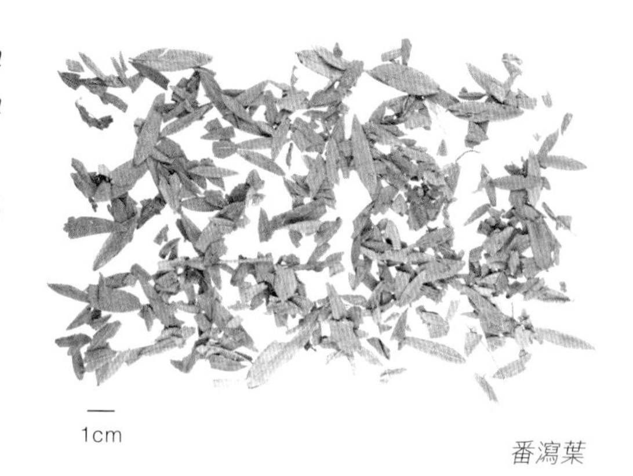

番瀉葉

公元 9 世紀阿拉伯醫生已將其作為藥用，近代傳入中國。《飲片新參》首先記載，曰：「泄熱，利腸腑，通大便。」合理應用番瀉葉，絕大部分是安全可靠的。但若長期或大劑量服用，或因患者體質等問題，也可能出現不良反應。

（一）作用特點

性味甘、苦，寒。歸大腸經。苦寒降泄，既能瀉下導滯，又能清導實熱。番瀉葉能導瀉，口服 6 小時左右出現瀉下作用。尚能止血、抗病源微生物。

(二) 合理安全使用

1、安全合理地利用番瀉葉的瀉下作用

- 熱結便秘：熱結便秘，腹滿脹痛，多種急腹症等，合理應用番瀉葉，療效可靠安全。
- 用於習慣性便秘，開水泡服，短期療效好，但長期應用可能產生依賴性。
- 現代用於腹部平片、結腸和腎盂造影攝片、腹部手術前的準備，清潔腸道，單味泡飲，效果可靠。

2、禁忌證

- 消化道疾病如急慢性消化道炎症、消化性潰瘍、胃擴張、胃黏膜脱垂、胃腸吻合術後的空腸潰瘍、吻合口潰瘍等當忌用。
- 消化道出血病證，全身性出血病證，如白血病、再生障礙性貧血、血友病、流行性出血熱等，應忌用。
- 番瀉葉有回乳作用，婦女哺乳期忌用；能使盆腔充血，月經期及孕婦忌用。
- 不能久服，也不宜長期大量使用，習慣性便秘患者應培養良好的飲食習慣和排便習慣，不可完全依賴藥物。

3、用法用量

小劑量可起緩瀉作用，用於習慣性便秘及老年便秘等，宜用小劑量（2~6 克）。大劑量則可攻下，熱結便秘，腹滿脹痛，宜用較大劑量（6~9 克）。入散劑 1.5~3 克。

本品的有效成分易溶於水。曾憲平緊密結合臨床應用研究，結果顯示以加番瀉葉 20 倍的水量、80℃的水溫（加入時）浸泡 1 小時為宜，在臨床上具有一定的實際應用價值和指導意義。而馬愛華等研究結果認為病人服用番瀉葉時不能煎煮，最好用 90℃左右的水浸泡四次以上，浸泡時間每次 30 分鐘為宜，臨床可作為參考。[18, 19]

(三) 不良反應及處理

1、消化系統副作用

(1) 臨床表現

有噁心，嘔吐、腹痛等副作用。嚴重者，可致劇烈嘔吐，可出現消化道出血、溶血性黃疸、盆腔炎樣疼痛。

劇烈吐瀉、消化道出血主要是因為用量過大損傷胃腸所致，引起溶血性黃疸現象可能與用量過大及患者的特殊體質有關；對於引起盆腔炎樣腹痛，可能與番瀉葉致腸道或盆腔充血有關。[20]

(2) **處理**

在臨床使用時要向患者交代番瀉葉可能出現的消化系統不良反應，輕者一般不需作處理，排便後自然消失。出現消化道較嚴重刺激症狀時即要減量或停藥；有出血時，應臥床休息、穩定情緒、減少搬動、禁食、及時止血、對證治療、密切觀察。

為緩解番瀉葉引起腹痛的副作用，陶明倫根據祖國中醫藥炮製理論，將番瀉葉加甘草汁 / 白芍汁做輔料進行炮製，取得了較好的效果。[21]

2、依賴性

(1) **臨床表現**

楊玉福報道，有 21 例患者因患習慣性便秘，長期服用番瀉葉通便，用量 5~9 克不等，每日或間隔一定時間服用，開水泡服，用藥最短 6 年，最長的達 11 年之久。停服則出現戒斷症狀，表現為焦慮不安、失眠、周身疼痛、瞳孔散大、顏面潮紅發熱、厭食、體溫升高、呼吸、心率加快、血壓升高、體重減輕等；部分患者噁心、嘔吐、腹痛等。其戒斷症狀類似嗎啡依賴性的前驅症狀，但程度較輕。[22]

(2) **處理**

- 停藥，輕者一段時間後戒斷症狀可自動緩解或消除。
- 較嚴重者，對證治療，如興奮、失眠等，選用安神藥或鎮靜催眠藥；體溫升高者用清熱瀉火藥，或物理降溫；厭食、噁心等用消食理氣健脾藥。
- 停藥困難，症狀嚴重者，遞減用量，或用其他導瀉藥交替用藥，如用潤腸丸等。

四．蘆薈〔Aloe〕

為百合科植物庫拉索蘆薈 *Aloe barbadensis* Miller、好望角蘆薈 *A. ferox* Miller 或其他同屬近緣植物葉的汁液濃縮乾燥物。

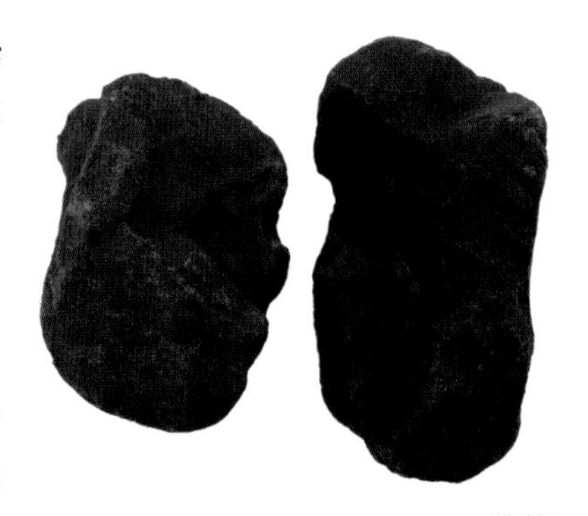

蘆薈

(一) 作用特點

蘆薈苦，寒。歸肝、大腸經。蘆薈苦寒降泄，既能瀉下通便，又能清肝火、除煩熱，特別適合於熱結便秘，兼見心、肝火旺，煩躁失眠之證；還能殺蟲療疳。

(二) 合理安全使用

《本草彙言》云：「盧薈，涼肝殺蟲之藥也。凡屬肝臟為病有熱者，用之必無疑也。但味極苦，氣極寒，諸苦寒藥無出其右者。其功力主消不主補，因內熱氣強者可用，如內虛泄瀉食少者禁之。」

- 用法用量：有特殊臭氣，味極苦，不宜入湯煎服。入丸散服，每次 1~2 克。外用適量。
- 性味苦寒，易傷脾胃，脾胃虛弱、食少便溏忌用。
- 孕婦及月經期忌用。
- 過敏體質者忌外用。

(三) 不良反應及處理

1、不良反應

蘆薈蒽醌衍生物具有刺激性瀉下作用，內服可能導致噁心嘔吐、腹痛、腹瀉等；長期使用可能導致結腸黑變及瀉素依賴等不良反應。嚴重者可引起腎炎；孕婦內服蘆薈使盆腔充血，可致流產。[23, 24]

蘆薈外用：新鮮蘆薈汁外用於黃褐斑、雀斑、色素斑等皮膚病患者的美容，將鮮蘆薈汁直接塗於面部皮膚，部分患者致接觸性皮炎，出現大片鮮紅色斑疹，嚴重者，出現兩眼紅腫及水皰、患處燒灼痛等。若處理不當，可能導致疤痕、色素斑而影響容顏。

2、處理

當立即停藥，嚴重者送醫院診治。

鮮蘆薈汁不能隨意直接塗於面部皮膚，需要經過專業提煉、篩選、脱敏等處置後方能使用。發生接觸性皮炎，應到皮膚科就診。按照接觸性皮炎進行治療，可用 3% 硼酸溶液濕敷患處，嚴重者酌情選用口服強的松片或靜脈滴注氫化可的松、地塞米松等類固醇皮質激素，口服鹽酸西替利嗪片、氯雷他定片或者肌肉注射撲爾敏針、非那根針劑等抗組胺藥物。

第四節 非常用烈性或具毒性瀉下藥的安全合理用藥

峻下逐水藥：甘遂〔Radix Kansui〕、京大戟〔Radix Euphorbiae Pekinensis〕、芫花〔Flos Genkwa〕、商陸〔Radix Phytolaccae〕、牽牛子〔Semen Pharbitidis〕和巴豆〔Fructus Crotonis〕

本類藥物為非常用藥物，甘遂、大戟、巴豆、千金子、狼毒均為大戟科植物，芫花為瑞香科、商陸為商陸科植物，故合併介紹其安全合理應用。

甘遂為大戟科植物甘遂 *Euphorbia kansui* T.N.Liou ex T.P.Wang 的塊根。京大戟為大戟科植物大戟 *E. pekinensis* Rupr. 的根。芫花為瑞香科植物芫花 *Daphne genkwa* Sieb. et Zucc. 的花蕾。商陸為商陸科植物商陸 *Phytolacca acinosa* Roxb. 或垂序商陸 *P. americana* L. 的根。牽牛子為旋花科植物裂葉牽牛 *Pharbitis nil* (L.) Choisy 或圓葉牽牛 *P. purpurea* (L.) Voigt 的成熟種子。巴豆為大戟科植物巴豆 *Croton tiglium* L. 的成熟果實。

（一）作用特點

1、性能功效特點

（1）性味

甘遂、大戟、牽牛子、商陸均苦寒有毒；芫花苦辛溫有毒；巴豆辛，熱，有大毒。

（2）功效

內服：上述藥物均有強烈的瀉下作用，作用峻猛，服藥後能引起劇烈連續地腹瀉，能使體內留滯的水濕從大便排出。部分藥物兼能利尿，如牽牛子、商陸等。從瀉下作用的強度而言，巴豆、甘遂最強，大戟、商陸次之，芫花、牽牛子最弱。

巴豆辛熱，為瀉下冷結的代表藥，能峻下冷積，開通腸道閉塞。張元素喻其有「斬關奪門之功」。巴豆也有很強的峻下逐水退腫作用。

外用：能消腫散結，或殺蟲。巴豆外用有蝕腐肉、療瘡毒作用。

2、不同炮製品的作用特點

（1）甘遂

甘遂經面、土炒、醋炒後，其毒性和刺激性和瀉下作用均比生品大大降低，其炮製品以醋製為佳。具有瀉下逐水散結作用。[25]

（2）京大戟

生品毒性強，瀉下力猛，具有解毒療傷散結作用；外用於蟲蛇咬傷熱毒癰腫等。

醋製京大戟毒性弱，緩和瀉下，具有逐水退腫作用，內服於胸腹腔積水等實證。臨床上內服宜用醋製京大戟。[26]

(3) 芫花

生芫花揮發油含量高，對眼結膜有強烈的刺激作用，可使眼結膜充血；毒性強，峻下逐水力量強，外用於惡瘡腫毒。不宜內服。

醋炙芫花揮發油含量降低，羥基芫花素含量增高，毒性降低至原先的 40%，瀉下作用較緩和，內服用於胸腹腔積水實證、痰濕壅盛等。[27, 28]

(4) 商陸

生商陸的皂苷和苷元含量高，毒性強，瀉下力猛，具有解毒消腫、利尿消腫作用。

醋製商陸皂苷和苷元降低，毒性降低 50% 左右，利尿瀉下作用均降低，作用較緩和，祛痰作用增強，用於水濕內停水腫。[29]

(5) 巴豆

巴豆仁：導瀉作用中等，有溶血作用。不宜內服，外用拔毒醫瘡，用於惡瘡。

巴豆油：導瀉作用最強，有溶血作用。不宜內服，外用不宜接觸正常皮膚，多外用於惡瘡。

巴豆霜：導瀉作用較弱，瀉下作用較緩和，若嚴格掌握用量，可用於寒實積滯、大腹水腫、痰涎壅塞等。

3、不同源藥物的作用特點

京大戟與紅大戟〔Radix Knoxiae〕

相同點：苦寒有毒，醋製品內服能瀉水逐飲，治胸腹腔積水實證；生用、外用消腫散結，治瘡癰未潰，瘰癧痰核。

京大戟：大戟科植物，毒性大，瀉水逐飲力強。當醋製用。

紅大戟：茜草科植物紅大戟 *Knoxia valerianoides* Thorel et Pitard 的塊根，毒性小，散結消腫力強。

(二) 安全合理使用

適用於全身水腫，大腹脹滿，以及停飲等證而正氣未衰者。

本類藥大多苦寒有毒，攻伐力強，易傷正氣，臨床應用當「中病即止」，不可久服，使用時應注意顧護正氣。

體虛者慎用，孕婦忌用。

注意本類藥物的炮製、劑量、用法及禁忌等，以確保用藥安全、有效。內服用炮製品，勿用生品。甘遂、大戟、芫花、商陸醋製用，牽牛子炒用，巴豆去油取霜用。

用法用量

(1) **甘遂**

入丸散服，每次 0.5~1 克。

(2) **大戟、芫花**

煎服，1.5~3 克；入丸散服，每次 0.6 克。

(3) **商陸**

煎服，5~10 克，宜入湯劑，久煎毒性有所緩和，且滋味甘淡而氣微，故古方常以之與肉類、糯米、赤小豆等煮服，攻補兼施。

(4) **牽牛子**

煎服，3~9 克；入丸散服，每次 1.5~3 克。

(5) **巴豆**

入丸散服，每次 0.1~0.3 克。巴豆有「得熱則助瀉，得冷則緩瀉」的特點。故服用本品時，不宜飲食熱粥、開水等熱物，以免加劇瀉下。反之，若服藥後欲瀉不能者，可食熱粥或飲開水以助藥力；若服藥後泄瀉不止者，可進冷粥或飲涼水以解藥力。

（三）不良反應及處理

1、甘遂

《神農本草經》列為下品；《名醫別錄》稱：「有毒」；《本草衍義》曰：「專於行水，攻決為用，入藥須斟酌。」《本草綱目》：「不可過服，但中病即止也」。

若內服過量，其中毒反應為腹痛、劇烈腹瀉水樣便，呈裏急後重感；或可出現霍亂樣米湯狀大便，並有噁心、嘔吐、頭暈、頭痛、心悸、血壓下降、脫水、呼吸困難、脈搏細弱、體溫下降、譫語、發紺等症狀；甚或因呼吸循環衰竭而死亡。

中毒解救：

- 清除毒物：用溫開水洗胃。
- 保護胃黏膜：口服活性炭、濃茶、蛋清、牛乳等。
- 腹痛腹瀉劇烈者，可肌肉注射硫酸阿托品或鹽酸嗎啡。
- 矯正脫水，維持水和電解質平衡。靜脈滴注 5% 葡萄糖生理鹽水，加入維他命 C。
- 呼吸、循環衰竭時，對症處理。

- 瀉下不止，可用人參 9 克，黃連 6 克，水煎服。
- 中藥解毒：可試用新鮮石菖蒲汁、新鮮蘆根汁各 200ml 內服；或用大青葉、黑豆各 30 克，水煎服。

2、大戟

(1) 不良反應

《神農本草經》列為下品;《名醫別錄》稱:「有小毒」;《藥性論》曰:「有大毒」、「毒，用菖蒲解之」《本草綱目》云：「其根辛苦，戟人咽喉，故名。今俚人呼為下馬仙，言利人甚速也。」

可刺激胃腸道引起噁心、嘔吐、腹痛、腹瀉及水樣便。大劑量使用可致腎功能不良，甚至發生急性腎功能衰竭。

如毒素侵犯中樞神經，可導致眩暈、昏迷、痙攣、瞳孔散大，最後因呼吸麻痹而死亡。

新鮮大戟根的乳汁對人皮膚有刺激作用，可引起紅腫等皮炎。

(2) 中毒解救

- 清除毒物；用 0.02% 高錳酸鉀洗胃，或用 1% 鞣酸溶液洗胃。
- 保護胃黏膜：口服活性炭、濃茶、蛋清、牛乳、藕粉等。
- 腹痛腹瀉劇烈者，可酌情用鹽酸嗎啡或杜冷丁，不可用硫酸阿托品。
- 矯正脱水，維持水和電解質平衡。靜脈滴注 5% 葡萄糖生理鹽水，注意補鉀。
- 呼吸、循環衰竭時，對症處理。
- 中藥解毒：可試用新鮮石菖蒲汁、新鮮蘆根汁各 200ml 內服；或用大青葉、黑豆各 30 克，水煎服。瀉下不止，可用人參 9 克，黃連 6 克，水煎服。

3、芫花

(1) 不良反應

《吳普本草》:「有大毒，多服令人泄」。《名醫別錄》:「有小毒」。《本草經集注》:「不可近眼」。

大量使用可致中毒，出現頭暈、頭疼、耳鳴、四肢疼痛，並有口乾、胃中灼熱感、噁心嘔吐、腹痛腹瀉。嚴重者可出現痙攣、抽搐，甚至發生昏迷及呼吸衰竭。

(2) 解救

洗胃，保護胃黏膜：口服阿拉伯膠漿，或蛋清、藕粉、牛乳等。

4、商陸

(1) 不良反應

商陸毒素可刺激交感神經，促進胃腸蠕動，並刺激腸黏膜，引起腹痛、腹瀉。

過量可引起中毒，出現噁心嘔吐、腹痛腹瀉、心動過速、呼吸頻數，繼則語言不清、躁動、肌肉抽搐，嚴重者血壓下降、昏迷、瞳孔散大、心跳和呼吸停止而死亡。

(2) 與西藥合用的禁忌

不宜與阿司匹靈同用：商陸皂苷具有解熱鎮痛作用，並有局部刺激性，合用會增加阿司匹靈誘發胃潰瘍的機率。

不宜與阿托品同用：拮抗商陸的祛痰作用。

不宜與酒同用：增加肉豆蔻酸、商陸毒素的溶解吸收，發生中毒。

5、牽牛子

大量使用除直接引起嘔吐、腹痛、腹瀉及黏液血便外，還可刺激腎臟，引起血尿，嚴重者可損及神經系統，發生語言障礙、昏迷等。

6、巴豆

(1) 不良反應

主要毒性成分為巴豆油。

口服巴豆油半滴至 1 滴，即能產生口腔、咽及胃部燒灼感，並有催吐作用；至腸內遇鹼性腸液水解後釋出巴豆油酸，刺激腸黏膜使之發炎，分泌增加，促進蠕動，0.5~1 小時產生劇烈腹瀉，伴有劇烈腹痛和裏急後重。

尿中可出現蛋白、紅細胞、白細胞、管型，並可引起急性腎功能衰竭而致尿少尿閉。

口服 20 滴即可出現譫語、發紺、脈細弱、體溫和血壓下降、呼吸困難，終致呼吸和循環衰竭而死亡。

外用可使皮膚黏膜發赤起泡，形成炎症，以致局部組織壞死。巴豆油、巴豆樹脂和巴豆醇脂類具有一定的致癌活性。

(2) 中毒解救

- 中毒早期 0.02% 高錳酸鉀洗胃，或用 1% 鞣酸溶液洗胃。
- 洗胃後服濃茶或蛋清、牛乳、藕粉等黏膜保護劑。
- 早期靜脈輸液 5% 葡萄糖鹽水，矯正脱水，維持電解質平衡。腹瀉劇烈者可肌肉注射鹽酸嗎啡 15mg，佐以阿托品 0.6mg。
- 中藥：可試用荸薺 30 克或蘆根 120 克，水煎服。或飲菖蒲汁 200ml。

(四) 配伍用藥及增效減毒（烈）

甘遂、大戟、芫花配大棗，大棗可緩和藥性。

(五) 配伍禁忌

- 甘遂、大戟、芫花反甘草。
- 巴豆不宜與牽牛子同用。

(六) 鑑別用藥

巴豆與大黃：巴豆為瀉下冷結代表藥，大黃為瀉下熱結代表藥。巴豆、大黃，同為攻下之劑，但大黃性冷，腑病多熱者宜之，巴豆性熱，臟病多寒者宜之。

〔參考文獻〕

[1] 中醫研究院主編。現代著名老中醫名著重刊叢書（第一輯）：蒲輔周醫案。北京：人民衛生出版社，2005，19

[2] 秦伯未，李岩，張田仁，魏執真。現代著名老中醫名著重刊叢書（第一輯）：中醫臨證備要。北京:人民衛生出版社，2005，205

[3] 中醫研究院主編。現代著名老中醫名著重刊叢書（第一輯）：蒲輔周醫案。北京：人民衛生出版社，2005，20

[4] 焦東海，杜上鑒主編。大黃研究。上海：上海科技出版社，2000，1

[5] 沈映君主編。中藥藥理學。北京：人民衛生出版社，2000，第一版，332

[6] 張錫純原著，王吉匀等整編。醫學衷中參西錄．中藥解讀。河北：河北科學技術出版社，2007，107

[7] 江文君等。大黃及其炮製品對大鼠實驗性胃潰瘍的影響。中藥通報，1985，(2)：17

[8] 高曉山等。生大黃對4種消化酶活性的影響及其與藥性的關係探討。中藥通報，1981，6(3)：25

[9] 吳連英等。中藥大黃炮製研究II：炮製對大黃瀉下作用與瀉下成分的影響。中藥通報，1983，(2)：20

[10] 陳可冀，周文泉。清宮醫案研究．清宮醫案中瀉下法之運用。北京：中醫古籍出版社，1993，2175

[11] 中國中醫藥報，2003.10.20，4版

[12] 焦東海，杜上鑒主編。大黃研究。上海：上海科技出版社，2000，20

[13] 南京中醫學院傷寒教研組編著。上海：上海科學技術出版社，1980，第二版

[14] 蕭惠來。德國限制使用含蒽類化合物的植物瀉藥。中藥新藥與臨床藥理，1998，(3)：18

[15] 沈映君主編。中藥藥理學。北京：人民衛生出版社，2000，第一版，338

[16] 趙淑穎等。單味生、熟大黃治療二種消化道急症的臨床觀察。中藥通報，1986，(3)：58

[17] 江文君。大黃炮製研究。中藥通報，1986，(12)：3

[18] 曾憲平。番瀉葉泡服方法的研究。中華現代中西醫雜誌，2005，3(1)：58

[19] 馬愛華，張俊慧，張興輝等。番瀉葉服法研。基層中藥雜誌，1996，10(1)：51

[20] 張勇阜。番瀉葉嚴重副作用19例報告。江蘇中醫，1997年，18(11)：35

[21] 陶明倫。番瀉葉引起腹痛的緩解方法探討。桂林醫學，2000，16(1)：17~18

[22] 楊玉福。21例長期服用番瀉葉致依賴性報告。中國中藥雜誌，1992，17(3)

[23] 周宇紅。蘆薈安全性的國內外研究進展。[EB/0L] http://www.aisc.corn.cn/pub_xbz_Olsafstate.htm，2002

[24] 付銀龍，錢和。蘆薈蒽醌類化合物的功能及其安全性。[EB/0L]http://www.aisc.corn.cn/pub_xbz_04enknsafe.htm，2002

[25] 戴興榮等。甘遂不同炮製方法的實驗研究。中藥通報，1984，(5)：18

[26] 汪素巖等。京大戟醋製後毒性和作用改變的探討。浙江中醫雜誌，1985，20(9)：420)

[27] 劉潔等。芫花醋製對其揮發油的影響。中國中藥雜誌，1993，18(1)：25

[28] 王弘志等。芫花炮製前後羥基芫花素芫花素的含量測定。中國中藥雜誌，1989，11(11)：24

[29] 王祝舉等。薄層掃描測定商陸飲片中商陸毒素含量。中國中藥雜誌，1990，15(9)：21

第四章
祛濕藥

第一節 濕病（證）與祛濕藥概述

凡具有祛除濕邪作用的藥物，稱為祛濕藥，以祛濕藥為主組成的方劑，稱為祛濕劑。

濕病（證）是中醫臨床的一類常見和多發病證。濕邪致病在六淫致病中所佔的比例最大。與濕有關的病證在中國南方和港澳台地區、東南亞、日本、英國等諸沿海地區和國家尤其常見，這些國家和地區地處多濕、或居處陰濕，氣候溫熱，發病率甚高。現代自然環境和生活條件、方式有所改變，如工業廢氣排放、全球氣候變暖；生活和工作場所普遍使用空調，使人汗液排泄不暢，濕熱鬱於體內；同時隨着生活水準的提高，越來越多的人過食肥甘、酒酪，或體育鍛鍊、體力勞動減少，這些因素都使得內傷濕病更呈明顯上升趨勢。

濕病遍及臨床各科諸多疾病，如流感、腸傷寒、痢疾、胃炎、腸炎、肝炎、風濕性關節炎、類風濕性關節炎、重症肌無力、痛風、婦科炎症、泌尿系感染、尿路結石、小兒夏季熱等。

某些自身免疫性疾病，中醫辨證多與濕相關，西醫無特效藥，或依靠激素治療，產生許多副作用；中醫藥在治療自身免疫性疾病中，對於緩解症狀和病情、減少發作、強壯體質等方面具有一定的優勢，顯示出較好的療效。同時，合理使用中藥，對長期依賴激素治療的患者，能起到增效減毒、減少激素用量、穩定病情、鞏固療效的作用。現代名中醫在此方面積累了一定的經驗，值得深入研究。如著名老中醫鄧鐵濤總結應用脾胃理論治療重症肌無力時，指出使用較大劑量激素治療者，易致濕濁壅滯，常用薏苡仁等化濕減輕激素的不良反應。但要有信心和耐心，堅持長期服用。[1]

濕邪重濁黏滯，故濕邪所致病患常常病情纏綿，反覆發作，留着不去，故祛風濕時往往用藥時間長，或使用有毒藥物，故應注意合理和安全用藥。

雖然將治療濕證的藥物分類為祛風濕藥、化濕藥、利水滲濕藥三類，但其皆為祛除濕邪的藥物，且各種濕證具有相似的特點，三類藥物亦常配伍使用，故將之合併討論，以期對濕病和祛濕藥有較全面的認識，並有助於安全合理用藥。

一．濕證概述

濕病範圍廣泛，常為濕邪與風邪、寒邪、毒邪合而為患，並可鬱而化熱，故其病情複雜。濕聚可為有形之水濕、或成痰飲等，氾濫各處。

濕邪為病，尚有外濕與內濕之分。外濕者，症見惡寒發熱、頭脹腦重、肢體浮腫、身重關節疼痛等。內濕者，如濕阻中焦，胃腸功能紊亂，常出現脘腹脹悶、嘔吐泛酸、大便溏薄、泄痢、少食體倦、口甘多涎、舌苔厚膩等;濕熱在肝膽可致黃疸。濕熱下注，則為淋濁、足膝腫痛;濕熱或與毒邪壅結，則為癃閉;濕熱煎熬，則為結石。濕聚為水，則為水腫、小便不利，甚則胸腹腔積水。濕聚為痰，則為痰飲。

(一) 病因

1、濕自外來

如居處潮濕、汗出當風、淋雨涉水、感受霧露、濕邪侵入肌表所致。

2、濕自內生

每因過食生冷、酒酪過度，致脾陽失運、濕從內生。

外濕與內濕相互影響發病，故治當兼顧兩者。如濕痹之證，多為素體虛弱，或為痰濕之體，而復感濕邪所致，並且每因陰雨天、氣候潮濕而關節疼痛加重且病勢纏綿難癒。説明同氣相求，內濕與外濕在濕病中常合而為患。

(二) 病位

濕邪可侵犯人體多個部位，如侵犯肌表而成為表濕證，侵犯皮膚出現濕疹、瘡毒，流竄經絡與關節而成為痹證。內濕多屬臟腑之病，有彌漫上焦心肺、濕滯中焦脾胃、濕濁下注下焦肝、腎與膀胱等。

(三) 病性

以實證、寒證、陰證多見；濕鬱化熱則為熱證。病久則表現為虛實夾雜。

(四) 主證

濕證臨床表現複雜，但判斷是否有濕，常以頭身困重、汗出不透、面色黃滯或暗滯、渴不欲飲、胸脘痞悶、便溏、小便不利、舌苔滑膩、脈濡緩等為要點。

(五) 特點

- 外濕常兼其他病邪為病，兼夾寒邪為寒濕證，與風邪相合為風濕證，或風寒濕三氣雜至而成風寒濕證，與暑邪相合為暑濕證，濕鬱化熱，成為濕熱證。內濕的形成與肺、脾、腎三臟水液代謝失常密切相關。
- 濕為陰邪，易傷衛表陽氣和脾胃陽氣，導致衛氣不宣或脾胃氣機阻遏。

- 濕性重濁而黏滯，往往具有起病緩、病位深、病程長、變化慢、病情纏綿不癒的特點。故治療濕證難以速治速癒，不可急於求成。欲攻邪，當以緩攻；欲補益，當以緩補清補。但需堅持治療療程，防止復發。
- 濕分有形之濕和無形之濕，無形之濕在脾胃、肝膽、經絡肌肉關節；有形之濕還常聚而為水，或為有形之痰飲等。
- 濕病與季節、氣候、地理、體質和生活、飲食習慣、工作居住環境等條件有密切關係。

二．濕證的治療原則和方法

《素問·至真要大論》云「以苦燥之」，故內濕用苦味的藥物以燥濕；又云「濕淫於內，治以苦熱」，意指寒濕病證用苦溫燥濕法；「以淡泄之」，意指是水濕、濕熱病證以淡滲利濕法。濕病治療原則以祛邪為主，但應根據濕邪的兼夾和部位不同採用不同的方法。原則上，上焦宜化、中焦宜燥、下焦宜利。

運用祛濕的方藥以祛除濕邪，治療水濕病證的治法，稱為祛濕法。祛濕法屬於八法中的「消法」。即可通過化濕、燥濕、利濕藥物的作用，以消除水濕之邪，治療各種水濕病證。

根據水濕病證的部位、病性及臨床表現，結合祛濕藥的性味、歸經、功效、藥物性能特點等，祛濕的方法有多種，現將具有祛除水濕之邪的藥物歸納如下，以便於臨床合理選用祛濕藥：

(一) 解表散濕法

濕邪在上在外者，宜用解表散濕法，藉微汗以解之。常用藥有麻黃、桂枝、羌活、藁本、蒼耳子、白芷等。

(二) 祛風勝濕法

適用於風濕留着經絡、筋骨、肌肉、關節之痹證。常用藥有防風、獨活、威靈仙、海風藤、海桐皮、青風藤、絡石藤、寬筋藤、製附子、製川烏等。

(三) 芳香化濕或健脾除濕法

濕邪滯於脾胃者，宜芳香化濕或健脾除濕。常用藥有藿香、佩蘭、蒼朮、白朮、厚朴、砂仁、豆蔻、草豆蔻等。

(四) 清熱燥濕法

濕邪在肝膽、膀胱、脾胃等，無形之濕與熱邪相合為病。常用藥有黃連、黃芩、黃柏、龍膽、苦參、椿皮、秦皮、梔子等。

（五）散寒燥濕法

寒邪相合為病的寒濕證。常用藥如吳茱萸、乾薑、厚朴、蒼朮、春砂仁、草豆蔻、紅豆蔻、花椒等。

（六）利濕、滲濕法

濕邪聚為水，水濕內停，導致小便不利、水腫。利濕、滲濕即有利水消腫之功，常用藥有茯苓、豬苓、澤瀉、冬瓜皮、薏苡仁、五加皮、香加皮、大腹皮、桑白皮、葶藶子等。

（七）清熱利濕法（利水通淋、利濕退黃）

用於濕兼熱者或濕熱之邪在下焦、膀胱而成水濕或濕熱病證。常用藥有車前子、木通、滑石、瞿麥、萹蓄、萆薢、土茯苓、茵陳蒿、土茵陳、金錢草、海金沙、虎杖、積雪草、溪黃草、雞骨草等。

（八）溫化水濕法

素體陽虛或久病傷陽而病濕，或腎陽虛衰、氣化不利而致水邪氾濫之水腫病，當以溫陽化氣之法，藥用桂枝、附子、肉桂等。

（九）峻下逐水法

通瀉大小便，用於大量水液停留體內而成水腫、胸水、腹水等。常用藥有大戟、芫花、甘遂、牽牛子、商陸、巴豆等。

上述諸法中，最普遍應用的是佐以淡滲利水法，能使水濕之邪有出路，從小便排出，《臨證指南醫案》（卷五）具體論述了祛濕法的具體用藥，云：「若濕阻上焦者，用開肺氣，佐淡滲、通膀胱，是即啟上閘，開支河，導水勢下行之理也。若脾陽不運，濕滯中焦者，用朮、朴、薑、半之屬以溫運之；以苓、澤、腹皮、滑石等滲泄之。亦猶低窪深處，必得烈日曬之，或以剛燥之土培之，或開溝渠以泄之耳；其用藥總以苦辛寒治濕熱，以苦辛溫治寒濕，概以淡滲佐之，或再加風藥。甘酸膩濁，在所不用。」[2]

（十）苦寒燥濕法與清熱利濕法的異同

苦寒燥濕和清熱利濕藥均可用於濕熱證，且常配伍使用，如龍膽瀉肝湯中既有苦寒清熱燥濕的龍膽、黃芩，又有清熱利濕的車前子、澤瀉、木通等；茵陳蒿湯既有清熱利濕的茵陳蒿、大黃，又有苦寒燥濕的梔子。

但苦寒清熱燥濕多適用於中焦濕熱內盛，腸胃症狀比較明顯，本身一般無利尿作用；清熱利濕則偏重於濕熱下注下焦，泌尿系統症狀明顯，其作用是使濕熱之邪從小便排出。

（十一）苦寒清熱燥濕法與苦溫散寒燥濕法的異同

兩者均可治療濕證，但如黃連、黃芩、黃柏、龍膽等苦寒清熱燥濕藥，適用於治療濕熱證，證見口苦口膩、口乾，小便黃赤，舌苔黃膩而厚，脈滑數；而蒼朮、厚朴、白朮、草豆蔻、紅豆蔻等為苦溫燥濕藥，適用於濕邪內盛或寒濕內盛證，多見口黏口膩、脘腹脹滿、倦怠、食欲不振、便溏，舌苔白膩，脈遲滑。

三．祛濕藥的分類

（一）祛風濕藥

根據祛風濕藥所兼功效的不同，將其分為祛風濕止痛藥、祛風濕活絡藥、祛風濕強筋骨藥三類。

1、祛風濕止痛藥

味多辛苦，性或溫或寒，多入肝脾腎經。辛行散祛風，苦燥濕，既能祛風濕，又有明顯的止痛作用，尤適用於痹證之肢體或關節疼痛，亦可用於外傷疼痛、頭風痛等。部分藥物尚兼利尿之功，故可用於治療水腫。性溫的有製附子、製川烏、製草烏、獨活、威靈仙、蘄蛇、香加皮、松節、九節茶、青風藤、海風藤、丁公藤、八角楓、昆明山海棠、雪上一枝蒿、祖師麻等；性寒涼的有漢防己、獨一味等，性平的有海桐皮、青風藤、老鸛草、兩面針等。其中川烏、草烏、雷公藤、昆明山海棠均為有大毒藥；香加皮、八角楓為有毒藥；丁公藤、丟了棒、兩面針、祖師麻等有小毒。

解表藥中的羌活、藁本、蒼耳子、防風等也有此作用。

2、祛風濕活絡藥

味多辛、苦，性或溫或寒，藥味甘、鹹，性溫，主入肝經。具有祛風濕、舒筋、活絡的作用，廣泛用於各型痹證，尤宜於痹證日久而筋脈不舒、絡脈不利，症見關節攣急、屈伸不利、麻木等；亦宜於中風不遂及氣血不足、經絡瘀阻而致麻木、偏癱不遂、口眼喎斜，或肝腎虧虛、陰血不足、筋脈失養之肢體僵硬拘攣等。常用藥性寒涼的有秦艽、豨薟草、臭梧桐、穿山龍、絡石藤等；性溫的有木瓜、蘄蛇、烏梢蛇、金錢白花蛇、伸筋草、舒筋草、忍冬藤等；性平的有路路通、桑枝、絲瓜絡、老鸛草等。

3、祛風濕強筋骨藥

味多甘苦，性溫，主入肝腎經，既能祛風濕，又能補肝腎、強筋骨，主要用於風濕日久、肝腎虛損、腰膝痠軟、腳弱無力等。風濕日久，易損肝腎；肝腎虛損，風寒濕邪最易侵犯腰膝部位，故風濕日久，治當補益肝腎，強腰壯骨。亦可用於腎虛腰痛、骨痿、軟弱無力者。常用藥物有五加皮、桑寄生、狗脊等，其他如千年健、鹿銜草、石楠葉、狗骨、雪蓮花等，可配伍杜仲、淮牛膝、枸杞子。

補益藥中的巴戟天、淫羊藿、仙茅等，具有溫補肝腎、強筋骨、祛風濕作用，亦可用之。

(二) 化濕藥

本類藥物氣味芳香，性溫而燥，芳香能助脾健運，燥可去濕，故有芳香化濕、辟穢除濁的作用。適用於濕濁內阻、脾為濕困、運化失職所致的胸腹痞悶、食少體倦、口淡不渴，或嘔吐泛酸、大便溏泄、舌苔白膩等證。濕阻中焦，胃腸功能紊亂，常出現脘腹脹悶、嘔吐泛酸、大便溏薄、少食體倦、口甘多涎、苔膩等。以上症狀在胃腸炎、消化不良、痢疾、腸傷寒、消化道霉菌感染、肝炎及胃腸型感冒中常可見到。常用藥物有廣藿香、佩蘭、蒼朮、厚朴、豆蔻、砂仁、草豆蔻、草果等，其他如厚朴花、扁豆花、石菖蒲、木瓜、砂仁殼、豆蔻殼等，亦可選用之。

(三) 利水滲濕藥

1、利水消腫藥

甘淡滲利，使水濕之邪從小便排出，達到利水消腫等作用，適用於水濕內停水腫、小便不利、水瀉、帶下、淋濁、痰飲。其要點是小便不利，小便通利則濕邪自能排出體外。腎炎、慢性腎炎等腎臟疾病或其他原因引起的水腫、小便不利常用該類藥物治之。如茯苓、豬苓、澤瀉、薏苡仁、冬瓜皮、大腹皮、澤漆、赤小豆、玉米鬚、枳椇子、椒目、葫蘆等。

麻黃發汗利水消腫，黃芪、白朮能益氣健脾利水，桑白皮、葶藶子能瀉肺行水消腫，益母草、澤蘭能祛瘀利水消腫；五加皮、香加皮、漢防己能祛風濕利水消腫，海藻、昆布能軟堅散結利水消腫；小薊、白茅根、苧麻根能涼血止血利尿。上述種種藥物，均可酌情選用。而芫花、甘遂、大戟、商陸、腹水草、了哥王、狼毒等則能峻下逐水，在某些情況下，亦可慎重使用。

2、清熱利濕藥

此類藥物性味多甘淡而偏寒涼，小部分苦寒，其功效特點是一方面能清熱，一方面能利尿。

(1) 利水通淋藥

利尿通淋藥性味多苦寒，或甘淡而寒。苦能降泄，寒能清熱，走下焦，尤能清利下焦濕熱，以利尿通淋為主要功用，故可主治小便灼熱、短赤澀痛之熱淋，兼治尿血之血淋、尿有砂石之石淋、以及尿如脂膏之膏淋等證。有的藥物還可用於泄瀉、水腫、濕疹、濕痹等證。常用藥物如車前子、川木通、滑石、海金沙、瞿麥、扁蓄、石韋、萆薢、通草、燈心草、車前草、海金沙藤、冬葵子、地膚子、魚腥草、蒲公英等。

(2) 利濕退黃藥

苦寒或甘寒，用於濕熱鬱滯肝膽，導致黃疸、小便黃赤等。常用藥物如茵陳蒿、金錢草、垂盆草、地耳草、溪黃草、獐芽菜、廣金錢草、天胡荽、馬蹄金、陰行草、大黃、梔子、鬱金、秦艽等。

四. 祛濕藥的作用機理

(一) 祛濕藥的性味與功效的關係

祛風濕藥和化濕藥大部分性味辛溫，因濕為陰邪，其性黏滯，易傷陽氣，阻遏脾胃氣機，阻滯脈絡氣血運行，辛味藥則能發散、行滯通絡；性溫則能散寒、溫通血脈而止痛，並能溫中散寒，合而為用，辛溫之品則能祛除臟腑、經脈、肌肉之風寒濕邪，收到舒筋活絡止痛之功效。

化濕藥能宣化濕邪，祛除中焦寒濕之邪；其氣味芳香，故有醒脾之效。

清熱燥濕藥性味苦寒，苦能燥濕，寒能清熱。利水滲濕藥性味甘淡，能利水滲濕，部分藥物性寒，則能清熱利濕。使水濕和濕熱之邪從小便排出。

(二) 祛風濕藥的作用原理

祛風濕藥能祛除留滯經絡、肌肉、筋骨及關節的風濕之邪，以減輕或消除痹證的痛楚，減輕症狀，並能治病求本，消除其致病病邪。此外，亦具有舒筋活絡之功，即通過辛散宣通、舒緩筋急以解除關節拘急、屈伸不利；以及通利脈絡以緩解肌膚麻木或偏癱。

現代研究表明，祛風濕藥具有抗炎、鎮痛、抑制異常免疫反應、抗組織增生、保護關節軟骨及骨質破壞等作用，此乃祛風濕藥物的藥理學基礎。而其作用機理是多方面的，如抑菌、消除抗原、抑制免疫抗體、提高垂體 - 腎上腺皮質功能、減少免疫複合物生成、抗炎、解熱、鎮痛、利尿等。

(三) 化濕藥的作用原理

多數化濕藥以治寒濕困脾證見長，其中部分藥物能調暢中焦氣滯，使脾胃升降氣機有常；部分藥物則具溫中作用，使脾胃功能暢旺，各司其職；部分藥物則通過化濕、行氣、溫中而達到止嘔作用。

現代研究表明，化濕藥多屬氣味芳香，大多能刺激嗅覺、味覺及胃黏膜，從而促進胃液分泌，興奮腸管蠕動，使胃腸推進運動加快，以增強食欲、促進消化、排除腸道積氣，從而解除濕阻中焦證候。另外，某些藥物還有抗菌、抗病毒的作用。

(四) 利水滲濕藥的作用原理

通過通利水道，滲泄濕邪，使水濕之邪從小便而去以減輕或消除水濕內停。小便通利，則邪有出路，即水濕之邪由小便而出，令水腫消退，小便淋瀝澀痛等淋證症狀也得以緩解。此外，濕熱黃疸鬱於體內，亦可由小便而解。因此，通利小便是治療水腫、淋證和黃疸的基本治法。

現代研究表明，利水滲濕藥大多具有不同程度的利尿作用，通過利尿，使大量水分經腎臟排泄，既可減輕腸黏膜充血、水腫等炎症反應，增強其自身防衛機能，又可減輕腹瀉症狀，提高抗感染藥在腸道中的濃度和作用時間，以增強療效。利尿通淋藥大多還有抗病原微生物和化石排石等作用，利濕退黃藥具有利膽的作用；某些藥物具有降壓、抗腫瘤、降血糖、降血脂、保肝、調節免疫功能等作用。

第二節 祛濕藥的安全合理用藥

一. 祛風濕藥的安全合理用藥

濕病中最常見的且危害性最大的風濕病有：急性風濕病(風濕熱)、類風濕性關節炎、強直性脊椎炎、骨性關節炎、痛風等。風濕病致殘性很高，早期關節腫痛，漸致功能障礙，晚期則關節變形、僵硬、致殘，嚴重地危害人們的健康。由於疾病自身的特點，目前尚難以根治。祛濕藥的安全用藥主要是在祛風濕藥，故作為重點闡述。

(一) 祛風濕中藥的不良反應的特點

- 不合理用藥是引起不良反應的主要原因，其中最常見的是超量服用和劑型不當。治療風濕病的雷公藤類、烏頭類、馬錢子等有毒中藥不良反應最為多見，甚至很嚴重，故其合理用藥尤為重要。
- 肝腎損害、胃腸、心血管、神經系統、過敏反應副作用比較多見。
- 發作時間長短不同，差別較大，但過敏反應以速發為主；有部分為慢性蓄積中毒，輕重不一，輕者有食欲不振等胃腸道反應，嚴重時意識障礙、呼吸困難，甚至嚴重到心律失常及腎臟等器官功能衰竭死亡。

(二) 有毒祛風濕藥的規管

對腎功能有損害的含馬兜鈴酸的馬兜鈴科祛濕藥如尋骨風、天仙藤、朱砂蓮等，應忌用或慎用。關木通、廣防己在香港已被禁用，中國國家食品藥品監督管理局也取消其藥品標準而禁用。毒大力猛治療痹證的藥物如生草烏、生川烏、雪上一枝蒿、生馬錢子、鬼臼等為香港衛生署規管的藥物。

（三）正確對待有毒祛風濕藥

雷公藤、雪上一枝蒿、昆明山海棠、生川烏、生川烏、生馬錢子、鬼臼等，有經驗的老中醫採用多種減毒增效的方法使用這些有毒藥物，常取得良好的效果。但也有患者擅自使用的所謂民間單方、驗方中含有這些藥物，不合理使用引起不良反應，甚至死亡。因這些藥物對於難治性的痹證等具有較好的療效，採取簡單的摒棄、淘汰就象是因噎廢食，將使中藥治療這些難治性疾病的優勢得不到發揮，甚至失傳。正確的選擇，是做到安全合理地使用，為病者解除疾苦。

（四）祛風濕草藥的安全合理用藥

1、慎用草藥單方、秘方

有許多草藥用於治療痹證，某些藥物是有毒藥物，如葉底珠、地楓皮、兩頭尖、百花丹、兩面針等，應特別注意安全用藥。由於濕證的難治，民間常有許多不明成分的所謂的單方、秘方，使用時應特別慎重，往往患者相信單方、驗方，或自購藥物，超劑量服用而導致中毒，這是應予避免的。應用任何中草藥治療疾病，均需請中醫師處方服用。

2、慎用新鮮草藥

祛濕藥許多是鮮草藥，用於外敷或煎湯，或作為藥膳，導致的不良反應並不少見，如新鮮的威靈仙、兩面針、伸筋草等引起的過敏反應等，外用對過敏體質患者可能引起過敏反應、接觸性皮炎等。同時，有毒新鮮草藥劑量較難控制。因此，要盡量避免使用鮮草藥，病者更加不能自行使用鮮草藥。

（五）祛風濕藥中易混淆藥物的安全合理用藥

祛風濕藥，大部分是植物藥，且很多是根莖或莖木、藤莖類藥物，名稱和功效相似，性狀上也有類似之處，如藤類、根莖類等。這在藥材及飲片上容易混淆，處方上容易混用，或與同類藥物混淆，或與其他類藥物混淆，尤其是有些有毒或不良反應較多的藥物，這給中醫臨床帶來了許多不安全的隱患。如久服含馬兜鈴酸的關木通引起腎功能衰竭的事件，很大程度上就是藥材品種混亂所致。除了藥材生產及管理機構、中藥鑑定機構要從源頭上做好外，臨床中醫師也應該有此方面的知識，加強防範意識。茲參考《香港容易混淆中藥》及其他文獻資料，將祛風濕藥中的容易混淆的藥物歸納列舉如下，供臨床用藥參考。[3]

1、容易與含馬兜鈴酸類物質的中藥混淆的藥物

（1）**關木通**〔Caulis Aristolochiae Manshuriensis〕**與川木通**〔Caulis Clematidis Armandii〕

關木通：為馬兜鈴科植物東北馬兜鈴 *Aristolochia manshuriensis* Kom. 的藤莖。性味苦寒，有清心利尿、通經下乳作用。含有馬兜鈴酸類成分，小量長期使用，或大量偶用，對腎臟有毒性，可引起急性腎衰、慢性腎衰、腎小管壞死、尿道癌等。已被停止使用。

川木通：為毛茛科植物小木通 *Clematis armandii* Franch. 及同屬植物繡球藤 *C. montana* Buch.-Ham. ex DC. 的藤莖。性味微苦微寒，有清熱利尿、通經下乳作用。不含馬兜鈴酸，無毒。

(2) **天仙藤**〔Herba Aristolochiae〕、**青木香**〔Radix Aristolochiae〕**與馬兜鈴**〔Fructus Aristolochiae〕

三者來源於馬兜鈴科植物馬兜鈴 *Aristolochia debilis* Sieb. et Zucc。天仙藤為馬兜鈴科植物馬兜鈴或北馬兜鈴的地上部分，性味苦溫；有行氣活血、利水消腫作用；青木香為其根，性味辛苦寒，有行氣止痛、解毒消腫、祛濕作用；馬兜鈴為其果實，性味辛苦寒，有降氣止咳化痰、清腸消痔作用。三者均含有馬兜鈴酸類成分，小量長期使用，或大量偶用，對腎臟有毒性，可引起急性腎衰、慢性腎衰、腎小管壞死、尿道癌等。已被停止使用。

(3) **尋骨風**〔Herba Aristolochiae Mollissimae〕**與白英**〔Herba Solani Lyrati〕

尋骨風：為馬兜鈴科植物綿毛馬兜鈴 *Aristolochia mollissima* Hance 的全草。性味辛苦平。有祛風除濕、活血通路、止痛作用。含有馬兜鈴酸類成分，有毒，長期大量使用，對腎臟有毒性，可引起急性腎衰、慢性腎衰、腎小管壞死、尿道癌等。已被停止使用。

白英：茄科植物白英 *Solanum lyratum* Thunb. 的全草。性味甘苦寒；有小毒。有清熱利濕，解毒消腫的作用。不含馬兜鈴酸。

由於兩者均有白毛藤的別名，而容易混淆配藥使用。

(4) **木防己（廣防己）**〔Radix Aristolochiae Fangchi〕**與防己（粉防己）**〔Radix Stephaniae Tetrandrae〕

木防己：為馬兜鈴科植物廣防己 *Aristolochia fangchi* Y.C.Wu ex L.D.Chou et S.M.Hwang 的根。性味苦辛寒。有祛風濕止痛、清熱利尿消腫作用。祛風濕止痛力比漢防己強，含有馬兜鈴酸類成分，有毒，長期大量使用，對腎臟有毒性，可引起急性腎衰、慢性腎衰、腎小管壞死、尿道癌等。已被停止使用。

防己：為防己科植物粉防己 *Stephania tetrandra* S. Moore 的根，又稱漢防己。性味苦寒，有清熱利水消腫、祛風濕止痛作用，利水消腫作用比木防己強，不含馬兜鈴酸。

兩者科屬不同，所含成分和毒性不同，作用也有區別，不可混用。

對上述藥物使用，中國大陸及香港有關機構均已有明文規定（見附 1 及附 2）。

附 1：中國國家食品藥品監督管理局關於含馬兜鈴酸類藥物的規管 [4]

中國國家食品藥品監督管理局 FSDA 發佈的《藥物不良反應資訊通報》第六期名單中有含馬兜鈴酸中藥：馬兜鈴科的藥材關木通 、馬兜鈴 、青木香 、尋骨風 、廣防己 、朱砂蓮已檢出馬兜鈴酸，天仙藤檢出馬兜鈴酸類物質。其中關木通因安全性問題已被國家食品藥品監督管理局取消藥用標準。

附 2：香港衛生署通報停止使用含馬兜鈴酸類成分的藥物（節錄）[5]

含馬兜鈴酸藥材

來源：馬兜鈴科馬兜鈴屬及細辛屬植物。

中毒原因：服用來源於馬兜鈴科馬兜鈴屬及細辛屬植物藥材。馬兜鈴酸毒性強，可導致腎衰竭及尿道癌，世界衛生組織已經將其界定為「甲級致癌物」。

中毒症狀：腎衰竭及尿道癌，嚴重者甚至可致死亡。

中毒處理：立即求醫。

注意：在香港曾發生過的中藥中毒個案中，曾有錯誤地將馬兜鈴科的尋骨風當作茄科的白英，及將馬兜鈴科的廣防己當作防己科的防己使用，而導致中藥不良反應個案。

從 2004 年 6 月 1 日起，香港停止進口及銷售馬兜鈴屬的中藥材及其製劑。當中包括以往常用的馬兜鈴屬中藥關木通 、廣防己 、馬兜鈴 、青木香和天仙藤等。
〔詳細資料見《曾於香港引致不良反應的中藥材參考資料》，香港衛生署中醫藥事務部 2004 年 9 月〕

2、草烏與川烏

兩者均辛苦熱，有大毒，草烏毒性大於川烏，溫經散寒力大於川烏，兩者生品均為香港《中醫藥條例》附表 1 中規管藥材，兩者名稱相似容易混淆。（不良反應及處理等詳見溫裏藥：附子）

3、鬼臼（桃耳七 、八角蓮）〔Radix et Rhizoma Podophylli emodis 或 Radix et Rhizoma Dysosmatis〕與威靈仙〔Radix Clematidis〕、龍膽〔Radix Gentianae〕

（1）**鬼臼**

為小檗科植物桃兒七 *Sinopodophyllum hexandrum* (Royle) ying 的根及根莖，或八角蓮 *Dysosma versipellis* (Hance) M. Cheng 六角蓮 *D. pleiantha* （Hance）

Woodson 的根莖或根。鬼臼性味辛苦溫有大毒，有祛風除濕、活血止痛、祛痰止咳作用。為香港《中醫藥條例》附表 1 的 31 種烈性 / 毒性中藥材規管藥物之一。用之不當可致中毒，應注意其安全用藥。

鬼臼毒素的作用類似秋水仙鹼，為細胞毒，過量內服鬼臼，可刺激小腸而出現腸道反應。若內服鬼臼中毒，首先感到唇麻、噁心嘔吐、水瀉，嚴重者出現血便，或產生嚴重衰竭性虛脱、昏迷、口唇發紺、瞳孔散大、各種反射消失，最後心跳停止死亡。

(2) **威靈仙**

性味辛鹹溫，無毒，有祛風通絡止痛作用，能治骨鯁咽喉。

(3) **龍膽**

性味苦寒，無毒，有清熱燥濕、清瀉肝膽實火作用。

香港曾發生將鬼臼誤用作威靈仙和龍膽引起中毒事件，應注意鑑別用藥。

4、雷公藤與丁公藤〔*Caulis Erycibes*〕

兩者為不同的藥物，毒性不同，不可混淆使用。

(1) **雷公藤**

為衛矛科植物雷公藤 *Tripterygium wilfordii* Hook. f. 的根的木質部。性味辛苦寒，有大毒。毒副作用大（詳見本章雷公藤）。

(2) **丁公藤**

為旋花科植物丁公藤 *Erycibe obtusifolia* Benth. 的藤莖。性味辛，溫。有小毒。具有祛風除濕、消腫止痛作用。用於風濕痹痛、半身不遂、跌打損傷。

本品有強烈的發汗作用，虛弱者慎用，孕婦忌服。丁公藤用量過大可引起中毒反應，其症狀為大汗不止、四肢麻痹、流淚、瞳孔縮小、心跳減慢，甚則呼吸急促、血壓下降等。一旦發現中毒症狀，應立即送院急救。一般救治方法為：及時洗胃，導瀉，服用甘草蜜糖水，用溫水擦身，及時給予阿托品類特效解毒劑，靜脈輸液及對症治療等。

5、絡石藤〔*Caulis Trachelospermi*〕與廣東絡石藤

(1) **絡石藤**

為夾竹桃科植物 *Trachelospermum jasminoides* (Lindl.) Lem. 的帶葉藤莖。性味苦微寒，有祛風通絡、涼血消腫的作用。為《中國藥典》收載品種。

(2) **廣東絡石藤**

為茜草科植物蔓九節 *Psychotria serpens* L. 的全株。性味苦辛平，有祛風除濕、舒筋活絡、消腫止痛作用，為地區慣用品種。

6、青風藤〔*Radix Sinomenii*〕與雞矢藤〔*Herba Paederiae*〕

(1) 青風藤

為防己科植物青藤 *Sinomenium acutum* (Thunb.) Rehd.et Wils. 及毛青藤 *S. acutum* (Thunb.) Rehd. et Wils. var. *cinereum* Rehd. et wils. 的藤莖。性味苦辛平。有祛風通絡、除濕止痛作用。

服用青風藤部分病例出現皮膚瘙癢、皮疹、頭昏、頭痛、腹痛、畏寒發熱、食欲減退、白細胞減少、血小板減少等，其中以皮膚瘙癢、皮疹發生率最高，極少數出現噁心、口乾、心悸、休克。

(2) 雞矢藤

為茜草科植物雞矢藤 *Paederia scandens* (lour.) Merr. 的藤莖或地上部分。性味甘微苦平。為消食藥，有消食化積作用，並能祛風除濕、解毒消腫、活血止痛等。

青風藤與雞矢藤雖然都能祛風除濕止痛，但來源不同，功用也有區別，雞矢藤在廣東地區混稱青風藤或青藤，是形成市場混淆的原因之一。

7、桑寄生〔*Herba Taxilli*〕、槲寄生〔*Herba Visci*〕、馬桑寄生

(1) 桑寄生

為桑寄生科植物桑寄生 *Taxillus chinensis* (DC.) Danser 的帶葉莖枝。寄生於桑科、茶科、山毛櫸科、芸香科、薔薇科、豆科等 29 科 50 餘種植物上，性味苦平，補肝腎、強筋骨、固沖任力勝，也常用於崩漏、胎漏下血及高血壓等。

桑寄生無毒，但若採收的是寄生在有毒植物株如夾竹桃上的桑寄生，就會含有相應的有毒成分而引起中毒。

(2) 槲寄生

桑寄生科植物槲寄生 *Viscum coloratum* (Komar.) Nakai 的帶葉莖枝。寄生於榆、樺、柳、楓、楊樹等植物，以祛風濕之功見長，風濕痹痛多用。

(3) 馬桑寄生

寄生於馬桑科植物馬桑 *Coriaria sinica* Maxim. 的寄生屬植物桑寄生 *Loranthus parasiticus* (L.) Merr.，毛葉桑寄生 *L. yadoriki* Sieb，菲律賓桑寄生 *L. philippensis* Cham. 或四川桑寄生 *L. sutchuenensis* Lecomte 的全株，供提取馬桑內酯等成分，用於治療精神分裂症、偏頭痛、風濕性關節炎、跌打損傷等，但毒性大，需注意安全用藥。

8、豨薟草〔*Herba Siegesbeckiae*〕與防風草〔*Herba Epimeredis Indicae*〕

(1) 豨薟草

為菊科植物 *Siegesbeckia pubescens* Makino 的地上部分。性味苦辛寒，有祛風濕、通經絡、清熱解毒作用。

(2) **防風草**

為唇形科植物廣防風 *Epimeredi indica* (L.) Rothm. 的全草。性味苦辛平，有小毒。有祛風濕、消瘡毒的作用。

因防風草有豨薟草和土防風的異名，易混用，但兩者來源不同，應區別用藥。

9、五加皮與牛白藤

(1) **五加皮**

為五加科植物細柱五加 *Acanthopanax gracilistylus* W.W.Smith 的根皮。性味辛苦溫，既能祛風濕，又能補肝腎、強筋骨。

(2) **牛白藤**

為茜草科植物牛白藤 *Hedyotis hedyotidea* (DC.) Merr. 的藤莖。性味甘淡涼，有清熱解毒的作用。

牛白藤在廣東地區有土五加的別名，為五加皮的混淆品。但兩者來源與功用均不同，應嚴格鑑別用藥。

二．具有通淋排石作用中藥的安全合理用藥

石淋，相當於泌尿系結石病證，合理應用利尿滲濕、通淋排石作用的藥物，有可能排出結石，或清除腎內沙石樣結石，或有清除尿酸鹽結石的作用。使用中藥排石最好能與現代醫學檢查手段相結合，選擇適合用中藥排石的適應病證，注意排石的禁忌證。若不顧適應證，服用大劑量的利水滲濕藥強行排石，有可能導致頻發絞痛、出血，甚至導致尿閉和血壓升高等。

1、適應證

患者尿路通暢、無炎症、外傷、腫瘤、畸形等所形成的狹窄梗阻；結石直徑小於 1 厘米；結石位置在腎盂、輸尿管等。一般腎盂結石排出率較輸尿管低，腎實質與腎盞因蠕動力弱，易與結石黏連，排出率更低，尤其是下盞結石。

2、禁忌證

妊娠、心腎功能不全、身體羸弱患者，結石直徑大，難以排出，勿使用排石法。

3、辨證用藥

對於不適合峻猛排石的病證，但又不能用手術治療的結石，採用中藥保守治療時，需進行辨證用藥。當以較輕劑量、較少的利水通淋藥緩緩治之，達到保持尿路通暢、防止感染出血的目的；而對於久病體虛的石淋患者，如多發性腎結石或反覆發作性結石患者，或因各種代謝功能紊亂而合併結石患者，或幾經手術仍然發作者，可使用中藥治療；久服苦寒利尿通淋排石藥物不效，宜採用攻補兼施，調整臟腑氣血陰陽，保護腎臟的功能。

病案舉例：名老中醫姚正平醫案一則

李某，男，44 歲，病歷號：586724。1965 年 11 月 3 日初診。

1964 年，患者發現右腎結核。1965 年 2 月，行右腎上極切除術，術後發現為乾酪壞死灶，並取出結石一塊；7 個月後，腰痛尿血不止。X 線腹部平片發現雙腎多發性結石。診見腰痛、惡寒肢涼、疲乏、低熱，不能久坐久立，食少腹脹，尿頻日 10 餘次，睾腫痛。面色萎黃並見黯黑，舌質淡胖，脈沉細。血壓 20/13.3~14kPa。酚紅實驗 32%，尿中紅細胞滿佈視野，查尿抗酸桿菌 2 次陰性，1 次陽性。X 線腹部平片示左腎 3 枚、右腎 1 枚黃豆大至花生米大結石。證屬陰陽兩虛，脾腎俱傷。治以調和陰陽，補益脾腎。予右歸飲加四君子湯化裁。藥用：黨參、白朮、茯苓、陳皮、熟地、山萸肉、澤瀉、仙茅、仙靈脾、鹿角膠、附子、石韋、炒知母、肉桂等。

服 120 餘劑後，血尿逐漸消失，低熱亦清，精神體力好轉，腰痛減輕，尿次正常，酚紅實驗 50%。1966 年恢復工作。以後間斷服藥，交替使用分清通淋之品。

1970~1978 年曾 5 次腎盂造影，均示：雙腎功能良好，結石無動態改變。腎圖正常，酚紅 58%，腎功能恢復。[6]

三. 治療不同性質和部位濕證的安全合理用藥

根據感邪的性質偏寒偏熱、濕從寒化、熱化、濕聚成水或成痰、感邪的輕重、病位的在表或在裏、在上或在下、病性的偏實或偏虛、病程長短、患者體質強弱等因素以合理選用祛濕藥。

選藥處方時應密切聯繫臟腑功能，同時注意水與濕、濕與痰的關係。

(一) 寒濕病證

1、寒濕病證

外感寒濕，或陽虛體質，或過用寒涼藥物，過食生冷，導致濕從寒化或濕與寒結的病證。

- 寒濕阻於肌肉筋骨則患寒濕痹證，若以寒邪偏盛則為寒痹，證見疼痛劇烈，畏寒肢冷，宜用溫性祛風濕散寒藥治之，常用製附子、獨活、桂枝、防風、羌活、藁本、麻黃等。若病情需要，亦可配伍散寒止痛藥如製川烏、製草烏、蘄蛇、肉桂、威靈仙、五加皮、木瓜等。
- 寒濕外侵，經氣、血脈不和則成寒濕腳氣，選用吳茱萸、木瓜、蠶砂等祛除寒濕藥物。

- 濕在中焦，寒濕困脾：宜用苦溫的燥濕健脾藥，如蒼朮、厚朴、砂仁、豆蔻等，並配伍乾薑、吳茱萸等溫裏散寒藥。
- 寒飲水濕之邪留於胃腸則為痰飲。宜用苦溫燥濕化痰藥，如法半夏、陳皮、茯苓、制南星、旋覆花等。
- 寒濕內停下焦，則為水腫，選用利水滲濕藥，如茯苓、豬苓、車前子、五加皮等。

2、配伍用藥

- 對於寒濕病證，宜選用溫性的祛濕藥，並配伍溫陽祛寒和配健脾補腎藥，如白朮、甘草、大棗、益智仁、製附子等，以治其根本。
- 寒濕致氣滯不行，宜選用既能化濕、又能行氣藥的厚朴、砂仁、豆蔻、草豆蔻等，並配理氣藥如烏藥、木香、陳皮、檳榔等，使氣行則水濕行。
- 寒濕頑痹，經脈不通，久痛入絡，常配伍活血通絡藥物，如當歸、川芎、赤芍、蘄蛇等。
- 寒濕久痹，過用溫燥，常致耗傷陰血，需配養血滋陰藥，如雞血藤、熟地黃、麥冬。

著名老中醫姜春華善用製川烏或製附子配伍生地治療寒濕頑痹，用生地的量常達60~90克之間，最多到150克，認為生地甘寒有滋養陰血、補益肝腎作用，寒、濕痹證用辛溫或燥烈之品，易耗傷陰血，用大劑量生地可緩和燥烈之性，雙向調節，取利祛弊；同時，《神農本草經》記載生地本身亦有祛痹作用。現代研究表明，生地黃有促進免疫作用，有激素樣的作用而無激素的副作用。

病案舉例：

楊某，男，46歲。3年來腰痛如折，右腿冷痛，腫脹麻木，屈伸不利，艱於行走，得溫則減，遇寒則甚，氣候變化時尤易發作。化驗：抗「O」750單位，血沉15mm/小時，診斷為風濕性關節炎。平素惡寒怯冷，口淡不渴，舌苔白而厚膩，脈象按之沉細。證屬寒濕入絡，凝滯經脈，閉阻營衛。治以溫經散寒，活血鎮痛。藥用：製附子9克，桂枝9克，生地黃50克，威靈仙15克，晚蠶砂15克，秦艽9克，蘄蛇9克，當歸9克，赤芍9克。

7劑後，關節疼痛、麻木、發冷好轉。按上方加黃芪30克，乳香、沒藥各6克，再進14劑，病人下肢活動自如，後用上法調治月餘而癒，隨訪一年未發。[7]

(二) 濕熱、濕溫病證

1、濕熱病證

外感濕熱或暑濕、濕溫，或陽盛體質，或過用溫熱藥物，過食辛熱食物，導致濕從熱化或濕與熱結的病證。

熱邪偏盛留滯經絡、關節、肌肉所成熱痹：宜選用涼性祛風濕清熱藥，如漢防己、秦艽、豨薟草、絡石藤、忍冬藤、秦艽、豨薟草、臭梧桐、穿山龍等。

暑濕，症見胸脘痞滿、心煩、身熱、舌苔黃膩；春夏季外感濕熱為濕溫，症見頭痛惡熱、身重疼痛、面色淡黃、胸悶不饑、午後身熱等；濕熱壅結中焦，則為瀉痢；濕熱薰蒸，令膽汁外溢則為黃疸；濕熱下注，則為淋證。

宜選用平性或寒涼性質的清熱燥濕或清熱利濕藥，如黃連、黃芩、黃柏、梔子、龍膽、苦參、白鮮皮等清熱燥濕藥；車前子、滑石、川木通等利濕通淋藥，或茵陳、金錢草、虎杖等利濕退黃藥。暑溫明顯者，選用既能利濕、又能祛暑的藥物如滑石、西瓜翠衣、綠豆等。

2、配伍用藥

- 宜輕清透達、芳香宣化：用藿香、佩蘭、薄荷、蘆根、竹葉等；濕溫證當宣暢三焦氣機，選用杏仁宣上焦，豆蔻宣中焦，薏苡仁導下焦。
- 若火熱盛，熱痹證見關節紅腫熱痛明顯，宜配清熱瀉火藥，如石膏、知母、蒼朮、黃柏等。
- 濕熱內結，瀉而不暢，宜配寒性瀉下藥和導滯藥，如大黃、檳榔、厚朴、枳實等，使濕熱之邪從大便而出。

3、濕溫證用藥禁忌

濕溫禁汗、禁下、禁潤：重視濕邪為陰膩之邪，不可妄投柔潤之品，以防濕邪留着不去，但又需防止過用溫燥傷陰，或過汗、過下傷陰。

(三) 濕證部位偏於上或風邪偏盛

濕病部位偏於上，常出現上半身痠痛，但多是局部性的，如肩周炎、網球肘、頸椎病、手指關節炎等，或濕病初起，尚有表證。在此情況下，當選用藥性輕浮向上，善達肌表、四肢之品，如羌活、桑枝、桂枝、防風等。

此外，治風先治血，血行風自滅，故可適當配伍理血藥物，如川芎、牛膝、當歸、雞血藤等。

(四) 濕證部位偏於下半身或濕邪偏盛，濕濁下注

感受風邪，日久逐漸入裏，或濕邪偏盛、病位偏於下部的風濕痹證，或濕濁下注的

淋濁，當選用藥性向下、善走下肢的祛風濕藥物。在臨證中，結節性紅斑、痛風好發於下肢，特別是足背腳趾，多屬濕熱下注；下半身痠痛如腰肌勞損、腰椎骨質增生、坐骨神經痛、膝關節炎、股骨頭壞死、芪髂關節炎、強直性脊柱炎早期等，多見下半身痠痛或下肢活動不利，多與肝腎虧損、氣血不榮或濕邪留着有關，當辨證治之。藥性向下的祛風濕藥主要有獨活、木瓜、蠶砂、薏苡仁、蒼朮、萆薢等，亦常配伍黃芪、白朮、茯苓等益氣健脾藥。

（五）風寒濕痹阻周身或濕聚為水、為痰

1、風寒濕痹阻周身或濕聚為水病證

風寒濕邪痹阻，使全身經脈痹阻不通，出現周身疼痛，且筋脈拘急、關節屈伸不利，宜選用通達全身、舒筋活絡的藥物，如威靈仙、絡石藤、海風藤、青風藤等。

若濕聚為水，泛溢肌膚，則遍身浮腫，小便不利，宜選用利尿消腫藥物，如茯苓、豬苓、澤瀉、冬瓜皮、五加皮、香加皮、葶藶子、桑白皮、大腹皮等。

因濕聚為水，常因脾腎同病，故宜適當配伍益氣健脾和溫補腎陽藥，以治其根本。

2、濕聚為痰病證

痰飲的形成，多因肺脾腎三臟水液代謝失常，聚濕成為痰飲。故治療痰飲病證，常用燥濕化痰藥，配伍健脾利水藥治療。

（六）辨濕邪留着部位選藥

對不同部位的風濕痹痛，選用趨向其濕邪留着部位的藥物，常可提高療效。

1、頸椎

選用葛根、伸筋草、鹿銜草等。

2、肩部

選用麻黃、桂枝、細辛等。

3、四肢

選用桑枝、桂枝、紅藤、忍冬藤、青風藤、絡石藤、雞血藤、海風藤、伸筋草等。

4、腰部

選用杜仲、續斷、牛膝等。

5、膝、踝關節

選用牛膝、全蠍、木瓜、蒼朮、黃柏等;膝關節腔有積液，選用土茯苓、車前子、薏苡仁、貓爪草等。

6、胸脇部

選用延胡索、香附、川芎等。

7、脊椎

選用狗脊，並配鹿角霜、小茴香、當歸、川芎、茯苓等藥物，從奇經督脈論治。

(七)濕病常見證候的合理用藥

濕病雖然纏綿難癒，但其痛楚必須盡快解除，故應處理好標本關係，急則治標。

1、痹證

雖無法速癒，但常見關節腫脹、疼痛、晨僵、活動不利、風濕結節等，需要合理選藥、盡快緩解。

(1)疼痛

痹證的疼痛，若一般的祛風濕止痛藥不能奏效時，需恰當選用某些麻醉止痛藥，如川烏、草烏、川椒、祖師麻、天仙子、蔓陀羅、徐長卿等；蟲類搜風止痛藥，如水蛭、全蠍、蜂房、蜂毒、烏梢蛇、蘄蛇、螞蟻、穿山甲、僵蠶、蜈蚣等。但上述藥物有毒或藥性剛烈，故需特別注意安全用藥，中病即止。

臨證之時，應當首選辨證止痛。例如：

- 風邪偏勝的行痹，疼痛遊走不定，宜選用祛風止痛藥，如桂枝、羌活、獨活、威靈仙、秦艽、海桐皮、伸筋草、老鸛草、豨薟草等。
- 寒邪偏盛的痛痹，疼痛劇烈，遇寒加劇，得溫則減，宜選用散寒止痛藥，如細辛、馬錢子、川椒、桂枝、製川烏、製草烏、製附子、華澄茄等。
- 熱邪偏盛的熱痹，關節紅腫熱痛，宜選用和配伍清熱止痛藥：秦艽、桑枝、豨薟草、金銀花、連翹、蒲公英、紫花地丁、黃柏、丹皮、大青葉、板藍根、黃柏等。
- 氣滯脹痛應配伍理氣止痛藥，如香附、延胡索、鬱金、三棱、莪朮等。
- 胸、腹、背、脇、腿、肌肉拘急疼痛，宜選用緩急止痛藥，如白芍、甘草、薑黃等。

(2)疼痛而腫、或有結節、或畸形

疼痛有結節：應處理好濕與痰、瘀、燥、毒的關係。濕未成痰時，關節漫腫，按之柔軟；濕聚成痰，按之較硬，或有結節；或瘀血形成，久病入絡，則有畸形，關節腫硬；兼熱毒，則關節焮紅、灼熱、漫腫憋脹。治痹證多用風藥，風藥其性燥熱，用之過度，易化燥化火，耗傷正氣和陰血，加重病情。故宜配伍燥濕祛痰、活血、潤燥、解毒等藥物。

痛風關節紅腫熱痛：宜選用利濕降濁解毒之土茯苓、川萆薢、生薏苡仁、澤瀉等，並配伍清熱化瘀之品，如澤蘭、當歸、魚腥草、桃仁、紅花等。

活血消腫止痛：風濕病以炎性滲出增加或關節積液時，注意藥物用量要小、藥味要少，以免加重腫脹，因為活血祛瘀藥有擴張血管、增加血流量作用；但如多發性動脈炎、硬皮病等以增生、纖維化為主時，則以活血祛瘀藥為主。

濕盛而關節浮腫：宜選用利水滲濕藥，如土茯苓、薏苡仁、澤瀉、貓眼草、川萆薢、車前子、漢防己等。

結節按濕、水、痰核選藥：如選用赤小豆、土茯苓、生薏苡仁、白芥子，加軟堅散結藥如連翹、元明粉、浙貝母、夏枯草、生山楂、生牡蠣等。

疼痛加關節畸形：宜選用扶正固本、疏利關節藥物，如絲瓜絡、路路通、雞血藤、豨薟草、伸筋草、生薏苡仁等；亦可配伍白朮、茯苓、當歸、牛膝、淫羊藿、巴戟天、龜甲、鱉甲等益氣健脾、補益肝腎之品。

2、水腫

水腫甚、胸腹腔積水，須盡快而除之，一般的利水滲濕藥難奏速效，需配伍甘遂、大戟、芫花、牽牛子等逐水消腫，但這些藥物有毒，藥性峻烈，需注意安全用藥，中病即止。

四．不同年齡與體質者患濕證的安全合理用藥

（一）青壯年

青壯年濕多從熱化，濕常夾熱、夾毒，或化火，發為黃疸、淋證、瘡瘍、熱痹等，故多用苦寒之品清熱燥濕、清熱利濕。需注意用藥不宜過於辛燥，以免傷津耗液。

（二）兒童和老年人

兒童為稚陰稚陽之體，脾腎之氣未充，老年人臟腑功能衰退，要慎用或忌用有毒或峻烈的祛濕藥；以免耗傷陰津，或損及臟腑，或中毒。

如治腎結石、膽結石、黃疸、淋證，不宜長期使用利水滲濕藥，以免淡滲太過，損傷陰液。還應注意健脾固腎，臨證之時，可選用茯苓、薏苡仁、芡實、黃芪、白朮、蓮子、淮山藥等益氣健脾、利水滲濕藥物。老年人風濕痹證宜選用桑寄生、五加皮、淫羊藿、巴戟天等既能補腎、又能祛風濕強筋骨的藥物。

（三）孕婦和產婦

1、孕婦、產婦宜選用的藥物

祛濕藥中部分藥物有安胎作用，如桑寄生，能補肝腎、固沖任、安胎，對既有風濕疼痛、又有肝腎不足、胎動不安的患者尤為適宜；亦可配伍杜仲、續斷等；行氣化濕藥砂仁能理氣安胎，適宜於既有濕濁中阻、又有氣滯胎動不安的患者。

祛濕藥中部分藥物尚有通經下乳作用，如祛風濕藥中的路路通 、絲瓜絡；利水滲濕藥中的川木通 、通草 、冬葵子 、通草等，對於產婦乳汁不通者可選用;亦可配伍穿山甲 、王不留行以通經下乳 。

2、孕婦 、產婦忌用和慎用的藥物

祛風濕藥中的草烏 、雷公藤 、昆明山海棠均為有大毒藥；香加皮 、八角楓 、大苞雪蓮花為有毒藥；丁公藤 、兩面針 、獨一味 、祖師麻 、天山雪蓮花等有小毒 。孕 、產婦均忌用 。

祛風濕藥中的伸筋草 、路路通有通經作用 ，孕婦當慎用 。

利水滲濕藥中某些藥物有較強的通利作用，孕婦應慎用，如滑石、冬葵子、海金沙、通草等。川木通 、瞿麥 、虎杖尚有通經作用 ，孕婦均宜慎用 。

(四) 體虛患者

1、氣血不足

病程久 ，氣血不足患者 ，宜配伍黃芪 、杜仲 、續斷 、桑寄生 、當歸 、雞血藤以調補肝腎和補益氣血 。

2、肝腎不足

年老體弱 ，或久病致肝腎虧損 ，當配伍補肝腎強筋骨之品 ，如獨活 、懷牛膝 、巴戟天 、淫羊藿 、桑寄生 、五加皮等 。獨活寄生湯乃遵此意而創之 。

3、陽虛濕滯

濕為陰邪 ，若與寒合 ，則更易損傷陽氣 ，故治寒濕當不忘顧護陽氣 。如治寒濕曆節的烏頭湯（川烏、麻黃、芍藥、黃芪、甘草、蜜）、治腎着的甘薑苓朮湯（甘草、乾薑、茯苓、白朮）、治表虛黃汗的芪芍桂酒湯（黃芪、芍藥、桂枝、苦酒)等，方中皆有溫陽、通陽之品 ，以助陽祛濕 ，此仲景治濕之特點 。

4、陰血虧虛

宜選用藥性偏涼或甘寒的祛濕藥 。化濕藥和祛風濕藥多屬辛溫香燥之品 ，易於傷陰耗氣；利水滲濕藥多用久用也易傷陰液 ，故陰虛血燥者當慎用 ，或配伍養陰補血藥 。

(五) 過敏體質患者

祛濕藥中部分藥物有報道引起蕁麻疹等皮膚過敏反應，或對皮膚有較強的刺激作用，如路路通 、蠶沙 、威靈仙 、祖師麻 、蘄蛇等 。某些新鮮的草藥 ，亦易引起皮膚過敏 ，過敏體質患者當忌用 。

五．治療濕病兼證的安全合理選藥

治療水濕證尤需聯繫有關臟腑功能辨證施治。人體中，主水在腎，制水在脾，調水在肺，説明水濕病與腎脾肺功能密切相關。

濕邪其性重濁黏膩，易阻礙氣機，故濕證常兼有氣機不利。若肺氣失於通調，脾氣不能運行，腎氣難以制化，則水濕調節失常，聚集於在體內而為病。故在治療濕病時，往往配伍行氣藥，以調理氣機、導滯化濕，以達到氣化則濕化、氣行濕自化、氣行則濕行的目的。可選用既能祛濕、又能行氣的藥物，如砂仁、厚朴、白豆蔻、草豆蔻、陳皮、大腹皮等。

風寒濕邪痹阻經絡關節，氣血不通，使用祛風濕藥常配伍活血通絡藥，如當歸、川芎、牛膝、薑黃、乳香、沒藥等。

由於患者體質有異，感受的外邪兼夾不同，濕病的表現也不同，根據兼夾症狀有針對性地選藥也至關重要。

(一)兼（夾)表證

素有風濕又復感寒邪，或感風寒濕邪，證見發熱惡寒、全身肌肉、筋骨關節疼痛明顯，無汗，苔白或有膩，脈浮，宜用解表散濕法治之，選用既能祛除風寒濕邪、又能發散解表的藥物，如麻黃、藁本、羌活、防風、蒼耳子，同時配伍薏苡仁、蒼朮、白朮等。

因濕性黏滯重濁，故使用該法不可發汗太過，用藥宜透濕溫陽，不可用滋膩之品，使微微汗出則濕氣易去。如《金匱·痙濕暍病篇》18條所云：「汗大出者，但風氣去，濕氣在，是故不癒也。若治風濕者，發其汗，但微微似癒汗出者，風濕俱去也。」

治風濕若令汗大出，但風氣去而濕氣在，其病不癒，且汗大出還有亡陽之弊。故正確治法當取微汗，使陽氣緩緩內蒸，營衛暢行，則滯留於肌肉關節間的風濕之邪可隨汗而去。如麻黃加朮湯方中，麻黃配白朮，雖發汗而不致過汗，白朮得麻黃，又可並行表裏之濕，於治寒濕在表證中，體現了微發汗的具體治法。[8]

(二)兼（夾)腎虛

若腎陽虛而寒濕內盛，或腎虛水氾，宜配伍溫陽祛濕藥，如製附子、乾薑、桂枝、白朮等；不宜用寒涼滲透之品。腎虛遺精、滑精患者無濕熱者不宜用滑利滲泄的藥物，如車前子、川木通、川萆薢、澤瀉。

(三)兼（夾)脾虛

脾氣虛運化無力，濕濁內停，證見脘腹脹滿、便溏、苔膩等，治當益氣健脾以行濕化濕，可選用蒼朮、白朮、陳皮、砂仁、白豆蔻等燥濕化濕之品；若脾虛水氾，證見水腫，小便不利，可選用茯苓、薏苡仁、蒼朮等既能祛濕、又能健脾的藥物，並配伍黃芪、黨參、白朮等。此外，在使用苦寒清熱燥濕藥時，勿忘脾虛生濕，故需配伍補氣健脾藥。

(四)兼出血

濕熱下注，灼傷血絡致尿血，或結石傷及血脈致尿血，宜選用既能清熱利濕，又能止血的藥物，如石韋、白茅根、小薊、琥珀等。

(五)兼(夾)結石

宜選用既能清熱利濕、又能排石的藥物，如金錢草、海金沙，並配伍雞內金、鬱金等。

(六)兼(夾)熱毒

濕毒為患，既表現出濕象，又突出其熱毒，證見發熱，小便短赤澀痛，或帶下腥臭，舌苔黃膩等。宜選用清熱燥濕藥，或兼有清熱解毒的藥物，如黃連、黃芩、黃柏、魚腥草、土茯苓等。

若濕毒鬱結於皮膚，出現帶狀皰疹、濕疹、接觸性皮炎等，皮膚潰爛、瘙癢，可選用既能祛濕、又能祛風止癢或消瘡的藥物，如地膚子、白鮮皮、蛇床子、土茯苓、苦參、徐長卿、海桐皮等。

熱毒纏結於喉，可見咽喉腫痛，反覆發作，並可誘發和加重痹證，亦是損害心臟的重要原因，故須配伍清熱解毒、利咽消腫的藥物，如金銀花、連翹、牛蒡子、升麻、薄荷、板藍根、山豆根、射干、崗梅根等。

(七)兼(夾)溫熱

濕溫證或暑濕證，或溫病兼夾濕邪，勢必纏綿難解，不除其濕則熱勢不會孤立，治濕之法不利小便，又非其治，利小便藥又多傷陰，故葉天士用蘆根、滑石，因唯蘆根、滑石，味甘性寒，可以滲濕清熱，卻無傷陰之弊。這種用藥在臨床合理用藥上是很有指導意義的。

(八)兼(夾)高血壓

選用既能祛風濕、又能清熱平肝降血壓的藥物，如豨薟草、臭梧桐、車前子等，不宜用溫燥或苦溫的藥物。

(九)兼心悸

當配伍養心安神藥，如酸棗仁、柏子仁等；若心陽不足，配伍補火溫陽藥，如製附子、乾薑、肉桂；若心之氣血兩虛，配伍補氣養血之品，如人參、黃芪、當歸、阿膠等。

六．不同季節與氣候濕病患者的合理選藥

（一）春夏

春夏是濕病的多發季節。春季多雷雨，西南地區則濕氣彌漫，多兼寒濕或濕溫之邪；夏天炎熱、潮濕，暑濕相交，暑多夾濕，為暑邪致病的特點。同時，夏季空調和游泳、野外露宿等納涼方法，常使人既受暑熱又受寒濕侵襲。暑濕和寒濕常侵犯中焦脾胃或關節。臨床常見表現為發熱惡寒、頭身困重，或身熱不揚、嘔惡、食欲不振、便溏、舌苔厚膩等。春季多選用砂仁、豆蔻以行氣化濕，或厚朴、蒼朮以燥濕健脾；夏季宜選用紫蘇、藿香、佩蘭、香薷以解表化濕祛暑。

西南地區霧多濕重，宜用豆蔻、草果、花椒、草豆蔻等化濕醒脾。

嶺南地區夏季天氣炎熱，加上多雨潮濕，故常常以濕熱交蒸為患。治療濕病宜選用清熱透表兼以祛濕之品，如防風、菊花等，又需配伍清熱利濕藥物，如火炭母、木棉花、雞蛋花、龍脷葉、薏苡仁等。但應注意勿過度飲用苦味涼茶，以免損傷脾胃，反助寒生濕。

（二）秋冬

秋冬季節以寒燥為主，當盡量少用性味溫燥的化濕藥。若有寒濕徵象，可用健脾燥濕藥；對於在秋冬季節發病的寒痹，當用溫性的祛風濕藥，少用苦溫燥濕之品，以免傷陰耗液。

七．合理停藥

濕邪為患，病情纏綿，反覆發作，故需確立治療方案，堅持治療療程，方可收到較好的療效。即使病情已控制（如痹證），亦需鞏固治療，防止復發。但是，在不同的治療階段，應根據不同的病情，合理用藥，不可過於攻伐。對於藥性剛烈或有毒藥材，不能久服常服，更不能大劑量使用（如製附子、馬錢子、雷公藤、製川烏、肉桂、桂枝等）。

此外，祛濕方藥多屬辛香溫燥或甘淡滲利之品，易傷耗陰津。若見陰虛津虧之證，雖受濕邪，亦不宜過分使用祛濕藥，以免陰津愈傷。

八．祛濕藥的用量和用法

（一）用量

具毒性或藥性剛烈之品，一則不可用大量，宜根據《中國藥典》的參考劑量而用之。二則可以從小劑量開始，逐漸加量，一旦病情好轉，即刻減量或停用。此外，即使是一

般的祛風濕藥，也不宜大量應用，避免急於求成，而應治病求本，緩緩奏效。否則，容易出現不良反應或中毒。

(二) 煎煮法

化濕藥砂仁、白豆蔻、草豆蔻等含有揮發油，煎藥時器具要比較密閉，且不宜久煎，一般 15~20 分鐘，以免揮發性有效成分散失而降低藥效。車前子、海金沙宜包煎。製川烏、製附子、製草烏宜久煎，以減其烈性。

(三) 劑型

- 祛濕藥的劑型，除湯劑之外，亦可製成散劑、顆粒劑、片劑、膠囊劑等服用。
- 除經口服給藥途徑外，祛風濕藥的外用劑型（局部用藥）亦可收到較好效果，可酌情使用。但對皮膚過敏患者，某些藥物應慎用。就風濕痹證來説，病程很長，常需長程治療，故可先用湯劑，待病情緩解後，改用丸散製劑以鞏固療效。
- 外敷、熏洗：熱痹用冷敷，用寒性藥；寒痹用熱敷，用溫性藥。
- 酒有活血化瘀通經絡作用，故酒劑在祛風濕藥中佔重要的地位。但值得注意的是，某些的祛風濕藥在使用酒劑時，更容易發生中毒。如草烏、川烏、香加皮、祖師麻等，因酒劑的劑量不易控制，同時酒又能促進毒物的吸收。故在內服酒劑時，不宜使用有毒藥物。某些抗風濕藥中毒案例，正是服用酒劑發生的，應予高度提防。

(四) 服藥法

風濕病患者病程長，服藥種類多，服藥劑量較大且雜，服藥方法也不盡一致。因此指導患者如何服藥、何時服藥、如何交替更換藥物以及藥後調攝等都是非常重要的，直接關係到處方的療效、病人康復和藥後安全等問題。

祛風濕藥常對胃腸有刺激作用，應在飯後服藥，以餐後半小時左右服用為宜。具鎮痛作用的祛風濕藥宜在臨睡前服藥（服用前食用少量鹼性餅乾等），以利於安眠，同時減輕晨間關節僵痛。胃納不佳或患有胃病患者，應避免食用酸性、辛辣及刺激性食物，藉以固護胃氣，令胃腸能適應長程服藥治療。亦可在處方中適當配用制酸消導之品，如烏賊骨、麥芽、雞內金等。

應用祛風濕藥治療痹證初起，宜溫服取微汗，可服熱粥以助藥力。

九. 藥後調攝

(一) 汗出的程度

風濕在表之證用發汗法時，如《金匱要略》麻黃加朮湯、麻杏薏甘湯、防己黃芪湯、甘草附子湯方後注中均有「覆取微似汗」、「有微汗」、「溫令微汗」、「初服得微汗則解」之囑。《金匱要略・痙濕暍篇》:「風濕相搏，一身盡疼痛，法當汗出而解，值天陰雨不止，醫云此可發汗，汗出病不癒也者，何也？蓋發其汗，汗大出者，但風氣去，濕氣在，是故不癒也。若治風濕者發其汗，但微微似欲出汗者，風濕俱去也。」說明治痹證初起，風濕在表時，當取微微汗出為度。

（二）飲食宜忌

合理調配飲食，既要有助於營養，增強體質，又要避免加重病情。

- 發汗後及時補充液體，如多飲溫開水之類。
- 寒濕中阻禁生冷、黏滑、肉面、五辛、酒酪、油膩、臭惡、魚生等物。宜吃清淡易消化食物。尤其是痛風患者，忌食含嘌呤高的肉類、海產類、豆製品、動物內臟。
- 甘味食物能助濕壅氣，濕病患者不宜多食甘甜食物。
- 兩面針忌與酸味食物同服。

（三）生活起居的調攝

應及時避風寒，適寒溫，發汗後及時更衣。風濕病患者注意保持居處乾燥、溫暖，避免長期間居於冷氣室，勿令患病肢體或關節讓冷氣口吹襲，亦應避免天氣驟變時於室外當風口郊遊。風寒濕痹患者，常於天氣轉涼或氣溫驟降時加重或復發，故應注意肢體及全身保暖，防止風寒濕邪侵襲。濕病患者急性期宜靜不宜動，慢性期加強鍛鍊，但需逐漸增加運動量。亦需調暢情志，加強營養，提高抗病能力。

（四）心理調攝

濕病往往病程長，病情反覆，患者容易失去治療信心，或有些患者求癒心切，故做好心理調攝，提高患者的依從性，對於提高和鞏固療效尤為重要。要告誡患者勿擅自增加藥量，以求速效，尤其是服用有毒或烈性藥物。

（五）服藥後可能出現的問題及處理

過用寒涼，致濕熱之邪鬱遏不透，纏綿難癒：宜用芳香宣透化濕之品，濕化則熱邪得透，而不重在清熱。服用辛燥的祛風濕藥和化濕藥後可能出現口乾症狀；過度利尿可致疲乏無力、口乾等。

對有毒的祛風濕藥應注意不良反應和中毒反應，密切觀察服藥後的反應以及肝腎功能，必要時定期監測。一旦發現中毒表現應立即停藥，並送院救治。

外用祛風濕藥應注意皮膚過敏反應，發現有瘙癢等應立即停藥和清除外敷藥物。

胃腸道反應：部分祛風濕藥，用量較大時可出現胃腸道反應，如青風藤、威靈仙、豨薟草、秦艽、虎杖、老鸛草等，對脾胃虛弱的患者有滑腸作用，導致大便稀溏，次數增多，可配用炒麥芽，令大便次數減少。如發現噁心、嘔吐等，應立即停藥，並用甘草、陳皮、金銀花煎服。或配伍甘草、陳皮等和胃藥物同用。嚴重者送院救治。

水腫患者常用利水滲濕藥以利尿消腫，但若用之不效，水腫不減，或反覆加重，並見尿少、疲乏無力，脈沉細遲等虛寒症狀，宜加溫陽益氣之桂枝、黃芪等治之。

服用辛熱祛風濕藥物的患者，可能出現口乾、舌燥、咽喉疼痛、大便秘結等症狀，可囑患者多飲溫開水，並於處方中配用生津潤燥之品。

利水滲濕藥若應用不當，也容易耗傷陰津，出現小便量多、口乾等。或在服用利尿排石中藥時出現疼痛、尿血等情況，或出現陰虛津傷而結石仍存在的情況；或有因腹瀉服用利尿滲濕藥後出現食少、多汗、口渴、乏力、舌質紅、舌苔花剝、脈濡等氣陰兩虛症狀。因此，在服藥期間，應注意觀察小便的量、色、質等變化，以了解藥效並作為用藥的依據之一。

對水腫、小便不利的患者，必要時要計算小便量。

十．祛濕藥用作藥膳的合理應用

化濕藥中的砂仁、豆蔻、草豆蔻、草果等常用於藥膳火鍋，尤其是用食海鮮，既能祛除腥味，又能理氣化濕行氣。

部分利水滲濕藥如茯苓、薏苡仁也可作為藥膳原料，用於脾虛有濕的食療。

通草、車前子、茵陳蒿、金錢草、土茯苓等，可作為清熱利濕的藥膳，用於濕熱黃疸、淋證、暑濕等。

常有風濕病患者用諸多中藥熬湯或浸酒，應特別注意選擇無毒、藥性平和的藥物。

第三節　常用毒性或烈性祛濕藥的安全合理用藥

一．雷公藤〔Radix Tripterygii Wilfordii〕

為衛矛科植物雷公藤 *Tripterygium wilfordii* Hook. f. 的根。

雷公藤主要分佈於中國長江流域以南及沿海各省，如皖、贛、閩、浙等。雷公藤原為福建等地的民間草藥，是一種強力的抗風濕藥，對變態反應性疾病及自身免疫性疾病的療效肯定，而被研究和開發。但其副作用多，超劑量口服會引起毒性反應乃至死亡。

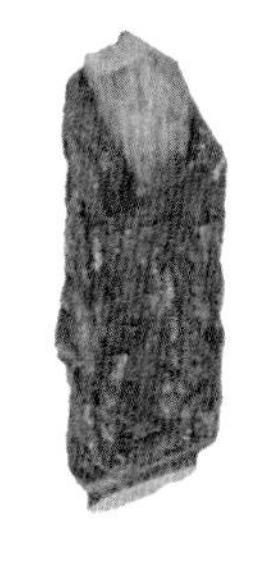

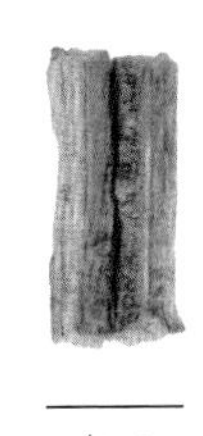

1cm

雷公藤

據研究，雷公藤有抗炎、鎮痛、抗腫瘤、抗生育作用；並能降低血液黏稠度、抗凝、糾正纖溶障礙、改善微循環及降低外周血阻力；對多種腎炎模型有預防和保護作用，具有促進腎上腺合成皮質激素作用；對免疫系統主要表現為抑制作用，可減少器官移植後的急性排異反應；雷公藤甲素能抑制白介素、粒細胞/巨噬細胞集落刺激因數表達，誘導嗜酸性細胞凋亡；對金黃色葡萄球菌、革蘭氏陰性細菌、真菌、枯草桿菌及607分枝桿菌等48種細菌均有抑制作用，對真菌特別是皮膚白色念珠菌抑菌效果最好；雷公藤提取物對子宮、腸均有興奮作用。

在中國大陸已有多種雷公藤製劑，治療類風濕性關節炎及強直性脊柱炎具有較好療效，其起效快，抗風濕作用強度僅次於類固醇藥物而優於其他抗風濕中西藥物，故可大部分替代類固醇藥物的治療，減少病者對類固醇的依賴性和用量，停藥後無反跳現象。此類製劑用於治療銀屑病、副銀屑病、玫瑰糠疹、播散性神經性皮炎、皮膚血管炎、硬皮病、多型紅斑、帶狀皰疹以及晚期癌症等頑固性疼痛均有較好療效。用雷公藤製劑治療急性腎小球腎炎、慢性腎炎、腎病綜合症、隱匿性腎炎、紫癜性腎炎、狼瘡性腎炎等，也收到較好的療效。

但雷公藤可引起視丘、中腦、延腦、小腦及脊髓嚴重營養不良性改變。無論何種製劑，雷公藤均有諸多的不良反應，尤其是抗生育作用，引起男性不育，女子不孕，故應合理應用，趨利避害。

（一）作用特點

苦、辛，寒。有大毒。歸肝、腎經。能祛風濕，活血通絡，清熱解毒。其祛風濕和活血通絡力強，稱為治風濕頑痹要藥。此外，其藥性苦寒，能清熱解毒，並能以毒攻毒，消腫止痛。

（二）安全合理用藥

1、適應證

《福建藥物誌》載：「辛、微苦，溫，有大毒；祛風活絡，破瘀鎮痛。主治類風濕性關節炎、風濕性關節炎、坐骨神經痛、末梢神經炎、痲風、骨髓炎、手指瘭疽。」[9] 善治風濕頑痹，尤適宜於關節紅腫熱痛、腫脹難消、晨僵、功能受限，甚至關節變形者。亦可用於熱毒癰腫疔瘡、頑癬、濕疹、皮炎、皮疹等多種皮膚病。

2、禁忌證

心、肝、腎、胃等內臟有器質性病變及白細胞減少者慎服；孕婦忌用。未成年或成年未生育患者及孕婦、哺乳期婦女應禁用。

3、用法用量

雷公藤當僅用根的木質部分，用量最多不超過15克，宜從小量開始，無不良反應方可逐漸增大劑量，過量可引起中毒。當久煎，用小火煎 1~2 小時。飯後服用。外用適量。

（三）不良反應及處理

各種劑型的雷公藤均可發生中毒，如水煎劑、糖漿劑、片劑，雖然片劑毒性小於其他劑型，但因在臨床廣泛應用，其毒性報道相應增多。

服用雷公藤嚴重中毒後 24 小時左右死亡，最多不超過 4 天。

1、臨床表現

（1）消化系統

輕者可出現噁心、嘔吐、食少、食道下部燒灼感、口乾、腸鳴、腹痛、腹瀉、便秘、便血等。

（2）循環系統

心悸，胸悶，心律不齊，心電圖異常。

（3）血液系統

白細胞、血小板減少。

（4）神經系統

頭痛、頭暈眼花，乏力，嗜睡。

（5）泌尿系統

雷公藤對腎功能的損害較為常見，雷公藤的腎毒性可能主要損害腎小管和腎實質。臨床表現早期可見少尿、面部或下肢浮腫、腰痛，病情嚴重者可見血尿、蛋白尿、無尿，甚則急性腎功能衰竭。雷公藤對腎功能的損害包括可從實驗室檢查出的異常，到腎穿刺病理活檢可見的較嚴重的腎間質、腎小管病變。

（6）生殖系統

月經紊亂，閉經；影響睾丸生殖上皮，抑制精原細胞減數分裂，故令男性精子減少，精子活力下降。

（7）皮膚損害

濕疹樣皮炎，皮疹，色素沉着，乾燥，瘙癢，口周皰疹，口角炎，黏膜潰瘍，少數見脱髮及指（趾）甲變薄及軟化。

（8）骨骼

長期服用雷公藤，對系統性紅斑狼瘡患者骨骼系統有顯著影響，使之以後發生骨質疏鬆和骨折的危險度增加。

(9) **中毒劑量**

其全株均有毒，嫩芽和花毒性最大，其次是葉、莖、根莖及根皮。有謂服嫩葉7個尖（約12克)即可致死，服其葉2~3片可中毒，根韌皮部30~60克可致死。有報道2人煎服雷公藤全草致心源性休克死亡；一人煎服未去皮的雷公藤，導致心源性休克，經搶救治癒。[10] 主要死因為循環及腎功能衰竭。[11]

2、處理

(1) **減量或停藥**

輕微的反應，減量或停藥後不再出現，自行恢復正常。

(2) **清除體內毒物**

急性中毒患者，當立即送醫院救治，可根據不同情況採取催吐、洗胃、導瀉、利尿等方法清除毒物。

(3) **對症治療**

保護受損臟器。

(4) **配合中藥治療**

- 以新鮮鵝血或新鮮羊血200~300ml內服。
- 黃連、黃芩、黃柏各9克，甘草30克，水煎服。
- 綠豆30克、甘草30克，水煎服。
- 楊梅根（或果)：60~250克，水煎服。

病案舉例：煎服過量雷公藤根致急性腎功能衰竭1例

患者，男，50歲。因類風濕性關節炎於1997年7月14日、15日連續煎服雷公藤根（帶皮)，每日250克，共500克，16日出現上腹不適、噁心、嘔吐、腹瀉，靜滴慶大黴素及氧氟沙星治療1天。7月21日出現無痛性全程洗肉水樣尿。胃鏡檢查示多發胃潰瘍，法莫替丁治療2天無效。7月24日因出現煩躁、神志恍惚、尿少入院。體檢：血壓20kPa/12kPa，神志恍惚，心率90次/分鐘，可聞及早搏5~I0次/分鐘。尿常規：蛋白750mg/L，紅細胞滿視野，內生肌酐清除率68ml/min；血尿素氮40.72mmol/L，肌酐651.3umol/L，磷酸肌酸激酶302u/L，乳酸脱氫酶293.11u/L；心電圖示頻發室性早搏。診斷：雷公藤中毒，急性腎功能衰竭。血液透析、血液濾過治療7天後病人神志恢復，尿量逐漸增多，行腎活檢示腎小球除基質稍增多外無其他改變，腎間質中度彌漫性水腫，輕度灶性纖維化和炎細胞浸潤，嗜酸性粒細胞、中性粒細胞為主，腎小管空泡變性、灶性壞死和輕度擴張，有少量蛋白管型和細胞管型，部分腎小管上皮細胞有重排現象。病理診斷：急性間質性腎炎。加用洛汀新、冬蟲夏草治療 17 天，病人症狀消失，腎功能及尿常規檢查正常出院。[12]

3、預防

(1) 避免使用新鮮雷公藤

雷公藤的樹皮毒性極大，使用時必須嚴格剝淨樹皮（剝淨皮部，包括二重皮及樹縫內的皮分），且新鮮雷公藤的毒性比陳舊的毒性大，臨床應該盡可能使用陳年藥材及飲片。

(2) 對肝腎功能不全者應謹慎使用

用藥前要認真詢問患者既往有無肝病史及藥物性肝損害的病史，並做肝腎功能檢查。對肝腎功能較差的老年患者應減少用量，對肝腎功能不全者應謹慎使用。

(3) 嚴格限制劑量

雷公藤的安全範圍窄，劑量越大，對內臟的損傷越大，不良反應多，必須從小劑量（煎劑開始時不宜大於 6 克 / 天）開始，若無明顯毒性反應再根據臨床需要逐漸加量，以求找到病人可以耐受而有明顯療效的最低有效劑量，並注意觀察，發現問題及時停藥。臨床每日 2 次給藥，對避免蓄積性中毒有益。

(4) 個體差異大

有煎服雷公藤根 15 克即中毒者，亦有每天煎服 30 克，連續用藥一個月以上而未出現不良反應者。

(5) 注意觀察病情

服藥期間一定要密切觀察，根據病者的反應重點觀察肝功能、腎功能、心電圖、血常規等，如泌尿系統出現尿量和尿顏色的變化、浮腫等。各系統的損害可首先表現為消化系統症狀，必須立即引起注意或停藥。[13]

(四) 配伍用藥

- 配威靈仙、獨活、防風等：以增強雷公藤的祛風濕和通經絡藥作用，並減少其用量。
- 配黃芪、黨參、當歸、雞血藤等：補氣養血藥。防止久服雷公藤而克伐正氣。

(五) 與西藥合用禁忌

- 與阿司匹靈合用會進一步導致胃腸道損害。
- 與氯黴素合用會加重造血系統的不良反應。
- 與氨基糖苷類藥合用會加重對腎臟功能的影響。

二．雪上一枝蒿〔Radix Aconiti Brachypodi 或 Radix Aconiti Szechenyiani〕

為毛茛科植物短柄烏頭 *Aconitum brachypodum* Diels，鐵棒錘 *A. pendulum Busch*(*A. szechenyianum* Gay) 或宣威烏頭 *A. subrosullatum* Hand. Mazz. (*A. nagarum* Stapf var. *lasiandrum* M. T. Wang) 等的塊根。

(一) 作用特點

性味苦、辛，溫。有大毒。歸肝經。具祛風濕、活血止痛之效。

(二) 安全合理用藥

1、適應證

主治風濕痹痛、跌打損傷、瘡瘍腫毒、蟲蛇咬傷。

2、禁忌證

孕婦、老弱、小兒及心臟病、潰瘍病患者忌服。

3、用法用量

一般以外用為主，外用適量。若需內服，須經炮製並嚴格掌握用量，研末服，0.02~0.04 克。《中國藥典》規定的劑量為 25~50 毫克，極量為 70 毫克。

服藥期間，忌食生冷、豆類、牛羊肉、糯米食品等。

(三) 不良反應及處理

雪上一枝蒿主要成分為烏頭鹼、次烏頭鹼、一枝蒿乙素、己素、戊素等主。使中樞神經系統及周圍神經興奮後抑制，對迷走神經有強烈的興奮作用，並可直接作用於心肌。

雪上一枝蒿的治療量與中毒量十分接近，中毒原因有用量大、未經炮製、或與酒同服、誤服等，並與品種和個體差異有關。

1、臨床表現

雪上一枝蒿中毒出現與烏頭鹼中毒類似的臨床表現。

(1) 消化系統

噁心、嘔吐，腹痛腹瀉等。

(2) 循環系統

心悸、胸悶，脈緩，心律不齊。心電圖示心動過速、多源性和頻發室性早搏、心房或心室纖顫或阿－斯綜合症等心律失常；嚴重者出現休克，終因循環衰竭而死亡。[14, 15, 16]

(3) 神經系統

唇舌、四肢及全身發麻，流涎，汗出，頭昏眼花，視力模糊，抽搐昏迷。

(4) 泌尿系統

尿少，浮腫，蛋白尿，腎功能損害。

2、處理

發現中毒立即送醫院救治，主要方法有：

- 催吐、洗胃、導瀉等以清除毒物。
- 靜脈滴注高滲葡萄糖或葡萄糖鹽水。
- 早期應用足量阿托品，並可選用奎尼丁、利多卡因、普魯卡因醯胺、異丙腎上腺素等。
- 應用大劑量的維他命 C 和氯化鉀。
- 對症治療，糾正水、電解質平衡。
- 中藥：防風、生薑、茶葉、甘草、芫荽、綠豆、金銀花等可酌情選用。

三. 昆明山海棠〔Radix Tripterygii Hypoglauci〕

為衛矛科植物昆明山海棠 *Tripterygium hypoglaucum* (Levl.) Hutch. 的根。

(一) 作用特點

性味苦、辛，溫。有大毒。歸肝、脾、腎經。具有祛風濕、祛瘀通絡、續筋接骨、止血、解毒殺蟲之功。

(二) 安全合理用藥

1、適應證

主治風濕痹證、跌打損傷、骨折、產後出血過多、癌腫、頑癬等。

2、禁忌證

對腎功能不全者、小兒及育齡期婦女應慎用；對胃有刺激性，孕婦及體弱者忌服.。

3、用法用量

若煎服，用根 6~15 克，根皮的毒性大，若使用生藥入藥，宜去根皮；應嚴格控制用量。莖枝 20~30 克；當先煎久煎服用，飯後飲用。外用適量。

(三) 不良反應及處理

1、臨床表現

- 消化系統：胃脘不適，胃痛，食欲減退，噁心，嘔吐，腹瀉或便秘。胃腸反應的程度因人而異。

- 生殖系統：女性為月經減少，以致閉經，閉經與服藥時間長短有關，短者無影響，半年以上常見月經減少、行經期縮短以致閉經。男性為少精或無精。
- 其他：少數患者出現白細胞減少、面部色素沉着、藥疹、頭昏、早搏、房室傳導阻滯、膀胱下墜感、排尿不暢等。
- 個別患者用量過大，致急性腎功能衰竭。

2、處理

急性中毒：立即送醫院處理，採用催吐、洗胃、導瀉、補液、利尿等措施，並進行對症治療。

慢性中毒：輕者對症處理，症狀較重，宜停藥，同時給予針對性治療。若見胃腸道反應，可服用香砂六君子丸等。

四．祖師麻〔Cortex Daphnes〕

為瑞香科植物黃瑞香 *Daphne giraldii* Nitsche 的根皮。

（一）作用特點

性味辛、苦，溫。有小毒（含祖師麻毒素）。歸肝、胃經。具祛風濕、溫中散寒、止痛散瘀之功。

（二）安全合理用藥

1、適應證

用於治療風濕痹痛、胃脘痛、跌打損傷、風寒感冒。

2、用法用量

煎服，3~6 克；或煅研為散，但用量不宜大。

（三）不良反應及處理

1、臨床表現

（1）**內服**：可出現消化系統、神經系統、心血管系統不良反應，血壓下降和心律失常（如心動過緩、頻發室上性早搏、伴交界性遊走性心律、房性早搏）。

（2）**外用**：有強烈的刺激性，局部皮膚起泡，或出現全身性紅癢疹等。

2、處理

- 立即送醫院救治，內服中毒者早期洗胃，血壓下降者予以高滲葡萄糖靜脈滴注可於 15 分鐘內使血壓恢復，並予以吸氧、營養心肌等對症處理。
- 可試用生薑、甘草各 30 克，水煎服。[17]

五．兩面針〔Radix Zanthoxyli〕

為芸香科植物兩面針 *Zanthoxylum nitidum* (Roxb.) DC. 的根。

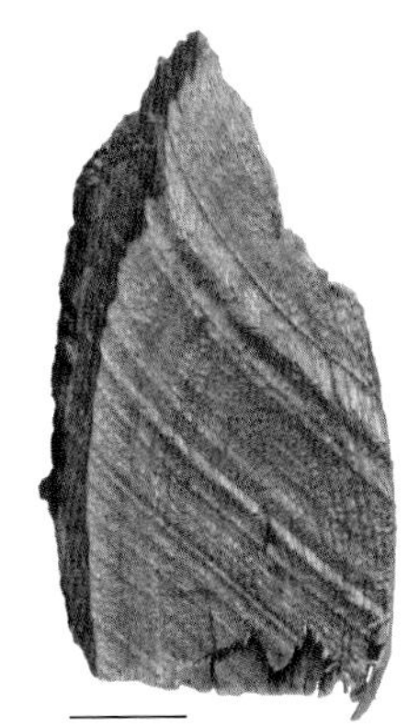

兩面針

(一) 作用特點

性味苦、辛，平。有小毒。歸肝、胃經。具祛風通絡、行氣止痛、活血散瘀、解毒消腫作用。

(二) 安全合理用藥

1、適應證

臨床用藥以止痛為主，用於風濕痹痛、牙痛、脘腹疼痛、毒蛇咬傷、燙火傷、喉痹、癰瘡腫毒等。

2、禁忌

孕婦忌服。忌與酸味食物同服。

3、用法用量

煎服，5~10 克。不可過量。不宜久服，以免影響肝腎功能。外用，適量，研末調敷或煎水洗。

(三) 不良反應及處理

1、臨床表現

內服過量可出現中毒或過敏反應。中毒可引起噁心、嘔吐、腹痛、下痢等；過敏可致皮膚發紅、發癢、輕度煩躁、血壓升高、頭昏眼花等。也有報道內服新鮮莖葉致呼吸心跳驟停。[18]

2、處理

輕者服糖水或生甘草水；嚴重者送院救治，可靜脈滴注 10% 葡萄糖鹽水或加地塞米松。

六．香加皮〔Cortex Periplocae〕

為蘿藦科植物杠柳 *Periploca sepium* Bge. 的根皮。習稱「北五加皮」。

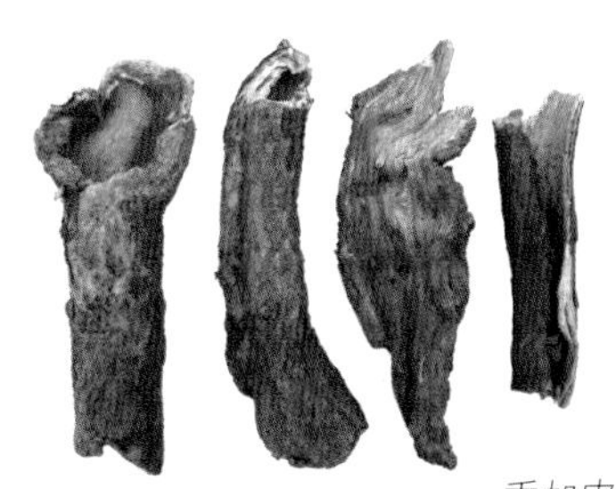
香加皮

(一) 作用特點

性味辛、苦，溫。有毒。歸肝、腎、心經。具祛風濕、利水消腫功效。本品辛散苦燥，芳香溫通，能祛風濕、溫經止痛，亦能利水消腫。現代研究有正性肌力、負性心率的作用，其強心作用與毒毛旋花子苷K相近，具有洋地黃樣減慢心律作用及強心、增加肺循環、興奮中樞神經系統等作用。

(二) 安全合理用藥

1、適應證

為治水腫、小便不利、風濕痹證常用之品。現代用於治療心力衰竭合併房顫效果較好，臨床常用於風心病所致心房纖顫及心力衰竭。

2、禁忌證

孕婦忌用。

3、用法用量

- 煎服，3~6克；浸酒或入丸散，宜注意用法用量。
- 本品有毒，服用不宜過量，多作配方使用。

(三) 不良反應及處理

所含毒性成分為杠柳苷A至O，其中G為強心苷，名杠柳毒苷，是香加皮毒性的主要來源。杠柳毒苷的毒性作用與毒毛旋花子苷相似，其毒性主要表現在心血管系統，中毒後血壓先升而後下降，使心肌興奮性增加，心收縮力增強，每分鐘輸出量增加，繼而減弱，心率不齊，乃至心肌纖顫而死亡。

1、中毒的臨床表現

早期有噁心嘔吐等胃腸道反應，主要表現為嚴重心律失常。

2、中毒原因

誤用：因香加皮與五加皮在品名（別名）、性狀、性味歸經、功效主治等方面有很多相似之處。香加皮應用相當多，卻是以五加皮的品名在臨床飲片調劑中使用，臨床與五加皮混用情況相當嚴重，實際使用率遠高於其處方出現率，不良反應的發生也不限於實際報道。目前藥店配製飲片許多是香加皮當作五加皮用，故應引起高度重視，以防中毒。

用量因人而異，體質過敏者、形體消瘦者及長期服用者易致不良反應或中毒。《中國藥典》香加皮的功效為祛風濕、強筋骨，用於風寒濕痹、腰膝痠軟、心悸氣短、下肢浮腫。其強心苷的作用遂成為與治療無關的不良反應，加之強心苷藥理作用強、安全範圍小、個體差異大，容易發生不良反應。「強筋骨」的功效看起來有補益之意，易使人忽略其毒性。主治痹證及心腎虛、骨質增生、下肢浮腫等，又多屬纏綿難癒之症，需長期用藥。

心臟病心力衰竭患者，常有水腫，與洋地黃類藥物合用，增加了香加皮的毒性。

與酒劑同用：因香加皮多用於風寒濕痹證，臨床常用酒浸泡服用，用量難以確定或控制，乙醇的作用也會加重強心苷對心臟的毒性，使心臟收縮力增強，血壓升高，心律失常，甚至有誤服香加皮致死的報道。[19]

3、預防及處理

避免誤用：醫師開處方時用正名香加皮、五加皮，不用易產生混淆的南、北五加、香五加等別名，藥師和從業人員要確切掌握香加皮和五加皮的鑑別要點，準確調劑，不能擅自互相替代。遇有缺藥不可互為代用，應聯繫處方醫師，根據病情，酌情考慮是否要改變處方，調整劑量，以確保臨床用藥安全有效。[20]

從小劑量開始，了解患者對該藥的敏感性和對毒性的耐受性。還應密切觀察有關臟器的功能狀況，患者出現胃腸道反應時就需注意停藥。長期用藥則應採取間斷用藥，以防止杠柳苷（強心苷）體內蓄積中毒。

發生中毒應用催吐、洗胃、解毒、補液、抗過敏、抗休克等措施。

發生心律失常時使用抗心律失常的藥物如利多卡因、異搏定、美西律等。

病案舉例：香加皮中毒致心律失常 1 例

李某，男性，63 歲。因左側偏癱門診以「腦梗死」收住院。既往有冠心病、房顫、心衰病史數年。入院後第 6 日感冒，脘部灼熱脹痛、噁心嘔吐、四肢麻木，查體：體溫 36.3℃，脈搏 150 次 / 分鐘，呼吸 24 次 / 分鐘，血壓 155/90mmHg；神志清，雙瞳孔等大等圓，對光反射靈敏，頸軟，雙肺呼吸音略粗，無乾濕囉音，心率 150 次 / 分鐘、律不齊，腹平軟，肝脾未觸及，神經系統體徵較前無明顯變化；心電圖示多源性室早、部分呈二聯律、三聯律、陣發性室性心功過速、II 度房室傳導阻滯。查患者服用中藥方組成為：茯苓 20 克，黃芪 30 克，川芎 10 克，枳實 10 克，瓜蔞 20 克，赤芍 12 克，丹參 12 克，桃仁 10 克，紅花 10 克，香加皮 9 克，甘草 6 克，大黃 6 克。考慮係香加皮中毒致心律失常。立即予以吸氧、心電監護、利多卡因 50mg 靜推、利多卡因 100mg 靜滴、地塞米松 10mg 靜推。約 10 分鐘後心電監護示心率 86 次 / 分鐘，偶發室性早搏、二聯律，房室傳導阻滯消失。約 1 小時後室性早搏、二聯律消失，心電圖示大致正常，噁心嘔吐、四肢麻木緩解。原方去香加皮繼服未再出現以上症狀。[21]

(四) 鑑別用藥

五加皮〔Cortex Acanthopanacis〕、刺五加〔Radix et Rhizoma seu Caulis Acanthopanacis Senticosi〕和香加皮。

1、相同點

性溫，歸肝腎經，均能祛風濕、利水；治風濕痹痛、筋骨萎弱；又能利水消腫，治水腫、小便不利。經常引起混用。

2、鑑別要點

(1) 來源不同

五加皮為五加科植物細柱五加 *Acanthopanax gracilistylus* W.W.Smith 的根皮，習稱「南五加皮」。刺五加為五加科植物刺五加 *Acanthopanax senticosus* (Rupr.et M.) Harms 的根及根莖或莖；香加皮為蘿藦科植物。

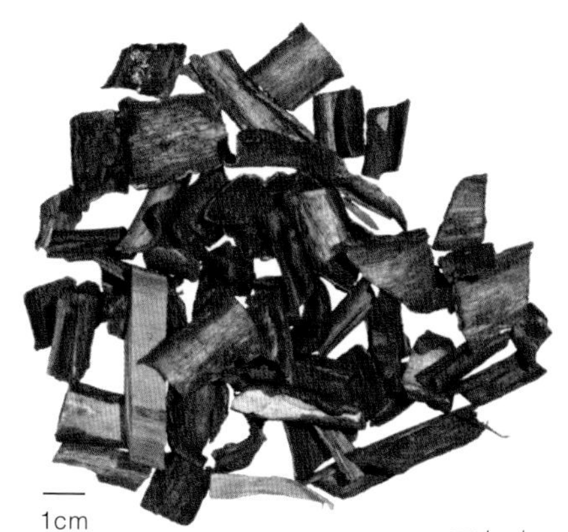

五加皮

(2) 性狀鑑別

五加皮呈不規則捲筒狀，外表灰褐色，有稍扭曲的縱紋及橫長皮孔樣斑痕，內皮表面淡黃色或灰黃色，有細縱紋。體輕、質脆，易折斷，氣微香，味微辣苦。刺五加根莖呈結節狀不規則圓柱形，根呈圓柱形，多扭曲；表面灰褐色或黑褐色，粗糙，皮較薄，有的剝落。質硬，斷面黃白色，纖維性。香加皮呈捲筒狀或槽狀，少數呈不規則的塊片狀，外表面灰棕色或黃棕色，栓皮鬆軟常呈鱗片狀，易剝落。內皮表面淡黃色或淡黃棕色，較平滑，有細縱紋。體輕，質脆，易折斷，斷面不整齊，黃白色。有特異香氣，味苦。

二者最明顯、最易於掌握的相互鑑別之處，是香加皮栓皮鬆軟呈鱗片狀，五加皮的栓皮不呈鱗片狀；五加皮有扭曲的縱皺紋橫長皮孔而香加皮沒有；其次香加皮飲片中有很多呈不規則的塊片狀，香氣強烈特異，而五加皮幾乎沒有塊狀片狀，香氣微弱。

(3) 性能功效不同

五加皮和刺五加無毒，祛風濕、補肝腎，強筋骨作用較好，香加皮有強心利尿作用，服用過量可致中毒，故兩藥不可混用。

第四節 其他祛濕藥的安全合理用藥

大部分祛濕藥合理使用是安全的，部分藥物偶有報道出現一些不良反應，列舉於下，以供參考。

一．威靈仙〔Radix Clematidis〕

為毛茛科植物威靈仙 *Clematis chinensis* Osbeck、棉團鐵線蓮 *C. hexapetala* Pall. 或東北鐵線蓮 *C. manshurica* Rupr. 的根及根莖。

(一) 作用特點

- 性味辛、鹹，溫。歸膀胱經。辛散溫通，既能祛風濕，又能通經絡而善止痛。
- 治骨鯁：藥理研究證實，威靈仙中有效成份可使咽部或食道上段局部平滑肌攣縮得以鬆弛，且增加其蠕動而使梗於咽或食道之諸骨下移。

(二) 安全合理用藥

1、適應證

凡風濕痹痛、肢體麻木、筋脈拘攣、屈伸不利，無論上下半身皆可應用，尤宜於風邪偏盛、拘攣掣痛者祛風濕、通絡止痛。

2、禁忌證

- 過敏體質忌用。外用亦不可大劑量使用。鮮品外用慎用。
- 性走竄，多服易傷正氣，體弱及氣血虛者慎用。

3、用法用量

煎服，6~9 克。外用，適量。

(三) 不良反應及處理

1、臨床表現

(1) 過敏反應

所含白頭翁素和皂苷對皮膚、黏膜有強烈的刺激作用，外用（尤其是新鮮的威靈仙）可發生接觸性皮炎，可使黏膜充血水腫，皮膚發泡、潰瘍、紅斑、丘疹，可有滲出、瘙癢、疼痛、大皰融合、發熱煩躁、局部淋巴結腫大等。[22]

(2) **中毒**

原白頭翁素易聚合成白頭翁素，為威靈仙的有毒成分，水煮後其原白頭翁素可揮發，毒性下降。服用過量可引起中毒。刺激胃腸道可有噁心或腹痛、腹瀉水樣便，或出現心悸、胸悶、頭昏和四肢乏力等症狀。

2、處理

(1) **立即停藥**

外用過敏者，清洗局部，保護皮膚，防止繼發感染；用中藥金銀花、連翹、玄參、紫草、生甘草等分煎湯外洗皮膚，每日數次；皮膚發皰、潰瘍可用 3% 硼酸濕敷或以中藥黃柏、生地濕敷。

(2) **口服解毒劑**

綠豆、甘草，水煎代茶頻飲；或黃芩、甘草，水煎內服。嚴重者，靜脈滴注葡萄糖鹽水，加維他命C。

病案舉例：威靈仙中毒反應 1 例報告

患者，男，16 歲，1999 年 11 月 27 日因腹痛、腹瀉水樣便伴噁心、頭暈 1 小時來院急診。訴起病前 20 分鐘自服威靈仙 50 克煎劑，治魚骨梗於食道。既往無藥物及食物過敏史。查體：急性病容，煩躁不安，面色蒼白，皮膚濕潤，口腔黏膜輕度糜爛，兩肺呼吸音粗，心率 110 次 / 分鐘，律齊、心音中等，血壓 13/8kPa。劍下及臍周壓痛 (+)，未及包塊，腸鳴音活躍，神經系統檢查 (-)。結合患者平素體健及無其他藥物服用史，考慮為中藥威靈仙中毒所致。處理：靜滴 5% 葡萄糖鹽水 1000ml，加維他命C 6g；肌注阿托品針 1mg 及非那根針 25mg 等治療，留院觀察 24 小時，腹痛、頭暈、腹瀉緩解，痊癒出院。[23]

(四) 配伍注意

不宜與附子聯用，易致中毒。陳勇報道兩藥聯用 6 例，均發生中毒。[24]

二．蘄蛇〔Agkistrodon〕

為蝰蛇科動物五步蛇 *Agkistrodon acutus* (Güenther) 除去內臟的全體。

(一) 作用特點

蘄蛇，具有搜風通絡、攻毒定驚作用，能內走臟腑、外達肌表而透骨搜風，又能通經絡，為祛風濕要藥。

（二）安全合理用藥

1、*關於蛇類藥物的毒性*

（1）**有毒**

蛇類藥物入藥的主要有蘄蛇、金錢白花蛇、烏梢蛇等。其中前兩者活體含蛇毒，被咬傷可致中毒；歷代本草和醫家均認為「有毒」，或云「有大毒」。傳統教科書和中藥著作亦將之列為有毒藥。

（2）**無毒**

張廷模等認為：蘄蛇毒性是在活體之毒腺所分泌的毒液，而藥材所用是為其乾燥體，古今臨床未見中毒記載，現代亦未見其藥材毒性、毒理的研究報道，故不當視為「有毒」之品，因此，中國大陸中醫學七年制本科教材未云「有毒」。

現代研究，蛇的主要有毒和有效成分為蛇毒，具止痛、抗炎、抗癌、扶正等藥理作用。

2、*適應證*

凡風濕痹證無不宜之，尤善治病深日久之風濕頑痹、經絡不通、麻木拘攣，以及中風口眼喎斜、半身不遂者。

3、*禁忌證*

過敏體質應慎用。

4、*用法用量*

蛇類藥物應用的給藥途徑和劑型可有多種，如入煎劑、浸酒或為丸散。

蛇類的療效與所含的生理活性物質有關，此類物質經加熱易耗損，應用蛇時最好採用低溫乾燥法，或用活蛇浸酒內服，可保留較多的有效成分，以提高臨床療效。

（三）不良反應及處理

被毒蛇咬傷或誤服大量可致中毒，中毒潛伏期1~3小時，中毒後可出現頭痛、頭昏、血壓升高、心慌、心悸，嚴重者血壓下降、呼吸困難、昏迷，最後多因呼吸中樞麻痹而死亡。

過敏反應：有報道對磺胺過敏的患者服用金錢白花蛇導致過敏。[25]

三．蠶沙〔Feculae Bombycis〕、路路通〔Fructus Liquidambaris〕、金錢草〔Herba Lysimachiae〕和青風藤〔Caulis Sinomenii〕

蠶砂〔Feculae Bombycis〕為蠶娥科昆蟲家蠶 *Bombyx mori* L. 的乾燥糞便，無毒，但可致皮膚過敏，出現蕁麻疹、呼吸困難、全身瘙癢等，雖較為少見，但對過敏體質者以慎用為宜。[26]

路路通〔Fructus Liquidambaris〕為金縷梅科植物楓香樹 *Liquidambar formosana* Hance 的乾燥成熟果序，有報道路路通致過敏反應，出現大汗淋漓、嘔吐不止、全身皮膚瘙癢難忍，以四肢為重，過敏體質當慎用。[27]

金錢草〔Herba Lysimachiae〕為報春花科植物過路黃 *Lysimachia christinae* Hance 的全草或其任何部分，有報道極個別患者服用金錢草能引起接觸性皮炎和過敏反應。[28]

青風藤〔Caulis Sinomenii〕為防己科植物青藤 *Sinomenium acutum* (Thunb.) Rehd. et Wils. 及毛青藤 *S. acutum* (Thunb.) Rehd. et Wils. var. *cinereum* Rehd. et Wils. 的藤莖。具有祛風除濕、通利經絡之功，臨床上常用於風濕性關節炎、關節腫痛、肌膚麻木等症。有致嚴重過敏反應的個案報道，提示臨床用藥應加以注意。[29] 同科植物華防己 *Diploclisia chinensis* Merr. 和清風藤科植物清風藤 *Sabia japonica* Maxim. 的藤莖在某些地區亦做青風藤藥用，應予以區別。

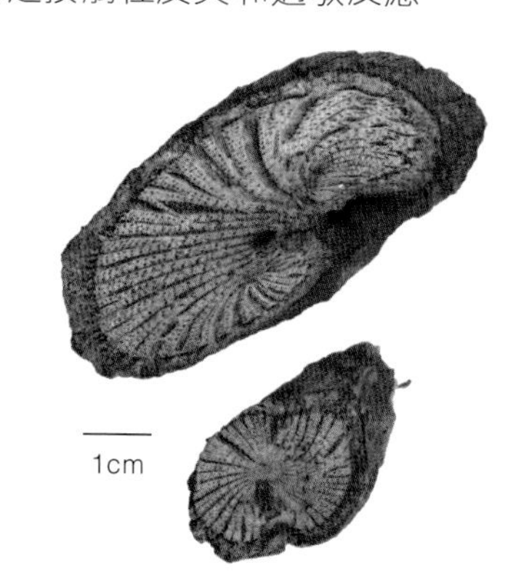

青風藤

〔參考文獻〕

[1] 邱仕君。鄧鐵濤醫案與研究。北京：人民衛生出版社，2004：46

[2] 黃英志主編。葉天士醫學全書。葉天士。臨證指南醫案・卷五。北京：中國中醫藥出版社，1999，154

[3] 香港浸會大學中醫藥學院編著。趙中振，李應生主編。香港容易混淆中藥。香港：香港中藥聯商會督印，2005

[4] SFDA《藥品不良反應信息通報》（第6期）。警惕含馬兜鈴酸中藥的安全性問題。

[5] 香港中醫藥管理委員會。曾於香港引致不良反應的中藥材參考資料。香港中醫藥管理委員會網站，2004.9，http://www.cmchk.org.hk/news/poisoning_history.pdf
[6] 單書健，陳子華編著。古今名醫臨證金鑑·淋證癃閉卷（下）。人民衛生出版社，1999，200~201
[7] 單書健，陳子華編著。古今名醫臨證金鑑．痹證卷（下）。人民衛生出版社，1999，205~209
[8] 楊扶國整理。楊志一醫論醫案集。治濕十三法。北京：人民衛生出版社，2006，41~49
[9] 福建省中醫藥研究院。福建藥物誌．第一卷．修訂本。福建科學技術出版社，1994，445
[10] 陳遠輝。急性雷公藤中毒致心源性休克3例報告。福建醫藥雜誌，1999，21(3)：56
[11] 王建雄，賴燕蔚。同時同量服用雷公藤中毒2例分析。遼寧中醫雜誌，2007，34(1)：99
[12] 畢可波。煎服過量雷公藤根致急性腎功能衰竭1例（附腎臟病理報告）。濱州醫學院學報，1999，22(5)：484
[13] 賈春伶。雷公藤不良反應的文獻調查與分析。北京中醫，2006，25(1)：45
[14] 黃愛民，孫志文，官世芳等。雪上一枝蒿致惡性心律失常2例。四川中醫，2003，24(1)：102
[15] 彭萬瑜，徐新獻，翁航愛等。雪上一枝蒿中毒致嚴重心律失常1例。中華臨床內科雜誌，2004，12(3)：856
[16] 肖賽玉。雪上一枝蒿中毒2例報告。新中醫，2002，34：(12)：45
[17] 豆燕妮，王進，張作棟等。祖師麻中毒2例報告。職業與健康，2004，20(12)：162~163
[18] 唐洪。兩面針中毒致呼吸心跳驟停1例。醫學文選，2001，20(2)：237
[19] 陳穎萍，李國信，張錫瑋，田原等。香加皮臨床應用情況及不良反應預防。遼寧中醫雜誌，2005，32(6)：598~599
[20] 唐薇冬。五加皮與香加皮不可互為代用。時珍國醫國藥，2006，17(9)：1738
[21] 王朝霞，方習紅。北五加皮中毒致心律失常1例。中國中醫急症，2006，l5(8)：921
[22] 王乃忠等。鮮威靈仙致重症接觸性皮炎和全身性不良反應1例。臨床皮膚科雜誌，2001，30(4)：256~257
[23] 章樹毅。威靈仙中毒反應1例報告。浙江中醫學院學報，24(4)：81
[24] 陳勇。附子威靈仙聯用易中毒。四川中醫，1997，15(1)：39
[25] 閆山林，張曉躍，張笑雲。金錢白花蛇過敏反應2例報告。天津藥學，2002，14 (5)：80
[26] 邱德雲。中藥蠶沙致蕁麻疹二例。臨床誤診誤治，2004，17(11)：828
[27] 史文慧等。中藥路路通致過敏反應1例。時珍國醫國藥，2004，15(6)：367
[28] 張量才。四川金錢草引起接觸性皮炎12例報告。四川中醫 ，1983，(03)
[29] 袁加才。服青風藤過量致嚴重不良反應1例。中國中藥雜誌，29(11)：1093

第五章
溫裏藥

第一節　裏寒證與溫裏藥概述

以溫散裏寒為主要功效，用以治療裏寒證的藥物，稱溫裏藥，亦稱為祛寒藥。由溫裏藥為主組成的方劑，稱為溫裏劑。張仲景創立了許多以溫裏藥為主的方劑，用於治療裏寒證，至今仍有效地應用於臨床。歷代醫家在張仲景確立的裏寒證的辨證論治基礎上，加以發揮，使溫裏藥的應用更為廣泛。

一．裏寒證概述

裏寒證是由於素體陽虛，寒從裏生，或寒邪直中於裏的病證。裏寒證的臨床表現多與消化系統、呼吸系統、泌尿系統等慢性疾病及休克的症候群相似，表現為機體器官功能衰退或低下。

(一) 病因

- 素體陽虛，寒自內生；或大吐、大汗、大瀉、大失血等。
- 外寒入裏，深入臟腑經絡，久病失治。
- 過用寒涼藥物、過食生冷食物等損傷陽氣。

(二) 病位

在裏，心肺、脾胃、肝腎、經脈。主要在心、脾、腎三臟。

(三) 病性

以實寒為主，或虛寒，或虛實夾雜。

(四) 主證

畏寒，肢冷，口淡不渴，面色蒼白，小便清長，舌淡苔白，脈沉遲等。

主證鑑別：

(1) **辨清寒熱真假**

邪熱深入，熱深厥深，雖四肢厥冷，脈細澀沉伏，然舌乾苔燥，唇齒乾燥，乃真熱假寒，不可用溫裏藥，宜用清熱藥。

(2) **濕熱內鬱**

濕熱內鬱，身反惡寒，皮膚反冷，但舌苔穢膩，脈遲滯，小便黃赤而數，大便或秘結或溏泄，不可用溫裏藥，宜用清宣化濕藥。

(五) 兼證

主要有頭身疼痛、咳嗽、嘔吐、腹痛、泄瀉或水腫等。

(六) 特點

- 寒為陰邪，易傷陽氣，在裏易傷心陽、脾陽、腎陽；寒性凝滯、收引，易致氣血經脈不通、拘急痙攣而痛。寒邪常與濕邪相合為病。
- 寒邪直中的裏寒證，往往具有起病急、病位淺、病程短、變化快的特點。
- 臟腑陽氣不足、虛寒內生的裏寒證則起病緩、病位深、病程長。
- 當亡陽欲脱時，病情可變化迅速，急轉直下。

(七) 表寒證和裏寒證的區別

1、風寒表證

發熱惡寒，頭痛，身痛，無汗，舌苔薄白，脈浮緊。

2、裏寒證

畏寒，口不渴，無汗，舌苔白，脈沉遲。

二．裏寒證的治療原則和方法

《黃帝內經》和《神農本草經》確立了裏寒證的治療原則。《素問·至真要大論》曰:「寒者熱之」、「治寒以熱」、「寒淫於內，治以甘熱」、「寒淫所盛，平以辛熱」。《神農本草經》曰:「療寒以熱藥」。

裏寒證適用於「溫法」，又稱「溫裏法」。溫法具有溫散寒滯、扶助人體陽氣等作用，能減輕或消除裏寒證，具體有溫裏散寒、補火助陽、回陽救逆等方法。

常用溫裏藥有附子、肉桂、乾薑、高良薑、吳茱萸、丁香、蓽澄茄、小茴香、花椒、胡椒、紅豆蔻等。

三．溫裏藥的作用機理

溫裏藥性味辛熱或辛溫。味辛能散寒、行滯、通脈，性溫則善走臟腑而溫裏祛寒，溫通經脈止痛。部分藥物有甘味，能補火助陽；由於寒邪與濕邪常兼夾致病，苦味的溫裏藥尚能燥濕健脾。

寒邪入內，可侵入各個臟腑及經絡。溫裏藥主歸脾胃經，兼入肝、腎、心、肺經，具有溫中、溫肺、暖肝、溫腎、溫心和回陽救逆作用，能減輕或消除中焦、肺、肝、腎、心臟之寒證或亡陽證。

溫裏藥的主要有效化學成分為生物鹼及揮發油，具有不同程度的鎮靜、鎮痛、健胃、抗潰瘍、調節胃腸運動、抗腹瀉、促進膽汁分泌、抗凝、抗血小板聚集、抗血栓形成、抗缺氧、擴張血管等作用；部分藥物亦能強心、抗休克、抗驚厥。

第二節 溫裏藥的安全合理用藥

溫裏藥為臨床常用藥物，若合理應用，常能取得良效，尤其是治療疑難雜症和急症方面。歷代均有擅用溫裏藥的著名醫家，如近現代以四川的著名中醫鄭欽安為開山宗師的「火神派」，理論上推崇陽氣，臨床上強調溫扶陽氣，以擅用附子、薑（生薑、乾薑、炮薑）、桂（肉桂、桂枝）等辛熱藥物著稱，其中，尤以擅用附子為突出特點。但是，溫裏藥辛熱燥烈，部分藥物有毒，如不合理應用，亦會導致藥源性疾患，甚至中毒。

一．根據裏寒證不同臟腑寒證（不同病位）的安全合理用藥

裏寒證的病位為上焦心肺、中焦脾胃、下焦肝腎，以心、脾、腎為主。溫裏藥因其主要歸經的不同，適應證也有所側重，臨床宜根據病位合理選用。

（一）外寒入侵，直中脾胃或脾胃虛寒證

外寒直中中焦脾胃，或脾胃虛寒，脾失健運，胃失和降，證見脘腹冷痛、嘔吐泄瀉、舌淡苔白等；選用主入脾胃經、具有溫中散寒止痛作用的藥物，如乾薑、高良薑、吳茱萸、公丁香、小茴香、蓽澄茄、花椒、胡椒、紅豆蔻等。

（二）肺寒痰飲證

素有寒飲伏肺，證見痰鳴咳喘、痰白清稀、舌淡苔白滑等，選用主入肺經、具有溫肺化飲作用的藥物，如乾薑、細辛、生薑等。

（三）寒侵肝經、寒凝肝脈證

寒邪入侵肝經，寒凝肝脈，證見少腹痛、寒疝腹痛或厥陰頭痛等，選用主入肝經、具有暖肝散寒止痛作用的藥物，如吳茱萸、小茴香等。

（四）腎陽不足證

腎陽不足，失去溫煦功能，寒從中生，證見陽萎宮冷、腰膝冷痛、夜尿頻多、滑精遺尿等；或心腎陽虛證，證見心悸怔忡、畏寒肢冷、小便不利、肢體浮腫等。選用主入心腎兩經，具有溫腎助陽、溫陽通脈、溫補腎命之火的藥物，如附子、肉桂等。

（五）心腎陽虛、亡陽厥逆證

心腎陽氣虛極，心陽暴脱，證見惡寒倦臥、汗出神疲、四肢厥逆、脈微欲絕等。選用回陽救逆的藥物，如附子、乾薑等。

二. 溫熱性藥物的合理用藥

溫熱藥物有辛溫、辛熱、甘溫的不同，作用有異，應區別應用，辛熱藥物，如附子、乾薑等回陽救逆；次溫藥物，如肉桂扶陽助陽。如張景岳云：「然用熱之法，尚有其要：以散兼溫者，散寒邪也；以行兼溫者，行寒滯也；以補兼溫者，補虛寒也。」[1]

清代醫家程國彭將溫熱之性分為溫熱之溫和溫存之溫，曰：「然而醫家有溫熱之溫，有溫存之溫，參、芪、歸、朮，和平之性，溫存之溫也，春日煦煦是也；附子、薑、桂，辛辣之性，溫熱之溫也，夏日烈烈是也。」[2]

著名中醫任應秋教授指出：「大凡溫和之法，多用於虛損；溫熱之法，多宜於虛寒。溫和之藥，味偏於甘，人參、黃芪、白朮、大棗之類是也。溫熱之藥，味偏於辛，烏頭、附子、肉桂、乾薑之類是也。甘溫之劑，宜於益氣血之虛損；辛熱之劑，宜於祛陳寒之痼疾。甘溫之劑，其性多緩；辛熱之劑，其性多急。故扶正補虛，培元固本者，最宜用甘溫法；散寒祛邪，急救回陽者，最多用辛熱法。」[3]

張景岳擅用甘溫藥，倡導根據陰陽互根互用之理進行配方，所謂「擅補陽者，必於陰中求陽，則陽得陰助而生化無窮。」故用附子常配熟地，助陽藥與養陰藥並用，如右歸丸、右歸飲等，皆為陰陽並補，甘溫（熱）同施。張景岳認為，「但附子性悍，獨任為難，必得大甘之品如人參、熟地、炙甘草之類，皆足以制其剛而濟其勇，以補倍之，無往不利矣。」[4]

四川名醫鄭欽安專注於附子，多以附子、四逆湯為主藥、主方，純用辛熱，主張單刀直入，極少配伍養陰之藥。他認為：「仲景為立法之祖，於純陰無陽之證，只用薑、附、草三味，即能起死回生，並不雜一養陰之品，未必仲景不知陰中求陽乎？仲景求陽，在人身坎宮中説法；景岳求陽，在藥味養陰裏注解。」[5]

(一) 溫裏藥和補陽藥的區別應用

溫裏藥和補陽藥均有溫熱之性，均能溫陽助陽，對於陽虛虛寒證，遵循「虛則補之」、「勞者溫之」、「寒者熱之」的原則，常配伍應用。但溫裏藥味辛偏於散寒，屬「有餘者瀉之」，散寒作用強而迅速，有「峻溫」之效，多用於實寒證或亡陽證；補陽藥味甘偏於溫補，屬「不足者補之」，多用於陽虛虛寒病證，作用緩和而持久，有「緩溫」之效。前者多用於陽衰急症如附子、乾薑；後者多用於陽虛緩症如鹿茸、肉桂、肉蓯蓉，前者作用強勁，有回陽救逆之效，後者作用緩和，有養陽扶陰之功；前者不宜久服，後者服用時間可稍久，緩緩收功。

(二) 應用溫裏藥應區分寒熱真假

凡實熱證、陰虛火旺、津血虧虛者均忌用溫性藥物。但真寒假熱，如上熱下寒、外熱內寒、虛（火）陽上浮病證，宜用溫裏藥補火、引火歸元、斂陰潛虛陽，不可用寒涼藥瀉火。

(三) 溫裏藥與疏散風寒藥的區別應用

兩者均性溫味辛，但溫裏藥溫熱性強，為陽剛之藥，辛熱散寒滯，偏於溫散裏寒，寒邪凝滯氣血，治裏實寒證；疏散風寒藥溫熱之性較弱，辛散祛表寒，治風寒表證。

三．不同年齡與體質者患裏寒證的安全合理用藥

(一) 青壯年

青壯年體質較強壯，陽剛之氣盛，陽常有餘，燥熱之藥易傷陰耗液，不宜多服久服。

(二) 兒童和老年人

兒童為稚陰之體，老年體弱之人陰液虧耗，溫裏散寒中應注意辛熱之溫裏藥易耗傷陰津。有毒之溫裏藥更應慎用。

(三) 孕婦和產婦、月經期

孕婦、產婦忌用有毒的溫裏藥，如附子、吳茱萸、細辛等，以免對胎兒、嬰兒產生不利影響。慎用性較烈的辛熱藥，如肉桂、花椒、蓽澄茄、乾薑等，以免傷陰動血，婦女月經期亦當慎用。

(四) 體虛患者

- 對於素體氣虛無火，所謂偏陰質患者，或大病、久病後，或過用寒涼藥物等患者，兼有陽氣不足，對溫熱藥的反應不強，一旦被寒邪直中，則溫裏藥可根據病情略重用。

- 若其人平素火旺，不喜辛溫，或大病、久病後，或過用溫熱藥物等患者，兼有陰液不足，對溫熱藥的反應強烈，即使為寒邪所中，溫裏藥也不宜過用，病退即止，不必盡劑。

四．裏寒證兼症的安全合理用藥

根據病邪不同、兼夾症狀的不同，以及依藥物的作用特點，有針對性地合理選藥和配伍至關重要。誠如張景岳云：「凡用熱之法，如乾薑能溫中，亦能散表，嘔惡無汗者宜之；肉桂能行血，善達四肢，血滯多痛者宜之。吳茱萸善暖下焦，腹痛泄瀉者極妙。肉豆蔻可溫脾腎，飧泄滑利者最奇。胡椒溫胃和中，其類近於畢茇。丁香止嘔行氣，其暖過於豆仁……第多汗者忌薑，薑能散也。失血忌桂，桂動血也……」。[1]

寒與濕常相合為病，且寒邪和濕邪均為陰邪，寒性凝滯、濕性黏滯，均易損傷陽氣、阻遏氣機，阻滯氣血的流通，故使用溫裏藥常配伍行氣藥，如陳皮、木香、沉香、砂仁、白豆蔻、厚朴等，部分溫裏藥本身也有行氣作用，如小茴香、丁香、蓽茇等。

（一）兼（夾）外寒

貪涼飲冷，或食用不潔之物損傷脾胃，令寒邪直中脾胃，又復感寒邪或暑濕之邪；或素體脾胃虛寒，又復外感寒邪，均可出現脘腹冷痛、嘔吐、泄瀉，兼有惡寒發熱等症狀。宜選用既能溫裏、又能調理腸胃的溫裏藥如乾薑、高良薑等溫中散寒，配伍紫蘇、香薷、藿香、荊芥、防風、生薑等溫散化濕之品。

（二）兼偏頭痛

寒性頭痛若為厥陰頭痛，選用足厥陰肝經引經藥吳茱萸，辛溫而烈，散寒止痛力強；若為少陰頭痛，則選用入少陰經的細辛。

（三）兼中氣下陷

脾胃虛寒，兼中氣下陷，或久瀉、胃下垂等患者，宜選用溫中散寒藥，如乾薑、高良薑；配伍補氣升陽舉陷藥，如黃芪、升麻、葛根、柴胡等。

（四）兼久泄久痢

脾腎陽虛，命門火衰，導致虛寒性五更泄瀉、久痢不止，宜選用溫裏助陽的附子、肉桂、吳茱萸、乾薑等，配伍肉豆蔻、砂仁、補骨脂、益智仁、赤石脂等補益脾腎及收澀藥。茲舉一病案說明之，案中對溫裏藥的應用頗具代表性。

病案舉例：命門火衰泄瀉案例

吳某，男，29 歲，四年前曾患腹瀉，未經醫生治療，服成藥數日，腹瀉次數減少。以後逐漸形成晨醒即急入廁一次。初不介意，近兩年則感體力日虛，消化無力，有時噁心，小便短少。舌苔白垢，六脈沉弱。

辨證立法：雞鳴之瀉是屬腎虛、腎司二便，故有便瀉溲少、六脈沉弱、虛寒之徵；舌苔白垢，寒濕不化，擬理中湯合四神丸加味治之。

處方：破故紙 6 克，五味子 3 克，炒萸連各 5 克，肉豆蔻 6 克，米黨參 10 克，川附子 5 克，蒼朮炭 6 克，赤茯苓 12 克，白朮炭 6 克，赤小豆 12 克，血餘炭（禹餘糧 10 克同布包）6 克，乾薑炭 5 克，炙甘草 3 克。

二診：服藥二劑，無變化，症如前，藥力未及，前方薑、附各加 5 克。

三診：服藥十劑，見效，大便時間已可延至中午如廁，仍屬溏便。體力較好，食欲增進，已不噁心，小溲也多，改用丸劑。

處方：七寶妙靈丹，早晚各服半瓶服二十日。

四診：服七寶妙靈丹不如湯藥時效果明顯，大便一日一次，仍溏瀉，腸鳴不適，擬甘草茯苓白朮湯和四神丸治之。

五診：前方服七劑，大便每日一次已成軟糞，腸鳴止，食欲強，擬用丸方收功。

處方：每日早服四神丸 10 克，晚臨睡服附子理中丸 1 丸。

按：天明初醒即須入廁，即所謂雞鳴腹瀉。中醫文獻均載為腎虛之候，緣以「腎者胃之關」。關門不固，則氣隨瀉去，氣去則陽衰，因而寒從中生，非自外受。治之以溫腎陽。然泄瀉無不與脾胃有關，不獨溫腎，亦應溫補脾胃，則收效甚速。[6]

（注：破故紙為補骨脂，炒萸連為用吳茱萸炒黃連）

（五）兼風濕關節疼痛

風濕日久，脾腎虛寒，症見全身肌肉、筋骨關節疼痛明顯，得溫則減，宜選用既能助陽補火、又能祛除風寒濕邪、還能溫通止痛的藥物，如製附子（或製川烏）、肉桂等，配伍祛風濕藥如獨活、威靈仙、桑寄生、五加皮、淫羊藿、巴戟天等。

（六）兼水腫

脾腎陽虛，水濕不化，水腫、小便不利，宜選用溫陽助陽補火的附子，配伍茯苓、桂枝、白朮等。

（七）兼肝陽上亢

素有高血壓肝陽上亢，面紅目赤，頭痛眩暈，又寒邪直中或高血壓日久脾腎虛寒，宜選用既能溫裏、又能平肝降壓的溫裏藥，如吳茱萸。慎用附子、肉桂等藥物。

（八）兼瘡瘍

若遇久病瘡瘍之人，氣血已傷，雖有裏寒證，不可妄用辛熱之劑，以免陰血更傷、筋失所養，導致筋脈強直、肢體拘攣等證。宜選用溫通血脈之肉桂，並配伍鹿角膠、當歸、黃芪等補氣血藥物。

（九）兼心悸、胸痛

若見畏寒，汗出乏力，心悸短氣、胸痛，甚或肢腫、小便不利，舌淡苔白、脈沉遲或結代者，為心之陽氣不足。選用附子、肉桂等，補火助陽，溫通心脈，並配伍麥冬、人參等補氣養心安神。

五．不同季節與氣候溫裏藥的合理選藥

（一）春夏

春夏天氣炎熱，一般用量宜輕或不用。所謂「用溫遠溫、用熱遠熱」。若時值盛暑，得虛寒極重之證，仍需用薑附，乃捨時從證。

病案舉例：湖南高德老中醫病例一則

一壯年男性，時值盛夏來診，主訴下半身寒涼若冰，入夜尤甚，雖氣溫達38℃，必以重衾裹護方能安寢。詢之飲水不多，舌質淡紅，脈象細澀。此證屬血虛寒凝，即予當歸四逆湯。由於時值酷暑，不宜辛燥，方中細辛、桂枝用量甚微，且囑藥性溫熱，服後有不良反應即當停藥。三日後覆診，患者述三帖服盡，未見不良反應。故大膽予當歸四逆加吳茱萸生薑湯並加製附子，連服二十餘劑，諸證日漸緩解。

違時用藥（捨時從證）實係依病人所患病證立法而定。素為寒體，雖盛夏感邪患病，證屬虛寒，當不忌溫補。[7]

（二）秋季

深秋冬初之際，燥邪夾寒邪，為涼燥，縱有裏寒，亦不可過用辛燥之溫裏藥，且宜配伍北沙參、生地、麥冬等潤燥之品。

（三）冬季及寒冷潮濕氣候

冬季寒冷或長期生活或工作在潮濕陰冷的環境中，溫裏藥可稍多用、重用。

四川江油、陝西周至縣等地盛產附子，人們長期處於氣候潮濕寒冷的環境中，陰寒較重，故當地有食用附子的習俗。

六．合理停藥

使用溫裏方藥不能過量，以免耗傷陰血，裏寒消除後便停止應用。尤其是有毒的溫裏藥，更應中病即止。

七．溫裏藥的用量和用法

（一）用量

對素體陽盛、裏寒不盛者，用量要輕；素體陽虛、病情重者酌情加量。在冬天氣候寒涼陰冷或寒冷地區，用量較大；夏天氣候溫暖、熱帶炎熱地區，用量宜輕。

（二）煎煮法

烏頭類的藥物如附子（川烏、草烏等）宜先煎 1~2 小時；其他溫裏藥大部分含有揮發油，煎藥時器具要比較密閉，且不宜久煎，一般 15~20 分鐘，以免揮發性有效成分散失而降低藥效。

（三）劑型

溫裏藥的劑型，除湯劑之外，亦可製成散劑、丸劑、片劑、膠囊劑等服用；除經口服給藥外，還可製成洗熨、薰蒸、外敷等多種劑型。如肉桂當研末服用為佳，脾腎虛寒久瀉者，可於神闕穴外敷溫裏藥、或用吳茱萸敷足心引火下行等。

（四）服藥法

一般當溫服或熱服。對於陰寒太盛或真寒假熱之證，患者服用產生格拒，入口即吐，可少佐寒涼之品或熱藥冷服，即用所謂的反佐方法。

八．藥後調攝

（一）生活起居

尤其是年老體弱和亡陽欲脱患者，要注意全身保暖；脾胃虛寒者注意腹部保暖。

（二）飲食宜忌

不宜食用生冷食物。服用烏頭類的藥物（附子、川烏、草烏），不宜飲酒，以免毒性增加。

（三）服藥後可能出現的問題及處理

1、溫熱藥傷陰津

蒲輔周老中醫告誡使用溫裏藥，要「溫而勿燥」，指出「溫法要掌握尺度：藥既要對症，用也必須適中，藥過病所，溫熱藥的剛燥之性就難免有傷陰之弊」。出現口乾、便秘等，應停藥，囑患者飲用開水、果汁、粥，或用淡竹葉、蘆根、麥冬等煎湯代茶。[8]

2、動血

過用或誤用辛熱之藥，尚易動血，出現衄血、吐血、月經過多、煩躁不安等，宜停藥，服用白茅根、大薊、小薊、地榆等涼血止血藥。

3、注意藥物的不良反應和中毒

溫裏藥中的附子、吳茱萸有毒，使用不當可能引起中毒，服藥時應注意觀察病者的反應。

4、病情變化

對陽氣虛衰的患者，應密切注意觀察病人的生命體徵，發現亡陽欲脱，應及時搶救。

九．溫裏藥用作藥膳的合理應用

素體脾胃虛寒，或氣候寒冷陰濕，可選用無毒的藥物，如胡椒、花椒、肉桂、乾薑、丁香、高良薑、華澄茄等作為藥膳原料，燉牛肉、豬肉等作為藥膳食用。其中的大部分常作調料使用。但要注意不宜用附子、烏頭、草烏作為藥膳原料，或必須在中醫師的指導下，嚴格按照適應症，用炮製、用量、煎服法進行減毒；切不可用上述藥物泡酒飲用。

第三節 常用烈性或具毒性溫裏藥的安全合理用藥

合理應用溫裏藥，大部分是安全有效的，有部分溫裏藥有一定的毒性，如附子、吳茱萸。有些藥物雖然無毒，但溫燥之性強，如肉桂，臨床應用時亦應注意。

一．附子〔Processed Radix Aconiti Lateralis〕

附：川烏〔Processed Radix Aconiti〕和草烏〔Processed Radix Aconiti Kusnezoffii〕等烏頭類藥物

附子為毛茛科植物烏頭 *Aconitum carmichaeli* Debx. 的子根的加工品，川烏為烏頭的母根的加工品，草烏為毛茛科植物北烏頭 *A. Kusnezoffii* Reichb. 的塊根的加工品。

附子是中醫常用藥物之一（因川烏、草烏的毒性與附子類似，故將之放在本節論

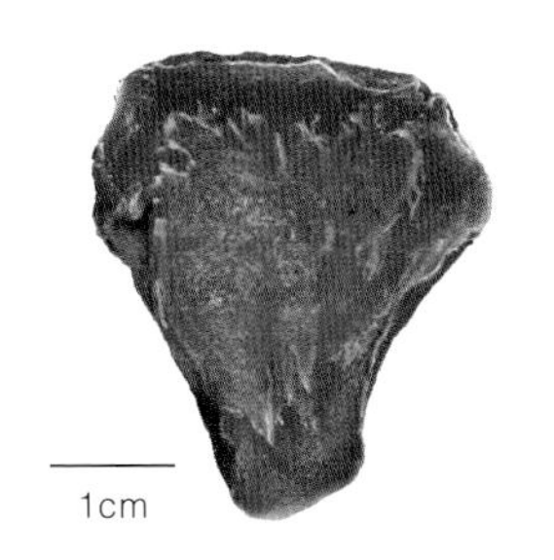

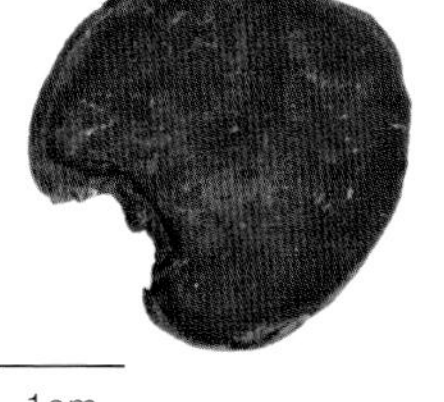

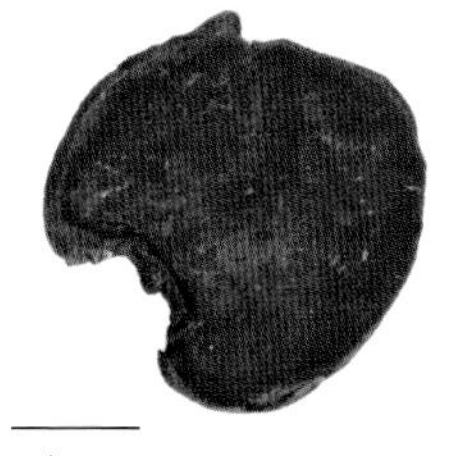

附子、川烏和草烏

述），烏頭類藥物作為藥用早在周朝就有記載，並已被認識到是毒性植物藥。《神農本草經》曰：烏頭「味辛，溫，有大毒。治中風，惡風，灑灑出汗，除寒濕痹，咳逆上氣，破積聚，寒熱。」又曰：附子「味辛，溫，有大毒。治風寒，咳逆，邪氣，溫中，金瘡，破癥堅，積聚，血瘕，寒濕痿躄，拘攣，膝痛，不能行步。」

張仲景為擅長使用附子第一人《傷寒雜病論》中的 113 方中有 23 方（次）用附子《金匱要略》中用附子 11 方。張仲景將附子用於溫陽散寒、回陽救逆，以及溫衛陽、脾陽、腎陽和溫經止痛等。歷代醫家對附子的應用積累了豐富的經驗。現代對附子的品種、炮製、藥理、臨床等進行了大量研究，廣泛應用於臨床各科。

四川「火神派」醫家，如鄭欽安、吳佩衡、范中林、祝味菊、唐步祺、盧崇漢、李可、補曉嵐、徐小圃、李彥師、陳耀堂、朱卓夫等，均以擅用附子為突出特點。[9]

現代名中醫何紹奇力推附子，他在《附子為百病之長》一文中，以自己兒時在附子之鄉四川江油所見所聞所服，及結合古今醫家和本人臨證經驗，總結附子「可上可下，可攻可補，可寒可熱，可行可止，可內可外，隨其配伍之異而變化無窮，用之得當，療效卓著，在群藥中具有不可替代的作用」。

但亦有醫家畏附子如蛇蠍，從不應用。如近代名醫惲鐵樵云：「附子最有用，亦最難用」。

附子為有毒之品，藥性峻烈，常有因不合理應用導致中毒的報道，故非經減毒炮製及標準檢定後，不可用作內服，即使經過炮製，仍然是有毒性的，故需特別注意安全合理應用。若能安全合理應用，將在臨床發揮更大的治療作用，尤其是在治療急症和慢性疑難雜症等方面。

（一）性能功效特點

附子辛、甘、大熱，有毒。歸心、腎、脾經。《本草正義》云：「附子，本是辛溫大熱，其性善走，故為通十二經純陽之要藥，外則達皮毛而除表寒，裏則達下元而溫痼冷，徹內徹外，凡三焦經絡，諸臟諸腑，果有真寒，無不可治。」《本草彙言》更全面地總結了附子的性能作用特點，云：「附子，回陽氣，散陰寒，逐冷痰，通關節之猛藥也。諸病真陽不足，虛火上升，咽喉不利，飲食不入，服寒藥愈甚者，附子乃命門主藥，能入其窟穴而招之，引火歸原，則浮游之火自息矣。凡屬陽虛陰極之候，肺腎無熱證者，服之有起死之殊功。」

1、性能功效特點

(1) 回陽救逆

秉性純陽，辛甘大熱，能助心陽以復脈，補命門之火以追回散失之元陽，並能散寒卻陰，以利陽氣恢復，故為「回陽救逆第一品藥」。附子中所含的烏頭類生物鹼是其回陽救逆的物質基礎；以附子為主組成的回陽救逆方劑，具有強心、正性頻率和正性傳導作用，並能抗心肌缺血、抗缺氧、抗休克。

(2) 補火助陽

辛甘溫煦，有峻補元陽、益火消陰之效，並能外溫衛陽、上助心陽、中溫脾陽、下補腎陽，凡衛陽不足，或心、脾、腎諸臟陽氣衰弱者均可適用。並通過補火助陽，以及配伍其他藥物而達到消腫、止瀉等作用。

(3) 散寒止痛

附子氣雄性悍，走而不守，能鼓舞陽氣，祛除寒濕；溫通經絡，驅逐經絡中風寒濕邪，並能止痛，尤善治寒痹痛劇者。凡風寒濕痹見周身骨節疼痛者均可用之。

2、不同炮製品的作用特點

生附子有毒，古今對附子的炮製均十分重視，古代四逆湯和部分醫家用生附子久煎解毒，現代均用炮製後的飲片入藥。附子在加工炮製的漂、浸煮等過程中，生物鹼（包括毒性生物鹼）被破壞和流失；同時毒性大的烏頭類生物鹼水解成毒性較小的苯甲酰烏頭原鹼類生物鹼，進而分解為毒性更小的烏頭原鹼類生物鹼，但炮製後的附子仍有局麻、強心、抗炎等作用；久煎後其強心作用還得到增強。[10] 故烏頭、附子必須經過炮製，降低毒性，有利於附子的安全和有效應用。

鹽附子、黑附片（黑順片）、白附片、淡附子、炮附子、黃附子等不同規格的附子炮製飲片，在臨床應用方面，作用相似；相比較而言，淡附片作用較弱，毒性最小，黃附片的毒性較大。

(二) 附子（含烏頭）的安全合理使用

對於附子的安全合理應用，古今醫家在臨床實踐中，總結了許多用藥宜忌的指徵，如附子證、附子脈等，這些寶貴經驗是中醫安全合理用藥的重要資料，值得今人借鑑。如對心臟病的治療，祝味菊老中醫云：「附子是心臟之毒藥，又是心臟之聖藥。變更附子的毒性，發揮附子的特長，醫之能事畢矣。」對附子的安全合理應用，還包括炮製、配伍、煎服法等方面，而且又互為關聯。

1、準確辨證

(1)《傷寒論》中的應用有附子的「附子證」、「附子脈」

黃煌總結了《傷寒論》中的「附子證」和「附子脈」，主要有：

附子證：精神萎靡，嗜臥欲寐；畏寒，四肢厥冷，尤其下半身膝以下清冷。

附子脈：脈微弱、沉伏、細弱。

伴隨證狀：脈微細，是一種陽虛的體質狀態（少陰病），伴隨的兼證尚有精神萎靡，極度疲勞感，聲音低微；畏寒，四肢冰冷；大便溏薄或泄瀉，瀉下物多為不消化物，並伴有腹滿腹痛等；浮腫，尤其是下肢的凹陷性水腫，有時可以出現腹水，血壓偏低，或心功能和腎功能低下。

諸寒痛證的脈證：脈出現「緊弦」（如《金匱要略》大黃附子湯證）、「浮虛而澀」（《金匱要略》桂枝附子湯證），伴有寒性的諸痛證，如身體煩痛脇下偏痛、胸痛、頭痛痛經等。附子所主治痛證的程度劇烈，並伴有面色蒼白虛弱、煩躁不安、痛無定處（如腫瘤後期引起的疼痛、中樞性疼痛等）、骨節疼痛而出冷汗（如風濕骨節疼痛、腰椎間盤突出、痛風等）；脇痛腹痛而腹部無拒按，舌不紅苔不黃膩；胸痛徹背，四肢冰冷過膝，如心絞痛等。[11]

劉渡舟強調少陰病憑脈辨證：強調少陰寒證用附子治之，辨別脈象大為重要，即少陰病當憑脈辨證，其方法不論脈之浮沉大小，但覺指下無力、而按之筋骨全無者，反映了內有伏陰、陽氣不足之候。

(2) 鄭欽安老中醫重視四診合參，辨證準確

在其著作的序言中指出：「醫學一途，不難於用藥，而難於識證，也不難於識證，而難於識陰陽。」強調辨證對用藥的重要性。關於附子等治療陽虛證的應用指徵和鑑別方面，他總結自己的臨床經驗，在其著作《醫理真傳· 欽安用藥真針》中論述附子的適用證為「無論一切上、中、下部諸病，不問男、婦、老、幼，但見舌青，滿口津液，脈息無神，其人安靜，唇口淡白，口不渴，即渴而喜熱飲，二便自利者，即外觀大熱、身疼、頭痛、目腫、口瘡，一切諸證，一概不究，用藥專在這先天立極真種子上治之，百發百中」。

鑑別：「若見舌苔乾黃，津液枯槁，口渴飲冷，脈息有神，其人煩（燥）〔躁〕，即身冷如冰，一概不究，專在在先天立極之元陰上求之，百發百中。」[12]

(3) 惲鐵樵重視附子證的色脈

認為用附子必須正確辨證和掌握時機，在辨證方面，色脈是陰證垂危的特徵，為急用附子的依據，如脈硬有汗、舌色乾枯、肌膚津潤等。

(4) 祝味菊重視附子證的舌脈

從祝氏留下來的醫案中可以看出登祝氏之門求治者，大多是壞證逆候，久病陽虛之人。醫案按語中每每強調溫振陽氣的重要性，這是一大關鍵。案語對脈診與舌診非常重視。曰：病人多見有沉遲、細、微、虛、弱、小軟、芤等陰脈；或者見有膩苔、舌淡等舌象，這都是陽虛、氣血不足或有寒濕之徵。斯時採用溫振陽氣的方法治之，才能獲得轉機。[13]

(5) 朱良春重視見微知着

提出附子溫五臟之陽，要善用，不可濫用。認為熱病用附子，要見微知着，如果出現四肢厥冷，冷汗大出、脈微欲絕、口鼻氣冷而後用之，即置患者於薑附桶中，亦往往不救。他用附子的標準是：舌淡潤嫩胖，口渴不欲飲，或但飲熱湯；面色蒼白；汗出，四肢欠溫，小便色清。雖同時兼見高熱、神昏、煩躁、脈數，亦當用附子，以振奮衰頹之陽氣，避免亡陽厥脱之變。[14]

(6) 附子證的舌象

歷代醫家均重視舌象在判斷附子適應證中的重要性：若舌象為舌質淡或淡紅、暗淡、舌青；或舌體胖或有齒痕，舌苔白膩、灰膩；或因陽氣不運，氣血黏滯出現舌象淡紫、紫色、暗紫、深紫，皆是應用附子的指徵。

2、結合現代辨病總結附子的臨床適用證

目前中醫臨床之用附子回陽救逆的機會日益減少。但是，若能充分利用附子的補火助陽、散寒止痛功效，安全合理用於其他疾病的治療，臨床意義顯著。故此，有人總結於應用附子治療現代病證的適用證，可供臨床參考：

畏寒，四肢清冷；心動過緩，心功能減退，慢性心衰；血壓偏低，休克；腎上腺、甲狀腺、性腺等內分泌功能明顯減退；長期浮腫，體內積液長期不退；泡沫痰、泡沫尿、泡沫便和水樣便；慢性骨節冷痛、骨節腔慢性積液；慢性腰肌勞損、腰腿痠軟冷痛；慢性疾病晚期，影響心功能、血壓、內分泌功能明顯下降；正常人長期處於陰暗潮濕寒冷的環境中等。[15]

3、禁忌證

《本草害利》云：「[害] 大熱純陽，其性浮多沉少。若內真熱，而外假寒，陰虛內熱，血液衰少，傷寒，溫疫，熱霍亂，陽厥等症，投之靡不立斃。」又曰：「凡病人一見內熱口燥……以上男女內外小兒約數十症，屬陰虛及諸火熱，無關陽弱，亦非陰寒，法所均忌。倘誤犯之，輕變為重，重者必死。臨症施治，宜謹審之！世徒見其投之陽虛之侯，服之功效甚捷，而不知其用之陰虛如上諸病，亦複下嚥莫救，枉害人命，可不慎諸。」

下列情況為附子的禁忌：

- 急性熱證如真熱假寒證，雖四肢冷厥、脈伏不見，而口氣惡、便下穢濁者，面赤、舌紅苔黃燥、譫妄心煩亂、尿短赤、脈數實者，當忌用。
- 熱性痛證，如發熱、灼痛、患處紅腫潰爛等忌用。
- 孕婦、產婦忌用。
- 陰虛內熱、血虛、血熱出血者忌用。
- 老人精血不足慎用。
- 暑月濕熱、熱重於濕不可服。
- 心臟病見房室傳導阻滯、腦溢血、高血壓忌用；一般心肌疾病和肝功能障礙者應忌用或慎用。

附子具培補元陽、溫經散寒之功，但並非補益藥，故不可常服久服。尤其是陰虛之人久服，則陰愈虛，虛陽愈亢，而致氣無所附。

4、用法用量

附子大熱有毒，通行十二經，治療多種痼疾頑症，每獲良效。但是，二千多年來，究竟什麼劑量最相宜？什麼劑量會中毒？什麼劑量能致死？迄今仍然缺乏統一的規範，需要進一步研究。古今不同醫學流派、不同地域的醫家應用附子的劑量也相差甚遠。但是，他們從附子的適應證、患者體質、所處地區、炮製、配伍、煎法、服法等方面進行探討，力求減毒增效，積累了寶貴的經驗，具有重要的參考價值，歸納如下，供臨床使用附子時參考。

《中國藥典》(2005 年版) 規定附子、川烏、草烏的用量用法：

製附子：3~15 克，製川烏、製草烏 1.5~3 克。宜先煎、久煎。

雖然目前要求內服的附子、草烏、川烏飲片需如法炮製，但炮製後的飲片品質仍然參差不齊，市售藥材飲片中烏頭鹼類生物鹼毒性成分的含量也差別很大，因此，為了安全用藥，即使使用製附子、製川烏、製草烏也必須煎煮 1 小時以上。

(1) 根據不同病情和體質確定用法用量

岳美中老中醫認為治療虛寒性慢性疾患時，用炮附子 1.5~3 克可望有效；取其鎮痛作用，則須 6~9 克才有效。至於治療嚴重的風濕病，又在例外，可依照仲景治風濕各方，多用幾克。這是古人的經驗，證之於現代臨床，也能收預期效驗。他亦認為在急性病如「霍亂」與「傷寒」少陰病四肢厥逆，體溫急劇下降，附子須用到有效量，切勿畏首畏尾，用不及量，以致貽誤病機。對慢性虛寒病，則切勿大量使用，孟浪濫投，因希冀速效與幸中，以致產生不良後果。[16]

施今墨應用附子的用量經驗：由證狀寒象的程度與舌色深淺而定，舌色淺者用量小，舌色深者用量大，舌色紅者斷不可用。一般用量 6~10 克。[17]

(2) **用量與煎煮時間和服藥方法有關**

煎煮的時間要求至口嘗無麻辣感為度。雲南地方用附子，每每「以開水先煨四小時」，究其原因主要是上世紀六十年代雲南剛剛從四川引種附子，加工炮製不得其法，蒸煮不透心，經常發生烏頭、附子中毒事件。

在服法方面，有頓服，即一次性服，若用量大，也可分溫再服，常用於急證危證的治療。對慢性風濕痹痛證，可採用增減用量的方法，如初診用較小劑量，試效後增加劑量，取得顯效後，再減為初診量。本書作者劉良在應用附子治療風濕頑痹之證，若附子適應症明顯，則從小劑量（6克）開始，逐漸增加，但最大量不超過《中國藥典》建議的劑量（15克）。或採用間隔用藥：使用時間較長或較大劑量附子，可每周服一至二次，防止蓄積中毒。

(3) **用量與炮製、劑型有關**

在張仲景《傷寒雜病論》已經指明不同劑型附子毒性的差別，如同樣是附子與乾薑相配，在四逆湯類的方中，在水煎劑型中一律用生附子；入湯劑附子用「武火熱」（達四小時以上），其毒性大為減低，一般可以按照常用量。但是，入丸劑的烏梅丸、赤石脂丸、理中丸加附子等則用炮附子，因丸散未經水煮，毒性完全存在，宜用小量且不能用生品。現代臨床用藥也如此，內服禁用生附子，而要用品質保證的炮製飲片。

5、藥後調攝

服用附子（或烏頭）後應注意藥後調攝和注意觀察藥後患者的情況，也應向患者或其家屬交代可能出現的藥後反應，以便必要時採取及時停藥或立即求醫等救治措施。

服附子以補火，必防傷陰：附子回陽救逆，容易傷陰，如服後出現口乾、尿赤等，當補偏救弊，以熟地、生地、白芍、沙參滋補陰液。

鄭欽安老中醫認為「陽復之際，滋陰善後」，即對久病陽虛陰盛病證，應用大劑附子、乾薑取得顯效後，善後一般加入人參、枸杞、冬蟲夏草等，以求陰陽平衡。

服藥後注意觀察患者的睡眠、小便、動靜等情況：若服藥後，睡眠不寧、小便黃赤短少、躁動興奮，則附子應減量或停藥；如睡眠安穩、尿量增多，活動自如而無躁動不安，則屬正常。

詢問病人唇舌、肢體感覺：服藥後如有中毒，可在其他症狀出現之前出現口舌麻木或肢體麻木等，應立即停藥，並立即求醫，並按中毒案例處理。

注意頭昏和胃腸道的反應：如有吐瀉和頭昏，應立即停藥，並立即求醫，按中毒進行處理。

注意觀察脈搏、呼吸和神志等方面有無大的變化：如服藥後有呼吸、心跳加快，脈搏有間歇現象，應立即停藥，並立即求醫，按中毒進行處理。

（三）不良反應及處理

山西李可老中醫從事中醫臨床 50 年，一生使用的藥物最多的是附子，但他對附子、烏頭的應用是十分謹慎的，甚至親臨守護觀察，示範煎藥，曰：「凡用烏頭劑，必親臨病家，親為示範煎藥。病人服藥後，必守護觀察，詳詢服後唇舌感覺。待病人安然無事，方才離去」。「有以上三條保證，又在配伍上、煎藥方法上作改進，採取全藥加蜜同煎、久煎法，既保證療效，又做到安全穩妥，萬無一失。」[18]

1、一般反應

附子性熱，若辨證不當，以常規劑量內服便可能出現內熱、口乾、齒浮鼻衄、痔瘡出血、噁心、食欲減退等反應，可停藥或減量，或配伍其他中藥以緩解。

2、附子中毒及其防治措施

(1) 古代對烏頭、附子毒性和解毒的的認識

據朱晟等研究認為，人類最早認識的毒物之一就是烏頭，對此東西方是一樣的。西元前 6 世紀時，居住在歐洲的高盧人，就已經知道烏頭有毒。中國殷代的甲骨文有「堇」，就是指烏頭。古代已用烏頭治病，《淮南子》載：「天下之物，莫兇於雞毒（烏頭），……良醫以活人」。《尚書· 說命》記載了西元前 14~ 前 13 世紀商王武丁時代用烏頭治病的經驗，曰：「若藥弗瞑眩，厥疾弗瘳」。此外，成語「飲鴆止渴」中的「鴆」實際上是指「烏頭酒」。

在已知中醫藥文獻中，戰國時代的古籍《五十二病方》首次記載了用「冶」（加熱）的方法炮製烏頭，製成小丸劑，並採用漸增劑量的安全用藥法。[19]

陶弘景在《本草經集注》曰：「俗方每用附子，須甘草、人參、生薑相互配伍者，正制其毒也。」說明複方配伍以減毒的重要性。

(2) 中毒量

附子和川烏的毒性主要由烏頭鹼類生物鹼所致。據研究，人口服烏頭鹼（Aconitine）0.2mg 即可發生中毒反應，3~5mg 可致死亡。烏頭鹼微溶於水，在消化道和皮膚破損處易於吸收。烏頭鹼主要由唾液和尿中排出，其吸收和排泄均較快，故發生中毒反應快，且無積蓄作用。但用丸散劑者，其中毒反應亦可出現較慢。[20]

由於中藥材採集的時間、炮製、煎煮時間不同，可能發生中毒的用量差別很大，尤為注意。

(3) 中毒原理和中毒症狀

主要作用於神經系統，尤其是迷走神經等，使其先興奮、後抑制。並可直接作用於心臟，產生異常興奮，可致心律失常，甚至引起心室顫動而死亡。烏頭鹼可直接損害心肌細胞，故其對心臟毒性的致命性最為嚴重。

主要中毒表現為：

神經系統：口舌、四肢及全身麻木、頭痛、頭暈、精神恍惑、語言不清或小便失禁，繼而四肢抽搐、牙關緊閉、呼吸衰竭等。

循環系統：心悸氣短、心律失常、血壓下降、面色蒼白、口唇紫紺、四肢厥冷等。

消化系統：流涎、噁心、嘔吐、腹痛、腹瀉、腸鳴音亢進。

(4) **中毒原因**

- 過量服用。
- 用法不當，如煎煮時間太短或生用。
- 藥物泡酒服用或與酒同用。烏頭類生物鹼易溶於乙醇，且乙醇有促進烏頭鹼吸收而增加其毒性作用，故勿泡藥酒服用。
- 中毒量的個體差異較大，對烏頭鹼敏感者，即使小劑量也可發生中毒，或引起蓄積性中毒。

(5) **中毒的處理**

- 清除毒物，在無驚厥及嚴重心律失常情況下，反覆催吐、洗胃。可用 1%~2% 的鞣酸洗胃，服活性炭。
- 靜脈注射葡萄糖鹽水，心跳緩慢時可皮下注射阿托品，根據病情可注射數次。如未見症狀改善或出現阿托品毒性反應，出現室性心律失常時可改用利多卡因靜注或靜滴。
- 對呼吸衰竭、昏迷及休克等垂危病人，給氧，人工呼吸，酌情對症治療。注意保溫。
- 中藥減毒：以蜂蜜、生薑、乾薑、防風、黑小豆、炙甘草等最為常用。或入藥同煎以減毒，或中西藥結合解救中毒患者。

輕證中毒者，可用綠豆、甘草、生薑等煎湯內服；或甘草、蜂蜜各 30 克或西洋參 10 克、茯苓 15 克、白薇 10 克，甘草 10 克，桔絡 6 克，竹葉 6 克，梔子 6 克，石斛 20 克，水煎服，間隔 6 小時服一次；古代用黃連犀角甘草煎湯解之，黃土水亦可解；或甘草、黃芩、金銀花、生薑各 12 克，水煎服。

山西李可老中醫經驗：凡用烏頭劑，必加兩倍之炙甘草，蜂蜜 150 克，黑小豆、防風各 30 克；凡用附子超過 30 克，不論原方有無，皆加炙甘草 60 克。另有烏頭附子中毒解救方：生甘草 60 克，防風、黑豆各 30 克，加水 1500ml，蜂蜜 150 ml，分沖綠豆粉 30 克，10 分鐘可解。以生大黃、防風、黑小豆、甘草各 30 克，蜂蜜 150 克，煎湯送服生綠豆粉 30 克。[18]

病案舉例一：附子中毒致嚴重心律失常

男，40 歲，因關節疼痛口服經煎煮 1 小時的附子 30 克，0.5 小時後口唇麻木，心悸，胸悶，頭暈，噁心，嘔吐。查體：血壓 16/10kPa，神清，口唇無發紺，雙肺呼吸音正常。心界不大，心律不齊，無雜音，肝脾不大，雙下肢無水腫。心電圖示竇性停搏，頻發多源多形室性早搏，呈二聯律。肝、腎功能，血清電解質正常。入院後肌酸磷酸激酶 502U/L，肌酸磷酸激酶的心肌同工酶正常。乳酸脫氫酶 773U/L。經靜注阿托品、速尿、靜滴利多卡因和維他命 C 等治療，2 天後心電圖恢復竇性心律。心肌酶譜降至正常。扇掃、X 線胸片、動態心電圖檢查均未發現器質性心臟病。10 天後痊癒出院。[21]

病案舉例二：急性烏頭中毒

男，28 歲，入院前 1 小時前飲含生川烏、草烏的藥酒約 150ml，感口舌喉頭麻木 50 分鐘，全身麻木無力、噁心、胸悶、心慌、抽搐 30 分鐘。查體：血壓 130/80mmHg，神志尚清，面色蠟黃，針樣瞳，心率 45~65 次 / 分鐘，律不齊，心電圖示頻發室性早搏，II 度 1 型房室傳導阻滯。診斷川烏、草烏中毒，予吸氧、輸液，靜脈注射阿托品 1mg，洗胃後收重症監護室，監護發現室性心動過速，此時患者煩躁，血壓 60/30mmHg，靜脈注射利多卡因 50mg，快速輸液，多巴胺維持血壓無效。監護示室撲、室顫，患者意識喪失，呼吸微弱，立即電擊除顫，經口氣管插管輔助通氣，心律暫時恢復竇性，仍頻發室早，並見 R-on-T 現象，10 分鐘後再次反覆室撲室顫，考慮烏頭鹼對心肌作用強。即連續作心肺復甦術 140 分鐘，其間電擊除顫 6 次，心律轉為竇性，頻發性早搏，患者神志轉清，躁動，自主呼吸恢復，血壓正常，繼續予利多卡因 1mg/ 分鐘及小劑量脫水劑，24 小時後拔氣管插管，7 天後痊癒出院。[22]

(四) 配伍用藥及增效減毒（烈）

正是由於附子既最「有用」又最「難用」，單味應用比較配伍應用毒性強，若使用不當，其不良反應亦較為嚴重，故古今醫家重在合理配伍，以達到減毒增效的目的。

張錫純總結張仲景用附子曰：「仲景用附子之溫有二法，雜於苓、芍、甘草中，雜於地黃、澤瀉中，如冬日可愛補虛法也；佐以薑、桂之熱，佐以麻、辛之雄，如夏日可畏救陽法也。用附子之辛又有三法，桂枝附子湯、桂枝附子去桂加白朮湯、甘草附子湯，辛燥以祛除風濕也；附子湯、芍藥甘草附子湯，辛潤以溫補水臟也；若白通湯、通脈四逆湯加人尿豬膽汁湯，則取西方秋收之氣，得復元陽而有大封大固之妙矣。」[23]

可見，張仲景用附子時，用茯苓、芍藥、甘草，或地黃、澤瀉，或豬膽汁制約其溫熱辛燥之性而緩其毒烈；用乾薑、桂枝或麻黃、細辛增辛熱之性而增助陽散寒、回陽之效。

茲舉附子、烏頭減毒增效配伍例子如下：

1、配乾薑、甘草

乾薑長於暖脾胃而散寒，在方中既能助附子回陽，又能降低附子的毒性；甘草能緩解附子毒性，甘草中的甘草酸為三萜皂苷，能與附子中所含的生物鹼結合成難溶的鹽類。故使附子的破陰復陽力增強，又使毒性和辛熱之性緩和。治亡陽證，如四逆湯。

2、配人參

附子溫助元陽，人參大補元氣，配合應用，回陽、益氣、救脱力增強。治氣脱亡陽證。如參附湯。

3、配肉桂、山茱萸、熟地

附子性烈，肉桂性緩，相須為用，溫腎助陽，引火歸元，振奮陽氣作用增強；山茱萸、熟地性緩滋陰斂陰，能緩和桂附辛熱性燥之性，同時使陽得陰助而生化無窮，為水中補火。治命門火衰，腎陽不足，如右歸丸、金匱腎氣丸。

4、配白朮

溫腎散寒，健脾利水作用增強。治若脾腎陽虛、寒濕內盛所致脘腹冷痛、大便溏瀉、水腫等。如附子理中湯、真武湯、朮附湯等。

5、配黃芪

附子溫衛外陽氣，黃芪益衛固表，配伍為用，使溫陽益氣、固表止汗作用增強。治衛陽不足、表衛不固之汗出、易感冒等證。如芪附湯。

6、配石膏

附子溫陽助陽於下，石膏清熱瀉火於上，石膏又能緩和附子辛熱峻烈之性。治陽熱在上，陰寒在下。如附子石膏湯。

7、配黃連

附子扶陽，黃連瀉熱，寒溫並用。治中寒陽氣被遏、不得溫煦、脘腹絞痛、泄瀉不暢、嘔吐心煩，更兼治汗多、肢冷、脈弱。如附子瀉心湯。

8、配當歸、枸杞

溫陽補血，治失血傷陰、陰陽兩虛。

9、配龍骨、牡蠣、磁石或酸棗仁

龍骨、牡蠣、磁石重鎮潛陽;酸棗仁養心安神，配合同用，能使陽氣振作得以潛藏，制約附子的燥熱之性，勿致燥擾不安。

10、配白芍

附子有劫營奪陰之弊，白芍酸收，可補虛和營，兩藥配伍，剛柔相濟，制約附子的辛熱剛燥。據現代研究，白芍所含芍藥苷能降低附子中烏頭類生物鹼的毒性。

11、烏頭配蜜、甘草

張仲景《金匱要略》用烏頭，均配蜜反覆久煎、配甘草以減毒。烏頭或以蜜煎，或先以水煎更納蜜中煎之；蜜煎時若令蜜減半，則須久煎方得。

(五)配伍禁忌

1、不宜與酒同用

酒可促進毒物的吸收，增加毒性。

2、反半夏、瓜蔞、川貝母、浙貝母、白蘞、白及

關於烏頭、附子與半夏、栝樓的配伍禁忌：十八反中有烏頭、附子反半夏、瓜蔞，但張仲景在《金匱要略· 腹滿寒疝宿食病篇》中的赤丸，就是烏頭與半夏同用（第十六條）；在《金匱要略·消渴小便不利淋病脈證並治篇》中的栝樓瞿麥丸中就是附子與栝樓相配伍（第十條）。歷代也有不少相配伍應用的例子。但臨證仍需以慎重為宜。[24]

3、不宜同時服用的西藥

附子、烏頭二者化學成分相近，均含烏頭鹼、次烏頭鹼、中烏頭鹼等成分。

- 不宜與腎上腺素類西藥同用：烏頭鹼可增強腎上腺素對心肌的直接作用，合用產生異位心律。
- 不宜與強心苷類同用：同用會加重對心肌的毒性。
- 不宜與心得安、利血平同用：心得安、利血平能對抗附子的強心作用，使回陽救逆功能減弱。
- 不宜與嘌呤類利尿劑同用：附子可抑制嘌呤類利尿劑的效應。

(六)鑑別用藥

1、附子與川烏、草烏

《金匱要略》附子與烏頭均用於治療關節痛：如桂枝附子湯、白朮附子湯治療風濕病骨節疼煩，掣痛不得屈伸；烏頭湯，用製川烏為主治療歷節、腳氣疼痛等。

川烏、草烏歸入祛風濕藥，附子歸於溫裏藥。附子多用於陽虛證和亡陽證，川烏、草烏多用於風濕痹證，不用於亡陽證。

從毒性來比較，毒性的強弱以草烏最大、川烏次之、附子最小。

2、雪上一枝蒿

為香港毒烈中藥規管品種。

性味苦、辛，溫。有大毒。歸肝經。有祛風濕、活血止痛作用。

內服須經炮製並嚴格控制劑量，孕婦、老弱、小兒及心臟病、潰瘍病患者忌服。研末服，0.02~0.04 克。外用適量。

中毒原理、症狀與中毒解救與附子、烏頭中毒類似，可參考前述內容。

3、附子與白附子（製白附子，禹白附，關白附）〔processed Rhizoma Typhonii or Radix Aconiti Coreani〕

白附子與附子雖只一字之差，但兩者性能功效及應用差別很大，應予區別。

白附子：為天南星科植物獨角蓮的乾燥塊莖或毛茛科植物黃花烏頭的乾燥塊根。辛、溫，有毒。歸胃、肝經。能祛風痰、定驚搐、解毒散結止痛。

若為中風痰壅、痰厥頭痛等症選用白附子，而不選用附子。若為亡陽虛脱、肢冷脈微、心腹冷痛等症要選用附子回陽救逆，補火助陽。白附子則無此作用。

附錄：香港衛生署關於「中藥材附子的適當使用方法」的說明（節錄）

「中藥材附子的適當使用方法」[25]

1. 川　烏

名稱： 生川烏，unprocessed Radix Aconiti（《中醫藥條例》附表 1 中藥材）
製川烏，processed Radix Aconiti（《中醫藥條例》附表 2 中藥材）

別名： 烏頭、雞毒、毒公、川烏頭。

來源： 生川烏：毛茛科植物烏頭未經炮製的母根。

製川烏：毛茛科植物烏頭的母根的炮製品。

性狀：生川烏：不規則的圓錐形，稍彎曲，頂端常有殘莖，中部多向一側膨大，長 2~7.5cm，直徑 1.2~2.5cm。表面棕褐色或灰棕色，皺縮，有小瘤狀側根及子根脫離後的痕跡。質堅實。斷面類白色或淺灰黃色，形成層環紋呈多角形。氣微，味辛辣、麻舌。

製川烏：不規則或長三角的片。表面黑褐色或黃褐色，有灰棕色形成層環紋。體輕，質脆，斷面有光澤。無臭，微有麻舌感。

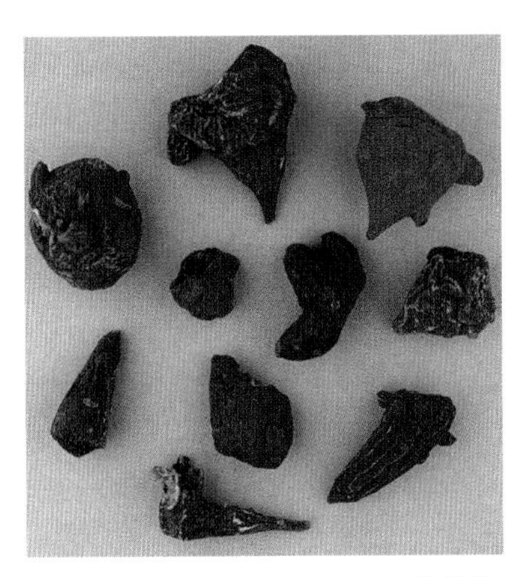

生川烏

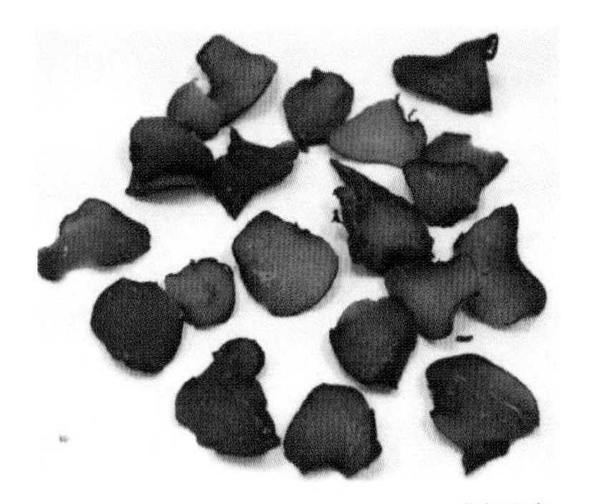

製川烏

劑量：製川烏 1.5~3 克。

使用注意：

(1) 生品有大毒，只宜外用，研末調敷。炮製後方可內服，製川烏內服藥量宜輕，要先煎或久煎（1~2 小時以上）。

(2) 不宜與川貝母、浙貝母、平貝母、湖北貝母、半夏、瓜蔞、天花粉、白及、白蘞等同用。孕婦禁服。陰虛陽盛、熱證疼痛者忌用。浸酒或酒煎易致中毒，應慎用。

中毒原因：超量、與酒同用、生品內服及配伍不當或煎煮時間短易中毒。

有毒成分：烏頭鹼（aconitine）等

中毒症狀：服藥後出現中毒症狀的時間，快慢不等，最快者 1~2 分鐘，多數在服藥後約 10 分鐘至 2 小時出現中毒反應，亦有遲至 6 小時發生者。症狀有口舌、四肢及全身麻木，頭暈、眼花、神志不清、言語不清、大小便失禁、流涎、噁心、嘔吐、腹瀉；繼則四肢抽搐、呼吸困難、心悸氣短、心律紊亂、血壓下降、面色蒼白、四肢厥冷及昏迷等，最終可因心臟麻痹而死亡。

中毒處理：立即求醫。

治療用藥：阿托品。

2. 草　烏

名稱： 生草烏，unprocessed Radix Aconiti Kusnezoffii（《中醫藥條例》附表 1 中藥材）

製草烏，processed Radix Aconiti Kusnezoffii（《中醫藥條例》附表 2 中藥材）

別名： 烏頭、土附子、草烏頭、竹節烏頭、五毒根、耗子頭。

來源： 生草烏，毛茛科植物北烏頭未經炮製的塊根。

製草烏，毛茛科植物北烏頭的塊根的炮製品。

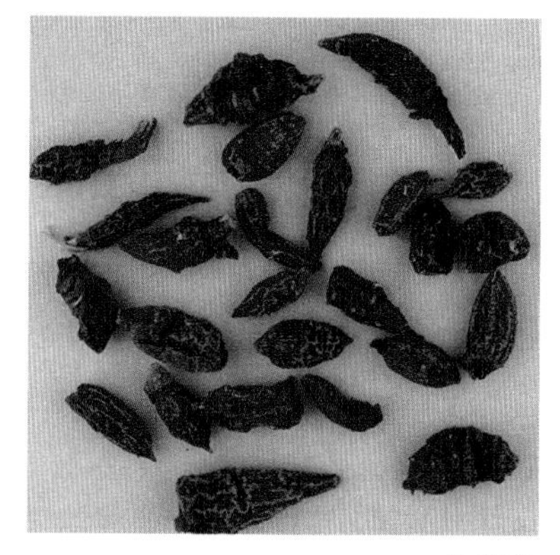

生草烏

性狀： 生草烏，不規則長圓錐形，略彎曲，長 2~7cm，直徑 0.6~1.8cm。頂端常有殘莖和少數不定根殘基，有的頂端一側有一枯萎的芽，一側有一圓形或扁圓形不定根殘基。表面灰褐色或黑棕褐色，皺縮，有縱皺紋、點狀鬚根痕和數個瘤狀側根。質硬，斷面灰白色或暗灰色，有裂隙，形成層環紋多角形或類圓形，髓部較大或中空。無臭，味辛辣、麻舌。

製草烏，商品為橫切片和縱切片，呈不規則圓形或近三角形的片。表面黑褐色，有灰白色多角形形成層環及點狀維管束，並有空隙，周邊皺縮或彎曲。質脆。無臭，味微辛辣、稍有麻舌感。

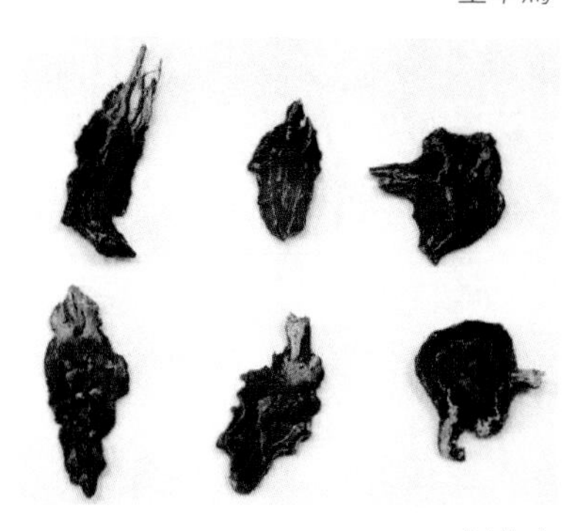

製草烏

劑量： 製草烏，1.5~3 克

使用注意：

(1) 生品有大毒，只宜外用。外用研末調敷或以醋、酒磨塗。

(2) 內服者多為炮製品，藥量宜輕，須先煎或久煎（1~2 小時以上）。

(3) 不宜與川貝母、浙貝母、平貝母、湖北貝母、半夏、瓜蔞、天花粉、白及、白蘞等同用。孕婦禁服。陰虛火旺，各種熱證患者禁服。老弱及嬰幼兒慎服。

中毒原因：服用生品或生品藥酒易中毒。不遵醫囑或煎煮時間過短，以及誤服或超量用藥等均可引致中毒。

有毒成分：烏頭鹼（aconitine）、北草烏鹼（beiwutine）

中毒症狀：口舌、四肢及全身麻木，頭暈、眼花、神志不清、言語不清、大小便失禁、流涎、噁心、嘔吐、腹瀉、呼吸困難、心悸汗出、心律紊亂、血壓下降、面色蒼白、四肢厥冷及昏迷等，最終可因心臟麻痹而死亡。

中毒處理：立即求醫。

治療用藥：阿托品、利多卡因。

3. 附 子

名稱：生附子，unprocessed Radix Aconiti Lateralis（《中醫藥條例》附表 1 中藥材）

製附子，processed Radix Aconiti Lateralis（《中醫藥條例》附表 2 中藥材）

來源：生附子，毛茛科植物烏頭未經炮製的子根。

製附子，毛茛科植物烏頭的子根的炮製品。

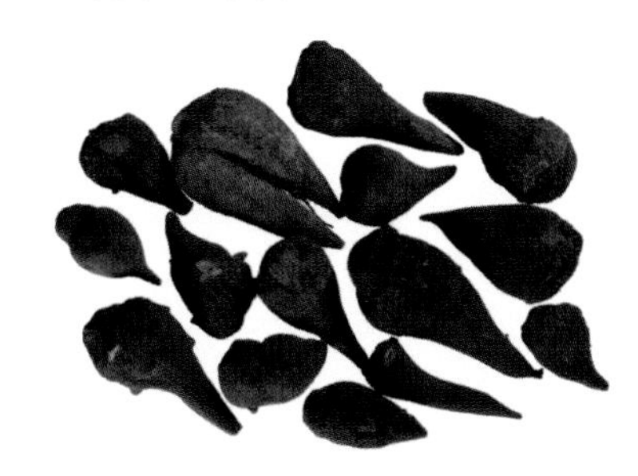

生附子

性狀：生附子，呈圓錐形，較川烏肥大。本品多在產地加工成鹽附子、黑順片及白附片，在市場銷售，市場上生附子並不流通。

製附子

(1) 鹽附子：圓錐形，長 4~7cm，直徑 3~5cm。表面灰黑色，被鹽霜，頂端有凹陷的芽痕，周圍有瘤狀突起的支根或支根痕。體重，橫切面灰褐色，可見充滿鹽霜的小空隙及多角形形成層環紋，環紋內側導管束排列不整齊。氣微，味鹹而麻，刺舌。

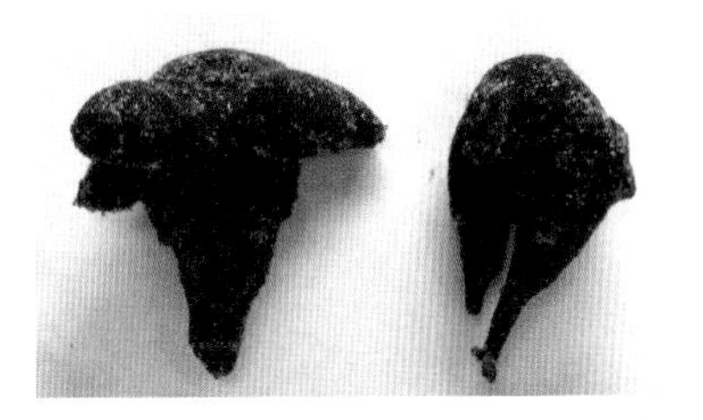

鹽附子

(2) 黑順片：縱切片，上寬下窄，呈三角狀，長 1.7~5cm，寬 0.9~3cm，厚 0.2~0.5cm。外皮黑褐色，切面暗黃色，油潤具光澤，半透明狀，並有脈紋（導管）。質硬而脆，斷面角質樣。氣微，味淡。

(3) 白附片：呈三角形或類圓形厚約 0.3cm。無外皮，黃白色，半透明。

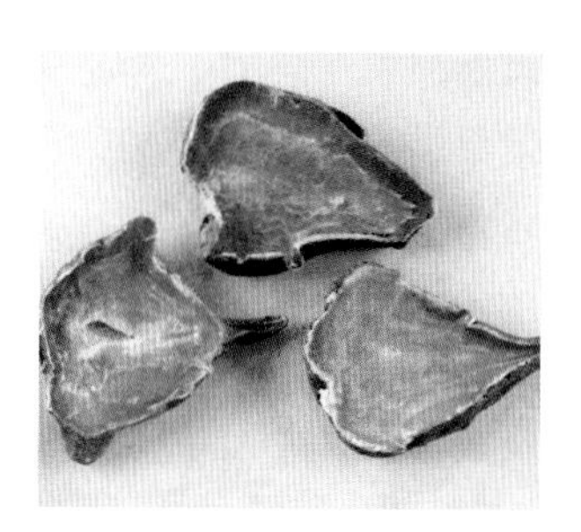
黑順片

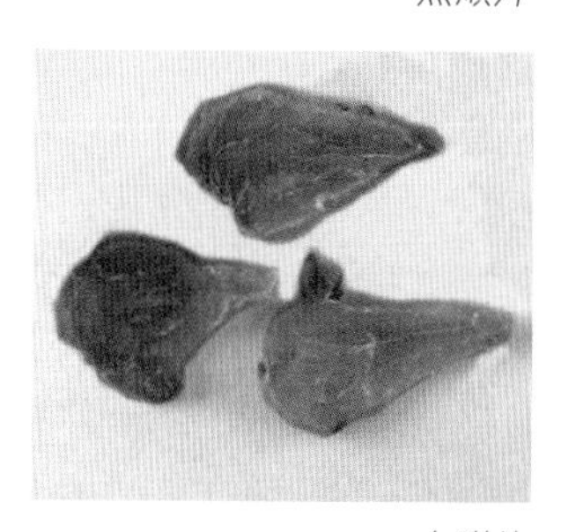
白附片

劑量：製附子，3~15 克

使用注意：

(1) 生附子不宜內服。

(2) 黑順片及白附片可直接入藥，鹽附子需經炮製後入藥用，藥量宜輕，須先煎或久煎（1~2 小時以上）。

(3) 不宜與川貝母、浙貝母、平貝母、湖北貝母、半夏、瓜蔞、天花粉、白及、白蘞等同用。孕婦禁用，陰虛陽盛者忌服。

(4) 服藥時間不宜飲酒，不宜以白酒為引。

中毒原因：煎煮時間過短、用藥過量或與酒同用均易中毒。

有毒成分：烏頭鹼（aconitine）等

中毒症狀：服藥後出現中毒症狀的時間，快慢不等，最快者 1~2 分鐘，多數在服藥後約 10 分鐘至 2 小時出現中毒反應，亦有遲至 6 小時發生者。症狀有口舌、四肢及全身麻木，頭暈、眼花、神志不清、言語不清、大小便失禁、流涎、噁心、嘔吐、腹瀉；繼則四肢抽搐、呼吸困難、心悸氣短、心律紊亂、血壓下降、面色蒼白、四肢厥冷及昏迷等，最終可因心臟麻痹而死亡。

中毒處理：立即求醫。

治療用藥：阿托品。

〔詳細資料見《曾於香港引致不良反應的中藥材參考資料》，香港衛生署中醫藥事務部 2004 年 9 月〕

二．肉桂〔Cortex Cinnamomi〕

為樟科植物肉桂 *Cinnamomum cassia* Presl 的樹皮。

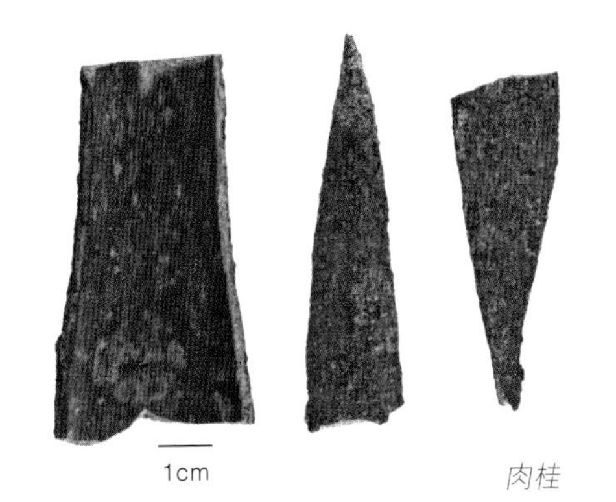

肉桂

(一) 性能功效特點

肉桂在《神農本草經》中稱為牡桂，曰：「牡桂，味辛溫，無毒。治上氣咳逆，結氣，喉痹，吐嘔，利關節，補中益氣。」

《本草害利》總結其性能作用為「【利】甘辛大熱大溫，氣厚純陽，入肝腎血分，補命門相火之不足。益陽消陰，治痼冷、沉寒，平肝、降氣，引火歸元，益火救元陽，溫中扶脾胃，通血脈，下焦腹痛能除，奔豚疝瘕立效。」

辛、甘，大熱。歸腎、脾、心、肝經。

1、補火助陽

辛甘大熱，能補火助陽、益陽消陰。有類似附子溫補腎陽、溫運脾陽和溫助心陽的作用，為補火助陽之要藥，但無回陽救逆之功。

2、散寒止痛，溫經通脈

辛熱散寒以止痛，善去痼冷沉寒。辛散溫通，能溫通血脈、促進血行、消散瘀滯寒凝以止痛。其主要化學成分為揮發油，具有擴張血管、促進血循環、增強冠脈及腦血流量、使血管阻力下降等作用；桂皮油、桂皮醛、肉桂酸鈉具有鎮靜、鎮痛、解熱、抗驚厥等作用。桂皮油對胃黏膜有緩和的刺激作用，並通過刺激嗅覺反射性地促進腸運動，使消化道分泌增加和增強消化機能，排除消化道積氣，以及緩解胃腸痙攣性疼痛。本品適宜於經脈筋骨、內臟由於寒邪導致氣血凝滯的諸痛證。

3、引火歸元

大熱入肝腎，能引火歸元，使下元虛衰，上浮之虛陽回歸。適宜於元陽虧虛、虛陽上浮之證。

4、鼓舞氣血生長

由於肉桂能溫通血脈、振奮陽氣，在補氣益血方中加入少量肉桂，具有鼓舞氣血生長之功。

(二) 安全合理用藥

1、適應證

《本草求真》：「大補命門相火，益陽治陰。凡沉寒痼冷、營衛風寒、陽虛自汗、腹中冷痛、咳逆結氣、脾虛惡食、濕盛泄瀉、血脈不通、死胎不下、目赤腫痛，因寒因滯而得者，用此治無不效。」

凡腎陽虛、脾腎陽虛證、命門火衰、火不歸元之上熱下寒證、寒凝血滯的各種痛證均可用。

2、禁忌證

裏有實熱：如小便因熱不利，大便因熱燥結，以及肝熱咳嗽，肺熱壅盛等均不宜用。

陰虛火旺：五心煩熱、經行先期、口苦舌乾、夢遺滑精等不宜用。沈丕安認為：內分泌功能減退的患者，辨證為陽虛的患者，肉桂可用；但如辨證為陽虛內熱，則不宜使用，如在服用皮質激素後亢奮的病人，一方面血漿皮質醇含量很低，另一方面，又表現為陽虛內熱。[15]

血熱妄行出血，如吐血、咯血、鼻衄、齒衄、月經過多、血淋、尿血、便血、痔瘡出血等均不宜。

孕婦和月經期忌用。

3、用法用量

煎服，1~5 克，含揮發油，宜後下；或研末沖服，每次 1~2 克，以免有效成分散失。

（三）不良反應及處理

肉桂在常規劑量下，合理應用是比較安全的。

部分素體陽盛或辨證不準確患者，可能會出現「上火」症狀，如面紅、牙齦出血、兩目乾澀、大便乾結、小便短赤、食欲減退等。應停服，並用菊花、甘草、桑葉、決明子各 15 克，煎湯代茶飲用。

大劑量可致眩暈、口乾、鼻衄、尿少或血尿。應停服，並用 2% 食鹽溶液洗胃。可用綠豆 60 克，甘草 20 克，煎湯服；或用白茅根、蘆根、牛膝、淡竹葉、石韋各 15 克，煎湯代茶。

（四）配伍用藥及增效減毒（烈）

1、配山茱萸、五味子、人參、牡蠣

在人參大補元氣，山茱萸、五味子、牡蠣收斂固攝的基礎上，助肉桂溫補腎陽、引火歸元之功，使功效增強。善治元陽虧虛、虛陽上浮的面赤、虛喘、汗出、心悸、失眠、脈微弱者。

2、配與乾薑、高良薑、華茇或吳茱萸

肉桂振奮脾陽，溫通中焦而止痛，配伍乾薑、高良薑、華茇或吳茱萸使溫中散寒、解痙止痛、止嘔、止瀉力增強。治寒性腹痛、寒疝、泄瀉、嘔吐等。

3、配獨活 、桑寄生 、杜仲

肉桂助陽 、溫通經脈而止痛，配伍獨活 、桑寄 、杜仲等祛風濕 、補肝腎 、強筋骨，善治肝腎不足寒痹腰痛，如類風濕性關節炎 、骨關節炎日久肝腎虧虛者。如獨活寄生湯。

4、配鹿角膠 、炮薑 、麻黃

肉桂溫通血脈，鼓舞氣血生長，配鹿角膠、炮薑、麻黃溫補氣血 、散寒通滯力增強。用治氣血不足 、陽虛寒凝，血滯痰阻的陰疽 、流注等，如陽和湯。

5、配當歸 、川芎 、小茴香

配伍後肉桂的溫通止痛力增強，善治沖任虛寒 、寒凝血滯的閉經 、痛經等證。如少腹逐瘀湯。

6、配補氣血藥

久病體虛氣血不足者，在補氣益血方中少量加入肉桂，能鼓舞氣血生長，如十全大補湯。

(五) 配伍禁忌

不宜與赤石脂同用（十九畏）。

三．吳茱萸〔Fructus Evodiae〕

為芸香科植物吳茱萸 *Evodia rutaecarpa* (Juss.) Benth.、石虎 *E. rutaecarpa* (Juss.) Benth. var. *officinalis* (Dode) Huang 或疏毛吳茱萸 *E. rutaecarpa*(Juss.) Benth. var. *bodinieri*(Dode) Huang 的近成熟果實。

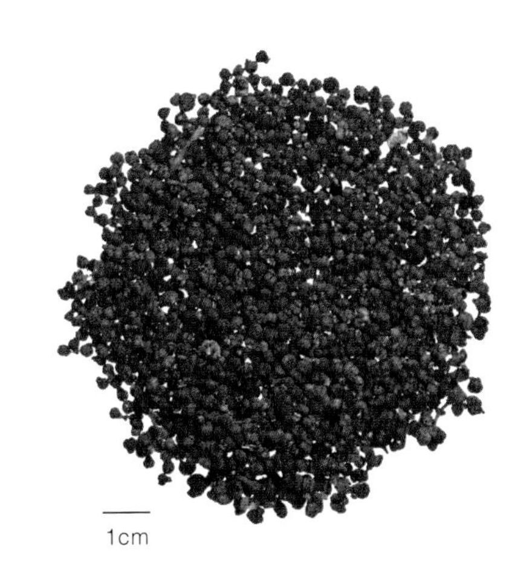

吳茱萸

(一) 性能功效特點

辛 、苦，熱。有小毒。歸肝 、脾 、胃 、腎經。《神農本草經》曰：「主溫中下氣，止痛，逆寒熱，除濕血痹，逐風邪，開腠理。」《本草綱目》：「開鬱化滯，治吞酸，厥陰痰涎頭痛，陰毒腹痛，疝氣血痢，喉舌口瘡。」

1、散寒 、疏肝 、止痛

辛散苦泄，性熱祛寒，主入肝經，既散肝經之寒邪，又疏肝氣之鬱滯，並能止痛，為治肝寒氣滯諸痛之主藥。

2、止嘔

本品入於中焦，善散寒止痛，降逆止嘔，兼能制酸，故善治胃寒嘔吐證。

3、燥濕止瀉

性味苦熱，熱能散寒、苦能燥濕，故可用治脾腎陽虛之五更泄瀉證。

4、引熱下行

外用能燥濕止癢。若以本品研末用米醋調敷足心（湧泉穴），還可治復發性口瘡和高血壓。

（二）安全合理用藥

1、禁忌證

辛熱燥烈，易耗氣動火，故不宜多用、久服。陰虛有熱者忌用。鬱熱所致的嘔吐苦水、吞酸或胃脘痛不宜用。

2、用法用量

1.5~4.5 克。外用適量。

（三）不良反應及處理

1、不良反應

《名醫別錄》云：「有小毒」。《藥性論》謂：「有毒」。《本草綱目》中記載：「〔思邈曰〕陳久者良，閉口者有毒，多食傷神，令人起伏氣，咽喉不通；〔時珍曰〕辛熱，走氣動火，昏目發瘡。」

吳茱萸性味辛熱，陳久者揮發油減少，毒性減弱。

- 小毒，內服劑量過大，可出現胸悶、頭痛、眩暈、熱氣上沖咽喉等不良反應。大量服用（30 克）可引起腹痛、腹瀉，並可引起視力障礙及錯覺。
- 服用未炮製的生品，少數人會出現猩紅熱樣皮疹。

2、處理

- 立即停服。
- 輕證用黃連 15 克、甘草 5 克，水煎服。
- 腹痛較劇烈者，立即送院處理，可皮下注射硫酸阿托品，或口服顛茄合劑。
- 視力障礙、毛髮脱落可補充維他命。
- 出現皮疹者，停藥，並內服抗過敏藥，外搽爐甘石洗劑。

（四）配伍用藥及增效減毒（烈）

1、配生薑、人參

配伍補氣益胃的人參、溫中止嘔的生薑，溫補兼施，使吳茱萸溫降作用增強，治肝胃虛寒、濁陰上逆之證。如吳茱萸湯。

2、配桂枝、當歸、川芎

配伍補血活血、溫經通脈的桂枝、當歸、川芎，使吳茱萸的溫肝散寒止痛力增強，用治沖任虛寒、瘀血阻滯之痛經。如溫經湯。

3、配補骨脂、肉豆蔻、五味子

配伍溫陽收澀止瀉之補骨脂、肉豆蔻、五味子，使吳茱萸溫腎止瀉力增強，善治脾腎陽虛之五更泄瀉。如四神丸。

（五）與西藥合用的禁忌

1、不宜與組胺受體阻斷劑及腎上腺素類西藥同服

吳茱萸使外周血管擴張和促進組織胺釋放而具有降壓作用，可與苯海拉明、腎上腺素、去甲腎上腺素等藥物產生拮抗。

2、不與單胺氧化酶抑制劑同用

吳茱萸中含單胺類物質，並且吳茱萸能促進組胺釋放，在應用單胺氧化酶抑制劑時，會使這些物質的代謝滅活發生障礙，使其毒性增加。

第四節　其他溫裏藥的安全合理用藥

其他溫裏藥如公丁香、小茴香、高良薑、華茇、華澄茄等，性味辛熱，無毒，主要含揮發油，熱證、陰虛火旺證不宜應用。也不宜過量服用，個別過敏體質患者服用後可出現皮膚瘙癢等；丁香不宜與鬱金同用（十九畏）。

公丁香為桃金娘科植物丁香的花蕾。辛溫，歸脾、腎、胃經。溫中降逆，溫腎助陽。含揮發油，主要成分是丁香油酚、乙酰丁香油酚、β-石竹烯等。不宜與阿托品、巴比妥類、氯丙嗪等西藥同用。

〔參考文獻〕

[1] 季羨林。傳世藏書．子庫．醫部6，綜合類（二）明．張景岳著，蔣文明，杜杰慧，謝林，司銀楚整理。景岳全書。海南：海南國際新聞出版中心出版發行，1995，第一版，8991

[2] 季羨林。傳世藏書．子庫．醫部6，綜合類（二）清．程國彭著，劉炳午，韓育明，整理。醫學心悟。海南：海南國際新聞出版中心出版發行，1995，第一版，9574

[3] 任應秋主編。全國高等醫藥院校試用教材中醫各家學説。上海：上海科學技術出版社，1980，第一版，241

[4] 季羨林。傳世藏書．子庫．醫部6，綜合類（二）明．張景岳著，蔣文明，杜杰慧，謝林，司銀楚整理。景岳全書。海南：海南國際新聞出版中心出版發行，1995，第一版，8992

[5] 清．鄭欽安原著，唐步祺闡釋。鄭欽安原著闡釋·醫法圓通卷二。成都：四川出版集團巴蜀書社，2006，第三版，333

[6] 祝諶予，翟濟生，施如瑜，施如雪整理。現代著名老中醫名著重刊叢書（第一輯）：施今墨臨床經驗集。北京：人民衛生出版社，2005，85~86

[7] 詹文濤主編。長江醫話·高德。臨證違時用藥小議。北京：北京科學技術出版社1996，第一版，826

[8] 中醫研究院主編。現代著名老中醫名著重刊叢書（第一輯）：蒲輔周醫案。北京：人民衛生出版社，2005，21~22

[9] 張存悌。中醫火神派探討。北京：人民衛生出版社，2007，第一版，259

[10] 陰健等。中藥現代研究與臨床應用〔1〕。北京：學苑出版社，1994：399

[11] 黃煌。醫案助讀。北京：人民衛生出版社，2001

[12] 清·鄭欽安原著，唐步祺闡釋。鄭欽安醫書闡釋·醫理真傳卷四。成都：四川出版社巴蜀書社，2006，第三版，220~221

[13] 詹文濤主編。長江醫話·祝附子名不虛傳。北京：北京科學技術出版社，1996，第一版，888

[14] 朱步先，等整理。朱良春用藥經驗集。湖南：湖南科學技術出版社，2002，7~8

[15] 沈丕安。中藥藥理與臨床運用。北京：人民衛生出版社，2006

[16] 中醫研究院主編。現代著名老中醫名著重刊叢書（第一輯）：岳美中論醫集。北京：人民衛生出版社，2005，167

[17] 呂景山。施今墨藥對。北京：人民軍醫出版社，1996，251

[18] 李可。李可老中醫急危症疑難病經驗專輯。太原：山西科學技術出版社，2004

[19] 朱晟。何端生。中藥簡史。廣西：廣西師範大學出版社，2007，38~39

[20] 楊勤槐。烏頭類藥物中毒及其防治。中西醫結合雜誌，1985，5(8)：511

[21] 李蕙君，徐桂萍，鄧重信。附子中毒致嚴重心律失常2例。中國實用內科雜誌，2003，23(6)：322

[22] 劉慶輝，劉光輝，臧建輝。急性川烏草烏中毒三例。中華全科醫師雜誌，2004，3(2)：151

[23] 張錫純原著，王吉匀等整編。醫學衷中參西錄．中藥解讀。河北：河北科學技術出版社，2007，104

[24] 李克光主編。高等醫藥院校教材金匱要略講義。上海：上海科學技術出版社，1985，第一版，112，154

[25] 香港中醫藥管理委員會。曾於香港引致不良反應的中藥材參考資料。香港中醫藥管理委員會網站，2004.9，http://www.cmchk.org.hk/news/poisoning_history.pdf

第六章
理氣藥

第一節 氣滯、氣逆證與理氣藥概述

凡以疏理氣機、治療氣滯或氣逆證為主要作用的藥物，稱為理氣藥，又稱行氣藥。以理氣藥為主組成的方劑，稱為理氣劑。氣滯、氣逆為氣機不暢所致，多見於消化系統疾病（如消化不良、慢性胃炎、潰瘍病、膽道疾病、肝炎、腸炎等）以及婦科疾病（痛經、乳腺包塊等）、疝氣、哮喘和肺部阻塞性疾病、冠心病、精神疾病等多種疾病。

一. 氣滯、氣逆證概述

氣滯證常見有脾胃氣滯所致脘腹脹痛、噯氣吞酸、噁心嘔吐、腹瀉或便秘等；肝氣鬱滯所致脅肋脹痛、抑鬱不樂、疝氣疼痛、乳房脹痛、月經不調等；肺氣壅滯所致胸悶胸痛、咳嗽氣喘等；氣滯日久，經脈阻滯則生成良性或惡性的腫塊，疼痛固定。氣逆證主要是指胃氣上逆和肺氣上逆，胃氣上逆則嘔吐、呃逆；肺氣上逆則咳嗽、氣喘。

（一）病因

- 陰寒內盛，濕邪膩滯，氣行不暢。
- 七情鬱結，肝氣鬱結。
- 痰飲阻滯。
- 瘀血內阻，氣血不暢，脈絡不通。
- 食積、蟲積。

（二）病位

肺、脾胃、肝。

（三）病性

以實證、寒證為多見，亦可見虛實夾雜、寒熱錯雜之證。

(四)主證

氣滯證：痞、滿、脹、痛、積聚。氣逆證：嘔吐、呃逆、咳喘。

二. 氣滯、氣逆證的治療原則和方法

《黃帝內經》奠定了理氣法的基礎，如《素問．至真要大論》曰：「逸者行之」、「結者散之」、「木鬱達之」，即指氣滯證用行氣法；《素問．六元正紀大論》曰：「高者抑之」、「驚者平之」，即指用降氣法治療氣逆證。

凡能調理臟腑氣機的治療方法稱為理氣法。氣滯宜行，氣逆宜降，行氣以調暢氣機、解鬱止痛為主；降氣以和胃降逆、止嘔開痞法、降逆止咳平喘法為主。氣滯和氣逆同時並見，兩法常配合應用。

三. 理氣藥的分類

從理氣的廣義角度來說，理氣藥應包括氣虛當補的補氣藥和氣閉宜開的開竅藥，但本章節主要討論的是行氣藥和降氣藥，某些藥物則同時兼有行氣和降氣作用。

(一)行氣藥

性味大多為辛、苦、溫，少數為辛、苦、寒。具有行氣止痛、除脹、解鬱、化痰、祛濕、溫胃健脾等作用。主要用於氣機鬱滯的病證。常用藥物有陳皮、青皮、烏藥、枳殼、枳實、木香、佛手、香櫞、檀香、薤白、香附、玫瑰花、川楝子、刀豆等。青皮、枳實行氣藥力強，又稱之為破氣藥。

此外，其他章節提到的藥物如砂仁、厚朴、白豆蔻、草豆蔻等能化濕行氣，檳榔、大腹皮等能行氣利水，肉豆蔻、小茴香、蓽澄茄、山柰、甘松等能溫中行氣，川芎、薑黃、延胡索、三棱、莪朮等能行氣活血等，臨證時亦可酌情以行氣藥用之。

(二)降氣藥

性味多辛、苦，主要用於胃氣上逆，失於和降，而見嘔吐、噁心、呃逆、反胃等，如柿蒂、沉香等。旋覆花、代赭石、竹茹、法半夏、枇杷葉等亦有降胃氣止嘔逆作用。

此外蘇子、萊菔子能降肺氣、止咳喘，用於喘咳證治療；吳茱萸、蓽茇、胡椒、丁香等均有降逆下氣功效，用於胃氣上逆之嘔逆。

四. 理氣藥的作用機理

寒性凝滯，氣機不暢病證以寒證多見，理氣藥性味大多辛苦溫而氣芳香，通過辛能行散，苦能降泄燥濕，溫能散寒通行，芳香疏泄，主歸脾胃肝肺經，從而達到行氣止痛、消脹除痞、疏肝解鬱、順氣寬胸、破氣散結、降逆止嘔、止呃平喘等作用。現代研究

發現理氣藥主含揮發油，大部分藥物具有抑制或興奮胃腸平滑肌、促進消化液分泌或利膽等作用；部分藥物能舒張支氣管平滑肌或調節子宮平滑肌；尚有部分藥物具有中樞抑制、興奮心肌、增加冠狀動脈血流量、升壓或降壓等作用。

第二節 理氣藥的安全合理用藥

絕大部分理氣藥無毒，不良反應少，若合理應用，則安全有效。川楝子有毒，臨床用藥時要慎重；此外，青木香、天仙藤含馬兜鈴酸，能損害腎臟，屬於香港停止進口及銷售的馬兜鈴屬中藥材品種。

一. 不同病性、病位氣滯證和氣逆證的合理用藥

(一) 不同病性氣滯證和氣逆證的合理選藥及配伍

1、氣滯、氣逆證屬於寒證者

選用溫性的理氣藥，如沉香、烏藥、厚朴、砂仁、白豆蔻等，配伍溫散寒邪藥。

2、氣滯、氣逆證屬於熱證者

選用苦辛寒（涼）的理氣藥，如川楝子、枳實、枳殼等，同時配伍清熱瀉火藥。

(二) 不同病位氣滯、氣逆證的選藥及配伍

1、脾胃氣滯

選用偏於理氣和胃的橘皮、枳實、枳殼、木香、甘松等；因飲食積滯者，配消食導滯藥；因脾胃氣虛者，配健脾益氣藥；兼濕熱壅滯者，配清熱燥濕藥；兼寒濕困脾者，配溫中化濕、燥濕藥。

2、肝膽氣滯

宜選用疏肝理氣的青皮、香附、川楝子、佛手；兼陰血不足者，配養血柔肝藥；兼寒凝肝脈者，配暖肝散寒藥；兼月經不調者，配活血行氣調經藥；兼瘀血阻滯者，配活血袪瘀藥。

3、肺氣鬱滯

宜選用宣降肺氣藥，如桔梗、杏仁等。因外邪犯肺者，配宣肺解表藥，如麻黃；因痰濕阻肺者，選用燥濕化痰藥，如橘皮等；因肺腎兩虛者，選用納氣平喘藥，如沉香、磁石等，並配伍補益肺、腎納氣平喘藥，如蟲草、蛤蚧等。

4、胸中氣滯，痹阻不通

宜選用行氣消痞、寬胸理氣的枳實、薤白等，配伍活血袪瘀藥。

5、胃氣上逆，呃逆

宜選用降氣止呃逆藥，如柿蒂、沉香等。

6、氣滯日久入絡，氣滯疼痛，積聚腫塊

宜選用行氣止痛藥，如木香、香附、烏藥、川楝子等，以及行氣散結藥，如橘核、橘絡、荔枝核、烏藥、川楝子等。

二．理氣藥在方劑中的增效作用

理氣藥大部分作為配伍用藥，在方劑中較少作為主藥，因血瘀、飲食積滯、蟲積、濕阻、痰飲、疫癘穢濁之氣、滋膩補益等均會影響氣機的運行，而氣機阻滯又可加重實邪阻滯，兩者互為影響。故在治療瘀血、食積、便秘、水濕、濕熱、痰飲、虛證、痹證、閉證時，配伍理氣藥，一方面能消除氣滯、氣逆症狀；另一方面通過調理氣機，能達到調整臟腑之功，尤其是調理脾胃氣機而增強藥物療效。在某種意義上，理氣藥可以被視為是增效藥。

1、在活血祛瘀方劑中配伍理氣藥，治療氣滯血瘀病證

《難經》云:「氣主煦之」，氣為血帥，氣行則血行，用辛溫的理氣藥如木香、檀香等，與既能行氣又能活血的理血藥，如川芎、延胡索、鬱金、薑黃等，或補中有動的當歸相配伍，則使氣血流通，相得益彰。如丹參飲中配伍檀香、砂仁等，意在於此。其他活血劑如血府逐瘀湯、通竅活血湯、膈下逐瘀湯、少腹逐瘀湯、身痛逐瘀湯等均配有疏肝理氣的柴胡、香附或開胸行氣的枳殼等。

2、在瀉下方劑中配伍理氣藥，治療積滯便秘

有形之邪熱結、蟲積、瘀血、燥結等阻滯腸道，使氣機阻滯與積滯互相影響，故在瀉下劑中配伍理氣藥，能行氣以助通下積滯，如大承氣湯中配伍枳實、厚朴，以急下存陰；麻子仁丸中配伍枳實、厚朴以助腸中積滯的排除；攻補兼施的黃龍湯或新加黃龍湯均用枳實、厚朴理氣；潤下劑如濟川煎配枳殼以寬腸下氣通便。

3、在消食方劑中配伍理氣藥，治療食積不化

食積停滯，可阻滯腸胃氣機，理氣藥則可調理胃腸氣機，促進胃腸蠕動，具有類似胃動力藥的作用，促進食物消化。如保和丸中配伍理氣、降氣的陳皮、萊菔子。

4、在治痢方劑中配伍理氣藥

治療濕熱壅滯大腸的痢疾，證見腹痛、瀉痢、裏急後重、瀉而不爽等，理氣藥則能行氣去滯，如香連丸中配木香，木香檳榔丸中配木香、檳榔等。

5、在祛濕方劑中配伍理氣藥，治療水濕病證

濕性重濁膩滯，易阻遏氣機，在祛濕劑中配伍理氣藥，使氣行則水行。如治療水腫的實脾飲，配伍厚朴、木香、大腹皮等行氣藥，以增強行水祛濕之效。

6、在祛痰方劑中配伍理氣藥，治療痰飲證

痰隨氣機升降，痰性膩滯，痰聚則氣阻，氣壅而痰生，氣順則痰消，如二陳湯中配陳皮，清氣化痰丸中配枳實、陳皮，半夏厚朴湯中配厚朴，滾痰丸中配沉香等。

治療痰濁所致的胸痹代表方如栝蔞薤白白酒湯類方，均用薤白溫通滑利，通陽散結，行氣止痛。

7、在補益方劑中配伍理氣藥，治療虛證

補虛藥大多味甘滋膩，易致脾胃氣機阻滯，同時虛證患者本身脾胃運化功能減退，影響對補虛藥的消化吸收，故在補虛藥中配伍理氣藥，使補而不滯，滋而不膩，有助於脾胃的運化及藥物的吸收，而起到增效作用。如歸脾湯中配木香、虎潛丸、異功散，補中益氣湯中配陳皮等，香砂六君子丸中配木香、砂仁等。

8、在開竅方劑中配伍理氣藥，治療竅閉神昏

竅閉神昏為清竅被溫熱邪毒、寒邪或痰濁、瘴癧穢濁之邪所閉阻，氣機閉塞，開竅劑配入理氣藥，能宣通氣機，增強開竅醒神作用。如紫雪丹中配木香、沉香、丁香等，蘇合香丸中配木香、白檀香、沉香、丁香、香附等。

9、在止痛方劑中配伍理氣藥，治療諸痛證

氣機不通，「不通則痛」。治痛證以通調氣機為重，通則不痛，故在痛證治療中應用理氣藥，可使氣機功能改善或恢復正常，增強止痛療效。

10、手術後內服理氣藥，促使胃腸功能早日恢復

臨床應用中減輕腹痛、腹脹及術後併發症等，如由烏藥、枳實、厚朴等組成的四磨飲子。

三. 不同年齡與體質者患氣滯、氣逆證的安全合理用藥

(一) 青壯年

青壯年的氣機不暢病證，多為實證，宜用行氣作用較強的理氣藥。

(二) 兒童和老年人

行氣藥性味辛燥，易耗氣傷津，兒童及老年人當慎用。

(三) 孕婦和產婦

- 婦女多兼見肝氣鬱滯證，宜配合疏肝行氣藥。
- 理氣藥中的破氣藥，如枳實、青皮等，辛散走竄，有動胎之嫌，故孕婦慎用。婦女適值經期，亦當慎用；孕婦不宜用。川楝子有毒，孕婦、產婦忌用。

（四）體虛患者

體質虛弱患者，宜用性緩的理氣藥，如花類理氣藥，如玳玳花、厚朴花、玫瑰花、綠萼梅等。

四．合理停藥

理氣藥大多辛溫香燥，易於耗氣傷津，助熱生火，故只能暫用，不能久服；特別是對於脾胃氣虛或陰虛的患者，更需慎重，或配伍益氣或養陰藥物。

五．理氣藥的用量和用法

（一）用量

應視病情確定用量，氣滯日久，用量較大；但理氣藥大多作為佐使藥，用量不宜過大。

（二）劑型

可入湯劑，或為丸散劑。

（三）煎服法

多含揮發性成分，一般不宜久煎。某些理氣藥，如木香等當後下。宜飯後服用。理氣藥大多香燥，生用更燥，炒用可減緩燥性。

（四）服藥後可能出現的問題及處置

- 在應用理氣藥取得一定療效時，需配伍補氣健脾或補氣養血藥等調補氣血，養血柔肝，補氣健脾實脾，以防肝氣橫逆犯脾犯胃。故以理氣開始，以補益善後。
- 使用有毒的川楝子應注意肝功能的變化。

六．理氣藥用作藥膳的合理應用

理氣藥可作為藥膳原料，如陳皮、佛手、枳實、枳殼等可用作調理脾胃的藥膳原料，薤白能寬胸理氣，可用於高脂血症、冠心病的藥膳中；玫瑰花、綠萼梅疏肝理氣，能用於調理肝氣鬱結證的藥茶中。

刀豆既為食物，又為藥物，有溫中下氣止呃和溫腎助陽作用。但應用時須注意足夠烹飪溫度和時間，且不宜食用過多。刀豆所含皂素、植物血球凝集素、胰蛋白酶抑制物等為有毒成分，100℃即能破壞，若煎煮溫度不夠或時間過短，或用量過多，可發生中毒，臨床症狀主要為急性胃腸炎（噁心、腹脹、腹痛、嘔吐），一旦發生中毒可採用及早催吐、洗胃等。根據病情可服用複方樟腦酊、阿托品、顛茄、維他命B或中成藥等，重者靜滴10%葡萄糖及維他命C以促進排泄毒物，糾正水和電解質紊亂。

第三節 常用烈性或具毒性理氣藥的安全合理用藥

一．川楝子〔Fructus Toosendan〕

為楝科植物川楝 *Melia toosendan* Sieb. et Zucc. 的成熟果實。

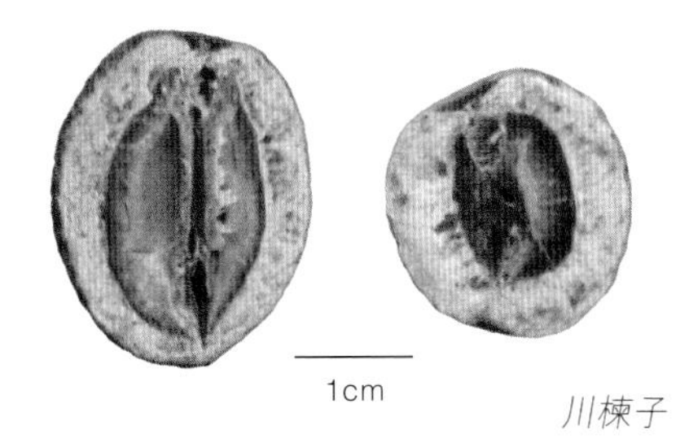

川楝子

(一) 作用特點

川楝子性味苦寒，有小毒。既能疏肝行氣止痛，苦寒又能清瀉肝火，尚有殺蟲療癬作用。

(二) 安全合理用藥

1、適應證

主治肝氣鬱結，尤其是偏肝熱、肝火之證。

2、禁忌證

苦寒敗胃，脾胃虛寒者忌用。可致肝功能損害，肝病患者慎用。

3、用法用量

- 4.5~9 克，或入丸散，需經炮製入藥。
- 因有毒成分川楝素為強積累物質，故不可過量或持續使用。
- 忌用鐵器煎煮藥物，因川楝子所含的鞣質能與鐵發生反應，降低療效。

(三) 不良反應及處理

川楝全株有毒，毒性成分為川楝素和苦楝萜酮內酯等。川楝子用量過大、或炮製不當等，或某些地區以苦楝子代替川楝子使用，均是引起中毒的原因，應予注意。

1、臨床表現

消化系統：主要對胃腸道有刺激作用，可引起胃及小腸炎症。中毒較輕時，可見頭暈、頭痛、思睡、噁心嘔吐、腹痛;腹瀉稀水樣黃色便。中毒較重時，可致肝臟損害，發生急性中毒性肝炎，出現精神疲憊、食欲不振、肝腫大、肝區疼痛、黃疸轉氨酶上升、血總膽紅素升高等。

神經系統：可阻斷神經肌肉接頭正常傳遞功能，抑制神經系統活動，出現頭昏、煩躁不安、神志不清、嗜睡、譫語、精神萎靡、神志恍惚等症狀。嚴重時可引起呼吸中樞麻痹。

心血管系統：苦楝素能使血管通透性增加，引起內臟出血、血壓下降、心率加快，甚至循環衰竭而死亡。

呼吸系統： 抑制呼吸中樞，可出現呼吸急促、呼吸音變粗、呼吸變慢變淺、不規則或間歇性呼吸、唇指發紺，可因呼吸衰竭而死亡。

泌尿系統： 刺激和損害腎小管上皮細胞，出現尿頻、蛋白尿、血尿及尿中出現膿細胞。[1]

2、處理

催吐或洗胃，服用瀉藥如番瀉葉或硫酸鎂等；服蛋清或活性炭吸附毒素，以保護胃黏膜；中藥解毒可用綠豆 120 克、龍眼肉 60 克、甘草 15 克煎服；對症治療。

（四）鑑別用藥

川楝子與苦楝子〔Fructus Azedarach〕：苦楝子為同科植物楝 *Melia azedarach* L. 的果實，其性狀、成分及藥效與川楝子略有不同，但其毒性較川楝子為大。某些地區以苦楝子代替川楝子使用，二者不可混淆。

二．青木香〔Radix Aristolochiae〕

為馬兜鈴科植物馬兜鈴 *Aristolochia debilis* Sieb.et Zucc. 的根。

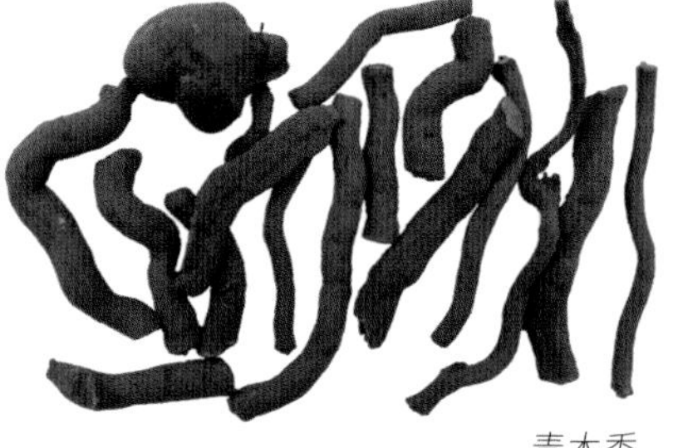

青木香

（一）鑑別用藥

木香與青木香：木香與青木香名稱相似，容易混淆。但兩者科屬、毒性不同，不可混用。

1、名稱的演變

青木香在《新修本草》等古代文獻中，稱為馬兜鈴根、土青木香等，自明代始有青木香之名，而此前本草、方書中的青木香，則為廣木香的別名，應注意區別。

木香的處方用名：現代臨床處方有廣木香、雲木香、川木香等數種。廣木香，產於印度、緬甸、巴基斯坦等地，經中國廣州進口，故稱廣木香；抗日戰爭前，有人從印度帶回木香種子，在雲南麗江一帶種植，生長良好，稱雲木香。川木香的品種不同，因主產於四川等地而得名。廣木香質量較川木香為佳。

木香與青木香的同名異物：優質的木香是青色的，所以木香在《本草經集注》中稱為青木香，此與本節中稱為木香的馬兜鈴根不是同一藥物，存在同名異物現象。馬兜鈴根被稱為青木香始於明代《本草蒙筌》，本品在唐代稱為「土青木香」，故蘇合香丸等明代以前古方中所用的青木香，應為木香，不可誤認為馬兜鈴根之青木香。

2、來源不同

木　香〔Radix Aucklandiae 或 Radix Vladimiriae〕為菊科植物木香 *Aucklandia lappa* Decne. 或川木香 *Vladimiria souliei* (Franch.) Lin. 的根。青木香為馬兜鈴科植物馬兜鈴 *Aristolochia debilis* Sieb. et Zucc. 的乾燥根。青木香屬於香港停止進口及銷售的馬兜鈴屬中藥材品種之一。

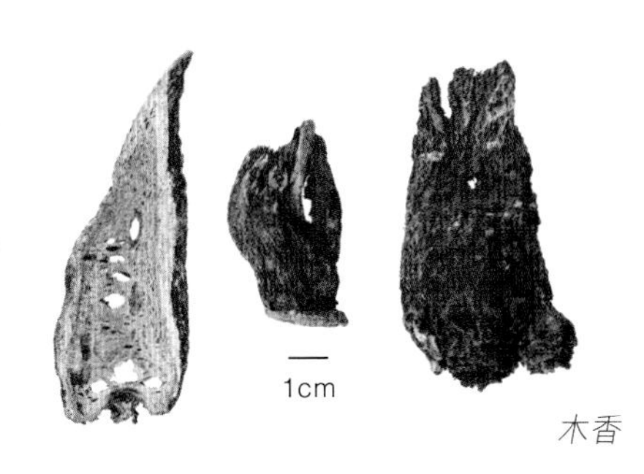

木香

3、功用的相同點

均能行氣止痛，用於治療氣滯之脘腹脅肋脹痛，食少吐瀉，以及濕熱瀉痢，裏急後重等。

4、功用不同點：

木香：性味辛苦溫，無毒。辛散苦降，芳香溫通，主入脾胃，通理三焦，尤擅調中宣滯，脾胃氣滯而有寒者用之最宜，並可用治黃疸、疝氣疼痛等症。

青木香：性味辛散苦泄，微寒清熱，主入肝胃，兼解毒消腫祛濕，肝胃氣滯而兼熱者用之最宜，尤善治夏季飲食不潔所致的瀉痢腹痛。但青木香為馬兜鈴科被禁止使用的藥物之一。過量服用可引起噁心、嘔吐等胃腸道反應；嚴重者引起中毒，證見噁心嘔吐，食入即吐，繼則尿少，腹脹肢腫，甚或急性腎功能衰竭、尿毒症而死亡。

第四節　其他常用理氣藥的安全合理用藥

沉香〔Lignum Aquilariae Resinatum〕

為瑞香科植物沉香 *Aquilaria agallocha* Roxb. 及白木香 *A. sinensis* (Lour.) Gilg. 含有樹脂的木材。

有服用沉香發生過敏反應的報道。近年來由於沉香藥源緊缺，偽品時有出現，可引起噁心、嘔吐、腹痛、腹瀉等中毒症狀，使用本品時應注意鑑別。

沉香與偽品沉香的鑑別：

正品沉香有濃烈香氣，以色黑、質堅硬、油性足、能沉水者為佳。

〔參考文獻〕

[1]　黃如棟。誤服苦楝子引起急性中毒一例。中國中藥雜誌，1992，17(7)：443

第七章
驅蟲藥

第一節 蟲證與驅蟲藥概述

以毒殺驅除人體腸道寄生蟲為主要功效，用以治療蟲證的藥物，稱為驅蟲藥。主要由驅蟲藥組成的方劑，稱為驅蟲劑。驅蟲藥主要用於治療腸道寄生蟲疾病，目前雖然在驅蟲方面應用較少，但可以用於不適合用西藥驅蟲的部分病者；部分驅蟲藥兼有消積作用，故可用於食積、小兒疳積、便秘等病證。部分驅蟲藥有毒，應注意安全合理用藥。

一. 蟲證概述

蟲證主要是指由腸道寄生蟲所致病證，包括蛔蟲病、絛蟲病、蟯蟲病、鈎蟲病及薑片蟲病等多種腸道寄生蟲病。

(一) 病因

多由飲食不潔，食入蟲卵或蚴蟲而致。蟲居腸道，壅滯氣機，久則傷及氣血，損傷脾胃，釀成各種蟲證。

(二) 病位

大腸、小腸，與脾胃有關。

(三) 病性

大多屬實證，久病則損傷脾胃，出現虛實夾雜之證。

(四) 主證

不思飲食或多食善饑、嗜食異物，繞臍腹痛、時發時止，胃中嘈雜，嘔吐清水，肛門瘙癢等。

（五）兼證

遷延日久，導致脾胃虛弱，氣血虧虛，證見面色萎黃、形體消瘦、腹部膨大、青筋浮露、周身浮腫等症。

（六）特點

不同種類的消化道寄生蟲可以在檢驗大便時被發現和診斷，其臨床表現亦有所不同，有其特殊症狀，如：

1、蛔蟲

繞臍腹痛，唇內有紅白點。

2、蟯蟲

肛門作癢，尤其是晚間睡熱後，躁擾不安。

3、絛蟲

便下蟲體節片。

4、鈎蟲

嗜食異物，面色萎黃，甚則虛腫。

二．蟲證的治療原則和方法

用驅蟲或殺蟲消積方藥治療。

三．常用驅蟲藥

常用的驅蟲藥有使君子、苦楝皮、檳榔、雷丸、南瓜子、榧子、蕪荑等。其他章節提到的藥物如貫眾、百部、仙鶴草、花椒等也有驅蟲作用。

四．驅蟲藥的作用機理

驅蟲藥的功效與毒性有一定的必然聯繫，大部分有毒性，歸小腸經。對人體腸道寄生蟲有殺滅或麻痹作用，某些辛味的驅蟲藥物兼有行氣、消積、潤腸等作用，能促使蟲體排出體外。對機體其他部位的寄生蟲，如血吸蟲、陰道滴蟲等，部分驅蟲藥物亦有殺滅作用。現代研究表明驅蟲藥多含有生物鹼，對寄生蟲體有麻痹作用，使其癱瘓以致死亡。部分驅蟲藥有抗真菌、抗病毒及抗腫瘤等作用。某些驅蟲藥物還有促進胃腸蠕動、興奮子宮、減慢心率、擴張血管、降低血壓等作用。

第二節 驅蟲藥的安全合理用藥

一．針對蟲證病者的病情及寄生蟲的不同種類安全合理用藥

(一) 使用適時

對發熱或腹痛劇烈者，不宜急於驅蟲，待症狀緩解後，方可施用驅蟲藥物。

(二) 配伍

1、配瀉下藥

應用驅蟲藥時，宜與瀉下藥同用，以利於已麻痹或死亡的蟲體排出，也有利於多餘的驅蟲藥排出體外，以保護人體。

2、根據病者體質強弱、病情緩急，以及寄生蟲種類的不同進行選藥和配伍

- 兼有積滯者，可與消積導滯藥物同用。
- 脾胃虛弱者，配伍健脾和胃之品，或先補後攻。
- 根據驅蟲藥對不同種類寄生蟲的療效特點選藥：如檳榔、雷丸、榧子、蕪荑為廣譜驅蟲藥，可驅殺多種腸道寄生蟲；南瓜子、鶴草芽擅長驅殺縧蟲；鶴虱以驅蛔蟲、縧蟲為主；使君子、苦楝皮擅長驅蛔蟲等。
- 聯合用藥：臨床上常以數種驅蟲藥聯合用藥以增強療效。如南瓜子與檳榔同用，增強驅縧蟲的療效。

二．不同年齡與體質者患蟲證的安全合理用藥

(一) 青壯年

南鶴虱有抗生育作用，育齡期病者忌用。

(二) 兒童和老年人

蛔蟲和縧蟲多發生在兒童，驅蟲藥用於兒童為多，應十分注意其毒副作用。年老體衰者慎用驅蟲藥。

(三) 孕婦和產婦

川楝子有毒，孕婦、產婦忌用。其他驅蟲藥亦慎用。

（四）體虛患者

素體虛弱、脾胃虛寒、肝腎功能不全者忌用。

（五）合理停藥

驅蟲藥為祛邪藥，尤其是有毒的驅蟲藥，宜中病即止。

三. 驅蟲藥的用量和用法

（一）用量

部分驅蟲藥用於驅蟲時用量一般較大，如南瓜子為 60~120 克，鶴草芽為 30~45 克，榧子 15~30 克，檳榔驅絛蟲、薑片蟲時，單用用至 60~120 克。兒童宜按體重計算用量。但有毒的驅蟲藥要控制劑量，防止用量過大中毒或損傷正氣。

（二）煎煮法

苦楝皮宜久煎。

（三）劑型

雷丸宜入丸散，不入煎劑，因本品含蛋白酶，加熱 60℃左右即可破壞而失效。鶴草芽有效成分不溶於水，宜研粉服用。南瓜子驅蟲宜生用研粉服用。

（四）服藥法

驅蟲藥宜臨睡前或早晨空腹服用，使藥物能夠充分作用於蟲體而發揮療效。

四. 藥後調攝

（一）藥後觀察

服藥後注意觀察大便內有無蟲體排出，並記錄服藥時間，第二、三、十天後應連續 3 次留大便送驗，檢查蟲卵情況。如為絛蟲病服驅蟲藥時間宜長，直至大便內有頭節排出為止，否則不能停藥。

注意觀察胃腸道反應和大便通暢情況，以及患者精神狀況等。

（二）飲食宜忌

囑患者服藥期間忌食生冷及油膩食物，以免妨礙藥物的吸收而影響療效；服用使君子忌茶，以免引起呃逆。雷丸中所含蛋白酶在腸道弱鹼性環境中，具有較強破壞絛蟲頭節的作用，因此不宜食大量酸性食品，以免影響療效。服榧子時，不宜食綠豆，以免影響療效。

（三）服藥後可能出現的問題及處置

1、胃腸道反應

鶴草芽服藥後偶見噁心、嘔吐、腹瀉、頭暈、出汗等反應。鶴虱服後可有噁心、腹痛、腹瀉等反應；使君子有呃逆反應等；雷丸粉服後偶有短暫的噁心或上腹部不適；榧子服用大量時可致大便溏瀉；南瓜子多食壅氣滯膈，致脘腹脹滿。

2、中毒

部分驅蟲藥有毒性反應，應密切觀察，及時救治。

第三節　常用烈性或具毒性驅蟲藥的安全合理用藥

苦楝皮〔Cortex Meliae〕

為楝科植物楝 *Melia azedarach* L. 或川楝 *Melia toosendan* Sieb. et Zucc. 的樹皮及根皮。

古今醫者均應用苦楝皮驅蛔蟲，其療效確切。但毒性也較大，限制了其廣泛應用。

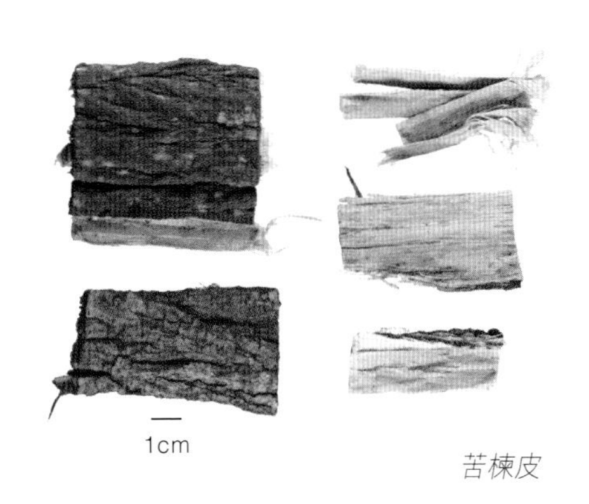

苦楝皮

（一）作用特點

性味苦，寒。有毒。歸肝、脾、胃經。具殺蟲、療癬作用。因其殺蟲作用較強，用於治療多種腸道寄生蟲病，為廣譜驅蟲中藥。外用能清熱燥濕，殺蟲止癢。

（二）安全合理用藥

苦楝皮驅蟲效果明顯，但其殺蟲效果與劑量和服法關係密切，劑量大則效果好，但毒副作用亦大，故其安全合理用藥非常重要。應把握以下要點：

1、注意藥材的選擇與純淨

苦楝皮的根皮和樹幹皮均有驅蟲作用，古方中以根皮入藥多，現代研究和臨床認為冬季根皮療效最高，其次是秋季的根皮；根皮療效優於樹幹皮，近根部樹皮又較上層樹皮療效好。藥材品種以四川產的川楝根皮為佳。用藥時要剝乾淨表面紅皮，只取白皮。

2、劑型

有效成分難溶於水，需文火煎 2~3 小時。也可製成片劑，療效以片劑為佳，糖漿劑可減輕毒副作用。

3、劑量

苦楝皮用量大小應根據病者的年齡、體質等確定。一般為 4.5~9 克。鮮品 15~30 克。外用適量。不宜久服，連續口服不超過 4 天，外用不超過 7 天，療程間隔不應少於 2~3 個月。

4、服法

有頓服、早晚服、或早中晚服，療效以頓服為佳，傳統服法主張服藥前先食用油類，也有在煎劑中加少量蘇打，以糖調味，可減輕胃腸道反應。

5、禁忌證

體虛、孕婦、貧血、肝腎功能損害、活動性肺結核、潰瘍病、嚴重心臟病患者慎用或忌用。

（三）不良反應及處理

上世紀 50~60 年代中國大陸廣泛用於驅蛔蟲，總結了數以萬計的臨床資料，亦有不少毒副作用的報道。尤其是在農村，自採苦楝根皮用於驅兒童蛔蟲引起中毒的事件較多。目前已經很少用於驅蟲，只有個別偏僻農村尚在使用。內服外用均可引起中毒。中毒原因主要是誤食，或用量過大，或患者敏感性體質等。

有毒成分為川楝素和異川楝素、苦楝毒素。口服半衰期為 25 小時，分佈廣，作用緩慢而持久，易蓄積中毒，其副作用一般在服藥後 1~6 小時發生，蟲體尚未排出，持續時間大多在數分鐘或 1~3 小時。嚴重的中毒案例，可因呼吸和循環衰竭而死亡。[1]

1、臨床表現

消化系統：納呆，噁心嘔吐，腹痛腹脹，泄瀉等。甚至肝腎損害，出現肝脾腫大、轉氨酶升高、肝功能異常、黃疸、厭食、小便混濁、少尿、無尿血尿、腰痛、乏力等。

循環系統：心悸，血壓下降，室性心動過速，心房纖顫，頻發性室性期前收縮及心肌損害，房室傳導阻滯等。

神經系統：類似莨菪類中毒，頭痛，頭暈，煩躁不安，大汗淋漓，昏迷，嗜睡，咀嚼不靈，吞嚥困難，視物模糊，瞳孔散大或縮小，或肢體麻木，軟弱，感覺異常，呼吸困難等。

內臟出血：肝腎、腸出血，證見嘔血、吐血、便血或尿血、紫癜等。[2]

過敏反應：直接接觸可致過敏性皮炎，出現皮膚瘙癢、潮紅、腫脹、皰疹、紅斑等。

2、處理

- 立即洗胃，清除體內毒物，亦可服用蛋清、活性炭、麵糊等，以保護胃黏膜。
- 補液，對症處理。
- 中藥甘草、綠豆、石菖蒲等，水煎服。

(四) 配伍用藥與減毒增效

由於苦楝皮的中毒量與有效量較接近，用藥很不安全，故可採用較小劑量的苦楝皮與其他驅蛔蟲的藥物聯合應用，如配使君子、檳榔、蕪荑等，既可提高療效，又可減輕其毒副作用。

第四節 其他驅蟲藥的安全合理用藥

一. 使君子〔Fructus Quisqualis〕

為使君子科植物使君子 *Quisqualis indica* L. 的成熟果實。

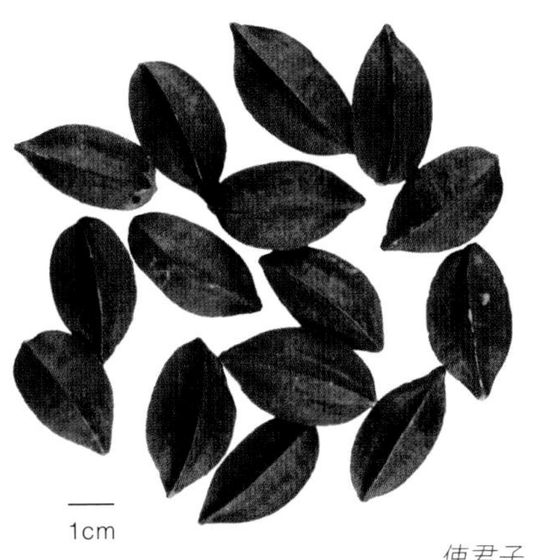

使君子

(一) 作用特點

性味甘，溫。歸脾、胃經。具殺蟲消積作用。味甘氣香而不苦，性溫又入脾胃經，既有良好的驅殺蛔蟲作用，又具緩慢的滑利通腸之性，故為驅蛔要藥。此外，尚能健脾消疳。正如《本草綱目》所云：「健脾胃，除虛熱，治小兒百病瘡癬。」「此物味甘氣溫，既能殺蟲，又益脾胃，所以能斂虛熱而止瀉痢，為小兒諸病要藥。」

(二) 安全合理用藥

1、適應證

蛔蟲病，蟯蟲病，蟲積，或小兒疳積脾虛證。

2、用法用量

水煎服，9~12 克，搗碎；取仁炒香嚼服，6~9 克。小兒每歲 1~1.5 粒，一日總量不超過 20 粒。空腹服用，每日 1 次，連用 3 天。成人常用劑量 6~10 克（8~10 顆），一日總量不超過 30 粒。《本草正》云:「使君子，凡小兒食此，亦不宜頻而多，大約性滑，多則能傷脾也。」

若與熱茶同服，能引起呃逆、腹瀉，故服用時當忌飲茶。《本草綱目》記載:「忌飲熱茶，犯之即瀉。」

(三)不良反應及處理

使君子雖然無毒，但不合理用藥，也會導致不良反應，嚴重者可致中毒，可出現出冷汗、四肢發冷、抽搐、驚厥、呼吸困難、血壓下降等，甚至呼吸麻痹而致死。中毒原因主要是用量過大。

1、臨床表現

消化系統：使君子的主要成分為使君子酸鉀，可致胃腸刺激及膈肌痙攣。過量服用可導致呃逆、嘔吐、腹瀉、頭昏、頭痛、眩暈等不適，其中呃逆最為常見。尤其是每年的秋冬季為驅蟲的最佳季節，民間常喜歡在此季節將使君子整粒嚼碎口服，以驅殺蛔蟲。若患兒過量服用使君子，可出現呃逆。[3]

循環系統：有個案報道兒童一次服用約 50 顆使君子驅蟲，致頭昏、眼前發黑、突然跌倒、四肢抽搐、意識喪失、小便失禁。約 5 分鐘後漸甦醒，醒後訴全身無力，頭昏明顯加重。心電圖示室性逸搏心律（心率 36 次 / 分鐘），電軸不偏，III 度房室傳導阻滯。[4]

過敏性紫癜：患兒面部及四肢多處散在紫紅色皮疹，逐日增多，遍佈全身，並有雙足踝部青紫腫脹，行走跛行，精神倦怠，不思飲食，前胸、後背、雙下肢散有皮疹和紫斑，雙踝腫脹明顯，並有大面積皮下瘀血，咽部黏膜及雙眼結膜充血，肛指檢查得黑便；大便隱血實驗強陽性。[5]

其他：曾有過量服用使君子導致患者顱內壓增高、皮肌炎的個案報道。[6, 7]

2、處理

胃腸道反應輕者可用陳皮、大棗等煎湯服用；呃逆重者用平滑肌鬆弛劑山莨菪鹼靜滴，同時通過補液，加速毒物排出體外。

過敏性紫癜者予對症治療：顱內壓增高者用甘露醇脫水降顱壓，補充維他命 C 等；皮肌炎者用糖皮質激素和免疫球蛋白治療。

(四)配伍用藥及減毒增效

配檳榔、神麯、麥芽等，健脾消積力增強，胃腸道反應減弱，如治小兒疳疾的肥兒丸；或配厚朴、陳皮、川芎等，使行氣健脾力增強，如使君子丸。

二．檳榔〔Semen Arecae〕

為棕櫚科植物檳榔 *Areca catechu* L. 的成熟種子。

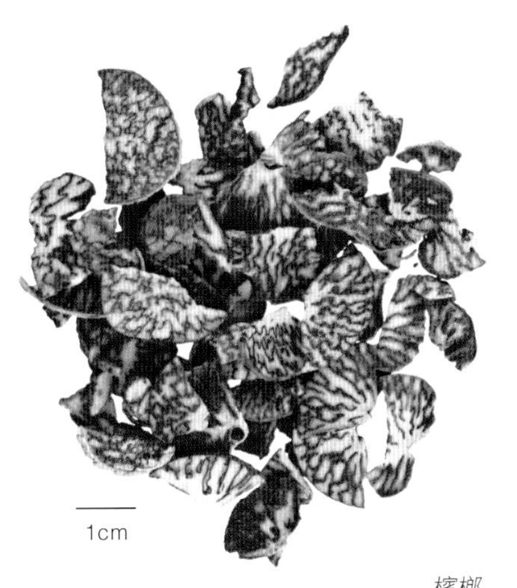

檳榔

(一) 作用特點

性味苦，辛，溫。歸胃、大腸經。具殺蟲消積、行氣、利水、截瘧等作用。本品驅蟲譜廣，對絛蟲、蛔蟲、蟯蟲、鈎蟲、薑片蟲等腸道寄生蟲都有驅殺作用。其辛散苦泄，入胃腸經，善行胃腸之氣，消積導滯，兼能緩瀉通便。並以瀉下作用驅除蟲體為其優點。既能利水，又能行氣，氣行則助水運。

檳榔能使絛蟲蟲體引起馳緩性麻痹；檳榔鹼對豬肉絛蟲有較強的麻痹作用。能麻痹蟲體各部，對蟯蟲、蛔蟲、鈎蟲、肝吸蟲、血吸蟲均有麻痹或驅殺作用；對皮膚真菌、流感病毒、幽門螺旋桿菌均有抑制作用，並能興奮膽鹼能受體，促進唾液、汗腺分泌，增加腸蠕動，減慢心率，降低血壓，產生擬膽鹼能樣症狀。滴眼可使瞳孔縮小。

(二) 安全合理用藥

1、適應證

治療多種腸道寄生蟲病，但以治療絛蟲證療效最佳。亦用於食積氣滯、瀉痢後重、水腫、腳氣腫痛、瘧疾等病證。

2、禁忌證

氣虛下陷者慎服。

患支氣管哮喘、帕金森綜合症、消化性潰瘍、胃腸疾患或心臟病者慎用。

3、用法用量

不宜過量服食或長期咀嚼。不宜與咖啡同時食用。

(三) 不良反應及處理

臨床表現

消化系統:流涎，噁心嘔吐，呃逆，胸前上腹部疼痛，吞嚥困難，腹瀉，裏急後重，甚至嘔血。此外，長期咀嚼檳榔習慣與口腔黏膜下纖維變性，以及口腔、喉、食道和胃等上消化道腫瘤的發生有一定關係。[8, 9]

呼吸系統：長期食用可導致支氣管哮喘發作，出現咳嗽咯痰、呼吸急促或呼吸困難，甚至死亡。[10]

神經系統：煩躁不安，意識模糊，眩暈，震顫，抽搐，瞳孔縮小，視物模糊。有個案報道高血壓患者咀嚼檳榔誘發橋腦梗死。[11]

泌尿系統：尿頻，尿急，尿痛，尿道口灼熱感，蛋白尿等。

心血管系統：心跳減慢減弱，血壓下降，甚至心臟麻痺，呼吸衰竭死亡。

（四）配伍用藥及減毒增效

- 配南瓜子同用：其殺絛蟲療效更佳；與使君子、苦楝皮同用，可治蛔蟲病、蟯蟲病；與烏梅、甘草配伍，可治薑片蟲病。
- 配木香、青皮、大黃等：增強消食導滯作用，治療食積氣滯、腹脹便秘等證，如木香檳榔丸。
- 用25%明膠滴定去除檳榔煎劑中的鞣酸，可減少噁心、嘔吐等副作用。
- 服用檳榔不宜接觸農藥敵百蟲。

〔參考文獻〕

[1] 王永清等。苦楝根皮煎劑中毒的探討。中醫雜誌，1965，(11)：40

[2] 高風清等。內服苦楝皮煎劑驅蛔蟲引起腹腔內臟出血1例報告。福建中醫藥，1965，(2)：22

[3] 何麗芸。使君子過量致兒童膈肌痙攣2例報道。兒科藥學雜誌，2005，11(4)：61

[4] 賈歲滿，周譽龍。使君子過量致兒童持續性III度房室傳導阻滯。藥物不良反應雜誌，2006，(8)：3

[5] 金光虎，祝秀梅。口服生使君子肉引起過敏性紫癜1例。吉林醫學資訊，2004，(21)：1~2

[6] 李建峰，雷秀英。使君子中毒致顱內壓增高1例，福建中醫藥，2000，31(1)：60

[7] 羅薇，張英澤，閻小萍。中藥使君子致皮肌炎。藥物不良反應雜誌，2007，9(1)：56

[8] 馮雲枝綜述，淩天牖審校。咀嚼檳榔習慣與口腔疾病。國外醫學口腔醫學分冊，1997，24(6)：335

[9] 鄭凱爾，陳峰。檳榔性食管炎的影像學表現：附一家庭成員中毒報告。中華放射學雜誌，1998，32(1)：55

[10] 向旭東，陳伯仲，陳平等。長期咀嚼檳榔導致支氣管哮喘發作二例。中華結核和呼吸雜誌，1999，22(12)：738

[11] 陶則偉。檳榔誘發橋腦梗死1例。急診醫學，1999，8(6)：385

第八章
止血藥

第一節 血證與止血藥概述

能制止體內外出血的藥物，稱為止血藥。主要由止血藥組成的方劑，稱為止血劑。止血劑為理血劑的組成部分。止血藥用來治療各種出血病證，如吐血、咯血、衄血、尿血、便血、紫癜、月經過多、崩漏等。

一. 血證概述

(一) 病因

- 營血熱盛，灼傷血絡，熱迫血行。
- 疏泄失調，肝不藏血，血隨氣升。
- 元氣不足，氣虛不能攝血。
- 跌打損傷，血絡破損。
- 瘀血阻滯，血不循經。

(二) 病位

出血可在全身各個部位和各個臟腑，主要與心、肝、脾、脈絡有關。

(三) 病性

有寒熱虛實之分，脾腎陽虛，血失調攝，為寒；心肝熱甚，迫血妄行，屬熱；脾氣虛損，不能攝血，屬虛;瘀血阻絡，血不循經，屬實;也有虛實夾雜，或寒熱錯雜之證。

(四) 主證

出血。主證鑑別：主要從出血的量、色、質及其伴隨症狀鑑別。

1、血熱出血

血色鮮紅，量多，稠黏或稀;伴見發熱、煩躁、口渴、面赤、舌紅、脈滑數或弦數等。

2、瘀血出血

血色暗紅或有瘀塊；伴有局部疼痛 、痛處不移，瘀腫，皮膚黏膜有瘀斑 ，舌質黯或有瘀斑，脈虛數或澀等 。

3、虛寒性出血

血色淡紅或暗紅，或有瘀塊，量多;伴有畏寒肢冷，胃脘冷痛或少腹冷痛，得溫則減，或食少疲乏 ，面色無華 ，舌淡暗胖 ，脈遲沉細等 。

4、氣虛出血

血色淡紅而稀薄 ，出血量多，面色無華 ，乏力 ，納呆頭暈 ，舌淡苔白 ，脈細弱或沉細無力 。

二. 血證治療原則和方法

《素問·陰陽應象大論》:「其慓悍者 ，按而收之」。晚清中西醫彙通派名醫唐容川對血證的治療用藥具有豐富的臨床經驗 ，在其所著的《血證論》中 ，根據血證的病情發展 ，提出了血證的治療用藥步驟 ，稱為血證「四法」，即止血 、消瘀 、寧血 、補血 。曰:「……惟以止血為第一要法。血止之後 ，其離經而未吐出者 ，是為瘀血 ，……故以消瘀為第二法。止吐消瘀之後，又恐血再潮動，則須用藥安之，故以寧血為第三法 。……去血既多，陰無有不虛者矣 ，……故又以補虛為收功之法。四法乃通治血證之大綱」。[1]

臨證中，血證的治法應遵循塞流治標 、澄原治本的原則。止澀法為治標 ，溫 、清 、補法為治本 。具體有清熱涼血止血法 、滋陰清熱止血法 、收斂固澀止血法 、活血祛瘀止血法 、補氣固澀攝血法 、溫陽固澀止血法等 。根據病情需要 ，常諸法並用 ，血止後又宜正本清源 ，以鞏固療效 。

茲舉著名中醫顏德馨治血熱兼瘀血血精病案説明之 。

病案舉例：

徐某，男， 48 歲。患者半年來，發現肉眼血精，並伴有少腹及睾丸隱痛，溲赤，口乾，頭昏，西醫診斷為精囊炎。精液常規：計數 79×10^9/L，活精 0.2，活動力差，紅細胞（+++），膿細胞少許。經抗生素治療無效，而轉來中醫門診。

初診：血精 5 個月，睾丸隱痛，口乾，有肝炎史，脈弦滑而數，舌淡，苔薄。姑從肝腎不足、龍奮於澤、瘀熱下注、迫血妄行施治。

方藥：生石膏 30 克，鹽水牛膝 9 克，炒黃柏 9 克，生蒲黃 9 克，知母 9 克，粉丹皮 9 克，景天三七 15 克，大薊 15 克，血餘炭 9 克，小薊 15 克，水牛角 15 克，陳棕炭 9 克，茅根 30 克。

20 劑後症狀好轉，精液常規覆查，總數 178×10^9/L，形態正常，活精 0.5，紅細胞 2~3 個 /HP，膿細胞極少。常服知柏地黃丸 9 克，每日 2 次。隨訪半年，覆查精液常規多次正常。

按語：血精大多由於腎陰不足，相火偏旺，迫血妄行，精室受擾，亦有緣於局部受濕熱薰蒸精室。病因雖異，出血總由於火，見血必有瘀，用清熱化瘀法。方中以石膏、知母、黃柏清熱瀉火；蒲黃、丹皮活血化瘀，大小薊清熱活血化瘀；牛膝引火下行。獲效後以知柏地黃丸滋陰降火，固本清源，以善其後。[2]

三．止血藥的分類

根據止血藥藥性和主治的不同特點，一般將其分為涼血止血藥、化瘀止血藥、收斂止血藥、溫經止血藥四類。

(一) 涼血止血藥

苦或甘寒或涼，能清解血分熱邪止血。用於火熱之邪（虛火或實火）迫血妄行而溢出脈外之出血。常用藥物有大薊、小薊、地榆、槐花、白茅根、苧麻根、側柏葉、薺菜、地錦草、瓦松、紫珠、紫草茸、白木耳、景天三七等。

(二) 化瘀止血藥

性味苦寒或溫，消散瘀血而止血，用於出血兼有瘀血，無瘀血者勿用。主要藥物有三七、菊葉三七、蒲黃、茜草、五靈脂、降香、血竭等。

(三)收斂止血藥

酸、澀，平或涼，炭類或煅，收澀止血，有留瘀戀邪之弊，有瘀血者勿用。主要藥物有白及、仙鶴草、紫珠、棕櫚炭、藕節、蓮房、花蕊石、百草霜、血餘炭、雞冠花、花生衣、繼木等，以及炒炭或煅用的藥物，如艾葉炭、地榆炭、側柏葉炭等。

(四)溫經止血藥

苦溫，能溫脾陽固攝而止血，適用於脾胃虛寒或沖任虛寒之出血，血熱者不宜。主要藥物如炮薑、艾葉、伏龍肝等。

此外，尚有其他章節提到的部分藥物具有止血功效，可酌情選用。如補血止血之阿膠、鹿角膠、龜板膠等膠類藥，用於出血兼血虛者；補陰止血之旱蓮草，用於虛熱出血者；涼血止血之大黃、代赭石，用於血熱出血者；清熱利尿、通淋止血的石韋，用於血尿、血淋等病證；以及炒炭或煅後具有收斂止血的荊芥炭、地榆炭、貫眾炭、梔子炭、黃芩炭、煅石膏、煅龍骨、煅牡蠣等，部分收澀藥如烏梅、五倍子等也有收斂止血作用。

四. 止血藥的作用機理

(一)止血藥的性能

止血藥性質有寒有溫，味多酸澀，涼血止血藥藥性多苦寒，溫經止血藥與化瘀止血藥藥性多辛溫，收斂止血藥多性平味澀。因心主血、肝藏血、脾統血，故本類藥物以歸心、肝、脾經為主，尤以歸心、肝二經者為多。止血藥通過清熱涼血、溫經散寒、溫陽健脾、活血化瘀、收澀等作用，達到止血效果。

(二)止血藥是通過多因素、多環節促進止血

止血藥具有廣泛的藥理作用基礎。可通過影響凝血因子、血小板和血管等因素的某些環節以促進凝血；部分止血藥含凝血酶、維他命K、鈣離子等物質，能促進止血，並能促進血小板、凝血因子數量增多，抑制抗凝血因子和纖溶過程；有的可通過物理化學過程如收斂、黏合、吸附、機械栓塞等以促進止血。其中，促進血液凝固和抑制纖溶是其主要的作用機制。部分藥物尚有抗炎、抗病原微生物、鎮痛、調節心血管功能等作用。

(三)化瘀止血的作用原理

1、從中醫藥理論來解釋

離經之血停留在體內，將阻礙脈道，成為新的病因，有可能導致新的出血；離經之血，又成為新的瘀血，故互為因果。化瘀止血可以使瘀去血止，反過來，血止後瘀血將不自生。

2、從現代研究來解釋

化瘀止血藥如蒲黃可抑制血小板聚集，或者使血小板聚集解聚；如三七、蒲黃可促進纖溶，防止血栓形成或促進血栓溶解，三七還能促進瘀血吸收；大黃涼血止血、逐瘀通經及清熱解毒，可改善血液流變狀態，降低血黏度和血細胞比容。

(四)炒炭止血的作用原理

1、中醫「紅見黑即止」之說

將止血藥或其他藥物炒炭，認為炒炭或煅後藥性發生改變，即有澀味，強調了藥物製炭後可增強其吸附、收斂止血的作用，稱為「紅見黑即止」，如地榆炭、貫眾炭、荊芥炭、側柏葉炭、小薊炭等。

一般而言，多數藥物炒炭後其性變苦、澀，可產生或增強止血之效。如寒涼性質的止血藥炒炭，其寒涼之性減弱或消失，使其變為清熱收斂止血藥，適應範圍擴大。具有收斂固澀的作用，加強止血作用。

2、現代研究

炒炭的活性炭成分具有吸附作用，有助於止血；鈣離子參與血液的凝血過程，鞣質則收斂止血。某些藥物炒炭後可減毒減烈，如艾葉炒炭後毒性成分減少，梔子、黃柏炒炭後苦寒之性減弱。

3、止血藥是否炒炭用，應視具體藥物和病性而定，不可一概而論

《校注婦人良方》治療血熱出血的四生丸，用生荷葉、生地黃、生側柏葉、生艾葉配方，並且強調以鮮用為佳。有些藥物炒炭後止血作用反而減弱，如白茅根、白及等。因此，止血藥是否要炒炭使用，應以止血功效為依據，不可拘泥於炒炭。

4、炒炭必須存性

所謂「存性」，即某些藥物炒炭後仍需保持其藥效成分，藥物的性質仍相對穩定，如金銀花、槐米、大黃等經製炭後主要化學成分與生品一致，治療作用亦與生品相似；某些藥物炒炭前後藥物的化學成分雖然發生明顯變化，但止血作用增強，如血餘炭、棕櫚炭等；某些藥物炒炭後既保存原藥材的部分化學成分和功效，又具有新的止血作用，如黃柏炭、丹皮炭、梔子炭等。此外，炒製必須有度，若炒製太過而成灰，勢必降低止血效果。

第二節 止血藥的安全合理用藥

出血之證，病因不同，病情有異，部位有別，故止血藥物的應用，必須根據出血的不同原因和病情，進行相應的選擇和必要的配伍，以期標本兼治。大出血則需急送醫院救治，非一般的止血藥所能奏效。

一．血證的用藥宜忌

唐容川《血證論·卷一·用藥宜忌論》，全面論述了出血證的安全合理用藥問題，尤其是對八法在血證中的安全合理應用論述最詳細。

1、血證忌辛溫發散藥發汗

失血兼表證，宜用溫和的解表藥或解表兼收斂止血藥。唐容川云：「故仲景於衄家嚴戒發汗，衄忌發汗，吐、咯可知矣。……吐血之人，氣最難斂，發泄不已，血隨氣溢，而不可遏抑。故雖有表證，止宜和散，不得徑用麻、桂、羌、獨。果係因外感失血者，乃可從外表散，然亦須斂散兩施，毋令過汗亡陰。蓋必知血家忌汗，然後可商取汗之法。」

2、血證忌用升浮吐法，宜用沉降藥降氣

唐容川云:「至於吐法，尤為嚴禁，失血之人，氣既上逆，若見有痰涎，而復吐之，是助其逆勢，必氣上不止。」「治病之法，上者抑之，必使氣不上奔，斯血不上溢，降其肺氣，順其胃氣，納其腎氣。氣下則血下，血止而氣亦平復。血家最忌是動氣……」。

3、火熱迫血妄行，宜用瀉下藥直折其氣火上逆之勢

唐容川云:「至於下法，乃所以折其氣者，血證氣盛火旺者，十居八九，當其騰溢，而不可遏，正宜下之，以折其勢。」

4、主張血證貴在善用和法

唐容川云：「至於和法，則為血證之第一良法。表則和其肺氣，裏者和其肝氣，而尤照顧脾腎之氣，或補陰以和陽，或損陽以和陰，或逐瘀以和血，或瀉水以和氣，或補瀉兼施，或寒熱互用……」。

5、根據臟腑陰陽氣血之虛，合理施補

分別用補腎健脾、補氣攝血、滋陰和血等方法；血證多用甘寒滋陰和血藥，慎用溫補藥，邪去無瘀血方可用補益藥。唐容川云:「而不知血證之補法，亦有宜有忌。如邪氣不去而補之，是關門逐賊，瘀血未除而補之，是助賊為殃。當補脾胃十之三四，當補腎者十之五六，補陽者十之二三，補陰者十之八九。古有補氣攝血法，此為氣脱者說，非為氣逆者說。又有引火歸元法，此為水冷火泛者立説。蓋失血者如火未發，補中則癒。如火已發，則寒涼適足以伐五臟之生氣，溫補又足以傷兩腎之真陰，惟以甘寒，滋其陰而養其陽，血或歸其位耳」。[3]

6、明辨藥性與病證屬性，注意用藥禁忌

要根據止血藥性能特點，合理選用止血藥；否則，某些藥物反使出血加重，或用藥產生偏頗。如咳血者，用藥袪邪時宜肅降，不宜宣散；止血宜清涼而不宜溫燥；消瘀宜和營而不宜攻伐；涼血止血藥不能過量，以防寒涼留瘀之弊。以下藥物對出血病證宜忌用或慎用。

大辛大熱或溫熱動血藥物:如附子、肉桂、桂枝等，有助陽益火之弊，或動血耗陰。

溫燥或對黏膜有刺激性的藥物：如辛苦溫燥之蒼朮、半夏等，以及桔梗、皂莢、遠志、白芥子等對胃黏膜有刺激作用者。

辛溫發汗力強的藥物：如麻黃、羌活、細辛等，發汗加強，過汗則耗氣損陰，甚則動血。

破血逐瘀藥物：即使是出血兼有瘀血，亦要選用和血活血之品，不宜選用如薑黃、三棱、莪朮、水蛭、地鱉蟲等破血逐瘀藥，以免加重出血。

二. 不同病位血證的安全合理用藥

(一) 下血宜升舉，吐衄必降氣

1、上部出血如吐血、衄血等病證，忌用升提藥

發汗、催吐、升散藥當慎用；宜配伍順氣、降氣、降火藥，如鬱金、牛膝、代赭石、龍骨、牡蠣、降香、大黃等，使血隨氣下而不上溢。

明代中醫藥學家繆希雍提出治吐血三要法，云：「宜行血，不宜止血」；「宜補肝，不宜伐肝」;「宜降氣，不宜降火」。吐血多為虛損的主證之一，還可見於陽虛內熱之人。繆氏針對明代治療吐血的用藥偏向，一是專用寒涼，藥如黃芩、黃連、梔子、黃柏、知母之類，往往導致傷脾作瀉；二是專用人參等溫補，使熱熾火盛傷陰，故主張應用甘寒藥物。[4] 繆氏治吐血的的三要法，是其寶貴經驗的總結，具有普遍的指導意義。

2、下部出血如便血、崩漏等病證，忌用通裏攻下沉降藥

宜少佐升麻、柴胡、黃芪等升舉之藥，使血隨氣升而不下溢。

(二) 根據止血藥的作用部位合理選藥

止血必明所屬，即需辨明出血所在臟腑或部位，才能恰當選擇擅長止某部位出血的藥物。

1、體表出血

多是外傷出血，可選用三七、白及、馬勃、蒲黃炭、血餘炭、兒茶、血竭、花蕊石等，可研末以外敷為主。

2、皮下出血

又稱肌衄，血出於肌膚之間，如紫癜。可選用花生衣、大棗、青蒿、荷葉炭、連翹等，或選用旱蓮草、紫珠草、紅棗、女貞子等。

3、鼻衄

肝氣升發太過，用丹皮、梔子、桑葉、青黛、牛膝等清肝涼血;陰虛火動，用知母、黃柏;肺內積熱或熱邪犯肺，用桑葉、黃芩、菊花、白茅根;溫熱病熱入營血，用水牛角、玄參、生地等。

病案舉例：著名中醫劉奉五治肝旺血熱之倒經鼻衄病案

鍾某，女，20歲。1974年9月16日初診。主訴行經鼻衄已6年。患者12歲月經初潮，週期提前10天，量少，色赤，行經2天，經期鼻衄，每遇情志影響則衄血量較多，有血塊，經前煩躁易怒，頭暈。平時白帶量多，腰痛，腹痛，末次月經9月8日，行經1天。舌淡，舌邊紅，脈弦滑。證屬肝旺血熱，逆經倒行。治當平肝清經。

方藥：白茅根30克，藕節30克，生地15克，牡丹皮6克，龍膽9克，牛膝12克，黃芩9克，枳殼6克，麥冬9克，梔子9克。

11月7日覆診：服上方於10月15日月經來潮，未見倒經，月經正常，未見腹痛。隨訪半年，未再發現倒經現象。[5]

4、目衄

肝開竅於目，眼睛出血多與肝有關，屬肝陰不足，肝火偏亢之證：可選用夏枯草、決明子、丹皮、梔子、桑葉、生地、白芍、女貞子、旱蓮草等；高血壓肝火上炎、肝陽上亢之眼底出血，可選用小薊、槐花、菊花炭、梔子炭等。

5、齒衄

多因胃火上炎，用石膏、知母、熟地、麥冬、牛膝等。

6、咯血

由肺中咳出，多伴有痰液，如支氣管擴張症、肺結核、肺癌等。可選用白及、仙鶴草、白茅根、藕節、冬蟲夏草、阿膠、旱蓮草等。白及、阿膠為治肺出血尤其是肺結核陰虛咯血之要藥，白及又能抗結核桿菌，阿膠能補血養陰止血。

7、吐血

胃中嘔吐而出，多與食物夾雜，如胃與十二指腸潰瘍出血、胃癌出血等。可選用烏賊骨、白及、三七、仙鶴草、小薊、大黃、血餘炭等。其中白及能促進胃潰瘍的癒合，烏賊骨能制酸，三七、大黃能化瘀止血。

8、尿血

小便時帶血，多源自腎或膀胱。可選用既能利尿又能止血之品，如小薊、血餘炭、琥珀、白茅根、石韋、苧麻根等。

9、便血

大便時下血，分遠血和近血。遠血：血色暗紅，或柏油樣便，多是胃腸出血。用灶心土、赤石脂、禹餘糧等。近血:血色鮮紅，多是大腸或痔瘡下血，可選用地榆、槐角、槐米、側柏葉等。

10、婦科出血

如崩漏、月經過多，經期延長、惡露不盡、先兆流產等，可選用仙鶴草、茜草、棕櫚炭、艾葉炭、貫眾炭、荊芥穗炭、鹿角膠、阿膠等。先兆流產還可選用兼有安胎作用的阿膠、苧麻根、黃芩炭等，並配伍杜仲、桑寄生、菟絲子、續斷、蘇梗、白朮、砂仁等安胎藥。

（三）辨病與辨證互參用藥

血證可由許多疾病引起，需明確疾病診斷，以免貽誤病情。在辨證基礎上，可結合疾病診斷及藥物的藥理作用而組合用藥。

如尿血為泌尿系統的常見病證，往往病情纏綿不癒，多因熱壅腎與膀胱，傷及血絡，可結合西醫辨病與中醫辨證結合而合理選藥，以提高療效；但對有腎功能損害的藥物則宜忌用，如含馬兜鈴酸的藥物等，其他藥物亦不宜長期大量用藥，同時密切觀察腎功能的變化。

1、急性腎小球腎炎

以血尿為主者，多由濕熱（火）下注，常用黃芩、黃柏、梔子清熱燥濕瀉火，丹皮、赤芍、生地滋陰涼血散邪，鐵莧菜、地錦草清熱止血。

2、慢性局灶性腎炎

以血尿為主，應用西洋參、麥冬、生地，加鐵莧菜、地錦草、白茅根、黃芩等，攻補兼施。

3、慢性腎小球腎炎普通型

病程長，應注意益腎，宜清熱涼血，化瘀止血，可選用蒲黃、五靈脂、赤芍、丹皮、丹參、鐵莧菜、地錦草、川斷、生地、旱蓮草等。

4、慢性腎盂腎炎

腰痠，小便短數，尿澀而熱，尿檢有紅細胞、膿球等；宜滋陰補腎，清熱解毒，涼血止血，可選用熟地、山茱萸、知母、旱蓮草，配黃柏、鐵莧菜、黃芩、金銀花、野菊花等。

5、腎結核

以血尿為主訴，大多為腎陰虧虛，虛熱灼傷血脈，用知柏地黃丸、二至丸，加黃芩、丹參、百部等。

6、尿路結石

尿路結石出血，多屬「石淋」之證所致的尿血，乃由濕熱久蘊，煎熬尿液成石，砂石移動損傷脈絡所致。在急性發作期，以小薊飲子加石韋、金錢草、白茅根等組方；在慢性遷延期，以補益腎陰、清熱通淋為主；若脾氣虛弱，可配伍北黃芪、党參。其他藥物如海金沙、雞內金等亦可配用。

7、過敏性紫癜伴血尿

在辨證論治的基礎上加烏梅、蟬衣、生地抗過敏，黨參、黃芪益氣，以提高機體免疫功能；亦可配伍益母草、丹皮琥珀等活血化瘀、涼血止血。

三．不同年齡與體質者患血證的安全合理用藥

（一）青壯年

多見肝火、肝熱，以血熱出血多見，多用清肝瀉火、涼血止血藥物。

（二）老年人

老年人使用止血藥，尤其要根據病情處理好止血與化瘀的關係。如過用止血藥則會因血液凝固性增加，而促使血栓形成，因大多數老年人本身血液黏度高，或動脈硬化，用之不慎，易誘發血栓。故老人應用止血藥時，應慎之又慎。可適當選用化瘀止血藥。

（三）婦女

婦女經產多出血，如月經先期、月經量多、月經延期、崩漏等，或產婦惡露不盡、腹痛等，或流產後出血不止等，應根據具體情況辨證用藥。此外，女子之出血病證，常與瘀血並見，可用化瘀止血法，或益氣化瘀止血法，虛寒者用溫經止血藥。

(四) 不同體質患血證者的合理用藥

1、體虛患者

體虛陽氣不足，血失固攝而出血，宜用溫經止血藥配伍溫養陽氣藥；陰虛血熱，迫血妄行出血，宜用涼血止血藥配伍養陰藥；出血致陰血虛，宜配伍滋陰養血藥；大量出血可致氣虛，甚至氣隨血脫，宜用補氣攝血或大補元氣藥。

2、素體陽盛患者

宜用涼血止血藥，配伍清熱涼血藥，佐以陰柔滋潤之品，以剛柔相濟。

(五) 合理停藥

止血藥大多為治標之藥，血止後即停藥。

四. 止血藥的用量和用法

(一) 用量

止血藥要根據病情輕重緩急釐定其用量，但化瘀止血藥不宜用大劑量，以免造成出血增多。

(二) 煎煮法

蒲黃為粉末，質輕，浮於水面，宜包煎。

(三) 劑型

止血藥可用湯劑或丸散。三七、白及、血餘炭、蒲黃、百草霜等多用散劑；外用的止血藥多用散劑或膏劑。

五. 藥後調攝

(一) 觀察出血量、心率、血壓

- 出血患者應特別注意休息，必要時臥床休養，調攝情志，避免劇烈運動和情緒激動。
- 給藥後要密切觀察患者的出血情況，並觀察心率、血壓，以判斷病情的變化及輕重。

(二)飲食宜忌

忌食辛熱刺激性食物，忌煙戒酒。胃腸道出血患者，應適當節食或禁食。

(三)服藥後可能出現的問題及處置

1、胃腸道反應

側柏葉劑量過大，有特殊氣味，部分患者可能會有噁心等反應，可加大棗、甘草等和胃藥。

2、出血不止

服藥後出血量增多、頭暈乏力、心率加快、血壓下降等，應立即送院救治。

第三節 常用止血藥的安全合理用藥

一. 三七〔Radix Notoginseng〕

為五加科植物三七 *Panax notoginseng* (Burk.) F. H. Chen. 的根。

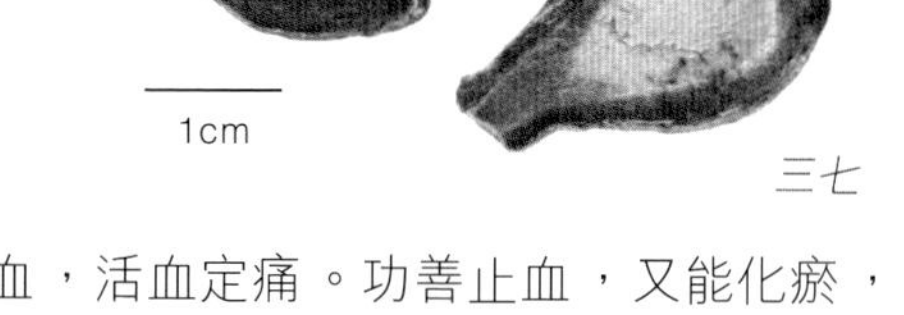

三七

(一)作用特點

1、性能特點

三七甘、微苦，溫。歸肝、胃經。化瘀止血，活血定痛。功善止血，又能化瘀，具有止血不留瘀、化瘀不傷正的特點，為體內外止血之良藥。又能活血化瘀而消腫定痛，為治瘀血腫痛諸證之佳品。

據研究，三七主要含三七總皂苷、三七素、黃酮、揮發油、氨基酸、糖類及各種微量元素等。對血液系統方面，三七具有抗凝血和促進凝血的雙向作用；三七的水溶性成分三七素，是一種特殊的氨基酸，能縮短凝血時間，並使血小板數量顯著增加。三七中的原人參的三醇型皂苷可使血小板內 cAMP 含量增加，減少血栓素 A_2 (TXA_2) 的生成，因此三七總皂苷具有明顯抗凝、抑制血小板聚集作用，說明三七能夠影響止血和活血過程，具有雙向作用。[6]

此外，三七具有改善心肌缺血、降血脂、降血壓、抗血栓、抗休克、抗纖維化活性、抗炎、鎮痛、鎮靜、降血糖、抗衰老、增強免疫力和保肝利膽等作用。

2、生用與熟用的作用特點

生用：三七止血一般生用，因三七的止血成分氨基酸不穩定，經蒸燙炸後易分解。生三七以化瘀止血、活血定痛見長，多用於各種出血及跌打損傷、瘀滯腫痛。

熟用：熟三七止血化瘀力弱，力偏滋補，有補虛強壯的作用，多用於身體虛弱、氣血不足的患者。常以之與母雞或豬肉燉服，治虛損勞傷。但有研究表明，生三七和熟三七的皂苷成份相似，但熟三七皂苷得率低於生三七，熟三七在炮製過程中，有效成分流失較多，因而認為熟三七有增強滋補強壯作用的説法，似不完全有理。由於熟三七炮製工藝複雜、費時費工，認為熟三七品種應該取消，改用三七單煎入湯劑為宜。[7]

(二) 安全合理用藥

1、適應證

三七對人體內外各種出血，無論有無瘀滯，均可應用，尤以有瘀滯者為宜。凡跌打損傷、瘀血腫痛或筋骨折傷等，本品皆為首選藥物。

現代用於治療消化道潰瘍、胃癌、潰瘍性結腸炎和腸癌等出血，支氣管擴張、肺結核、肺癌等咯血，以及眼內出血、黃斑出血、顱內出血、再生障礙性出血等。

對於出血兼有瘀血的心肌梗死和腦梗死，能收到止血和化瘀的治療效果。

現代亦用於高脂血證脂肪肝、慢性肝炎、早期肝硬化等。

在骨病治療方面，如骨關節炎、膝關節積液，三七有利於消炎止痛和積液的吸收。

2、處理好三七止血與化瘀的關係

三七既能止血，又能活血，具有雙重作用。但在臨床使用中必須注意，對出血病人，不宜驟用大量，以免加重出血；用藥後要密切觀察出血情況，若發現出血增多，應立即減量或停藥。

3、三七作為藥膳的安全合理用藥

民間常將三七燉雞等用於補虛強壯，閩南民間認為三七燉公雞能使發育期間的青少年長高。但應注意不宜多服久服，有出血傾向者忌用。個別人在用藥過程中可能出現出血，應立即停用。

4、禁忌證

孕婦忌用。出血而無瘀血者慎用。

5、用法用量

多研末吞服，1~1.5 克；亦入丸散。用水或黃酒調製成糊狀服用為宜。將三七粉改為膠囊劑最佳，服用方便，劑量準確，可提高藥物的生物利用度。

煎服， 3~10 克，三七入煎劑時宜單煎，以減少有效成分人參皂苷、三七皂苷被他藥吸附，以提高有效成分的得率，增強其治療作用。

外用適量，研末外摻或調敷，閉合性損傷亦可加醋、酒或蛋清調敷。

（三）不良反應及處理

1、臨床表現

過敏反應：皮膚瘙癢，斑丘疹，水皰，過敏性紫癜，蕁麻疹，或大皰性表皮鬆解型藥疹，陰部瘙癢，以及過敏性休克等。三七在粉碎、研末過程中的粉塵吸入亦可使對三七過敏者產生過敏反應。[8, 9, 10]

血液系統：可致少量出血，如球結膜溢血、鼻衄、血痰、牙齦出血、一過性口形紅細胞增多。[11, 12]

消化系統：食管炎，吞嚥困難，胸骨後疼痛，燒灼感，胃鏡下見食管狹窄，表面滲出，糜爛，水腫，也可導致腹瀉、腹痛、噁心等。[13]

心血管系統：心慌、氣短，並可出現嚴重的心律失常如快速房顫、陣發性室性心動過速、交界性心動過速頻發交界性早搏、房室傳導阻滯和心肌缺血等。[14]

2、預防和處理

- 用藥前應詢問病史及過敏史，有過敏史者慎用三七，對三七過敏者則忌用。
- 用藥後觀察患者，有過敏及不良反應者立即停藥；輕微症狀可在治療過程中減輕或消失。過敏反應和其他反應應停藥，對症治療。

（四）配伍用藥及增效減毒（烈）

1、配人參

益氣活血止血力增強，用於氣虛血虛血瘀病證，尤其是年老體虛患心腦血管疾病者。

2、配黃芪

益氣活血通絡作用增強，可用於氣虛血滯之中風後遺症。

3、配水蛭

活血祛瘀通絡作用增強，用於瘀血重證，如治療腦梗塞、跌打損傷瘀腫難消、疼痛等。

4、配葛根

活血通絡，治療頸椎病（椎動脈壓迫型）療效顯著，服藥後眩暈、頭痛等症狀逐漸減輕與消失，腦部供血得到改善。

5、配黃連

治療心律失常、心室纖顫，療效較好。

6、配五味子

補虛安神，治療神經衰弱、失眠、抑鬱症、記憶力減退等。

7、配白及

止血作用增強，可用於各種出血。

二．艾葉〔Folium Artemisiae Argyi〕

為菊科植物艾 *Artemisia argyi* Levl. et Vant. 的葉。

艾葉是一味歷史悠久、應用廣泛的民俗藥物，近現代對艾葉的研究和開發應用更加廣泛和深入，梅全喜專著《艾葉》論述了艾葉的研究成果和應用。

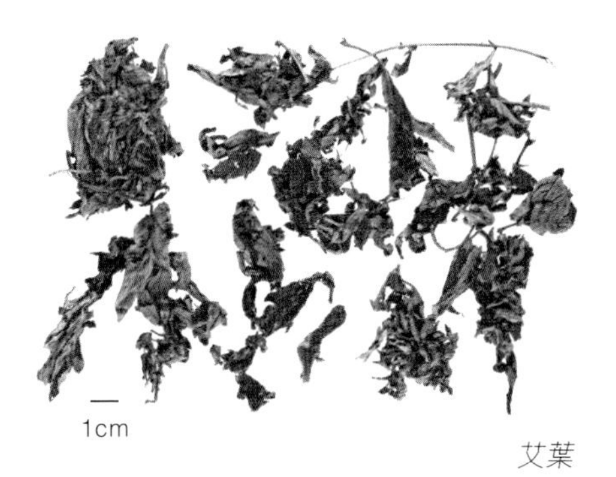

艾葉

（一）作用特點

1、性能特點

《本草綱目》云：「艾葉服之則走三陰而逐一切寒濕，轉肅殺之氣為融和；灸之則透諸經而治百種病邪，起沉屙之人為康泰，其功亦大矣。」

艾葉辛、苦，溫。有小毒。歸肝、脾、腎經。具有溫經止血、散寒調經、安胎作用。氣香味辛，溫可散寒，能暖氣血而溫經脈，為溫經止血之要藥；亦能溫經脈，止冷痛。

2、不同炮製品的作用特點

生用：揮發油含量高，對胃有刺激性，油中含神經毒化學成分側柏酮。傳統用生艾葉煙熏消毒空氣。

炒用：揮發油大量減少，鞣質相對增多，止血作用增強，毒性成分大部分被破壞。止血用陳艾葉。[15, 16i]

（二）安全合理用藥

1、適應證

驗之臨床，觀其所治之證，無論生用熟用，內服還是外用，總不離乎寒證。

- 虛寒性出血病證，尤善治療下元虛冷、沖任不固所致的崩漏下血。

- 下焦虛寒或寒客胞宮所致的月經不調、經行腹痛、宮寒不孕、胎動不安等病症。
- 熏灸體表穴位，能溫煦氣血，透達經絡，可用於陽虛寒盛或風寒濕邪所致的各種疼痛。

2、禁忌證

孕婦、月經過多無虛寒者慎用。妊娠先兆流產、腹痛下血者，尤其須慎用或忌用，亦不宜用艾灸。可使子宮充血、出血等，孕婦服用不當，可造成子宮出血及流產。[17, 18]

3、用法

煎服，3~10 克；外用適量，搗絨，製成艾條、艾炷等。溫經止血宜炒炭用，餘則生用。不宜長期大量使用。

（三）不良反應及處理

《圖經本草》載：「近世亦有單服艾者，或用蒸木瓜丸之，或作湯空腹飲之，甚補虛羸。然其有毒，其毒發則熱氣沖上，狂躁不能禁，至攻眼有瘡出血者，誠不可妄服也。」[19]

一次服用艾葉 20~30 克，即可引起中毒。

1、毒性反應

現代研究，艾葉經腸吸收後，由門靜脈而達肝臟，大劑量可引起肝細胞代謝障礙，出現黃疸型肝炎。艾葉用一般治療量可興奮中樞神經，大劑量可致癲癇樣驚厥。

2、過敏反應

艾葉中的揮發油可引起皮膚黏膜灼熱潮紅。有報道艾灸時關閉門窗，引起過敏反應，出現醒後感胸悶、憋氣、呼吸困難、喉頭不適、煩躁不安、周身瘙癢，全身出現散在的大小不等高出皮膚的紅色斑丘疹，以腹部及大關節內側為重，面部、雙眼瞼、咽喉明顯水腫。

提示在應用艾條艾灸時：

- 要考慮到患者個體差異對藥物的不同反應。
- 空氣中煙霧不要過濃，吸入時間不要過長，防止過敏反應的發生。
- 有過敏史者不宜使用或慎用。[20]

（四）配伍用藥及減毒增效

配阿膠、芍藥、乾地黃：增強止血補血功效，治療血虛血寒之出血、月經不調、腹痛等，如膠艾四物湯。

第四節 其他止血藥的安全合理用藥

一．側柏葉〔Cacumen Platycladi〕

為柏科植物側柏 *Platycladus orientalis* (L.) Franco 的枝梢及葉。

- 大量用藥可出現輕度消化道反應，見胃部不適或食欲減退等。《本草述》云：「多食能倒胃」。《本草彙言》云：「服此大能伐胃」。
- 側柏葉雖有傷胃之弊，但反應較輕，停藥後可自行消失，或配溫中養胃之品，如《金匱要略》中的柏葉湯，配伍溫中和胃的生薑、艾葉治吐血不止。
- 少數病人可出現過敏性皮疹，或眼瞼、面部、下肢等浮腫，停藥後自然消失。

二．白及〔Rhizoma Bletillae〕

為蘭科植物白及 *Bletilla striata* (Thunb.) Reichb. f. 的塊莖。

- 本品極其黏膩，味澀收斂，甘能補虛，適合於內傷咳血吐血及肺癰中晚期，且肺胃實熱不甚者。否則，有閉門留寇之弊。
- 外感咳血、肺癰初起及肺胃實熱者忌用。
- 大劑量可致輕度間質性肝炎、腎盂腎炎。

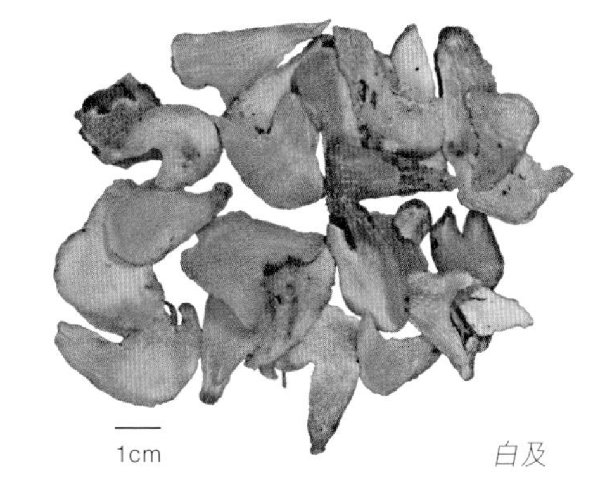

白及

三．蒲黃〔Pollen Typhae〕

為香蒲科植物水燭香蒲 *Typha angustifolia* L.、東方香蒲 *T. orientalis* Presl 或同屬植物的花粉。

- 用法用量：煎服， 3~10 克；本品為花粉類藥材，質地輕浮，入湯劑宜包煎。外用適量，研末外摻或調敷。
- 止血多炒用，化瘀、利尿多生用。
- 能收縮子宮，故孕婦慎用。

四．五靈脂〔Faeces Trogopterori〕

為鼯鼠科動物複齒鼯鼠 *Trogopterus xanthipes* Milne-Edwards 的糞便。《中國藥典》已不收載五靈脂，故建議盡量避免使用。

- 煎服，3~10 克，宜包煎。
- 本品生用有腥臭味，不利於服用，製後可矯臭矯味。醋炙可增強其化瘀止血作用，酒炙則活血止痛作用增強。
- 血虛無瘀及孕婦慎用。

五．地榆〔Radix Sanguisorbae〕

為薔薇科植物地榆 *Sanguisorba officinalis* L. 或長葉地榆 *S. officinalis* L. var. *longifolia* (Bert.) Yu et Li 的根。

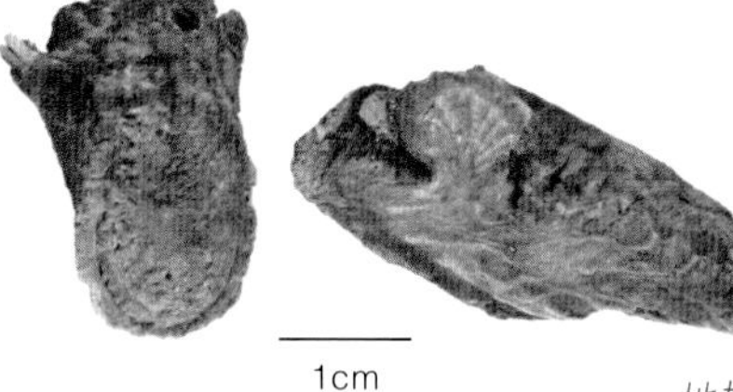

地榆

- 煎服，10~15 克，大劑量可用至 30 克；或入丸、散劑，外用適量。
- 止血多炒炭用，解毒斂瘡多生用。
- 本品性寒苦澀，凡虛寒性便血、下痢、崩漏及出血有瘀者慎用。對於燒燙傷病人，不宜大面積使用地榆製劑外塗，以防其所含水解型鞣質被大量吸收而引起中毒性肝炎等。

〔參考文獻〕

[1] 王咪咪，李林主編。唐容川醫學全書血證論·卷二。北京：中國中醫藥出版社，1999，81

[2] 顏德馨著。中華名中醫治病囊秘。上海：文彙出版社，1999，第一版，184~185

[3] 王咪咪，李林主編。唐容川醫學全書血證論·卷一。北京：中國中醫藥出版社，1999，79~80

[4] 任春榮主編。繆希雍醫學全書·卷一·論治吐血三要。北京：中國中醫藥出版社，1999

[5] 北京中醫醫院，北京市中醫學校主編。劉奉五婦科經驗。北京：人民衛生出版社，2006，154~155

[6] 何晶。三七的藥理作用及研究進展。天津藥學，2004，16(5)：58~59

[7] 豐先榮。三七服用方法的改進意見。浙江中西醫結合雜誌，2001，11(4)：253

[8] 宋小勇，夏文治。三七過敏反應2例。藥物流行病學雜誌，2003，12(6)：333

[9] 孔志明，郭彥景，李樹昌等。三七片致過敏性休克。藥物不良反應雜誌，2003，(4)：283

[10] 桂詩躍。三七片致蕁麻疹樣藥疹1例。皮膚病與性病，2001，23(3)：61

[11] 丁培孫。三七片致球結膜溢血及鼻出血2例。江蘇中醫，1996，17(2)；29

[12] 何菊英。與長期口服田七相關聯的一過性口形紅細胞增多1例。中華血液學雜誌，1995，16(4)：178

[13] 陳正言。三七致藥物性食管炎2例。中華消化雜誌，1997，17(4)：233

[14] 李振魁，唐少江。中藥三七中毒引起嚴重心律失常1例。寧夏醫學雜誌，1997，19(6)：377

[15] 張華等。艾葉炮製工藝探討。中藥材，1993，16(1)：34

[16] 郝冬霞，李瑩，孫國梁。艾葉炮製研究進展。時珍國醫國藥，1998，9(4)：4~5

[17] 馬運榮。艾葉安胎須辨證慎用。浙江中醫雜誌，2002，(8)：253

[18] 李希新。艾葉安胎質疑。山東中醫雜誌，2001，20(6)：368

[19] 宋蘇頌撰，胡乃長、王致譜輯註，蔡景蜂審定。圖經本草（輯複本）。福建：福建科學技術出版社，1988，第一版，195

[20] 王玉琴。艾條煙霧引起嚴重過敏反應1例。齊魯護理雜誌，1998，4(6)：78

第九章
活血化瘀藥

第一節 血瘀證與活血化瘀藥概述

凡具有疏通血行、祛瘀通滯而使血脈通暢的藥物，稱為活血化瘀藥；由活血化瘀藥為主組成的方劑，為活血化瘀劑。中醫對血瘀證的認識以及活血化瘀藥的應用，具有獨特的理論體系和豐富的實踐經驗。

血瘀證涉及內、婦、外、傷等臨床各科，如由於瘀血阻滯所致之疼痛、癥瘕積聚、跌仆損傷、關節痹痛、中風後遺症半身不遂、癰腫瘡瘍、血滯經閉、痛經、產後腹痛等，均可用活血化瘀方藥主治之。

一．血瘀證概述

（一）病因

- 因寒致瘀：寒邪侵襲或陽虛內寒，血得寒則凝，寒凝是引起瘀血最常見的病因；或風寒濕侵襲經脈、筋絡，痹阻氣血。
- 熱邪煎熬，血液濃稠致瘀；同時熱迫血行，離經之血未能及時消散留於體內而成瘀血。
- 大病、久病氣虛，推動乏力導致血滯；同時氣虛不能固攝血液，致出血而成為瘀血。
- 情志抑鬱，痰濕阻滯，氣機不暢，導致氣滯血瘀。
- 跌打損傷、內臟出血，未能及時消散排出，而留滯體內成瘀血。

（二）病位

瘀血可留滯在全身各個部位，尤其是心、肝、血脈、腦、肌膚等部位。

（三）病性

以實證、寒證為主，亦有虛實夾雜或寒熱錯雜之證。

(四) 主證

疼痛，痛處不移，肢體麻木不仁，腫塊，出血，皮膚黏膜有瘀斑，舌質暗，有紫斑，脈沉澀或結代。

(五) 兼證

- 兼寒凝血滯：證見畏寒、肢冷，面唇紫黯，舌淡苔白，脈沉遲。
- 兼熱盛出血：證見發熱、面紅，舌紅，苔黃，脈數等。
- 兼氣虛：證見頭昏、乏力，面色無華，舌淡，脈虛等。

(六) 特點

- 若病變較甚，使血液凝結為瘀血，而瘀血形成後，又會阻滯脈道而導致多種繼發性病變，故瘀血既是病理性產物之一，同時又可成為致病因素導致多種繼發病證。
- 周身疼痛或局部刺痛，持續性疼痛，痛處固定不移而拒按。
- 瘀血日久則成腫塊，固定不移；或由於外傷或內部出血引起的血腫。
- 在出血時夾有紫黯色血塊。
- 皮膚、黏膜或舌體出現血滯瘀阻，肌膚甲錯，面色黧黑，唇舌紫黯，舌邊有瘀斑、瘀點，脈象沉澀或結代。

二. 血瘀證治療原則和方法

活血化瘀法起源於《內經》，《素問．陰陽應象大論》云：「定其血氣，各守其鄉，血實者宜決之」。血實即血脈雍塞瘀阻之證，決者開泄疏通之義，已明確闡述了血瘀之證宜用活血化瘀法治療。《素問．至真要大論》云：「必伏其所主，而先其所因，」，「堅者削之」、「結者散之」、「留者攻之」，更進一步明確了根據瘀血形成的原因和病證的不同辨證用藥。

漢代張仲景在《傷寒論》和《金匱要略》中創立了大量活血化瘀的方劑，將活血化瘀法應用於多種病證的治療中，經歷代醫家的補充發展，活血化瘀法已成為中醫學理論體系之一。

清代唐容川著《血證論》、王清任著《醫林改錯》，創立了以血府逐瘀湯為代表的活血祛瘀方藥，用於治療多種病證，其理論和實踐有力地推動了瘀血學說和活血祛瘀治則和治法的發展，為活血化瘀藥的安全合理用藥積累了豐富的臨床經驗。

活血化瘀法具體包括活血止痛、活血調經、活血消腫、活血療傷、活血消癰、破血消癥、益氣活血通絡等多種方法。

三．活血化瘀藥的分類

根據活血化瘀藥的作用特點和臨床應用的不同，一般將其分為活血止痛藥、活血調經藥、活血療傷藥、破血消癥藥等四類。

（一）活血止痛藥

活血止痛藥以活血止痛見長，多兼有行氣作用，有行氣活血、使氣行助血行的特點，主治氣血瘀滯所致的頭痛、胸脅痛、心腹痛、痛經、產後腹痛、肢體痹痛、跌打損傷腫痛及瘡癰腫痛等痛證，也廣泛應用於其他瘀血病證。主要藥物如川芎、鬱金、延胡索、薑黃、夏天無、楓香脂等。

（二）活血調經藥

活血調經藥尤善通調經水，有行血而不峻猛、通經而不傷正的特點。主治血行不暢所致的月經不調、痛經、經閉及產後瘀滯腹痛，亦常用於瘀血痛證、癥瘕、跌打損傷、瘡癰腫毒等。主要藥物如丹參、紅花、桃仁、益母草、牛膝、雞血藤、澤蘭、王不留行、月季花、淩霄花、番紅花等。

（三）活血療傷藥

活血療傷藥長於消腫止痛、續筋接骨、止血生肌。主要適用於跌打損傷、瘀腫疼痛、骨折筋損、金瘡出血等傷科疾患，也可用於其他血瘀病證。主要藥物如土鱉蟲、馬錢子、自然銅、蘇木、骨碎補、血竭、兒茶、劉寄奴、皂角刺、乳香、沒藥、連錢草等。

（四）破血消癥藥

破血消癥藥藥性峻猛，走而不守，能破血逐瘀、消癥散積，主治瘀血之重證，尤多用於癥瘕積聚。亦可用於血瘀經閉、瘀腫疼痛、偏癱等症。主要藥物如莪朮、三棱、水蛭、穿山甲等。

此外，尚有其他章節提到的瀉下祛瘀的大黃，用於瘀血積滯；補血活血的當歸，用於血虛血瘀；化瘀止血的三七、蒲黃、五靈脂、藕節、茜草等，用於出血兼有瘀血；涼血化瘀的丹皮、赤芍藥、紫草、馬鞭草、羊蹄等，用於血熱血瘀。

四．活血化瘀藥的作用機理

（一）從性味歸經來分析其作用機理

活血祛瘀藥大部分性溫，能溫通氣血，令其調達；寒性的藥物清血熱而防血熱瘀滯；味辛的藥物能行氣活血，氣行則血行，部分藥物還兼有苦味或鹹味，「苦能泄」、「鹹入血」。活血藥多歸心、肝經，尤以歸肝經為主，因肝藏血、心主血，古有「惡血必歸於肝」之說。

活血藥通過暢通血行、消散瘀血的基本功效，而獲得止痛、消癥、療傷、通痹、消癰、通經絡、通月經等間接功效。

(二) 現代研究

現代研究認為血瘀是一個與血液循環有關的病理過程，與血液循環障礙關係密切，故血瘀證與微循環障礙、血液流變學等異常有關。

活血祛瘀藥通過多環節多途徑來發揮其活血祛瘀作用。如能擴張外周血管，增加器官血流量；抗動脈粥樣硬化和心肌缺血；減少血小板粘着和聚集；增加纖溶酶活性，促進已形成的纖維蛋白溶解，具有抗血栓形成作用；改善微循環，使流動緩慢的血流加速；降低毛細血管的通透性，減少炎性滲出，促進炎性滲出物的吸收等。此外，能調整機體免疫功能，具有抗菌及抗感染等作用。

第二節 活血化瘀藥的安全合理用藥

雖然活血化瘀藥應用廣泛，現代研究亦取得許多重要成果，但不宜將其功用無限擴大化，要正確評價其臨床療效，以中醫藥理論為指導，結合現代研究成果，辨證與辨病相結合，趨利避害，達致安全合理應用活血祛瘀藥。因活血過度，易致出血；化瘀不足，又易致瘀血不去，造成梗塞，故合理使用活血化瘀藥至關重要。

一. 根據病情需要安全合理用藥

(一) 出血性疾病慎用活血化瘀藥

活血化瘀藥用藥後，有可能發生出血和凝血時間延長，故出血性腦病的患者不宜過早用藥；手術前或手術後一至二周內不宜使用活血化瘀藥。

(二) 仔細詢問病史和用藥史

應仔細詢問了解患者病史和用藥史，有遺傳性出血性疾病的患者，如血友病，當忌用活血化瘀藥；正在服用阿司匹靈、維他命 K 等抗凝藥的患者，應忌用或減少活血祛瘀藥的用量。

(三) 辨證用藥與辨病用藥相結合

在辨證用藥的基礎上，可結合現代研究，辨病選用活血化瘀藥，如患冠心病和動脈硬化患者，可選用具有擴張冠狀動脈和保護心肌缺血的藥物，如丹參、川芎、赤芍、牡丹皮、紅花、益母草、鬼箭羽、三七等;動脈硬化、血栓形成患者，可選用抗凝血、抗血小板聚集、抗血栓作用較強的藥物，如川芎、赤芍、丹皮、鬱金、紅花、桃仁、益母草、莪朮、三棱、水蛭、乳香、薑黃、三七等；或選用具有降血脂、抗動脈粥樣硬化的活血藥，如丹參、丹皮、赤芍、三七、虎杖、蒲黃等。

(四) 注意止痛藥的配伍選用

血瘀證的一個突出症狀是疼痛，故選用止痛效果好的活血藥配伍其他藥物，藉以增強療效。如麝香、三七可用於各種瘀血疼痛；延胡索配冰片、蒲黃配五靈脂、檀香配丹參能止心腹諸痛；乳香配沒藥用於跌打損傷疼痛；土鱉蟲配全蝎、蜈蚣用於風濕頑痹入絡疼痛；三七配人參用於氣虛血瘀疼痛等。

此外，應根據活血祛瘀藥的特點進行選藥，如延胡索對於氣滯血瘀的鈍痛效果好，如神經痛、月經痛、內臟痙攣性疼痛、慢性持續性疼痛等；而對刀割等鋭痛效果較差，如外傷、手術後疼痛等。其止痛特點是無成癮性、毒性低、安全性大，且有鎮靜催眠作用。

二．根據活血祛瘀藥的作用強度安全合理用藥

結合古代的用藥經驗和現代的藥理研究結果，根據其作用強弱的不同，活血化瘀藥又有和血、行血、活血散瘀、破血逐瘀等作用強度不同之分。其中，破血逐瘀藥峻猛力強，活血散瘀藥力量次之，行血藥作用較弱，和血藥作用最弱。臨床選藥可參考活血祛瘀藥的作用強弱及臨床用藥經驗合理選用。

臨床之時，還當根據瘀血病證的輕重、緩急、病程長短及患者體質強弱等合理選用不同作用強度的活血祛瘀藥物。病輕而緩、病程短、體質虛弱者，宜選用和血、活血藥;病重急、病程長、體質尚可耐受攻伐者，可選用破血類藥物。切不可動輒破瘀攻逐，雖或可取效於一時，惟恐瘀去而正氣大傷，或致不良反應。

根據第一屆中國活血化瘀研究學術會議制定《傳統活血化瘀藥物範圍》修改後的分類方法，活血化瘀藥可分為以下幾類：

- 和血類:指有養血、和血脈作用者:當歸、丹皮、丹參、生地黃、赤芍、雞血藤。
- 活血類：指有活血、行血、通瘀作用者：川芎、蒲黃、紅花、劉寄奴、五靈脂、鬱金、三七、穿山甲、大黃、薑黃、益母草、澤蘭、蘇木、牛膝、延胡索、鬼箭羽、乳香、沒藥、蠐螬、王不留行。
- 破血類:指有破血消瘀攻堅作用者:水蛭、虻蟲、三棱、莪朮、血竭、桃仁、乾漆、土鱉蟲。

根據作用機理和強度，以血液黏滯性、血小板功能、紅細胞變形性、血栓形成實驗、冠脈流量、心肌收縮力、心肌細胞耗氧量等 26 項指標，對 34 種活血化瘀藥進行系統研究，表明其作用是多途徑和多環節的。按作用強度排列，作用顯著的前 10 名依次為莪朮、血竭、土鱉蟲、桃仁、虻蟲、大黃、水蛭、牛膝、沒藥、三棱；而作用較弱的倒數前 10 名依次為雞血藤、蘇木、蒲黃、生地、丹參、劉寄奴、延胡索、鬱金、當歸、赤芍等。[1]

三．根據血瘀證所在的不同部位合理用藥

王清任敢於創新，勤於實踐，善於應用活血袪瘀藥，根據瘀血的病位不同創製了以血府逐瘀湯為代表的系列方劑。各方均以川芎、當歸、桃仁、紅花、赤芍為基礎藥物，具有活血袪瘀止痛作用。

某些活血化瘀藥對某些病變部位具有明顯的作用趨向，故可按血瘀證的所在部位和病機合理選用或配伍：

如牛膝性善下行，亦能引藥下行，故多用於腰膝以下的肝腎虛弱腰膝疼痛，濕熱足膝腫的多種病證；同時利用其下行之性，可用以治療火熱上炎的牙痛、牙齦腫痛以及氣火上逆、迫血妄行的吐血、咳血等身體上部出血，或倒經、肝陽上亢的頭昏、頭痛等病證，旨在發揮其引血下行、引上亢之陽下降的作用，以提高臨床療效，如玉女煎、鎮肝熄風湯等。

川芎的作用趨向上行頭目、下行血海，內能活血袪瘀，外能袪散風邪，能上能下，達裏透表，可用於多種血瘀病證的治療。

（一）瘀阻於頭面之病證

證見頭痛、神志不清、發狂，以活血化瘀藥配伍通陽開竅活血止痛之麝香，及通陽升散之老葱、生薑，以增強辛香活血通竅之藥效。如通竅活血湯。

（二）瘀阻於胸中之病證

瘀阻於心，則見心悸、胸悶、胸痛、口唇青紫；瘀阻於肺，則胸痛、咳血暗紅或夾紫塊。可用活血化瘀藥配伍枳殼、桔梗、柴胡，以及活血、引血下行的牛膝，增強宣通胸中氣機、引血下行的藥效。如血府逐瘀湯。

（三）瘀血阻於膈下之病證

瘀阻於肝脾，肝鬱氣滯，則見兩脇腫塊、疼痛拒按，以活血化瘀藥配伍活血行氣之延胡索，以及配伍香附、烏藥、枳殼等疏肝行氣止痛之品，可增強行氣止痛之藥效，如膈下逐瘀湯。

（四）瘀阻於腸胃之病證

證見脘腹疼痛、嘔血、大便色黑如柏油，可用化瘀止血法治療。若瘀熱阻滯於腸而患腸癰，可選用大黃，配伍牡丹皮、薏苡仁、桃仁等，如大黃牡丹湯、桃核承氣湯。

（五）瘀阻於少腹之病證

瘀阻於胞宮，血瘀少腹，證見小腹疼痛、月經不調、經色紫暗夾血塊、閉經、產後惡露不淨等。以活血化瘀藥配伍溫裏祛寒之小茴香、肉桂、乾薑，增強溫經止痛之藥效。如少腹逐瘀湯、生化湯、溫經湯。

（六）瘀阻於經絡之病證

瘀血阻滯經脈，證見肩、臂、腰、腿及周身疼痛，以活血化瘀藥配伍秦艽、羌活、地龍等，有增強通絡、宣痹止痛之藥效，如身痛逐瘀湯或活絡效靈丹加減。

若瘀阻於四肢經絡，證見局部冰冷、皮色暗紅或青紫，可選用牛膝、丹參、川芎、雞血藤、當歸等。

若因外傷或皮下出血等所致瘀阻於皮肉筋骨之病證，證見皮膚青紫、皮下血腫、疼痛等，宜選用三七、蘇木、自然銅、續斷、血竭等以活血消腫，在用法上可選用外敷之法。

四．根據瘀血的病理歸類合理用藥

（一）閉塞性瘀血

多為氣虛血滯，常見於中風後遺症、冠心病心絞痛等；或寒凝血脈，治當補氣、化瘀、溫通，可選用川芎、延胡索、薑黃、乳香、沒藥、三棱、莪朮、當歸等，配人參、黃芪、黨參、白朮等補氣藥；或配通經活絡藥如全蝎、蜈蚣、威靈仙等。

（二）鬱滯性瘀血

多為氣滯血瘀或寒凝血脈，治以行氣、化瘀、溫通、攻瘀。宜選用既能行氣又能活血的藥物如川芎、延胡索、薑黃、乳香、沒藥、三棱、莪朮等，配伍桂枝、肉桂、香附、木香、檀香、砂仁等。

（三）出血性瘀血

多因外傷、出血性中風、婦女經產諸證或血熱迫血妄行、離經之血未能及時排出或消散。急性期或出血量多者，宜慎用或忌用活血化瘀藥；待病情穩定後治當止血消瘀、固本。選用既能止血又能化瘀的藥物，如三七、蒲黃、五靈脂、藕節等。

五．不同年齡與體質者患血瘀證的安全合理用藥

(一) 兒童和老年人

兒童和年長者臟腑、氣血不足，宜選用和血藥，不宜用活血作用強的活血藥。水蛭、虻蟲、乾漆、土鱉蟲等有毒之品，尤當忌用或慎用。

老年人患血瘀證常兼夾出血，使用活血祛瘀藥應注意選用既能活血，又能止血的藥物，如三七、血竭、蒲黃、五靈脂等。

老年人患血瘀證常兼痰阻，致痰瘀互結，使用活血藥時當配合祛痰通絡之品，以痰瘀並治，用大黃、膽南星、石菖蒲、鬱金、香附、川芎、蒲黃、益母草、澤蘭、薤白、旋覆花、海風藤、王不留行、栝樓、半夏等。

中老年人，腎氣日衰，臟腑精氣漸減，易致氣血不暢，血瘀於心腦，故中老年人患瘀血病證多屬本虛標實之證，使用活血藥應注意補腎扶正，益氣健脾，使祛瘀而不傷正。

茲舉著名中西醫結合專家陳可冀院士治療痰瘀互結胸痹病案一則於後說明之。

病案舉例：

徐某，男性，74 歲，北京退休幹部，主訴因陣作胸悶痛 4 年於 2003 年 10 月 28 日來診。病人 2000 年初首次發生急性心內膜下心肌梗死。1 年前髖關節骨折後手術誘發心肌梗死，行冠狀動脈造影示：三支病變加左主幹病變，並出現喘憋，在某大醫院診為冠心病心力衰竭、心律失常、呼吸衰竭，未能行內科介入及冠狀動脈搭橋手術。平時病人口服倍他樂克、開搏通、魯南欣康，因活動時持續心前區疼痛，在北京某大醫院診為急性前間壁心肌梗死，經予尿激酶溶栓，血管已通。2000 年 4 月在北京阜外心血管病醫院行冠狀動脈造影示右冠狀動脈近端彌漫性病變，呈不規則狹窄 80%，左冠狀動脈前降支中段 100% 狹窄，迴旋支近段狹窄 90%，EF 值 67.8%，三酰甘油（TG）4.4mmol/L，服用中成藥通心絡等，仍有陣作胸悶疼，稍動即有加重，夜眠差，食納二便可。既往有高脂血症 5 年 TG 升高；高血壓史 5 年，血壓最高 190/120mmHg，現一般血壓維持在 120/80mmHg。查體：舌暗，苔白膩、脈沉弦；血壓 110/70mmHg，心率 82 次 /min。中醫診斷：胸痹，眩暈，氣虛血瘀痰阻；西醫診斷：冠狀動脈粥樣硬化性心臟病心絞痛，陳舊性心肌梗死，心功能 I 級高血壓病 2 級（極高危），高脂血症。治療原則：急則治標，化痰活血，寬胸通陽。血府逐瘀湯合瓜蔞薤白半夏湯加減：桃仁 12 克，紅花 15 克，當歸尾 20 克，川芎 10 克，赤芍 12 克，生地 12 克，柴胡 12 克，枳殼 12 克，陳皮 10 克，桔梗 12 克，全瓜蔞 30 克，薤白 30 克，半夏 10 克，甘草 10 克，茯苓 12 克。4 月 7 日二診：病人一直服用上述藥物，無明顯不適主訴，查舌苔黃厚膩、脈細弦。乃於前方加用藿香、佩蘭各 30 克以加強芳化濕濁之功。1 年後又來門診。精神很好，自訴一直服用本方，無明顯不適主訴。[2]

(二) 孕婦和產婦

水蛭、虻蟲、乾漆、土鱉蟲等有毒之品以及紅花，孕婦、產婦當忌用。

活血化瘀藥有加強子宮收縮作用，孕婦及月經過多者宜忌用或慎用。如紅花、西紅花、鬱金、桃仁、益母草、薑黃、蒲黃、雞血藤等均有收縮子宮的作用，王不留行、莪朮等有抗着床、抗早孕作用；鬱金、薑黃、益母草、水蛭可能引起流產。

益母草、紅花、蒲黃、當歸、川芎等能加強子宮收縮，用作產後調理藥，可加速子宮復舊，治療產後出血和復舊不全。

產婦氣滯血瘀，乳汁不通，可選用穿山甲、王不留行等活血通經下乳。

(三) 體虛患者

忌用有毒和藥性猛烈的破血藥，慎用活血藥。或配伍補氣扶正藥攻補兼施。

六. 血瘀證兼證的安全合理選藥

(一) 虛實夾雜

虛實夾雜的瘀血病證可因瘀致虛、或因祛瘀致虛、或因氣虛致瘀，主要有以下幾種情況：

- 血瘀證日久，瘀血不去，新血不生，常兼有血虛，證見頭面、肌膚失榮，肌膚甲錯，月經量少等，宜選用丹參、雞血藤等活血補血藥，丹參能使瘀血去而新血生，並配伍當歸、熟地黃、製何首烏、枸杞子、白芍等養血藥。
- 使用活血祛瘀藥日久，致氣血耗傷或陰血耗傷者，宜配伍補氣養血或滋陰養血藥；在使用峻猛的破血藥如水蛭、三棱、莪朮時，應佐以養血藥，防止破血藥的耗血之弊，使祛瘀不傷正。
- 因氣虛致瘀，兼有氣虛症狀，如氣短乏力、喘促、食少、脈虛弱等，可配伍人參、黃芪、黨參等補氣藥，使氣旺則血行。
- 陽虛血寒致凝者，宜選用川芎、當歸、薑黃、延胡索等溫性行氣活血藥，並配伍肉桂、桂枝等溫通血脈藥，以及巴戟天、淫羊藿等補陽藥。

(二) 兼寒邪阻滯

因寒致瘀者，兼有畏寒肢冷、腰膝冷痛等，選用溫性的活血藥，如川芎、薑黃、莪朮、延胡索等，並配伍溫經散寒通陽藥物，如桂枝、肉桂、吳茱萸、附子、細辛等。

茲舉著名中醫孟澍江治療寒瘀互結心絡之胸痹一案於後：

病案舉例：

張某，女，55 歲。1987 年 11 月 11 日初診。

自訴患冠心病已 5 年餘，常因受寒或情緒激動而引發，發時則含硝酸甘油片，即可緩解。刻診：心絞痛呈縮窄痛，或呈明顯壓迫痛狀，位在胸骨之後，或在左胸前，可放射到左肩左臂。苔白微膩，脈沉遲。證屬寒瘀互結心絡，治宜散寒化瘀通絡。方用辛芎二黃湯。

處方：細辛 4 克，川芎 8 克，生蒲黃 15 克，薑黃 6 克。3 劑。

二診：藥後痛勢緩解。後繼服 15 劑，痛勢全消。其後雖尚有小發作，但痛勢明顯輕微，按原方服一、二劑即可平復。

本案中細辛、川芎散寒，走竄通絡；蒲黃、薑黃行氣滯，通血脈，共達祛寒通絡、祛瘀止痛之效。[3]

（三）兼熱邪瘀滯

因熱而致瘀，兼有發熱、口渴、便秘、口乾等症狀，宜選用寒性的活血藥，如丹參、鬱金、益母草等，並配伍清熱瀉火藥，如黃連、黃芩、大黃等。若熱毒瘀滯而致瘡癰腫痛者，宜選用活血消癰藥，如乳香、沒藥，配伍清熱解毒、活血消癰藥物，如牡丹皮、赤芍、敗醬草、紅藤、連翹、蒲公英等。

（四）因外傷而致瘀

兼有瘀滯腫痛、包塊等，宜選用活血療傷、通絡止痛藥，如乳香、沒藥、蘇木、自然銅等，配伍麝香、地龍等。

（五）兼風濕痹阻

風濕痹阻日久，經脈不通，證見關節變形、拘急、屈伸不利，宜選用雞血藤、薑黃、川芎等活血通絡藥，並配伍威靈仙、蘄蛇、全蝎、蜈蚣等祛風通絡止痛藥。

（六）兼肝氣鬱結

婦女以血為本，以肝為本，易致肝氣鬱結而見氣滯血瘀之證，證見乳房脹痛、月經不調等，宜選用鬱金、延胡索、川芎等行氣活血藥，並配伍香附、柴胡、佛手等疏肝行氣藥。

（七）兼肝熱、肝陽上亢或肝風內動

血瘀證常兼肝熱、肝陽上亢，證見頭昏目眩、面紅目赤；或夾肝風內動、中風半

身不遂等，宜選用偏寒性的活血藥，如丹參、鬱金、益母草等，同時配伍菊花、葛根、牡蠣、羚羊角等清肝熱、平肝潛陽藥，或鉤藤、天麻、地龍等平肝熄風止痙藥；陰虛陽亢則配伍生地、黑豆、龜板、鱉甲、珍珠母、牡蠣等滋陰潛陽藥。

(八) 兼痰濁阻滯

痰瘀互結，證見手足麻木、眩暈、抽搐、口眼歪斜等，宜選用鬱金、益母草、川芎、丹參等，並配伍桂枝、瓜蔞、法半夏、陳皮、枳實、白芥子、天南星、白附子、全蝎、蜈蚣等化痰、熄風通絡藥物。

(九) 兼水飲內阻、瘀水互結

瘀血內阻日久，血脈不通，水濕內停，導致癥瘕積聚，如肝癌、肝硬化後期腹水等。宜選用既能活血又能利水的藥物，如益母草、澤蘭等，並配伍利水滲濕藥或峻下逐水藥以祛除水濕之邪，同時注意扶正。

七. 不同季節與氣候血瘀證病者的合理選藥

秋冬季節天氣寒冷，血瘀證往往加重，血得寒則凝，可選用性偏溫熱的活血藥，不宜過用寒性的活血祛瘀藥；春夏氣候溫熱，血得溫則行，可用寒性的活血祛瘀藥，若用溫熱藥，用量可減少。

八. 合理停藥

活血化瘀藥屬祛邪藥，多服久服易傷正氣，尤其是破血藥及有毒性的藥物，應中病即止，不宜過用。

九. 活血化瘀藥的用量和用法

(一) 用量

有大毒藥物如馬錢子，應嚴格掌握其用量；有毒或有小毒的藥物，或破血藥，也不可過用、久用。

在以相須、相使組成的活血化瘀方劑的藥對中，其用量的大小與藥效強度具有直接的關係。如桃仁配紅花，適用於一切血脈瘀阻之證。劑量重則能破血逐瘀，劑量輕卻能調血和血。歷代醫家根據各自的用藥經驗形成了自己的特色。如著名中醫施今墨治療冠心病、心絞痛尚無器質性病變者，重用丹參，少佐三七。反之，病程日久、又有器質性損害者則主以三七，佐以丹參。[4]

(二) 煎煮法

可加酒煎，或酒水合煎，或用溫酒送服藥末，或用酒泡服。酒性辛溫，能加速血行，使藥力易於直達病所，增強活血化瘀之藥效。一般用酒精度較低的黃紅酒，不宜用烈性白酒。如對酒精過敏或高血壓、心臟病等患者，則不宜用酒。

含揮發油的活血祛瘀藥，如川芎、薑黃、莪朮等，不宜久煎。

(三) 劑型

新瘀證急，宜用湯劑，以取其力大效速；久瘀證緩，宜用丸劑，以取其力小性緩，使瘀消而不致於傷正。

味濁難服樹脂類藥物如乳香、沒藥等，或動物藥如水蛭、土鱉蟲等，入丸散用可減少胃腸道的反應；有效成分難溶於水的延胡索等，亦可入丸散用，以提高藥效。

性劇毒烈藥物如製馬錢子宜入丸散，以便準確控制其用量，防止中毒。

外傷瘀滯腫痛或癥瘕積聚者，除內服湯藥之外，亦可配合外敷劑型，研末調敷患處，使藥效直達病所。

(四) 服藥法

活血化瘀藥宜溫服，取其溫通之效。一般宜飯後服藥。

十. 藥後調攝

(一) 飲食宜忌

服用活血祛瘀藥忌食肥甘厚味之品，以及生冷食物。

(二) 服用活血祛瘀藥後可能出現的不良反應及處置

1、出血

活血祛瘀藥常用於治療心腦血管疾病、外傷骨科、婦女經產諸證，故使用本類藥物應注意監測心率、心律、心電圖、血壓、脈搏以及疼痛、出血等情況，以觀察療效和保證用藥的安全。如發現有出血、心率加快、血壓下降、脈搏加快等，應及時停藥，並進一步檢查或及時救治。

紅花具有抗凝血和抗血栓作用，長期服用可能影響凝血機制，婦女可能出現月經量多或經期提前等；莪朮、三棱具有抗凝血和溶血作用，有出血傾向者，使用劑量過大或使用不當可能引起大出血；對子宮肌瘤患者，可能引起崩漏。

2、消化道反應

味濁難服的藥物如乳香、沒藥、血竭等含有樹脂和揮發油，容易引起反胃、噁心，甚至嘔吐；紅花含黃色素，西紅花含番紅花苷色素，服後可能出現頭昏、食欲減退等；水蛭煎劑味劣難服，聞之即能致噁心欲嘔，患消化系統疾病者易引起噁心、嘔吐、腹痛、腹瀉等副作用；三棱劑量過大，部分病人會有食欲減退、腹脹、噁心等不良反應；地鱉蟲劑量稍大也可有消化道反應。配伍陳皮、生薑、甘草、大棗等矯味、和胃護胃藥，可減輕消化道反應。

第三節　常用烈性或具毒性活血祛瘀藥的安全合理用藥

大毒藥生馬錢子、斑蝥被列入香港《中醫藥條例》附表1中規管的31種烈性/毒性中藥材中，臨床應嚴格控制應用；桃仁、土鱉蟲、製馬錢子、水蛭等為毒性中藥，臨床應謹慎使用，以達安全用藥之目的。

一．桃仁〔Semen Persicae〕

為薔薇科植物桃 *Prunus persica* (L.) Batsch 或山桃 *P. davidiana* (Carr.) Franch. 的成熟種子。

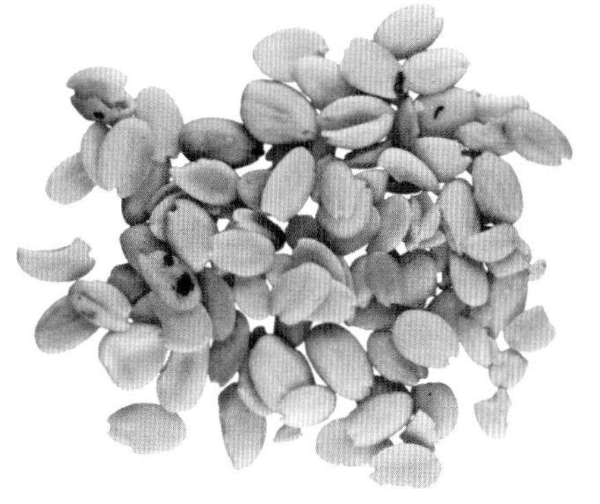

桃仁

(一) 作用特點

1、性能特點

首載於《神農本草經》，曰：「治瘀血，血閉瘕，邪氣，殺小蟲。」

桃仁性味苦、甘，平，有小毒。歸心、肝、大腸經。入血分，能活血祛瘀，具有抗凝血作用，可改善血行、消除血行阻滯、祛瘀生新，使各臟器組織機能恢復；具促進子宮收縮作用，有助於初產婦子宮恢復和止血；富含油脂，苦泄滑利，能開結通滯、潤腸通便；所含苦杏仁苷具有鎮咳平喘作用。

2、不同炮製品的作用特點

生桃仁粉碎後的生桃仁粉水溶性煎出物含量明顯提高。生桃仁的抗凝血、抗血栓、抗炎、潤腸作用最強。

燀去皮：既可純淨藥材，又有利於有效成分煎出，也可緩和藥性。但燀製時間不宜過長，以免有效成分過度損失。

桃仁霜：研粉吸去油脂，潤腸通便作用減弱，適用於瘀血內阻而脾虛便溏者。

(二)安全合理用藥

1、適應證

桃仁用於臨床各科，治療多種有瘀血阻滯病證，如痛經、閉經、產後腹痛、惡露不下、肝脾腫大、中風後遺症、便秘等。因其所含油脂能潤腸通便，故尤其適合於瘀血兼有便秘的病證。

2、禁忌證

孕婦忌用。便溏者慎用。

3、用法用量

煎服，5~10 克，本品有毒，不可過量。入丸散 1~3 克。桃仁宜燀去皮，打碎煎煮，使其有效成分易於溶出，減少毒性，提高療效，並節省藥材，減少浪費。

(三)不良反應及處理

桃仁含苦杏仁苷，在體內可分解成氫氰酸，對呼吸中樞具有麻痹作用。過量服用桃仁，可致中毒。《本草經疏》云：「桃仁性善破血，散而不收，瀉而無補，過用之，及用之不得其當，能使血下不止，損傷真陰」。

1、臨床表現

早期可見頭暈、頭痛、噁心、嘔吐、心跳加快，繼之呼吸困難、胸悶，其後則意識喪失、二便失禁、瞳孔散大、光反射消失、昏迷、血壓下降，甚則呼吸衰竭、心跳停止而死亡。

氫氰酸對皮膚黏膜有刺激作用，有接觸桃仁而引起過敏者，接觸部位手背刺痛，出現紅色疹塊，並有癢感。[5]

2、中毒解救

迅速送醫院處理，主要包括：

- 早期洗胃。
- 已出現昏迷者，宜先吸入亞硝酸異戊酯，繼用 3% 亞硝酸鈉注射液靜脈注射，再用 50% 硫代硫酸鈉注射液，靜脈注入，慢速注射。必要時，可用半量重複注射一次。
- 呼吸抑制，用呼吸興奮劑及吸氧、保溫等。

二．土鱉蟲（䗪蟲、地鱉蟲）〔Eupolyphaga seu Steleophaga〕

為鱉蠊科昆蟲地鱉 *Eupolyphaga sinensis* Walker 或冀地鱉 *Steleophaga plancyi* (Boleny) 雌蟲的全體。

（一）作用特點

1、性能特點

性寒，味鹹，有小毒。入肝經。有破血逐瘀、通絡療傷作用。破血逐瘀力較強，續筋接骨功效顯著。其攻堅逐瘀而有推陳出新之能，猛而不峻。故內科常用於消癥散結，治療癥瘕積聚；婦科常用於通經逐瘀，治療血滯經閉、痛經等；傷科常用於活血療傷，為傷科跌打損傷之要藥。

2、不同炮製品作用特點

一般用炒製。用酒炙土鱉蟲能起到增效減毒效果。通過酒炙的土鱉蟲既能增強其破血逐瘀作用，又減弱了腥臭之氣，起到了增強療效、去臭矯味作用，減少胃腸不良刺激。

（二）土鱉蟲的安全合理用藥

煎服，3~10 克；研末服，1~1.5 克，黃酒送服，或裝膠囊服用，以減少對胃腸的刺激。外用適量。注意掌握劑量，先用常規量，根據病人的體質、耐受程度逐漸增量，見效為度。

孕婦忌服，月經期無瘀血者慎用。有心臟病的患者慎用，注意觀察心率、血壓、脈搏和心電圖變化。有過敏史的患者忌用。

（三）不良反應及處理

1、臨床表現

- 全身乏力，噁心，腹痛，眩暈等。
- 治療量下出現竇性心率減慢。
- 過敏反應：全身密集的小丘疹，伴全身瘙癢，停藥 1~2 天皮疹消失，可能與土鱉蟲所含的異性蛋白刺激有關。有異性蛋白過敏史（如食魚蝦過敏）者慎用。[6, 7]

2、處理

若出現過敏反應，抗過敏藥對症處理。

三．馬錢子〔Processed Semen Strychni〕

為馬錢科植物馬錢 *Strychnos nux-vomica* L. 或雲南馬錢 *S. Pierriana* A.W. Hill 的乾燥成熟種子。

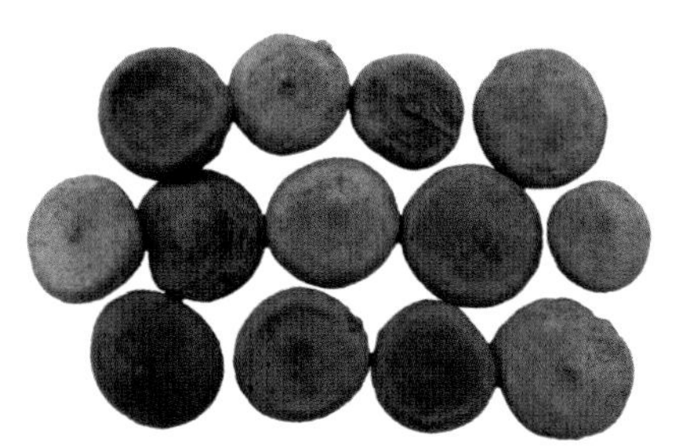

馬錢子

（一）作用特點

1、性能特點

馬錢子味苦，寒（2005 年版《中國藥典》記載為溫性）。有大毒。歸肝、脾經。具活血通絡、止痛、散結消腫之功。善於活血通絡、散結消腫，又長於止痛，為傷科療傷止痛之佳品。善於搜筋骨間風濕、開通經絡、透達關節，止痛力強，為治療風濕頑痹、拘攣疼痛、麻木癱瘓之佳品。

馬錢子為劇毒藥，不合理應用易致不良反應及中毒，臨床有許多報道。現代在炮製、毒理方面做了大量研究，取得較大進展，但是仍存在着具體毒性成分與藥理成分關係模糊、毒代動力學方面研究欠缺、臨床上缺乏對毒性成分的安全性監控等問題；深入研究馬錢子的毒性作用，加強觀察其在人體內的代謝情況，減毒增效以提高其臨床安全性和療效將是今後的研究方向。[8]

2、不同炮製品的作用特點

生馬錢子：毒性劇烈，為香港《中醫藥條例》附表 1 的 31 種烈性 毒性中藥材之一，為中國國家規定的毒性中藥管理品種，僅供外用。

製馬錢子：為了確保臨床用藥安全有效，內服必須用製馬錢子。傳統炮製方法有多種，主要是通過加熱以降低其毒性。其中，高溫砂燙法是現今最主要炮製方法。炮製後毒性較低，作用較強，亦易於粉碎。

3、不同品種的作用特點

由於不同品種馬錢子的馬錢子鹼含量不同，因而臨床應用時會因更換品種而導致中毒。故在應用時要特別謹慎，以避免因品種不同而致中毒。

（二）安全合理用藥

1、適應證

用於骨傷外科痛證，以及風濕頑痹、拘攣疼痛、麻木癱瘓等。現代用馬錢子製劑為主治療面神經麻痹、神經性皮炎、手足癬、三叉神經痛、坐骨神經痛、重症肌無力、呼吸肌麻痹、慢性支氣管炎、精神分裂症、癲癇、漏肩風、陽痿、再生障礙性貧血等。

2、禁忌證

孕婦禁用。體虛者忌用。競賽運動員忌服。高血壓、心臟病及肝腎功能不全者，忌用。

3、用法用量

(1) 內服

僅能用製馬錢子，多入丸散，日服 0.3~0.6 克。有大毒，內服應嚴格控制劑量，不宜多服久服。須注意嚴格炮製，不能內服生馬錢子。

服藥法：首次用量宜輕，因馬錢子的最佳有效量與輕度中毒量十分接近，故應從小劑量開始遞增。如果出現舌麻，口唇發紫，輕度頭痛頭暈，全身肌肉輕度抽搐時，應立即減量服用。

注意個體差異。中毒與個體對該藥的耐受性、反應性的差異有關，用藥時尤當注意。

受到外來刺激易引起抽搐，故以在臨睡前環境安靜時服用為好。服藥後不宜下床單獨活動。

排泄慢，有蓄積作用，連續服藥 2 個月後可隔 4~5 天再服。如做成適當的控釋劑型，有可能會使該藥的臨床療效進一步提高，且使不良反應降低。

不宜與酒同服，服藥後也不宜飲酒，以免加劇毒性。[9]

(2) 外用

外用適量，研末調塗。所含有毒成分能被皮膚吸收，故外用亦不宜大面積塗敷。

(三) 不良反應及處理

馬錢子的有效成分為士的寧（番木鱉鹼 strychninc）和馬錢子鹼（brucine），有劇毒。已有多起因攝入過量馬錢子而致中毒甚至死亡的報道。[10] 炮製不當、過量（中毒量 1.5~3 克，中毒致死量 4~12 克以上）或久服易致中毒。相當於成人一次服士的寧 5~10mg 可致中毒，30mg 致死。馬錢子民間亦常用於腫瘤，使用不當常致中毒，臨證處方用藥時必須十分慎重，不可盲目使用。[11]

1、臨床表現

- 早期表現為頭痛頭昏、煩躁不安，繼則頸項強硬、全身發緊，甚則角弓反張、兩手握拳、牙關緊閉、面呈痙笑。
- 嚴重者神志昏迷、呼吸急促、心律不齊、瞳孔散大，乃至死亡。死亡原因為強直性驚厥反覆發作造成衰竭及窒息死亡。
- 此外，另有報道類風濕性關節炎患者，服用馬錢子 3 個月，出現耳鳴、耳聾。說明長期服用馬錢子可蓄積中毒，致使耳周邊血管一過性痙攣等。[12]

2、中毒解救

- 立即停藥，並送醫院救治。
- 若有驚厥，立即將患者置於安靜的暗室，避免光線、聲響及外界刺激。
- 盡快用中樞抑制劑控制驚厥發作。
- 若有呼吸抑制，應暫時停用中樞抑制劑，可採用呼吸機，必要時進行氣管切開。
- 驚厥控制後，可用0.1%的高錳酸鉀洗胃，飲用牛奶、蛋清等。但忌用咖啡因和阿片類，以免加重士的寧中毒的呼吸抑制作用。
- 溫鹽水灌服催吐，玄明粉加甘草導瀉。
- 蜂蜜60克，綠豆30克，甘草30克，煎湯頻服。
- 連翹、金銀花各15克、綠豆60克，水煎服。

病案舉例：

病人XX，男，34歲，因頸部僵硬、疼痛1年，加重1周，於2005年10月入院。入院診斷頸椎病。治療期間遵醫囑口服馬錢子膠囊，每日2粒（約0.6g），溫開水送服。即日18:00服藥，於20:00出現頸部抽動、呼吸困難、面部紫紅、咀嚼肌痙攣、項肌痙攣、牙關緊閉、輕度角弓反張，然後伸肌與屈肌同時極度收縮，對聽、視、味感覺等過度敏感，反覆發生嚴重驚厥。經醫生診斷考慮馬錢子中毒。經過及時的搶救與護理，中毒症狀基本控制。[13]

（四）配伍用藥

配伍較大劑量之白芍、生地黃：可降低其毒性，減少不良反應的發生。

與倍量以上的甘草同煎：可減輕或解除馬錢子的毒性。

（五）配伍禁忌

不宜與麝香、延胡索同用：麝香、延胡索可增強馬錢子的毒性。

（六）鑑別用藥

馬錢子又稱番木鱉，木鱉子又稱土木鱉。因兩者皆以「鱉」之形態而命名，由於其皆為種子、藥名有相似之處，在功用上皆能消腫散結定痛，故皆可用於治療瘡癰腫毒等外科疾患。臨床有混淆用藥的情況。但兩者來源於不同植物，形態、功用有別，不可混淆。

馬錢子為馬錢科植物，木鱉子為葫蘆科植物木鱉子 *Momordica cochinchinensis* (Lour.) Spre. 的乾燥成熟種子。形態上馬錢子呈圓形，一面的中心凹陷，狀如紐扣，密生茸毛，似馬之連錢，故名馬錢子。木鱉子為呈平圓板狀，中間隆起，周邊有鋸齒狀突起，無茸毛，形如鱉，又似蟹。

在藥性及功用方面，馬錢子大苦大寒，苦瀉清熱，有大毒，其性峻烈，重在散血熱、消腫結、活血通脈、搜風定痛，用於跌打損傷、風濕頑痹、半身不遂、熱毒瘡瘍等，其毒性和止痛作用均大於木鱉子，極易中毒。木鱉子苦甘溫，毒性和藥性均較馬錢子緩和，多外用治療腫毒瘡癰，亦用於瘰癧痰核、筋脈痙攣等。木鱉子的具體內容如下：

1、木鱉子的作用特點

本品首載於《日華子本草》。《開寶本草》言其性味「甘溫無毒」;《本草綱目》謂其「苦微甘，溫，有小毒」;《中藥大辭典》載「苦微甘，溫，有毒」。其後基本因襲此説並成定論。歷版《中國藥典》均謂其藥性為「溫」。性溫，味苦，微甘;有毒。本品性疏壅散結，能祛毒外出、散結消腫、攻毒療瘡。用於瘡瘍腫毒、乳癰、瘰癧、痔漏、乾癬、禿瘡。

2、木鱉子的安全合理用藥

用量用法：本品有毒，內服宜去油取霜後用，用量 0.6~1.2g，多入丸散劑，應嚴格掌握用量，不可多服久服。外用適量，生用，研末，用醋或油調敷，或磨汁塗，或煎湯熏洗。

禁忌證：孕婦及體虛者忌服。《本草彙言》記載「胃虛，大腸不實，元真虧損者，不可概投」。

3、木鱉子的不良反應及處理

木鱉子含毒性成分木鱉子皂苷，小鼠靜脈注射其半數致死量為 32.35mg/kg，腹腔注射則為 37.34mg/kg。另一種毒性成分為木鱉子素，小鼠腹腔注射 LD_{50} 為 16mg/kg，中毒動物安靜衰竭死亡。[14]

(1) 臨床表現

因木鱉子多外用，中毒情況少見。若誤食或用量過大，可致中毒。表現為噁心嘔吐、頭昏頭痛、耳鳴、腹痛腹瀉、便血、四肢無力、意識障礙、休克等。

(2) 中毒救治

用 1：5000 的高錳酸鉀或 0.5% 的藥用炭洗胃，服蛋清、灌腸及硫酸鎂導瀉。或靜脈輸液及對症治療。

四．水蛭〔Hirudo〕

為水蛭科動物螞蟥 *Whitmania pigra* Whitman、水蛭 *Hirudo nipponica* Whitman 及柳葉螞蟥 *W. acranulata* Whitman 的乾燥體。

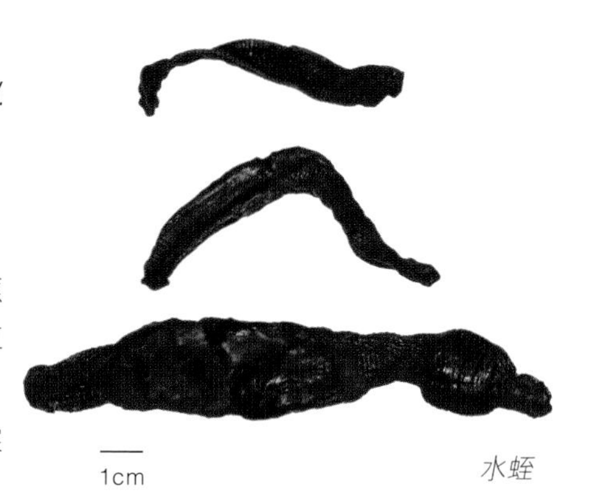

水蛭

(一) 作用特點

水蛭具有重要的藥用價值，中外醫學均有應用水蛭的傳統，故水蛭又名「醫蛭」。《神農本草經》云：「味鹹，平，有毒。主逐惡血，瘀血，月閉，破血瘕，積聚，無子，利水道。」《傷寒論》中抵擋湯即用水蛭配伍。水蛭鹹、苦，平，有小毒。歸肝經。有破血通經、逐瘀消癥作用。其作用較為峻猛，多用於有形之瘀血。主要化學成分為水蛭素，具有抗血栓、抗凝血的作用。

(二) 安全合理用藥

1、適應病證

現代廣泛應用於臨床各科，尤其多用於心腦血管疾病、血液病、婦科病、眼科等見瘀血徵象者；手術後腸粘連、宮外孕包塊、乳癖以及腫瘤等疑難雜證。若能合理應用，水蛭是安全有效的。

2、用藥禁忌

- 孕婦禁用，月經過多者忌用。有墮胎和致畸胎作用。
- 凝血功能障礙者（如血友病）或患有可能導致凝血功能障礙的疾病者忌用，如肝硬化、脾腫大、脾功能亢進者等。
- 體質虛弱者慎用。

3、用法用量

- 水煎服，1.5~3 克；研末服，0.3~0.5 克。以生用為宜。
- 因其所含水蛭素，遇熱及稀鹽酸易被破壞，故以入丸散或研末服為宜。可用粉碎機製粉，裝入膠囊中吞服，既可保持藥效，又可矯味，便於服用。
- 用量與病情、體質有關：體質羸弱者，即使用小劑量水蛭，也可出現面色萎黃、乏力等氣血兩虛症狀，甚至導致出血。體質強壯且無凝血功能障礙者，用量較大（10 克），也未見不良反應。

(三) 不良反應及處理

水蛭的毒副作用主要見於用藥不當、過敏體質及患消化道疾病重證患者。

1、臨床表現

- 胃腸道反應：水蛭煎劑味腥難服，易引起噁心、嘔吐、腹痛、腹瀉等不良反應。
- 氣虛證候：有些患者口服水蛭粉 10 天後出現口乾、便秘、氣短和乏力等症狀，個別出現痔瘡出血，停藥後緩解。
- 水蛭中毒：大量服用水蛭粉（200 克 / 次），出現膝關節僵硬，繼之周身青紫、僵直、不能言語，最後可出現神志昏迷、全身青紫、呼吸衰竭、心跳微弱死亡。[15]
- 過敏反應：表現為全身丘疹、灼熱瘙癢，繼見面色蒼白、呼吸困難、口唇發紺、出汗、血壓下降等休克症狀。[16]

2、處理

- 早期洗胃，導瀉，服用活性炭，口服維他命 B、C。以對症處理為主。
- 出血者，口服或注射維他命 K 和安絡血。
- 對症治療。
- 中藥綠豆 100 克、甘草 30 克，水煎服；或萬年青、半邊蓮各 9 克，水煎服。

（四）配伍用藥

配黃芪：增強益氣活血作用，用於血瘀兼氣虛之證。

配雞內金：可增強破血消瘀作用，亦可減輕水蛭的胃腸道反應。

五．三棱〔Rhizoma Sparganii〕和莪朮〔Rhizoma Curcumae〕

三棱為黑三棱科植物黑三棱 *Sparganium stoloniferum* Buch.-Ham. ex Juz. 的塊莖。莪朮為薑科植物蓬莪朮 *Curcuma phaeocaulis* Val.、廣西莪朮 *C. kwangsiensis* S.G.Lee et C.F.Liang 或溫鬱金 *C. wenyujin* Y.H.Chen et C.Ling 的根莖。

（一）作用特點

三棱、莪朮均有破血行氣、消積作用；三棱活血作用強於莪朮，莪朮理氣作用強於三棱，二藥常相須為用，使藥力增強。

（二）合理用藥

- 兩藥藥性峻猛，有耗氣傷血之弊，不宜過量久服，孕婦及月經過多、月經先期、血熱者忌用。
- 氣血兩虛、脾胃虛弱而無積滯者不宜用。若體虛而有癥瘕積滯，非用本品不可者，配伍補氣健脾扶正藥如人參、黃芪、白朮等。

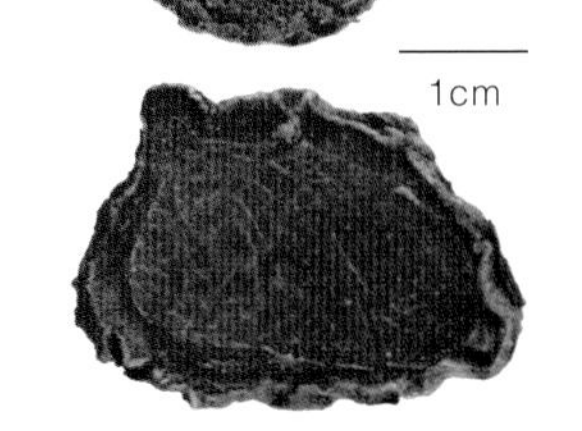

三棱及莪朮

- 用法用量：煎服，3~15 克。破血逐瘀多醋炒，行氣止痛多生用。外用適量。

(三)不良反應及處理

服藥過程中，部分病人可見頭暈、噁心、面部潮紅、呼吸困難、胸悶;個別有發熱、發紺、心慌、乏力等。出現上述反應當立即停藥。

(四)鑑別用藥

1、三棱與莪朮

二者性味均辛苦溫或平(三棱),都能破血行氣、消積止痛。二者配伍應用，治療血瘀及食積重症。三棱偏於破血，莪朮偏於破氣。

2、荊三棱與黑三棱

三棱的品種較多，其中以荊三棱、黑三棱為常用，但名稱常有混淆。歷史上，莎草科的三棱(植物名稱為荊三棱)因塊莖須多根，需火燒其鬚根(習慣不去皮),致藥材變黑，故藥材名「黑三棱」;而黑三棱科的三棱(植物名稱為黑三棱)原生長於古荊州地區，故藥材名「荊三棱」。由於三棱的植物名與藥材名相互顛倒，給臨床用藥帶來了混亂。故《中國藥典》確定「黑三棱科植物黑三棱 *Sparganium stoloniferum* Buch.-Ham. 的塊莖」為三棱的正品。

3、莪朮與鬱金、薑黃

三者植物來源關係密切，功用相似，易混淆不清。

(1)藥材來源

- 鬱金〔Radix Curcumae〕:為溫鬱金、薑黃、廣西莪朮或蓬莪朮的塊根。
- 薑黃〔Rhizoma Curcumae Longae〕:為薑科植物薑黃 *Curcuma longa.* L. 的根莖。
- 莪朮〔Rhizoma Curcumae〕:為蓬莪朮、廣西莪朮或溫鬱金的根莖。

(2)功用

相同點是性味均辛，能活血破瘀、行氣止痛，治肝鬱氣滯、瘀血內阻之胸腹脇肋刺痛、癌瘤、經閉、痛經及月經不調等。不同點如下:

- 莪朮:善消積止痛，又治食積重症。
- 薑黃:辛溫行散，以治寒凝血瘀氣滯之證為好;又能通經散風、橫走肢臂，善治上肢肩臂風寒濕痹、跌打損傷、瘀血腫痛。
- 鬱金:辛苦性寒，以治血瘀氣滯有熱之證為佳;又能涼血清心、解鬱安神、利膽退黃，治熱病神昏、痰熱癲癇、血熱夾瘀出血、濕熱黃疸及肝脾腫大。

第四節 其他常用活血祛瘀藥的安全合理用藥

一．川芎〔Rhizoma Chuanxiong〕

為傘形科植物川芎 *Ligusticum chuanxiong* Hort. 的根莖。

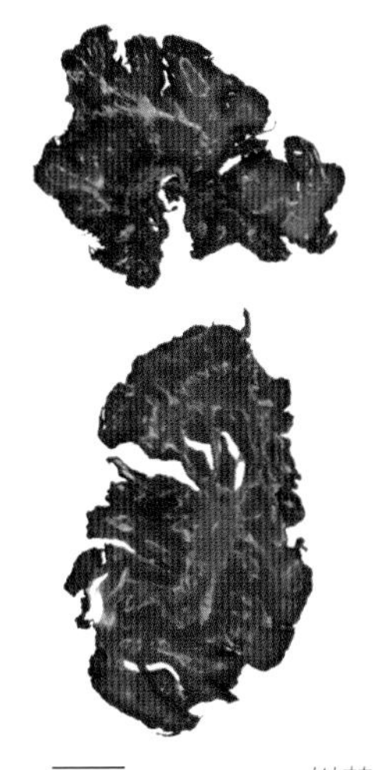

川芎

(一) 作用特點

川芎首載於《神農本草經》曰：「味辛，溫，無毒。治中風入腦，頭痛、寒痹，筋攣緩急，金瘡，婦人血閉，無子。」性味辛，溫。歸肝、膽、心包經。能上行巔頂，下達血海，外徹皮毛，旁通四肢，為活血行氣、祛風止痛要藥。正如《本草彙言》所云：「芎窮，上行頭目，下調經水，中開鬱結，血中氣藥。嘗為當歸所使，非第治血有功，而治氣亦神驗也……味辛性陽，氣善走竄而無陰凝黏滯之態，雖入血分，又能去一切風，調一切氣。」

1、活血行氣

辛能行氣，溫通血脈，性善走散，一往無前，走而不守，既能行氣，又能活血，氣行則血行，被稱為「血中之氣藥」。為活血化瘀、行氣止痛、調經之要藥。

據研究川芎含川芎嗪、阿魏酸及揮發油等。川芎嗪能擴張冠狀動脈，增加冠狀動脈的血流量，既能降低心肌的耗氧量，增加腦及肢體血流量，改善微循環，又能抑制血小板聚集，降低血小板的表面活性，抗血栓。

2、祛風止痛

川芎稟升散之性，能上行頭目，為治頭痛要藥。據現代研究川芎能改善腦微循環，抑制中樞神經系統活動。

(二) 安全合理用藥

1、適應證

廣泛應用於臨床各科氣滯血瘀諸證。川芎上能行頭目，善治風寒頭痛，故有「頭痛不離川芎」之說；下能行血海，為經產諸證要藥。現代用於治療冠心病、中風後遺症、肺心病、關節炎等多種疾病。從川芎中提取的成分川芎嗪，廣泛應用於心腦血管疾病。

2、禁忌證

《本草害利》歸納川芎的禁忌證云：「其性辛散，走泄真氣。上行頭目，下行血海。凡病氣升痰喘，虛火上炎，嘔吐，咳逆，自汗，易汗，盜汗，咽乾口燥，骨蒸發熱，作渴煩躁，及氣弱人均不宜用。」

- 川芎辛溫升散，能助火傷陰，使氣火上逆。陰虛火旺、肝陽上亢、氣逆咳喘屬痰火證者忌用。
- 火鬱頭痛忌用，或配伍清熱平肝、養陰藥並用。

3、用法用量

川芎的用量《中國藥典》規定為3~9克。臨床常用量為3~9克，但亦有人用至12~30克，水煎服或浸酒服。入丸散1~3克。外用適量。

關於川芎用於治頭痛用量，有不同的觀點和經驗，茲歸納如下，以供臨床用藥時參考。

(1) 主張用量小

秦伯未《謙齋醫學講稿》曰：「川芎治頭痛的用量以3克為宜，若用9克，服後反增頭暈欲嘔」。

(2) 依病情而定

川芎用於治療頭痛，應嚴格辨證，掌握應用的指徵，並注意配伍，雖無毒，但應注意禁忌證。

- 外感風邪（風寒、風熱或風濕）初病，病情輕：小劑量為宜。
- 久病頭風、瘀血入絡頭痛，或風邪鬱久化熱入絡，若較大劑量應用，需配伍石膏、石決明等清肝平肝之品。
- 久病痼疾，頭痛劇烈，如血管神經性頭痛、瘀血頭痛等，宜用較大劑量，並配伍補肝腎、平肝熄風、化痰通絡、活血通絡等藥物，或配伍蟲類搜風通絡藥，如僵蠶、蜈蚣、全蝎等。

(三) 不良反應及處理

出現不良反應常與用量過大有關。

- 過敏反應：服藥後出現嘴唇腫脹，滲液，結痂後唇面佈滿黃色粉樣物；或四肢、面部、腹股溝、外陰部等瘙癢，彌漫型紅斑，水皰，伴輕度腫脹，或粟粒狀紅色丘疹。[17]
- 大劑量可出現中毒症狀：如下腹部持續性刺痛，拒按，尿頻、尿急、尿痛，濃茶色樣尿；或出現劇烈頭痛，嘔吐。[18]
- 粉碎機加工川芎引發雙目不適，太陽穴劇痛，嘔吐。
- 過量服用川芎嗪致上消化道出血。

（四）配伍用藥

1、在活血方中配伍川芎

配當歸、丹參等活血化瘀藥，可增強行血散瘀作用，與其抗凝活性起協同或相加作用。

2、在補血方中配伍川芎

能通達氣血，使補而不滯。

古有川芎「補血」之説。在補血方中每常用之，如補血名方四物湯，方中用川芎辛香溫潤，能行血中之氣，防止熟地、白芍之滋膩阻滯氣血運行。

3、川芎為治頭痛要藥

但必須注意配伍其他藥物以增強療效，減少副作用。頭痛用川芎，可加引經藥以增強療效，如太陽頭痛加羌活，陽明頭痛加白芷，少陽頭痛加柴胡，太陰頭痛加蒼朮，厥陰頭痛加吳茱萸，少陰頭痛加細辛。

同時，需根據病因、病機進行配伍：

- 配白芷、防風、細辛：增強祛風散寒止痛作用，治風寒頭痛，如川芎茶調散。
- 配菊花、石膏、僵蠶：增強祛風熱止痛作用，治風熱頭痛，如川芎散。
- 配羌活、藁本、防風：祛風濕止痛作用增強，治風濕頭痛，如羌活勝濕湯。
- 配柴胡、枳殼、赤芍藥、桃仁、紅花：行氣活血止痛力增強，治肝鬱氣滯之瘀血頭痛。

（五）與西藥合用的禁忌

- 不宜與心得安同用：川芎嗪具有 β-受體激動劑樣作用，能強心及擴張冠狀動脈，心得安卻能阻斷其作用。
- 不宜與苯丙胺同用：川芎具有鎮靜作用，能拮抗苯丙胺的興奮作用。

二．延胡索〔Rhizoma Corydalis〕

為罌粟科植物延胡索 *Corydalis yanhusuo* W.T.Wang 的塊莖。

（一）作用特點

1、性能特點

性味辛、苦，溫。歸肝、脾、心經。活血，行氣，止痛。辛散溫通，作用溫和，《本草綱目》曰：「延胡索味苦微辛，氣溫，入手足太陰厥陰四經，能行血中氣滯，氣中血滯，故專治一身上下諸痛，用之中的，妙不可言」。[19] 故稱延胡索為止痛之要藥。其主要化學成分為延胡索乙素，具有顯著的鎮痛作用。

2、醋製延胡索的作用特點

酸入肝，增強行氣止痛作用；延胡索的止痛有效成分為生物鹼。比較酒炙等其他炮製方法，醋製延胡索的止痛作用最強。醋製後，使游離的生物鹼與醋酸結合生成醋酸鹽而易溶於水，使在煎液中有效成分的溶出率顯著提高，故止痛作用增強。[20] 臨床上多用於肝氣鬱滯的痛證，如脇痛、胃痛、腹痛諸痛證。

(二) 安全合理用藥

1、適應證

氣血瘀滯證，尤其是諸痛證，均可配伍應用，內臟諸痛最為擅長。臨床用於治療心腹諸痛、月經不調、惡露不盡、疝氣痛、跌打損傷。現代用於治療冠心病心絞痛、胃炎、胃潰瘍等。

李時珍《本草綱目》記載延胡索止痛病案二則，茲介紹如下：

病案舉例一：

「荊穆王妃胡氏，因食蕎麥麵着怒，遂病胃脘當心痛，不可忍。醫用吐下行氣化滯諸藥，皆入口即吐，不能奏功。大便三日不通。因思雷公炮炙論云:心痛欲死，速覓延胡。乃以延胡索末三錢，溫酒調下，即納入，少頃大便行而痛遂止。」

病案舉例二：

「一人病遍身作痛，殆不可忍。都下一醫或云中風，或云中濕，或云腳氣，藥悉不效。周離亨言：是其氣血凝滯所致。用延胡索、當歸、桂心等分，為末，溫酒調服三四錢，隨量頻進，以止為度，遂痛止。蓋延胡索能活血化氣，第一品藥也。其後趙待制霆因導引失節，肢體拘攣，亦用此數服而癒。」[19]

2、禁忌證

孕婦慎用。血虛氣弱不宜用。勿與馬錢子合用·

3、用法用量

煎服，3~9 克。研粉吞服，每次 1~3 克。入煎劑宜醋製，可增強其止痛作用。外用適量。

以研末吞服療效好。古代大多數均用散劑入藥止痛，如金鈴子散；上述《本草綱目》記載的止痛驗案，也是用散劑。因延胡索乙素幾乎不溶於水及鹼性水溶液，雖經醋製可增加其溶出，但也造成藥材的浪費，用散劑則作用強又節省藥材。[21]

在止痛的服法方面，上述《本草綱目》驗案採用溫酒調服，能加強活血通脈止痛作用；病案二採用「隨量頻進」，能有效維持藥效，「以止為度，遂痛止。」

（三）不良反應及處理

歷代本草均未提及延胡索有毒，治療劑量入湯劑未見明顯不良反應。用延胡索粉劑較大劑量（10~15 克）服用，曾有不良反應的報道。部分病人偶有嗜睡、眩暈或乏力。少數病例有發疹、腹部脹滿、腹痛、噁心等反應。[22]

中毒處理

- 早期用 0.5% 的高錳酸鉀洗胃，用硫酸鎂導瀉以清除藥物；並靜滴生理鹽水加維他命 C。
- 血壓下降用升壓藥、呼吸抑制用呼吸興奮劑等對症治療。

（四）配伍用藥

1、配川楝子：疏肝泄熱，理氣止痛作用增強，用於肝鬱化熱、肝氣鬱結之脇痛。如金鈴子散。

2、配當歸、桂枝：溫經活血，行氣止痛作用增強，用於寒凝血滯的痛證。

（五）與西藥合用的禁忌

- 不宜與氯丙嗪同用：二者具有類似的安定和中樞性止嘔作用，鎮痛作用加強，但同用可能產生震顫麻痹。
- 不宜與咖啡因、苯丙胺等中樞興奮劑同用：延胡索乙素具有中樞抑制作用，會降低上述中樞興奮劑的藥效。
- 不宜與單胺氧化酶抑制劑同用：延胡索的有效成分巴馬汀，其降壓作用可被單胺氧化酶抑制劑如優降寧等所逆轉或消除，故在應用單胺氧化酶抑制劑期間及停藥時間不足兩周者，不宜應用延胡索及其製劑。
- 與丙咪嗪、氯丙嗪、溴苄銨及異搏停合用，可引起血壓降低。

三．血竭〔Resina Draconis〕

為棕櫚科植物麒麟竭 *Daemonorops draco* Bl. 的樹脂。

(一) 性能特點

血竭味甘、鹹而性平。既能活血祛瘀、消腫止痛，又能止血斂瘡、消腫生肌。現代研究表明，血竭能顯著縮短血漿再鈣化時間，並具有收斂防腐、促進創面癒合的作用。

(二) 安全合理用藥

1、適應證

- 為治血瘀證和傷科跌打損傷之要藥，治療挫傷、骨折、外傷腫痛等，尤其適合於既有瘀滯又有出血的病證。
- 常用於外科瘡癰腫痛、皮膚潰瘍、潰破後久不收口。
- 現代也用於治療冠心病、上消化道出血等。

2、禁忌證

- 無瘀滯及月經過多者慎用，孕婦忌用。
- 慢性胃病患者、噁心嘔吐者內服慎用。
- 過敏體質忌用。

3、用法用量

- 血竭不溶於水，故不能入煎劑，內服宜研末入丸散，每次 0.5~1 克，每日 2 次，不宜多用、久用。
- 外用適量。

(三) 不良反應及處理

1、不適反應

血竭含樹脂樹膠，內服可致噁心欲嘔等胃部不適反應。

2、過敏反應

- 可出現蕁麻疹，伴發熱、噁心嘔吐、心慌等。[23]
- 外用可致接觸性皮炎，臨床表現為接觸部位或全身皮膚紅腫、熱脹、奇癢、散在顆粒性丘疹或小水皰。[24]

3、處理

立即停藥，胃部不適者，可用陳皮、甘草煎服，或在應用血竭時配伍應用；有過敏反應者，內服抗過敏藥物；外用者要清潔皮膚，外用抗過敏止癢藥物。

四．鬱金〔Radix Curcumae〕

為薑科植物溫鬱金 *Curcuma wenyujin* Y.H.Chen et C.Ling、薑黃 *C. longa* L.、廣西莪朮 *C. kwangsiensis* S.G.Lee et C.F.Liang 或蓬莪朮 *C. phaeocaulis* Val. 的塊根。

(一) 性能特點

鬱金味辛苦，性寒。歸心、肝、膽經。辛開苦降，芳香宣鬱，性寒清熱，入肝經氣分而行氣解鬱，入血分能涼血祛瘀止痛；入心經能涼血清心。所含之薑黃素能促進膽汁的分泌和排泄，有保肝利膽作用，為利膽退黃之要藥。

(二) 安全合理用藥

1、適應證

用於氣滯血瘀偏熱者、溫熱病痰熱上蒙清竅、血熱有瘀的出血證、肝膽濕熱壅滯等病證。現代用於治療急慢性肝炎、慢性膽囊炎和膽石症、輸尿管結石等。

2、禁忌證

- 鬱金屬於活血祛瘀藥，若辨證為陰虛火旺之出血，脾胃氣虛之脹滿、呃逆、胃脘疼痛，陰虛不足之鬱證等均非所宜。《本草害利》云:「如真陰虛火亢吐血，不關火炎，搏血妄行溢出上焦，不關肺肝，氣逆以傷肝吐血者，不宜用也。近日鬱症，多屬血虛，用破血之藥開鬱，不能開而陰已先敗，致不救者多矣。」
- 腦出血、心肌梗塞等初期不宜用。
- 孕婦忌用。

3、用法用量

水煎服常用 1 次 5~12 克，研末服常用 2~5 克，排結石可用較大劑量，煎劑用至 50 克，粉末用至 5~10 克，外用適量。一般病證多生用，化痰開竅用礬水製。

(三) 配伍禁忌

丁香與鬱金相畏問題：臨床表明，丁香與鬱金均有行氣之功，在行氣活血方面可起到協同作用，治療氣鬱竅閉昏厥，或氣滯血瘀痛證，故古方十香返魂丹中二者同用;《中華人民共和國藥典》未列為配伍禁忌。

五．乳香〔Olibanum〕、沒藥〔Myrrha〕

乳香為橄欖科植物乳香樹 *Boswellia carterii* Birdw. 及其同屬植物皮部滲出的樹脂。沒藥為橄欖科植物沒藥樹 *Commiphora myrrha* Engl. 或其他同屬植物皮部滲出的油膠樹脂。

(一) 作用特點

1、性能特點

乳香性味辛苦，性溫；沒藥性味苦平。均入心、肝、脾經。兩藥辛香散瘀血、通血脈，又能消腫生肌止痛，為外傷科活血止痛要藥。乳香性溫，活血止痛力量強；沒藥性平，破血散瘀力量強。

2、不同炮製品的作用特點

製乳香、沒藥：乳香揮發油有毒，對胃有刺激性，容易引起噁心、嘔吐，通過炮製除去部分揮發油，減少不良反應。內服宜製用。

生乳香、沒藥：乳香鎮痛作用的主要成分是揮發油，炮製過程中易致揮發油逸散，作用減弱。外用多生用。

(二) 安全合理用藥

1、適應證

乳香、沒藥常相須配伍，用於多種瘀滯作痛之證，治瘀血阻滯心腹諸痛、跌打傷腫瘀痛、血滯經閉、癥瘤、癰疽瘡腫。

2、禁忌證

- 胃弱者慎用。
- 孕婦忌用。
- 無氣血瘀滯者不宜用。

3、用法用量

- 煎服，3~10 克，宜炒去油用。乳香、沒藥配伍用藥時，用量應各用一半，以免礙胃。
- 外用適量，生用或炒用，研末外敷。

(三) 不良反應及處理

關於乳香的安全性，根據張晶編譯的國外資料顯示：134 例接受乳香治療的癌症患者中有 11 例發生了不良反應：噁心（嘔吐）1 例（WHO Ⅲ級），皮疹 2 例（WHO Ⅱ級），胃腸道疼痛 2 例，食欲不振和燒心 6 例。其中，發生噁心（嘔吐）及皮疹的 3 例患者停止繼續服用乳香製劑。乳香提取物是否存在對人體的致畸作用以及對人乳哺育嬰兒的影響，目前尚不清楚。因此建議懷孕或哺乳婦女不要服用乳香提取物。[25]

國內報道的乳香、沒藥的不良反應也是類似的情況：

1、臨床表現

乳香、沒藥氣味辛烈，辛香走竄，味苦氣濁，對胃有較強的刺激性，易致噁心嘔吐。[26]

內服和外用乳香、沒藥均易引起皮膚過敏反應：

- 內服製劑的過敏反應:患者在服藥後，均可出現遲發型過敏反應，即出現周身發熱、全身發癢，繼而出現全身丘疹，以四肢軀幹為多，或出現紅腫、斑塊、奇癢難忍。
- 外用製劑接觸性過敏反應：患者在使用外用藥或接觸乳香、沒藥後，即可在用藥部位或接觸部位，以及身體其他暴露部位出現發熱、發癢，繼而出現丘疹或紅腫、斑塊、奇癢等症狀。
- 或伴惡寒發熱、面部灼熱，或有胃脘不舒、腹部隱痛、頭痛等。[27]

2、處理

立即停用或避免接觸乳香或沒藥，並速就診，清潔皮膚。並迅速送醫院處理，按藥物過敏進行治療，同時注意避光、避溫，盡量減少對皮膚的刺激。

口服抗組織胺類藥物，外用爐甘石洗劑，搖勻塗於患處。

中藥內服：

- 防風 15 克、蟬蛻 6 克、甘草 5 克煎湯內服。並可用麥麩炒地膚子擦磨疹群處。
- 用馬齒莧 120 克煎水溫服，或冷敷患處；馬齒莧 30 克、地膚子 30 克、苦參 9 克、甘草 10 克，煎水溫服，或涼敷患處。

3、預防

臨床醫生如果使用含乳香、沒藥的藥物時，在處方階段就應該注意詢問患者，有無乳香、沒藥（或其他頻繁發生過敏反應藥物）過敏史，以減少可能出現的藥物過敏反應發生。

如有可能，對高敏體質的患者，盡量在醫院皮膚科做斑貼過敏試驗確定過敏源，有利於臨床用藥的安全、有效。如果對乳香、沒藥過敏，應盡量注意避免接觸和使用。

六. 丹參〔Radix Salviae Miltiorrhizae〕

為唇形科植物丹參 *Salvia miltiorrhiza* Bge. 的乾燥根及根莖。

《神農本草經》曰：「味苦，微寒，無毒。治心腹邪氣，腸鳴幽幽如走水，寒熱，積聚，破癥，除瘕，止煩滿，益氣。」

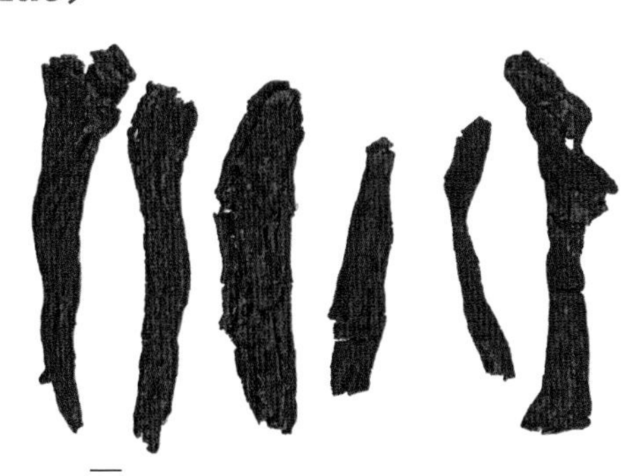

丹參

(一) 作用特點

丹參性味苦、微寒。歸心、肝經。活血祛瘀，能活血行血，內達臟腑而化瘀滯，外利關節而通脈絡；其藥性平和，能祛瘀生新，活血不傷正。據現代研究，能擴張冠狀動脈，提高心肌的耐缺氧能力；能改善微循環，促進血液流速；能擴張血管，降低血壓；能降低血液黏度、抑制血小板和凝血功能、抗血栓形成；能降血脂、抑制動脈粥樣硬化斑塊的形成；能保護肝細胞免受損傷、促進肝細胞再生，具有抗肝纖維化作用。

性寒，既涼血又活血，具有清瘀熱消癰腫之功。現代研究表明，能促進骨折和皮膚切口的癒合，能保護胃黏膜、抗胃潰瘍，還有抗炎、抗過敏作用。

入心經，既能涼血活血，又能清心除煩而安神，對中樞神經具有鎮靜和鎮痛作用。

古代所說的「一味丹參散，功同四物湯」，實際上是指丹參善於祛瘀活血，使瘀血去，新血生，有類似四物湯補血活血的功效，但這並不能稱為補血作用。丹參的活血作用則比四物湯強。

（二）安全合理用藥

1、適應證

丹參現廣泛應用於臨床，但也不可濫用，因丹參畢竟是活血化瘀之品，僅適用於有血瘀證候者；尤其適用於血熱且有瘀滯者。

主治血瘀、血熱、熱擾心神所致的各種病證。為經產常用藥，兼治熱毒所致的瘡癰腫毒。

現代臨床廣泛用於治療腦血管病、冠心病、肺心病、急慢性肝炎、肝硬化、糖尿病、急慢性腎炎、慢性腎功能衰竭、硬皮病、流行性出血熱、過敏性紫癜、精神分裂症、宮外孕、宮頸糜爛、盆腔炎、小兒病毒性心肌炎、小兒硬腫症、小兒肺炎、慢性鼻炎、血栓性脈管炎、惡性淋巴瘤、雷諾氏病等。

2、用藥禁忌

孕婦慎用。

3、用法用量

煎服，5~15克。活血化瘀宜酒炙用。

（三）不良反應及處理

合理應用丹參，其飲片所致的不良反應並不常見，丹參的不良反應主要是中國大陸常用丹參注射液所致。

過敏反應：皮膚瘙癢、潮紅，紅色丘疹；或畏寒，眼瞼腫脹，胸悶氣急。[28]

消化道反應：腹瀉水樣便或稀便；丹參能抑制消化液的分泌，使用後可出現胃痛、食欲減少、口咽乾燥、噁心嘔吐等。[29]

個別晚期血吸蟲病肝脾腫大患者在服用大劑量丹參後會發生上消化道出血。

另有報道大劑量服用丹參導致肝功能損害（每劑 30 克，共服 14 劑）。[30]

藥理研究有減慢心率作用，臨床也見減慢心率的報道，心動過緩者慎用。

（四）配伍用藥

配檀香、砂仁：活血行氣止痛力增強，治血脈瘀阻之胸痹心痛、脘腹疼痛，可配行氣止痛之品，如《醫宗金鑑》丹參飲。

配益母草、當歸：活血祛瘀，調經止痛作用增強，治月經不調、痛經、經閉及產後瘀阻腹痛。

配金銀花、連翹：涼血消癰，清熱解毒作用增強，治熱毒瘀阻引起的瘡癰腫毒。

配生地、竹葉等：涼血清心安神作用增強，治心煩不眠或熱入營分之心煩少寐，如清營湯。

配山楂、菊花：可增強丹參的活血化瘀作用。治高血壓、冠心病、中風後遺症等。

（五）配伍禁忌

反藜蘆。

七．紅花〔Flos Carthami〕

為菊科植物紅花 *Carthamus tinctorius* L. 的花。

（一）作用特點

辛，溫。歸心、肝經。活血通經、祛瘀止痛。紅花辛散溫通，為活血通經止痛之要藥；並且通過活血祛瘀而達消癥、通暢血脈、消腫止痛之效。紅花有興奮心臟、增加冠脈流量和心肌營養性血流量的作用；能抗心肌缺血、擴張血管、改善微循環；煎劑對子宮和腸道平滑肌有興奮作用。此外，尚有抗炎、鎮痛、免疫調節、降血脂、抗腫瘤等作用。

（二）安全合理用藥

1、適應證

紅花為婦產科血瘀病證的常用藥，用於血滯經閉、痛經、產後瘀滯腹痛。也常用於癥瘕積聚、心腹瘀痛、跌打損傷及瘡瘍腫痛，取其活血祛瘀而消斑，還可用治熱鬱血瘀、斑疹色暗者。

2、禁忌證

有出血或出血傾向者忌用；孕婦忌用。

3、用法用量

煎服，3~10 克。外用適量。中病即止，不宜多服久服。

(三) 不良反應及處理

1、臨床表現

- 長期較大劑量使用紅花，有可能導致鼻出血、月經延期或提前，以及口乾、乏力、頭昏、共濟失調、嗜睡、萎靡不振等。[31]
- 過敏反應：少數病人可出現過敏反應，輕者出現皮疹作癢，見紅色丘疹、蕁麻疹或出血點；重者可見浮腫、呼吸不暢、吞嚥困難，兩肺可聞及哮鳴音；或尿少，甚則可見管型。[32]
- 有報道過量服用紅花後，出現頭痛、噁心、虹視、眼壓升高、眼球混合性充血、瞳孔散大、前房變淺等呈閉角型青光眼的表現。[33]
- 斑禿：自頭頂脱髮，呈數片橢圓形，繼則擴大至整個頭皮。[34]

2、處理

停藥。輕者停藥後可自行緩解，重者需對症處理。

八. 益母草〔Herba Leonuri〕(附：茺蔚子〔Fructus Leonuri〕)

益母草為唇形科植物益母草 *Leonurus japonicus* Houtt. 的地上部分，茺蔚子為其成熟果實。

(一) 作用特點

益母草辛、苦，微寒。歸肝、心、膀胱經。有活血調經、利水消腫、清熱解毒的作用。本品苦泄辛散，主入血分，善活血調經、祛瘀生新，尤為婦科經產要藥，故有「益母」之名，同時既能利水消腫，又能活血化瘀。《本草綱目》總結益母草的功用曰：「活血破血，調經解毒。治胎漏產難，胎衣不下，血暈血風血痛，崩中漏下，尿血瀉血，疳痢痔疾，打撲內損瘀血，大便小便不通。」

(二) 安全合理用藥

1、適應證

適用於血滯經閉、痛經、產後瘀滯腹痛等多種瘀血病證，尤其是血瘀兼熱之證；也用於水腫、小便不利。本品尤宜用於水瘀互阻的水腫。尚可治療瘡癰腫毒。

2、禁忌證

- 陰虛血少者忌用，虛寒證忌用。《本草正》云：「血熱、血滯及胎產艱澀者宜之，若血氣素虛兼寒及滑陷不固者，皆非所宜。」
- 孕婦忌用。產後惡露未盡、腎功能不全（肌酐偏高）者慎用。
- 腎病患者慎用，不宜長期大量使用。

3、用法用量

煎服，10~30 克；或熬膏，入丸劑。外用適量搗敷或煎湯外洗。有腎病患者用量控制在 12 克以下。

(三) 不良反應及處理

高濃度使用會引起溶血，可出現腰痛和血尿，甚至腎功能衰竭。[35]

茺蔚子：能引起慢性中毒，長期服用可引起腎毒性反應，故不宜用於腎病病人。有些地區將茺蔚子炒熟研粉製餅作為補藥食用，過量可發生急性中毒，最小中毒量為 20 克，一次服用 30 克以上，可在 4~6 小時內發生中毒，如全身無力、下肢不能活動、周身痠痛、胸悶，重者有出汗、出現虛脱。[36] 茺蔚子眼科醫師較常用。青葙子升眼壓，而茺蔚子似未見升眼壓的報道。

(四) 與西藥合用禁忌

- 不宜與腎上腺素同用：益母草具有降壓作用，能降低甚至逆轉腎上腺素的作用。
- 不宜與異丙腎上腺素同用：益母草增加冠脈流量，減慢心率，能拮抗 β-受體興奮劑異丙腎上腺素的興奮心臟作用。
- 不宜與阿托品同用：阿托品可減弱益母草的降壓作用。

〔參考文獻〕

[1] 趙榮萊主編。臨床中藥學研究進展。北京：北京出版社，2000，229

[2] 張京春。陳可冀院士治療冠心病心絞痛學術思想與經驗。中西醫結合心腦血管病雜誌，2005，3(7)：634~636

[3] 談勇主編。中國百年百名中醫臨床家叢書孟澍江。北京：中國中醫藥出版社，2001，45~46

[4] 呂景山。施今墨對藥。北京：人民軍醫出版社，l996：196、244

[5] 趙玉英等。桃仁急性中毒二例。山東中醫雜誌，1995，14(8)：356

[6] 朱波剛等。土鱉蟲引起過敏反應二例。中國中藥雜誌，1989，14(2)：52

[7] 常慶雄。服含土鱉蟲煎劑出現腹痛2例。中國中藥雜誌，1995，20(10)：634

[8] 劉娟，余翔。馬錢子的炮製和毒理研究進展。現代醫院，2006，6(11)：52~54

[9] 卓柏林。服馬錢子後飲酒出現不良反應1例。中國中藥雜誌，1995，(10)：633

[10] 田林忠，徐寶來，呂海玲。口服馬錢子致中毒死亡1例報告。河南中醫藥學刊，1994，9 (3)：56.

[11] 滕佳林。馬錢子中毒及預防的研究分析。山東中醫藥大學學報，2004，28 (6)：419~420

[12] 李夏軍，梁桂榮。馬錢子蓄積中毒致耳鳴耳聾一例。內蒙古科技與經濟，2001，(6)：145.

[13] 劉麗娟。2例馬錢子中毒病人的護理。護理研究，2006，20(2):285

[14] 鄭碩，李格娥，顏松民。木鱉子素的純化和性質研究。生物化學與生物物理學報，1992，24(4)：311~315

[15] 徐華義等。水蛭中毒死亡一例報道。湖北中醫雜誌，1989，(4)：14

[16] 易獻春。水蛭引起過敏反應一例。中國中藥雜誌，1991，16(5)：309

[17] 孫愛田。川芎過敏致外陰藥疹1例。山西中醫，1998，14(5)：15

[18] 陳衛。大劑量川芎引起劇烈頭痛。中國中藥雜誌，1990，(8)：58

[19] 明·李時珍。本草綱目（金陵版排印本）。北京：人民衛生出版社，1999，722

[20] 吳瓊，束仁蘭，章長閻。延胡索4種炮製品鎮痛鎮靜作用研究。安徽中醫學院學報，1998，17(5)：52

[21] 李根林。影響延胡索療效因素的分析。河南中醫學院學報，2005，3(2)：117~118

[22] 全征軍。口服延胡止痛片引起過敏反應1例。河北中西醫結合雜誌，1996，5(2)：141

[23] 劉明。口服血竭引起急性蕁麻疹1例。江蘇中醫，1999，20(6)：31

[24] 蔡雲芝，朴英華，杜景喜。血竭接觸性致敏2例。中國中藥雜誌，1995，20(1)：57

[25] 張晶編譯，劉建平審校。乳香。中西醫結合學報，2006，4(3)：274

[26] 侯梅榮。乳香沒藥致消化道不良反應2例。中草藥，2003，34(2)：165

[27] 毛克臣，李衛敏，鄭立紅。乳香、沒藥引起過敏反應的報道。北京中醫，2004，23(1)：38~39

[28] 張忠友，唐桂榮。丹參致過敏1例。河北中醫，1996，18(6)：24

[29] 尹小星。丹參引起腹瀉2例。實用中醫內科雜誌，1996，10(3)：7

[30] 陳仲康，王悦晴，成東海。丹參致肝功能異常1例。藥物流行病學雜誌，2002，11(6)：310

[31] 駱傑偉，張雪梅。紅花臨床上的不良反應。福建中醫藥，2002，33(2)：39

[32] 王東琦。服紅花致過敏反應1例。中國中藥雜誌，1994，19(11)：693

[33] 呂良甫，何良新。內服紅花誘發青光眼3例。中西醫結合眼科雜誌，1996，14(3)：191

[34] 蔡衛環。口服藏紅花致廣泛性斑禿1例報告。新中醫，1996，28(2)：54

[35] 劉建華。益母草中毒致血尿的辨證治療例析。實用中醫內科雜誌，2002，16(3)：166

[36] 江一平，王天如。服食茺蔚子粉發生中毒報道。中醫雜誌，1964，(3)：15

第十章
化痰止咳平喘藥

第一節 痰飲咳喘病證與化痰止咳平喘藥概述

具有排除或消除痰涎的藥物，稱為化痰藥。以減輕或制止咳嗽、喘息為主要作用的藥物，稱為止咳平喘藥。由於痰、咳喘常相兼出現，大部分藥物兼有化痰和止咳平喘作用，故常並稱化痰止咳平喘藥。主要由化痰止咳平喘藥組成的方劑，稱為祛痰止咳平喘劑。

痰飲為病理產物，又為病因。中醫對痰的認識，有狹義和廣義之分。狹義之痰專指呼吸道咯吐之痰，視之可見、聽之有聲、觸之可及，故又稱為有形之痰，多見於上呼吸道感染、急慢性支氣管炎、肺氣腫、支氣管擴張症等肺部疾病，兼見咳喘。而廣義之痰包括有形之痰與無形之痰，無形之痰則泛指停積於臟腑經絡之間的病理產物，表現在全身各個系統。如痰濕，多指水液代謝失調，如組織間隙積液和細胞水腫等引起的器官組織功能障礙；痰飲多指腔道（如胃腸道、胸腹腔等）的積液；痰核指滯於皮膚經絡，則生癭瘤瘰癧，如皮下腫塊、慢性淋巴結炎、單純性甲狀腺腫等；痰濁阻痹胸陽則致胸痹、胸痛、胸悶、心悸，如冠心病、心絞痛、高血壓等；痰迷心竅則心神不寧、昏迷、譫妄、精神錯亂等，如腦血管意外、癲癇等；此外，瘡癰腫毒、良性或惡性腫瘤、流注等，部分病者均可辨證為痰證，應用化痰藥治療可奏效。但痰證病情複雜，且難治，尤需加強研究。

一. 痰飲咳喘病證概述

(一) 病因

痰飲的形成，與外感六淫、內傷七情、飲食勞逸等致病因素有關；常因肺、脾、腎的功能失調、水濕停滯而生痰飲，故有「脾為生痰之源，肺為貯痰之器」之說法。六淫中的寒邪可以加速水濕凝聚成為「寒痰」、「寒飲」；火熱邪氣則煎熬水濕之邪成為「熱痰」；燥邪使津液耗傷形成「燥痰」。內傷七情可使氣機失調、水道不利而水飲內停；過食生冷，損傷脾胃，則內生痰濕。

咳喘病證的病因，《素問．咳論》云：「五臟六腑皆令人咳，非獨肺也。」除了外邪襲肺、痰濁內阻外，臟腑的功能失調導致肺失宣發肅降、肺氣上逆，均可致咳喘。

（二）病位

痰的致病范圍較廣，可在身體的各個部位，如無形之痰可在經絡、肌膚之間。因脾為生痰之源，肺為貯痰之器，故病位多在呼吸道、胸腹膜及胃腸間，多為呼吸和消化系統疾病。

（三）病性

以實證為主，本虛標實、虛實夾雜，或寒或熱。

（四）主證

咳嗽、咳痰、氣喘。痰飲證的診斷要點有：

- 患者昔肥今瘦，腸間漉漉有聲。
- 嘔吐清水痰涎，口渴不欲飲水，水入即吐。
- 背部寒冷如掌大，頭暈目眩，心悸短氣。
- 咳逆倚息不得臥，其形如腫，腰背痛，目淚自出，身體振振瞤動。
- 胸脇脹滿，咳唾引痛。
- 身體疼痛，肢體微腫，惡寒、無汗。
- 舌苔白滑或膩，脈弦或滑。

（五）特點

- 痰之為病，範圍甚廣，故有「痰為百病之母」、「百病皆由痰作祟」之説。
- 痰之為病又多疑難雜症，故曰「怪病多痰」。
- 痰、咳、喘三者，在病機上是相互影響的，一般咳嗽喘息重者每夾痰涎，痰濁壅盛，又每刺激或阻塞氣道，而加劇咳喘，形成惡性循環。
- 痰濁流於經絡、肌膚所致癭瘤、瘰癧，陰疽流注，或痰濁蒙蔽心竅引起的癲癇驚厥、眩暈中風等，因病機上與痰密切相關，常用化痰藥治療。
- 頑痰、老痰病情纏綿，反覆發作，常導致虛實夾雜。

（六）熱痰、燥痰、寒痰、濕痰、風痰的區別

主要從痰的量、色、質和兼證進行辨證

1、寒痰、濕痰

痰白清稀，量多，易咳，或夾有泡沫；兼見畏寒、胸脘痞悶、肢體倦怠、氣喘或

痰濕阻滯經絡之肢節痠痛、陰疽流注、瘰癧結核等；或痰濁上擾眩暈。舌淡，苔白膩而厚，脈滑。

2、熱痰、燥痰

痰黃稠黏，或痰少而黏，咳痰不爽，兼咳喘胸悶、口乾或便秘，或癲癇驚厥、瘰癧癭瘤，舌紅，苔厚膩而黃，脈滑數，燥痰則舌紅少苔。

3、風痰

痰熱或濕痰夾肝風內動，上擾清竅，蒙閉清陽，出現眩暈、突然昏倒、抽搐、吐白沫、偏癱等。

(七) 痰飲、溢飲、支飲、懸飲的區別

飲留胃腸者為痰飲（狹義），飲停胸肺者為支飲，飲溢四肢肌膚者為溢飲，飲留脇下者為懸飲。

1、痰飲

形體消瘦，胸脘脹滿，納呆嘔吐，胃中振水音或腸鳴漉漉，便溏或背部寒冷，頭昏目眩，心悸氣短。舌苔白潤，脈弦滑。

2、支飲

咳逆喘滿不得臥，痰吐白沫，量多，顏面浮腫。舌苔白膩，脈弦緊。

3、溢飲

四肢沉重或關節重，甚則微腫，惡寒，無汗或有喘咳，痰多白沫，胸悶，乾嘔，口不渴。舌苔白，脈弦緊。

4、懸飲

病側脇間脹滿刺痛，轉側及咳唾尤甚，氣短息促。舌苔白，脈沉弦。

二. 痰證咳喘病證的治療原則和方法

根據對痰作用強度不同有化痰法、消痰法、滌痰法之分；根據藥性不同可分為溫化寒痰法和清化熱痰法。然而，治痰當求其本，故須顧及脾肺等臟腑；採用燥濕健脾化痰法，以及補肺、溫肺、潤肺化痰法等。根據痰飲停留的部位和病證性質，又有化痰開竅法、化痰散結法、利水逐飲法等。

因痰飲屬陽虛陰盛、本虛標實之證，故健脾、溫腎為其正治，發汗、利水、攻逐，乃屬治標的權宜之法，待水飲漸去，當溫補脾腎，扶正固本，以杜絕痰飲生成之源。

咳喘病證以宣肺、降氣止咳平喘為基本方法。

三．化痰止咳平喘藥的分類

(一) 化痰藥

1、溫化寒痰藥

辛苦溫性燥，能溫肺祛寒、燥濕化痰，適用於寒痰、濕痰證痰多清稀色白或眩暈、肢體麻木、陰疽流注等。主要藥物有半夏、天南星、白芥子、旋覆花、白附子、白前等。

2、清化熱痰藥

苦寒或甘寒，能清熱化痰、潤化燥痰及熱痰，治咳喘、痰黃稠黏或痰少難咳，以及由痰所致瘰癧、癲癇驚厥等病證。主要藥物有瓜蔞、川貝母、浙貝母、竹茹、竹瀝、前胡、昆布、海藻、天竺黃、海蛤殼、海浮石、礞石等。

(二) 止咳平喘藥

藥味以苦為主，性寒或熱，主歸肺經，部分有毒。藥性偏溫者長於治療肺寒咳喘；藥性偏寒者長於治療肺熱咳喘。藥物有苦杏仁、百部、紫蘇子、紫菀、款冬花、枇杷葉、白果等。

其他章節提到的藥物諸如細辛、乾薑能溫肺化飲，麻黃能宣肺平喘，地龍、射干、側柏葉、石韋、車前子、蛇膽汁、豬膽汁、雞膽汁等能清熱化痰止咳，遠志、牛黃能祛痰開竅，萊菔子能降氣化痰消食，代赭石能重鎮降逆平喘，磁石、沉香能納氣定喘，蛤蚧、核桃仁、補骨脂能補肺腎納氣定喘，五味子、訶子、烏梅、罌粟殼能斂肺止咳平喘，其他如桃仁、當歸、艾葉、厚朴等均有止咳平喘作用。臨床在治療痰飲咳喘病證時均可酌情選用。

四．化痰止咳平喘藥的作用機理

(一) 從性味上來看

化痰止咳平喘藥多性味辛苦，或兼甘鹹之味。苦味能清熱、降氣、燥濕；兼辛味者能宣通肺氣，兼鹹味能軟堅散結，兼甘味者能潤肺；偏於辛苦而溫者能溫化寒痰、燥化濕痰；偏於甘苦而寒者能宣肺利氣、清化熱痰、潤化燥痰。

(二) 從作用趨向來看

偏於宣散的化痰止咳平喘藥具有宣肺化痰作用；偏於沉降的藥物則能降氣祛痰；或既可宣散，又可沉降，具有宣散風熱、降氣化痰作用，其中偏於沉降者佔大多數。

（三）從藥物的定位作用來看

治痰藥的歸經或主入肺，或主入脾（胃），亦有部分藥物或歸肝（如礞石、白僵蠶），或歸心（如竹瀝、天竺黃），或歸腎（如海藻、昆布）者。凡痰阻於肺，肺失宣降者，多用主入肺經之杏仁、前胡、桑白皮等；痰蒙心神者，多選入心經之竹瀝、天竺黃等。這種定向、定位的歸經理論，對於治療各種痰病的選擇用藥具有一定的參考意義。

（四）從現代研究來看

化痰藥除具有不同程度的祛痰、鎮咳和平喘作用外，亦有更為廣泛的藥理作用。

1、祛有形之痰

能祛除阻於肺竅的有形之痰，以緩解或消除痰咳、痰喘等病證。如所含皂苷可刺激胃黏膜，反射性地引起支氣管黏膜分泌增加，使黏稠的痰液稀釋，痰易咯出而發揮祛痰作用；或使氣管內纖毛運動速度加快，或通過裂解呼吸道分泌物中酸性黏多糖，使痰液易於咳出。有些藥物則能減少氣管和支氣管黏膜的分泌物，使痰量減少、咳嗽緩解。部分藥物能有效抑制呼吸道常見的致病微生物，緩解呼吸道疾病痰、咳、喘、炎等病理環節。多數化痰藥具有上述祛痰作用，或兼鎮咳、平喘、抗炎，這是治療狹義痰證的藥理基礎。

某些藥物能直接抑制咳嗽中樞而止咳，並通過解除支氣管平滑肌痙攣而擴張支氣管，改善通氣功能，達到平喘的目的。多數藥物亦能解除組織胺所致的支氣管痙攣。

2、祛無形之痰

部分化痰藥能消散鬱滯於肌膚、經絡、關節之痰濁，以緩解或消除瘰癧、癭瘤、陰疽、流注等痰證。

據研究，消痰散結可能與抗腫瘤作用有關，而消癭瘤可能與其含碘有關；豁痰開竅與調節神經系統、抗驚厥及鎮靜作用有關；化痰宣痹可能與擴張冠狀動脈、提高心肌抗缺氧能力、抑制血小板聚集、抗心律失常等有關。此外，部分化痰藥尚有降血脂、減低血液黏稠度等作用。

第二節 化痰止咳平喘藥的安全合理用藥

祛痰法屬於治療「八法」中的消法，蒲輔周老中醫云：「消法所用的藥，就是俱有克伐之性。消而勿伐，消的是病，不要消傷正氣，為此要詳明病之所在。或在經絡，或在臟腑，分經論治，有的放矢。並要注意患者體質強弱，或先消後補，或先補後消，或消補兼施。病有新久深淺，方有大小緩急，必須分別論治，靈活運用。」[1]

一．根據痰證的性質合理選藥和配伍

根據痰證的性質，常用不同的治法，選擇相應的藥物：熱痰宜清之，濕痰宜燥之，風痰宜散之，鬱痰宜開之，頑痰宜軟之，食痰宜消之。

（一）寒痰、濕痰

選用溫化寒痰藥、燥濕化痰藥，如半夏、天南星、白芥子等，並配伍溫散寒邪、燥濕健脾藥物，如蒼朮、白朮、陳皮等；或利濕健脾藥，如茯苓、薏苡仁；以及溫陽化飲藥物，如桂枝、肉桂、乾薑、細辛、生薑等。

（二）熱痰

選用清化熱痰藥，如天竺黃、竹瀝、浙貝母、海藻、昆布等，配黃芩、天花粉、魚腥草等。

（三）燥痰

宜選用潤化燥痰藥，如川貝母、瓜蔞。臨證時，有痰而渴勿用半夏，而用貝母，因貝母甘寒滋潤，為治火痰、燥痰及鬱火生痰之佳品，可配伍清熱瀉火、養陰潤肺藥以增強療效。

（四）風痰

選用化痰、熄風止痙藥，如天南星、白附子、礞石。可配伍僵蠶、天麻等。

（五）其他

酒痰，宜配枳椇子、葛花；食痰宜配萊菔子、山楂、神麴。

二．根據咳喘病證的性質合理選藥及配伍

痰飲咳喘，不能盲目止咳，因為咳嗽為機體清除病理產物的保護性反射，須根據咳喘的的病因病機辨證論治，合理用藥。

（一）肺氣不宣

外感風寒、肺氣失宣的咳喘實證，咳嗽痰多，胸悶不舒，宜選用宣肺止咳平喘之麻黃、桔梗等。

（二）肺熱咳喘

肺熱咳喘痰多，喘急，咳痰黃稠，宜選用清熱化痰、止咳平喘之瓜蔞、浙貝母、竹茹等，配伍既能清肺熱，又能化痰止咳之車前子、射干、側柏葉、石韋、地龍等，

以及清泄肺熱之石膏、黃芩、魚腥草等。肺熱痰多壅肺，喘咳不得平臥，則選用瀉肺平喘之桑白皮、葶藶子。

(三) 肺寒咳喘

肺寒停飲，咳吐清稀白色痰飲，氣喘，形寒背冷，宜選用溫性之半夏、天南星、紫蘇子、白芥子等，並配伍溫肺化飲之乾薑、生薑和細辛等。

(四) 氣逆咳喘

肺氣上逆之咳喘，宜選用降逆重鎮之旋覆花、代赭石；或選用降逆消痰、止咳平喘之紫蘇子、北杏仁、枇杷葉等。

(五) 腎不納氣之虛喘

腎不納氣之虛喘氣急，宜選用納氣平喘之磁石、沉香，並配伍補肺益腎、納氣定喘之蛤蚧、核桃仁、冬蟲夏草、補骨脂等。

(六) 肺氣不斂而耗散之肺虛久咳

宜選用五味子、白果、訶子、烏梅、罌粟殼等斂肺止咳平喘藥。

三. 痰證不同部位的安全合理用藥

(一) 痰阻胸膈

痰阻於肺，肺失宣降者，可選用主入肺經之杏仁、前胡、桑白皮等。

痰熱咳嗽或痰熱互結於胸膈，症見咳嗽痰黃或胸脘痞滿、舌苔黃膩等，可選用全瓜蔞以清熱化痰、下氣寬胸，半夏以燥濕化痰、散結除痞，並配黃連、黃芩之類以清熱，如小陷胸湯。

飲留胸膈的支飲，則選用瀉肺行水之桑白皮、葶藶子，配伍滲利水濕之茯苓、薏苡仁、澤瀉等。

痰瘀互結於心，致胸痹胸悶、心痛，宜選用法半夏、瓜蔞，配枳實、薤白，川芎、丹參等。

(二) 痰聚脾胃、腸胃

痰濕停聚、脾胃不和，證見噁心嘔吐、苔白潤等，用法半夏燥濕化痰，陳皮理氣健脾，配茯苓、甘草以健脾和中，如二陳湯。

（三）痰滯經絡

風痰阻滯經絡，證見口眼歪斜或面部肌肉跳動、苔膩脈沉等，可選用祛風化痰通經絡之白附子、天南星、白芥子等，配伍僵蠶、全蝎等，方如牽正散。

頑痰留滯經絡，經久難癒而發為癭瘤、瘰癧，可選用化痰軟堅散結之昆布、海藻、浙貝母等，配伍川芎、夏枯草等，方如海藻王壺湯。

（四）痰蒙清竅

痰濕上蒙清竅，見眩暈、嘔吐，選用半夏燥濕化痰，配天麻、白朮、茯苓等，如半夏白朮天麻湯。

痰蒙心神而神昏者，選用竹瀝、天竺黃，配伍化痰開竅之牛黃、遠志、石菖蒲、鬱金等。

（五）痰夾肝風

痰夾肝風內動，而發癲癇、中風，多選歸肝經的化痰藥，若為濕痰、寒痰，選用天南星，熱痰選用礞石；配伍平肝熄風藥如白僵蠶、天麻、鈎藤、羚羊角等。

（六）痰氣結於咽喉

痰氣互結於咽喉、氣機不暢，證見咽中如物阻，咳吐不出，嚥之不下或胸脇滿悶、苔白潤或膩等，宜用法半夏，配伍厚朴、茯苓、蘇葉等開鬱理氣化痰，方如半夏厚朴湯。

四．根據病程和病情輕重選擇作用強度不同的藥物

（一）病情輕、病程短之咳痰咳喘

選用藥力較為緩和的藥物，如法半夏、竹茹、百部、紫菀、款冬花、紫蘇子、川貝母等。

（二）病情較重之痰濁咳喘

選用化痰力較強的藥物，如昆布、海藻、旋覆花、桔梗、浙貝母、瓜蔞之類。

（三）留着不去的頑痰、老痰

用藥力強的滌痰、逐痰藥，如竹瀝、天南星、礞石、白芥子、葶藶子、海浮石等。

五．不同年齡與體質者患痰證的安全合理用藥

(一) 青壯年

青壯年體質強壯者，患痰飲咳喘病證多化熱化火，以痰熱、痰火證居多，甚則痰火擾心，故多選用寒涼的化痰止咳平喘藥，或作用較強的消痰、滌痰藥物，配以清肝瀉火或清心瀉火藥物。

(二) 兒童和老年人

兒童和老年人咳嗽咳痰應及早化痰。兒童、老年人體質差，或老年人臥床，有痰不易咳出，痰飲留滯不僅影響肺的氣機通暢，而且導致邪氣壅滯，使病情變化快，故除對因治療外，還須及早地祛除痰飲，以通暢氣機，清除病邪。

兒童多夾食滯，可選用半夏麴，配伍萊菔子、陳皮、白朮、茯苓等，以降氣祛痰、健脾消食。

小兒蕁麻疹等疹子初起兼有表證之咳嗽，應以疏解清宣為主，不可單用止咳藥，忌用溫燥及具有收斂性的止咳藥，如白果、五味子、款冬花、紫菀等，以免影響疹子的透發。

老人多頑痰，虛實夾雜，肺腎兩虛，要祛痰不傷正，扶正不留痰。脾氣虛者配黃芪、白朮，肺陰虛者配百合、麥冬；腎虛不納氣，或腎陽虛弱明顯者配沉香、附子等。

老年人痰常夾瘀血，痰瘀互結，尤其是患有心腦血管疾病的患者，宜選用化痰通絡藥，配伍活血祛瘀藥。

(三) 孕婦和產婦

天南星、禹白附、皂莢、黃藥子、苦杏仁、白果、洋金花等具有不同程度的毒性，孕婦忌用；礞石墜痰下氣當忌用；半夏慎用。

(四) 不同體質的合理用藥

素體陽虛、或肥胖者，痰濁多從寒化、濕化，以寒痰、濕痰為多見，「肥人多濕、多痰」，宜選用燥濕化痰藥，並配伍健脾燥濕、滲利水濕藥物，如白朮、蒼朮、茯苓、薏苡仁、黃芪等。

素體陰虛、或消瘦者，痰濁多從熱化、燥化，以痰熱、痰火、燥痰為多見，宜選用清化熱痰藥，配清熱瀉火藥物。

海藻、昆布等海洋類藥物含碘，缺碘之癭瘤患者可用，但患甲亢者忌用。

咳喘證常與過敏體質有關，故在用藥過程中應注意易引起過敏的藥物，如動物藥；對花粉過敏者不宜用蜜炙的化痰止咳平喘藥，並注意一些藥物的煎服法，如旋覆花宜包煎。

六．痰證兼證的安全合理選藥

(一) 兼外感

選用既能解表，又能化痰止咳的藥物，如前胡，配伍疏風解表藥。

(二) 兼裏熱壅盛

選用清化熱痰之浙貝母、瓜蔞、竹茹、竹瀝汁等，配清肺熱之黃芩、魚腥草、蘆根等，或清肺化痰之射干、車前子、石韋、側柏葉等。

(三) 兼咽喉腫痛

宜選用兼利咽喉、消脹痛、化痰之桔梗、胖大海、浙貝母等，配清熱毒、利咽喉作用之牛蒡子、板藍根、玄參、甘草、射干、崗梅根等。

(四) 兼有嘔吐

選用既能化痰，又能降逆止嘔之法半夏、枇杷葉、竹茹、旋覆花等。

(五) 兼（挾）肝陽上亢、肝風內動、癲癇、驚厥

選用祛風痰之天南星、白附子、礞石等，配伍安神藥或平肝熄風藥。

(六) 兼水腫

選用兼利水消腫之海藻、昆布、桑白皮、葶藶子，配伍茯苓、澤瀉、薏苡仁、車前子等利水消腫藥。

(七) 兼（挾）瘡瘍、瘰癧、結核、癭瘤

選用軟堅散結消脹之半夏、天南星、黃藥子、海藻、昆布等；陰疽、流注宜選用白芥子，配伍鹿茸、麻黃、肉桂等溫陽通滯藥。

(八) 兼便秘

選用既能化痰或止咳平喘，又能潤腸通便之苦杏仁、紫蘇子、瓜蔞、桃仁、胖大海等。

七．不同季節與氣候痰飲咳喘病證的合理選藥

(一) 冬春

冬春季氣候多變，多兼寒邪或寒濕之邪，為痰飲咳喘病證多發季節，宜選用藥性較溫熱藥物，少用寒涼藥外敷相關俞穴。

（二）夏季

中醫有冬病夏治的方法，常在夏季的「三伏」天應用三伏灸，防治寒喘病證，常用白芥子、艾葉等溫經通絡藥物。

（三）秋季

秋季氣候乾燥，肺陰易傷，多為燥痰、燥咳，常用潤肺化痰、止咳平喘藥，如川貝母、瓜蔞、炙紫菀、炙款冬花等，宜配伍養涼潤肺藥，如百合、天門冬、麥門冬、沙參等；少用或不用溫燥的化痰止咳平喘藥。

八．合理停藥

「消而勿伐」，化痰藥為祛邪藥，易傷正氣及胃氣，如桔梗、白芥子等；部分藥物有毒如半夏、天南星、白附子、苦杏仁等；或對肝功能有損害，如黃藥子；部分麻醉鎮咳定喘藥有成癮性，如罌粟殼、洋金花有毒，不可久服，易戀邪，中病即止。

九．化痰藥的用量和用法

（一）用量

有毒的化痰藥宜嚴格控制用量。

根據痰、咳、喘的輕重緩急掌握用量。

（二）煎煮法

旋覆花、枇杷葉有絨毛，易刺激咽喉作癢而致嗆咳嘔吐，故須用布包入煎。礞石宜先煎。

（三）劑型

化痰止咳平喘藥的劑型，大部分為湯劑，亦可製成散劑、顆粒劑、片劑、糖漿劑使用，但糖尿病者不能用糖漿劑。

（四）服藥法

對胃黏膜有刺激性的化痰止咳平喘藥，宜飯後服用。

宜溫服。

止咳平喘藥可在發作時，酌情多次服用，以止咳喘。

十．藥後調攝

（一）防外邪、強體質

痰飲咳喘證常反覆發作，藥後宜注意保暖，避免感受風、寒、濕、冷，避開過敏原。勞逸結合，增加室外鍛煉活動，少到公共場所。

（二）飲食宜忌

飲食宜清淡，忌甘肥厚味，戒煙禁酒。寒痰、濕痰不宜過食生冷；熱痰、燥痰不宜服用溫熱刺激化痰藥。

（三）服藥後可能出現的問題及處置

1、消化道反應

祛痰藥中有噁心性祛痰藥，對胃黏膜有刺激性，如桔梗、白前、白芥子、遠志、皂莢等，祛痰作用較強，對胃黏膜有刺激性，可能出現噁心、嘔吐、食欲減退等症狀，應在飯後服用，或配伍陳皮、茯苓、甘草、大棗等養胃之品；嚴重者出現出血傾向，如柏油樣便，應停用，並急送醫院處理。

竹瀝汁、胖大海、瓜蔞、海藻、昆布等有通便作用，對於腸滑易瀉者，可能會引起便溏、大便次數增多，應減量或配伍健脾藥。

2、中毒反應

使用有毒的化痰止咳平喘藥，應注意觀察隨訪藥後有無中毒症狀，如發現有中毒症狀，宜及時停藥、送院救治。

苦杏仁、桃仁、白果等含氰苷及氰化物等。氰苷水解生成氫氰酸和氰離子。氰化物對中樞神經系統有直接的損害作用，使之先興奮痙攣、後抑制麻痹。表現為頭昏、頭痛、噁心、嘔吐、腹痛、腹瀉、紫紺，呼氣中有苦杏仁味，甚或呼吸困難、肺水腫、瞳孔擴大、昏迷、抽搐、呼吸中樞麻痹而死亡。

曼陀羅、天仙子、鬧羊花、顛茄、山莨菪等有毒成分主要為莨菪鹼類生物鹼。中毒表現為顏面潮紅、口乾、咽喉乾燥、聲嘶、吞嚥困難、嚴重者可見頭痛發熱、步態不穩、幻覺幻聽、譫妄、驚厥呼吸急促、心率快、瞳孔散大、尿瀦留等，甚或循環衰竭和呼吸衰竭而死亡。

過敏反應：止咳平喘藥多蜜炙，對蜂蜜過敏者應慎用。旋覆花綠原酸對人體有致敏作用，吸入含有綠原酸的植物塵埃後，可以引發氣喘、皮疹、皮炎等。

一般而言，溫化寒痰藥用之太過或太久，易損傷人體津液；清化熱痰藥用之不當，則易損傷陽氣。故溫燥藥性的溫化寒痰藥，不宜用於熱痰、燥痰；寒涼藥性的清化熱痰藥不宜用於寒痰、濕痰。

刺激性較強的化痰藥，如白芥子、皂莢、遠志等，若用之不當，對於咳嗽兼有出血傾向可能會加重病情；倘若咳嗽突然劇烈且伴有疼痛、咯血時，可能是大出血的徵兆，應速救治，以免延誤病情。

第三節　常用烈性或具毒性化痰止咳平喘藥的安全合理用藥

生半夏、生天南星、生白附子（禹白附、關白附）、洋金花為中國國家規定的毒性中藥管理品種，也是香港《中醫藥條例》附表 1 的 31 種烈性 / 毒性中藥材中所列的中藥材品種。

一．半夏〔Rhizoma Pinelliae〕

為天南星科植物半夏 *Pinellia ternate* (Thunb.) Breit. 的塊莖。

半夏是中醫臨床最常用的中藥之一，在張仲景《傷寒論》中，以半夏入藥共 18 方（次）。

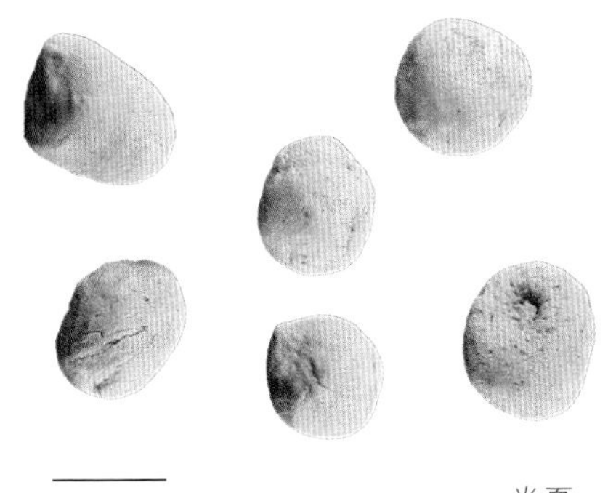

半夏

（一）作用特點

《神農本草經》載：「味辛，平，有毒。治傷寒，寒熱，心下堅，下氣，咽喉腫痛，頭眩，胸脹，腸鳴，止汗。」

1、性能功效特點

半夏性味辛，溫；有毒。歸脾、胃、肺經。具有燥濕化痰、降逆止嘔、消痞散結作用；外用消腫止痛。

- 關於半夏的毒性：生半夏歷來被視為有毒藥物，《神農本草經》列其為下品。古代記載半夏的毒性反應有戟人咽、生令人吐等，現代將其列為二級有毒中藥，故臨床常用炮製品。
- 燥濕化痰：味辛性溫而燥，主入脾胃經，能燥脾濕，使濕去痰消；又入肺經，能溫化貯於肺之痰飲，故為燥化濕痰、溫化寒痰之要藥。半夏所含的生物鹼能抑制咳嗽中樞，解除支氣管痙攣，使分泌物減少。
- 降逆止嘔：味苦降逆和胃，溫中散寒，溫化寒飲，為止嘔要藥。對痰飲或胃寒所致的胃氣上逆嘔吐尤宜。半夏含植物甾醇，可抑制嘔吐中樞而止嘔，能顯著抑制胃液分泌。
- 消痞散結：辛散溫通，具祛痰散結、化飲消痞、散癰消腫之功，故能消散在咽喉、脾胃、經絡、肌肉之痰氣，以及寒熱痰結之證。

2、不同炮製品的作用特點

(1) 生半夏

生半夏辛烈毒甚，一般供外用。對胃腸、眼、咽喉黏膜等具有強烈刺激性，可刺激聲帶黏膜發炎水腫而失音，刺激消化道黏膜而引起嘔吐和腹瀉。[2]

生半夏引起中毒的靶器官主要是肝、腸和腎臟，但病理學檢查未見明顯病理形態學改變。[3]

(2) 製半夏

傳統記載半夏的炮製方法繁多，在諸多的炮製方法中，最常用的用礬製、薑製（必須加熱）的炮製品。

生薑可以降低半夏的刺激性和毒性，以薑汁煮半夏減毒效果明顯，薑汁冷浸不如薑煮。[4]

經炮製後半夏中含有的草酸鈣針晶形發生變化，含量急劇下降，刺激性明顯減弱。但半夏的有毒成分難溶於水，其有毒成分不能單純被薑汁所破壞，而能被白礬所消除。[5]

製半夏的品種有：

- 清半夏：辛燥之性減，長於化濕痰。適用於體弱痰多，或小兒食滯痰阻、病證較輕者。
- 法半夏：長於燥濕和胃，適用於脾虛濕困、脾胃不和之證。
- 竹瀝半夏：溫燥之性大減，適用於胃熱嘔吐，或肺熱咳痰黃稠而黏，或痰熱內閉、中風不語等證。
- 半夏麴：化濕健脾、消食止瀉，適用於脾胃虛弱、濕阻食滯、苔膩嘔噁等。

（二）安全合理用藥

1、適應證

(1) 痰

廣泛應用於治療痰證，無論有形之痰、無形之痰均可用。

外感、內傷之咳嗽痰多，痰涎清稀量多或有泡沫，舌淡、苔白膩之寒痰、濕痰，更為常用。凡急慢性支氣管炎及肺部其他疾患，如支氣管擴張症、肺結核、肺氣腫、肺癌等見咳嗽痰多者均可用；其他如肺膿瘍、滲出性胸膜炎、矽肺等，表現為痰多咳嗽、痰如膿液或胸腔積液者，均可配伍應用。

痰濕上蒙清竅所致之頭痛、眩暈，其特徵是頭痛而重、頭昏眼黑、伴嘔吐痰涎，如痰濕型偏正頭痛、梅尼埃氏綜合徵等表現為頭暈、頭痛、嘔吐痰涎者。

(2) **嘔**

半夏所治之嘔，多為寒濕、水濕、痰飲，阻於中焦，以致胃失和降。以其為主藥，配伍其他藥物可用於多種原因引起的嘔吐，包括放療、化療等引起的嘔吐。偏寒加生薑、吳萸；偏熱加黃芩、黃連。

(3) **痞**

為痰濕與寒邪或熱邪夾雜，導致氣機不利而出現痞滿脹痛等症狀。如胸陽不振、痰濁壅滯的胸痹心痛；痰熱互結的胸悶、咳嗽；寒熱互結夾痰之胃脘痞滿。

2、*禁忌證*

陰虧燥咳，實火咽痛，血證，熱痰，證見痰中帶血、口渴，當慎用或忌用。

3、*用於治療妊娠嘔吐的合理應用*

半夏是否會墮胎？妊娠惡阻能否應用？歷代醫家眾說不一。古今皆有妊娠忌用半夏之說，然也不乏用半夏治妊娠嘔吐的記載。

(1) **半夏為妊娠禁忌藥**

《本草綱目》記載:《別錄》(即《名醫別錄》)「墮胎」。〔元素曰〕:「孕婦忌之，用生薑則無害」。

(2) **妊娠嘔吐可用半夏**

張仲景已用半夏治療妊娠嘔吐。《金匱要略·婦人妊娠病脈證並治第二十》第六條:「妊娠嘔吐不止，乾薑人參半夏丸主之。乾薑半夏人參丸方:乾薑、人參各一兩，半夏二兩，上三味，末之，以生薑汁糊為丸，如梧桐子大，飲服十丸，日三服。」[6]

以方測證，此妊娠嘔吐乃由胃虛有寒飲、濁氣上逆所致，若證見妊娠嘔吐不止，並伴有口乾不渴，或渴喜熱飲、頭眩心悸、舌淡苔白滑、脈弦，或細滑等虛寒兼症者，治以溫胃散寒、降逆止嘔，故適宜用之；然若見胃熱而陰傷者，則不宜用。方中乾薑溫中散寒；人參扶正益氣；半夏、薑汁蠲飲降逆，使中陽得振，寒飲蠲化，胃氣順降，則嘔吐可止，嘔止又以利於安胎；乾薑、半夏二藥均不利於妊娠，但若辨證為胃虛寒飲所致的惡阻，又配伍了人參以益氣固胎，則適宜用之。

歷代醫家用半夏治妊娠嘔吐者亦不乏其人，如孫思邈《備急千金要方·卷二》養胎方中有半夏；其他如王燾、陳自明、朱丹溪、薛立齋等醫家均有用半夏治療妊娠嘔吐。

(3) **現代臨床經驗，多認為半夏並不礙胎**

朱良春老中醫治療妊娠惡阻、噁心嘔吐不止、胸悶不舒、不能進食，常用生半夏為主藥，配茯苓、生薑、赭石、陳皮、旋覆花、決明子，作湯劑，加焦白朮、砂仁健脾助運，胃熱者，加蘆根、黃連清胃泄熱，療效卓著。[7]

但是，生半夏有毒，若需用之，必須嚴格掌握劑量，以防中毒，或應用製半夏為宜。

(4) 關於半夏為妊娠禁忌藥的現代研究

實驗研究顯示，半夏蛋白有明顯的抗早孕活性。用生半夏粉灌胃，對實驗妊娠動物和胚胎均有顯著毒性。製半夏湯劑大劑量給藥也能引起孕鼠陰道出血，胚胎早期死亡數增加，胎鼠體重顯著減低，且炮製不降低半夏的胚胎毒性。實驗也提示生半夏、薑半夏、法半夏均有致畸作用，其中以生半夏最嚴重。[8, 9]

但也有人通過對劑型、給藥途徑、劑量等方面綜合分析，認為實驗結果不支持半夏為妊娠禁忌藥，臨床治療妊娠嘔吐可用半夏。[10]

綜合各家之說，驗之臨床，半夏止嘔作用確切，可用於妊娠惡阻嚴重者。但需用炮製品，以及配伍安胎藥砂仁、蘇梗等，虛證配伍補虛藥，並且掌握用量和療程等。生半夏對妊娠惡阻當慎用或禁用。此外，半夏的抗早孕之說，尚待進一步研究。

4、生半夏的合理應用

(1) 生半夏外用

消腫散結作用良好，治療瘡癰腫毒、外傷瘀腫、雞眼、牙痛、帶狀皰疹、急性乳腺炎、宮頸糜爛、宮頸癌等。常研成細粉，加醋或冷水、雞蛋清等調成糊狀外用。但外傷有破潰面者，不宜直接塗生半夏。

(2) 內服

生半夏有毒，且有刺激性，會戟人咽喉，故需經炮製減毒後內服。儘管古今醫家使用生半夏者不乏其人，但仍然非常慎重。

(三) 不良反應及處理

合理應用半夏，尤其是炮製品，是安全有效的。實際上，幾乎沒有臨床合理應用製半夏出現不良反應，所報道的半夏中毒案例，多是誤食或過量應用生半夏所致。生半夏未經煎煮，服用 0.1~2.4 克便可引起中毒。

1、臨床表現

- 服用生半夏少量便可出現口舌麻木和針刺感。
- 較大劑量可引起舌、咽強烈的麻辣感，以及發癢、燒灼、腫脹、流涎、噁心嘔吐、語言不清、嘶啞、張口困難。
- 嚴重者出現喉頭水腫、呼吸困難，甚至窒息死亡。[11]

2、中毒解救

輕者主要用薑汁和甘草解毒，重者立即送醫院救治。主要方法有：

- 用 1：5000 的高錳酸鉀，1~2% 鞣酸洗胃，服雞蛋清或稀醋酸或濃茶。或服 25~30 克芒硝導瀉。
- 用稀醋 30~60ml 加薑汁，含漱後內服；或用生薑加紅糖煎服。
- 以生薑 30 克，防風 60 克，甘草 15 克，煎湯，先含漱一半，再內服一半。
- 對證處理，痙攣可用解痙劑，還可針刺人中、合谷、湧泉等穴位，出現呼吸麻痹時予呼吸興奮劑如尼可剎米，必要時給氧或作氣管切開。[12]
- 口嚼薄荷可較快地緩解由新鮮半夏引起的中毒症狀。[13]

曾有報道成功搶救小兒急性重度生半夏中毒案例，患兒出現類似膽鹼能神經興奮表現，如流涎、瞳孔縮小、肺部囉音等，在洗胃、補液、吸氧等對症治療時應用阿托品，由小劑量開始，根據病情逐漸加入，總量計 20mg；同時配合服用激素、生薑汁等。[14]

（四）增效減毒配伍

《本草逢原》云：「半夏同蒼朮、茯苓治濕痰；同瓜蔞、黃芩治熱痰；同南星、前胡治風痰；同芥子、薑汁治寒痰；惟燥痰宜瓜蔞、貝母，非半夏所能治也。」

1、配生薑

在臨床運用中，半夏常以生薑為輔料進行炮製或與之配伍應用，或在煎煮時加生薑或生薑汁，這是減毒增效的配伍範例：一方面半夏的毒副作用能被生薑減弱，為「相畏」之減毒配伍。梁代．陶弘景《本草經集注》曰：半夏「有毒，用之必須生薑，此是取其所畏，以相制耳」。

生半夏與生薑同煎，可明顯減少半夏的辣味，表明配伍生薑可減低生半夏毒性。吳皓等通過小鼠腹腔刺激性實驗研究發現，生薑在體內能拮抗半夏的毒性。[15]

另一方面生薑為「止嘔聖藥」，能增強半夏的止嘔作用，故半夏配生薑又為「相使」的增效配伍。如小半夏湯，以及《傷寒論》葛根加半夏湯、黃芩加半夏生薑湯等。

2、配乾薑

燥濕化痰，下氣消痞作用增強，用於治療寒熱錯雜的痞症和痰痞症。如《傷寒論》半夏瀉心湯、生薑瀉心湯、甘草瀉心湯、旋覆代赭湯等。

3、配厚朴

和胃除脹滿，治療氣滯腹滿，如厚朴生薑半夏甘草人參湯。

4、配半夏麴、瓦楞子

和胃制酸，降逆止嘔，治療胃酸過多、反胃、納食欠佳。

5、配黃連、瓜蔞

滌痰散結，治療痰熱結胸證，如小陷胸湯。

（五）配伍禁忌

「十八反」認為半夏反烏頭、附子等。現代研究表明：薑半夏與製烏頭無論單煎混合給藥，還是合煎給藥，致小鼠死亡率均明顯高於單一藥材，故認為本草「相反」之論是有根據的。[16] 但亦有研究表明，以半夏與烏頭的混合煎劑給大鼠灌服，藥量為成人常規日用量的 100 倍，連續給藥 7 天，未見毒副作用，各項檢測指標均屬正常。[17] 此外，也有臨床報道，在一定劑量範圍內，半夏配伍川烏、草烏或附子均不會出現毒性增強或療效降低。[18]

總之，對於烏頭類藥物與半夏的配伍應用問題，在目前尚無定論的情況下，以慎重使用為宜。[19]

（六）鑑別用藥

水半夏：水半夏不應代半夏入藥用，應視為混淆品。

水半夏為天南星科植物鞭簷犁頭尖 *Typhonium flagelliforme* (Lodd.) BL. 的塊莖。主產於廣東、廣西、雲南。深秋採收，用石灰水浸泡 1 天，攪拌去皮後曬乾或烘乾。味辛，性溫，有毒。功效與半夏類似，但無降逆止嘔作用，兼有止血之功。臨床多用於咳嗽痰多、癰瘡癤腫、蛇蟲咬傷、外傷出血，用法用量同半夏。[20]

二．天南星〔Rhizoma Arisaematis〕

為天南星科植物天南星 *Arisaema erubescens* (Wall.) Schott、異葉天南星 *A. heterophyllum* Bl. 或東北天南星 *A. amurense* Maxim. 的塊莖。

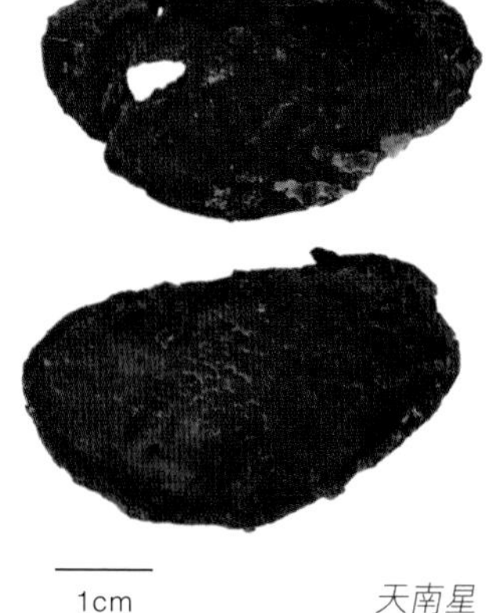

天南星

（一）作用特點

1、性能功效特點

苦、辛，溫。有毒。歸肺、肝、脾經。燥濕化痰，息風止痙；外用散結消腫。本品性溫而燥，有較強的燥濕化痰之功。歸肝經，走經絡，善祛風痰而止痙厥。

2、不同炮製品的作用特點

(1) **生天南星**

毒性大，消腫散結止痛力強，多作外用。不宜內服。外用治療癰疽腫痛、痰核、蛇蟲咬傷。研末醋調外敷。

(2) **製天南星**

用生薑、膽汁、甘草、白礬等炮製。天南星炮製後能解毒並增加療效，其中生薑本身有解毒功效。白礬在水中成 $Al(OH)_3$ 凝膠，能吸附毒物，或與毒物中和而解毒；白礬對天南星的去麻作用，明顯優於薑汁、甘草等輔料，甘草酸具類似活性炭的吸附作用，其水解產物葡萄糖醛酸與毒物結合能增強肝臟的解毒能力。[21, 22]

(3) **膽南星**〔Arisaema cum Bile〕

製天南星的細粉與牛、羊或豬膽汁經加工而成，或為生天南星細粉與牛、羊或豬膽汁經發酵加工而成。經膽汁炮製後，天南星的燥性大減，性味由溫轉涼，而無燥熱傷陰之弊。性味苦、微辛涼。歸肝膽經。具有清熱化痰、熄風定驚的功效特點。適用於痰熱中風、癲癇、小兒驚風、頭風眩暈、痰火喘咳等證。《本草求真》云：「膽製味苦性涼，能解小兒風痰熱滯，故治小兒急驚最宜。」

(二) 安全合理用藥

1、適應證

治風痰眩暈、濕痰壅肺之咳嗽痰稠、頑痰咳嗽、胸膈脹悶、中風、半身不遂等。

2、禁忌證

- 陰虛燥痰者忌用。
- 熱極生風、血虛生風者忌用。
- 孕婦忌用。
- 肝病者禁用。

3、用量用法

天南星的毒性隨用量的增大而增加，故應嚴格掌握用量，並在用藥過程中，密切觀察患者的反應，出現毒性反應時，立即停藥。

製南星、膽南星每次用量 3~6 克，水煎服。

生南星，外用適量。內服 3~9 克，用於癌腫等惡疾，內服只宜入煎劑，用量可根據具體情況，並配伍生薑同煎，充分煎透（持續煮沸超過 2 小時），並在餐後服用，服藥後有舌麻時，可加食糖。生南星久煎後，仍有毒性，不能等同於製南星使用。嚼碎經過久煎後的生南星片，仍有舌部發麻。其他疾病勿用生南星內服，即使用治癌腫惡疾，亦需十分謹慎。

（三）不良反應及處理

1、臨床表現

- 口嚼生天南星，可使舌、咽、口腔麻木和腫痛，出現黏膜糜爛，音啞，張口困難，甚至呼吸緩慢、窒息等。
- 皮膚接觸可致過敏瘙癢。

2、中毒原因

- 誤食：農村常以魔芋等同屬植物作為蔬菜食用，因此有時誤食天南星而中毒。
- 皮膚接觸中毒常因為在採集、加工去皮、炮製等過程中，不注意防護，皮膚接觸過多所致。
- 服用過量生南星。

3、中毒解救

- 誤服本品中毒者，可服稀醋、鞣酸或濃茶、蛋清等洗胃，或以鮮薑汁或鮮薑湯內服解毒。嚴重者送醫院救治。
- 口腔糜爛者，可用雙氧水和複方硼酸溶液漱口，並可暫用龍膽紫塗口腔。
- 皮膚中毒時，可用水或稀醋、鞣酸洗滌。
- 對證處理：補液和其他支持療法，必要時給以吸氧或氣管切開。
- 中藥解毒：可用生薑汁或乾薑煎湯適量，含漱或內服；或用生薑 30 克，防風 60 克，甘草 15 克，煎湯，含漱，後內服。

（四）增效減毒配伍

- 配半夏：燥濕化痰力增強，用於濕痰、寒痰咳嗽、咳痰。
- 配乾薑、生薑：可緩解天南星的毒性。
- 配蔗糖：可消除天南星所致的口舌麻木。

（五）鑑別用藥

天南星與半夏

半夏、天南星辛溫有毒，均為燥濕化痰要藥，善治濕痰、寒痰，炮製後又能治熱痰、風痰。

- 半夏：主入脾、肺，走腸胃，重在治臟腑濕痰，且能止嘔，故嘔吐等常用。
- 天南星：主入肝經，走經絡，偏於祛風痰而能解痙止搐，善治風痰中風、癲癇抽搐、痰阻經絡肢體之麻木等證。

三．禹白附（白附子）〔Rhizoma Typhonii〕

為天南星科植物獨角蓮 *Typhonium giganteum* Engl. 的塊莖。

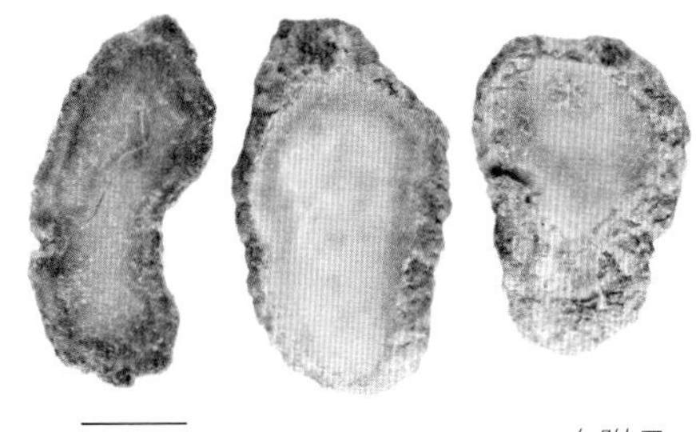

白附子

(一) 作用特點

1、性能功效特點

白附子辛，溫。有毒。歸肝經。具化痰、息風止痙、止痛、解毒散結等功效。其性上行，既能燥濕化痰，更善祛風痰而解痙止痛，能化脈絡中之痰濁，令氣血運行通暢而止痛。

2、不同炮製品的作用特點

生白附子：毒性大，解毒散結力強，外用於瘰癧痰核、毒蛇咬傷等。生品不宜內服。

製白附子：用白礬、生薑煎煮後，麻辣感降低或消失，但毒性並不降低，鎮靜作用增強。內服用於中風口眼歪斜、痰厥、驚風、偏頭痛等。

3、不同源白附子的作用特點

關白附：古本草所載者為毛茛科植物黃花烏頭 *Aconitum coreanum*（Levl.）Raip. 的塊根，稱關白附。關白附毒性大，功效偏於散寒濕止痛，現已少用[23]。

禹白附：天南星科的獨角蓮（禹白附），為《中華人民共和國藥典》之正品，禹白附毒性較小，又能解毒散結。

(二) 安全合理用藥

1、用量用法

煎服，3~5 克；研末服 0.5~1 克，宜炮製後用。外用適量。

2、禁忌證

- 本品辛溫燥烈，陰虛血虛動風或熱盛動風者忌用。
- 孕婦忌用。

(三) 不良反應及處理

1、臨床表現

誤服、過量服用（20~30 克），尤其是誤食鮮品，可出現口舌麻辣、咽喉部灼熱並有梗塞感、舌體僵硬、語言不清，繼則四肢發麻、頭暈眼花、噁心嘔吐、流涎、面色蒼白、神志呆滯、唇舌腫脹、口腔黏膜及咽部紅腫，嚴重者可導致死亡。[24]

2、中毒救治

- 洗胃、導瀉，清除毒物。
- 用生薑汁和白米醋含漱，後內服適量。
- 生甘草 50 克，嚼嚥；或黃芩、黃連各 15 克，石膏 60 克，煎湯內服。
- 對症處理。

四．黃藥子〔Rhizoma Dioscoreae Bulbiferae〕

為薯蕷科植物黃獨 *Dioscorea bulbifera* L. 的塊莖。

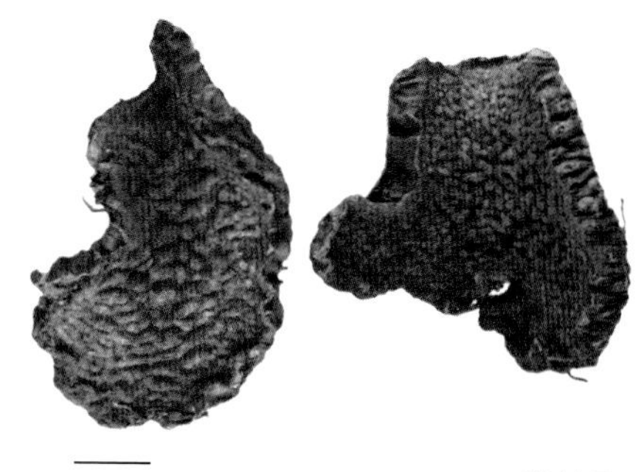

黃藥子

（一）作用特點

1、黃藥子的毒性

《開寶本草》、《本草綱目》、《滇南本草》等均認為其無毒。至《本草彙言》始言其久服有脫髮之虞，方認識到長期服用本品可產生一定的副作用。《全國中草藥彙編》記載有小毒。《南方主要有毒植物》具體記載了其中毒症狀：誤吃引起口、舌、喉等處燒灼痛，流涎，噁心、嘔吐，腹痛，瞳孔縮小，嚴重者出現昏迷、呼吸困難和心臟麻痹而死亡。可能就是指生品的急性中毒。

近年來，較長期、大量服用黃藥子及含黃藥子的製劑時，特別是用於治療有腫塊的疾病，如甲狀腺腫大、乳腺小葉增生、子宮肌瘤時，藥物性肝損害的情況屢有發生，甚至導致死亡。[25] 中成藥製劑如治療白癲風的白蝕丸、治療關節退行性病變的壯骨關節丸等，均發生以肝功能損害為主的不良反應，必須引起臨床用藥的高度重視。

2、性能功效特點

黃藥子苦，寒。有毒。歸肺、肝經。具化痰散結消癭、清熱解毒、涼血止血之功效，用於治療甲狀腺腫大、腫瘤、痰證、喘證、淋巴結核、宮頸炎、瘡癰腫毒、血熱出血證等。

黃藥子作為化痰、消癭瘤解毒之藥，對許多頑症的治療具有較好的療效。

（二）安全合理用藥

安全應用黃藥子，關鍵是要掌握其禁忌證，並注意用法用量與療程，並應密切觀察肝功能情況。

1、禁忌證

- 肝腎功能不全者及老年患者忌用。久服可導致肝腎功能及組織損害。
- 孕婦及脾胃虛弱忌用。

2、用法用量

- 煎服，常用量 3~9 克；研末服，1~2 克，或小量間斷服用。古人應用黃藥子，劑量較小，如《扁鵲心書》黃藥子散，以黃藥子研細末，每服一錢，治療纏喉風、頤頷腫及胸膈有痰、湯水不下者。內服應嚴格控制用量，避免大劑量、長療程服用。
- 外用，適量鮮品搗敷，或研末調敷，或磨汁塗。
- 應在醫師指導下嚴格按照適應症使用，服用本品者，尤其老年患者或有肝炎病史患者在治療期間應注意肝功能監測。
- 在服用黃藥子時，應密切觀察病情，有大便硬、腹痛、牙齦腫痛或疲乏、食欲減退明顯等症狀時，應引起注意，監測肝功能，若有轉氨酶升高，即應停藥。

（三）不良反應及處理

1、臨床表現

- 常規劑量:服用黃藥子製劑後，可出現口乾、食欲不振、噁心、腹痛等消化道反應。
- 黃藥子的中毒量為 15~30 克左右，可引起口、舌、喉等處燒灼痛，流涎，噁心，嘔吐，腹痛腹瀉，瞳孔縮小，連續服用 1~2 星期，有可能發生黃疸和轉氨酶升高。據統計，臨床每日服生藥 30 克，總劑量達 600~1000 克，出現中毒症狀及肝功能異常者達 53% 以上。出現症狀或肝功能異常必須立即停用，並以護肝藥治療。[26, 27, 28]
- 其他：皮膚瘙癢、惡寒發熱、呼吸困難、心臟麻痹、腎功能損害等。

2、中毒原理

黃藥子的主要有毒成分為薯蕷皂苷（dioscorein）及薯蕷毒皂苷（dioscore-toxin）。黃藥子甲素、乙素、丙素以及鞣質等均可引起急性中毒，主要引起肝、腎損害。[29] 黃藥子對肝臟的損害屬於對肝細胞的直接毒性作用，且損害的程度與給藥的劑量和時間密切相關。大量毒性成分可在體內蓄積導致急性肝中毒，甚至肝昏迷死亡。[30]

3、中毒解救

- 洗胃，導瀉，內服蛋清或葛粉糊、藥用活性炭，飲用糖水或靜脈注射葡萄糖鹽水。
- 對症治療，出現昏迷，可用強心興奮劑，腹痛用複方樟腦酊。
- 嚴重中毒者可用皮質激素
- 中藥：綠豆湯、生薑汁、白米醋、甘草等煎湯，漱口後內服。或用崗梅 250 克，水煎服。

病案舉例：

患者女，30歲。因乏力、納差、嘔吐2天，於2001年l1月5日入院。入院前因患子宮肌瘤而自行煎服民間驗方黃藥子30克，雞內金10克，1日1劑，煎服，連服20天後出現上述症狀。查體：生命體徵平穩，皮膚鞏膜無黃染，腹平軟，肝脾肋下未觸及。查血AST 300U/L，病毒性肝炎標誌物均陰性，尿常規正常。B超示：肝臟大小正常，肝內回聲增多，分佈均質，膽、脾、胰未見異常，平素無煙酒嗜好，否認有肝病史。診為黃藥子所致藥物性肝炎。遂停中藥並給予甘利欣注射液、護肝片等治療，5天後症狀消失，12天後肝功能恢復正常出院。繼服護肝片1個月後覆查肝功能及B超正常。[31]

（四）減毒增效配伍

配當歸：有研究表明當歸與黃藥子配伍後可明顯減輕其對小鼠肝臟的毒性，對腎臟的毒性也有一定的緩解作用[32]。

複方中可加入保肝解毒、利尿瀉下的藥物，如生薑、甘草、茯苓等。

據臨床報道，經酒隔水文火蒸，或與食物共煮至酒盡食物爛，可減少不良反應的發生。[33]

（五）與西藥合用禁忌

不宜與異煙肼、四環素合用，因其可使黃藥子的肝臟毒性增強。

五．皂角（莢）〔Fructus Gleditsiae Abnormalis〕

為豆科植物皂莢 *Gleditsia sinensis* Lam. 的不育果實。

（一）作用特點

《神農本草經》曰：「味辛，鹹，溫。有小毒。治風痹，死肌，邪氣；風頭，淚出，利九竅……。」皂莢性味辛、鹹，溫；有小毒。能祛頑痰，通閉開竅，祛風殺蟲。辛能通利氣道，開通心竅，味鹹能軟堅化痰。

皂莢可刺激胃黏膜而反射性地促進呼吸道黏液的分泌，從而產生祛痰作用，為噁心性祛痰藥。

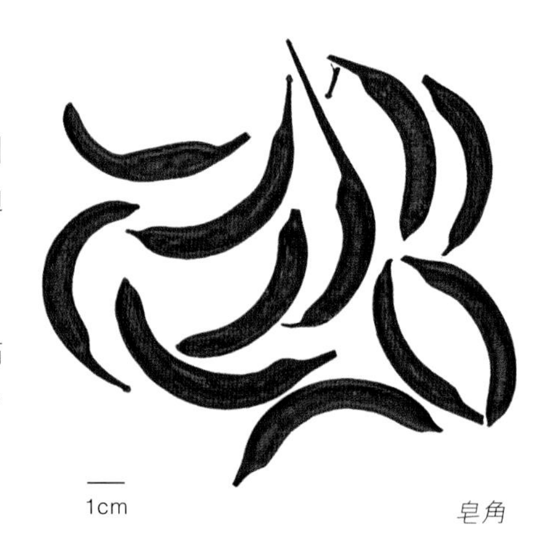

皂角

(二) 安全合理用藥

1、用法用量

多入丸散服，1~1.5 克。外用，適量，煎湯洗，或搗爛或燒存性，研末外敷。

2、禁忌證

- 辛散走竄之性強，非頑疾證實體壯者勿用。氣虛陰虧及有出血傾向者忌用。
- 具有興奮子宮作用，孕婦忌用。

(三) 不良反應及處理

1、臨床表現

皂莢所含的皂苷有毒，用量過大，或誤食種子或豆莢，可致中毒。皂莢中所含之皂苷，不僅刺激胃腸黏膜，產生嘔吐、腹瀉，而且腐蝕胃黏膜，發生吸收中毒，產生全身毒性。皂苷能改變細胞的通透性，與紅細胞表面的類脂體結合，致紅細胞表面張力改變可引起溶血，出現面色蒼白、黃疸、血紅蛋白尿等。亦能影響中樞神經系統，先痙攣後麻痹，甚至呼吸中樞抑制而死亡。

2、中毒解救

- 早期應立即催吐、洗胃，並服牛奶、蛋清等以保護胃黏膜，必要時導瀉。
- 靜脈補液以維持水與電解質平衡，促進毒素排泄。
- 有溶血者，用碳酸氫鈉鹼化尿液，嚴重者輸血、給氧，酌情使用類固醇激素。
- 對症處理。
- 中藥解毒：生薑、赤芍、烏藥各 9 克，藿香、羌活各 6 克，大腹皮 12 克，水煎服；或用黃柏 9 克，甘草 6 克，水煎服。

六．華山參〔Radix Physochlainae〕

為茄科植物華山參 *Physochlaina infundibularis* Kuang 的根。

(一) 作用特點

華山參甘、微苦，溫。有毒。歸肺經。溫肺化痰，止咳平喘。

(二) 安全合理用藥

1、適應證

肺寒咳喘痰多。

2、禁忌證

- 青光眼忌用
- 孕婦忌用
- 前列腺極度肥大者慎用。

3、用法用量

常用量為 0.1~0.2 克。

（三）不良反應及處理

華山參含東莨菪鹼等生物鹼，其毒性反應主要表現為神經系統毒性。中毒原因主要是誤作人參使用，或過量服用。

口服過量有類似阿托品中毒的症狀：口乾，聲嘶，發熱，面紅，煩躁不安，心跳加快，頭昏，視物模糊，瞳孔散大，噁心嘔吐，便秘，尿瀦留，血壓下降或升高；嚴重者昏迷，甚至死亡。[34, 35, 36]

中毒解救：與阿托品中毒的解救方法同。

（四）與西藥合用禁忌

不宜與異煙肼合用，能增強其抗膽鹼作用，使老年人發生眼壓增高、尿瀦留等。

不宜與地高辛同用，也不宜用於洋地黃化的病者。華山參能抑制胃腸蠕動，延緩胃排空，增加毒性藥物的吸收。

不宜與氯丙嗪等酚噻嗪類藥物合用，會加重口乾、視物模糊、尿瀦留等。

七．苦杏仁〔Semen Armeniacae〕

為薔薇科植物山杏 *Prunus armeniaca* L. var. *ansu* Maxim. 西伯利亞杏 *P. sibirica* L. 東北杏 *P. mandshurica* (Maxim.) Koehne 或杏 *P. armeniaca* L. 的成熟種子。

1cm

苦杏仁

（一）作用特點

1、性能特點

苦、辛，微溫。有小毒。歸肺、大腸經，能止咳平喘、潤腸通便。所含苦杏仁苷經口服，在下消化道分解後產生少量氫氰酸，能抑制咳嗽中樞而起鎮咳平喘作用，苦杏仁油有潤滑性通便作用。

2、不同炮製品的作用特點

苦杏仁已有兩千餘年的藥用歷史，自漢代以來大量的醫藥文獻中，保存了苦杏仁炮製方面的豐富資料，在減毒增效方面也積累了豐富的經驗。

苦杏仁炮製目的在於破壞苦杏仁酶而保留苦杏仁苷，使苦杏仁苷進入體內後緩慢分解出氫氰酸而達到鎮咳平喘目的。常以苦杏仁苷含量評估苦杏仁及其炮製品的質量。常用的炮製方法有：

- 單、炒製法：提高鎮咳、平喘及潤腸藥效[37]。
- 蒸製法：這是目前炮製大量苦杏仁較理想的方法。此法能有效減少苦杏仁的損失，並能使苦杏仁酶完全破壞，而且蒸製品在複方湯劑中苦杏仁苷含量高於其他炮製品從而有效地提高和保證湯劑的質量，充分發揮藥效[38]。

(二)安全合理用藥

1、適應證

苦杏仁既能治療外感咳嗽，又能治療內傷咳嗽。經配伍，可用於寒熱虛實的多種咳嗽。

2、禁忌證

大便溏瀉者慎用；嬰兒忌用。

3、用量用法

- 煎服。3~10克，用量不宜過大。勿久用常服。
- 宜打碎入煎，以利於有效成分的溶出：以炮製後粉碎成原藥材的⅛~¼大小粗顆粒入煎，煎液中苦杏仁苷的含量最高，可達到90%以上。[39]
- 不宜久煎，久煎會降低藥效。先將苦杏仁與其他藥物一起用冷水浸泡30分鐘，沸後繼續煎煮15~20分鐘，其湯液中苦杏仁苷含量較高。[40]
- 將湯劑頭煎、二煎混勻分次服用，以保證藥物療效。[41]

(三)不良反應及處理

《神農本草經》將苦杏仁列為下品。《本草綱目》曰:「酸，熱，有小毒。生食多傷筋骨」(引《名醫別錄》。……〔扁鵲曰〕:「多食動宿疾，令人目盲鬚眉落。〔源曰〕多食，生痰熱，昏精神。產婦尤忌之。」

現代研究表明，苦杏仁的主要成分苦杏仁苷水解後的產物氫氰酸，既是有效成分，也是有毒成分，誤服過量苦杏仁可產生氫氰酸中毒，使延髓生命中樞先抑制後麻痹。

1、臨床表現

消化系統：一般食後 1~2 小時內出現中毒症狀，初期症狀自覺口內苦澀、流涎、上腹部不適，繼之出現噁心嘔吐、腹痛、腹瀉。

呼吸系統：呼吸困難，慢而不整，雙肺有彌漫性乾囉音，甚至可在 2~10 分鐘內因呼吸麻痹而死亡。

心血管系統：紫紺、胸悶、心悸，血壓暫時性升高，繼而下降，脈搏減慢，心音低鈍無力，節律不齊，或心電圖示異位心律快速心房纖顫等。[42]

中樞神經系統：煩躁不安、有恐懼感等中毒反應；中毒嚴重者迅速昏迷，驚厥，瞳孔散大，對光反應消失。

個別中毒後出現多發性神經炎、雙下肢肌肉遲緩無力、肢端麻木、觸覺和痛覺遲鈍、雙膝反射遲鈍等。

2、中毒解救

立即送醫院救治。

早期用 0.02% 高錳酸鉀洗胃。中毒嚴重者，吸入亞硝酸異戊酯，每隔 2 分鐘吸入 30 秒。

按氰化物的中毒處理，特效救治是用各種產生變性血紅蛋白（含 Fe^{3+}）的藥物，主要有亞硝石鈉及硫代硫酸鈉聯合應用法，或用美藍（療效較差）。近年來也認為依地酸二鈷等有機鈷鹽類對治療氰化物中毒有效。

靜脈注射高滲葡萄糖及大量維他命 C。

中藥：杏樹皮去粗皮或杏樹根，60 克，水煎服；或生蘿蔔或白菜，搗爛取汁加糖適量，頻頻飲之。或甘草、大棗各 120 克，水煎服；或綠豆適量，水煎服，加砂糖。

3、預防

加強宣傳，尤其是在產地，杏仁成熟季節，兒童不宜生吃，必須慎重處方，切忌自行購藥服用。

注意不宜用生杏仁，必須經炮製後入藥，須煮熟。

不宜作散劑沖服。

控制用量：不可多服。大劑量應用應常規檢查心電圖，因心電圖上的毒性反應較毒性症狀出現為早。[43]

病案舉例：兒童苦杏仁中毒一例

患兒，女，2 歲 8 個月，因服苦杏仁後顏面青灰伴反覆抽搐 2 小時入院。患兒入院前 2 小時服煮熟的苦杏仁 10 克，10 分鐘後即劇烈腹痛、煩躁、未吐瀉、逐漸呼吸困難、顏面發青、嗜睡、意識不清，30 分鐘後患兒反覆抽搐，表現為雙眼凝視、上翻、四肢抽動，每次持續約 10 秒，急來我院就診。門診給予洗胃、靜脈推注速尿 10mg、50% 葡萄糖 20ml 後收入院。

該患兒有明確的服用苦杏仁史，且中毒症狀出現較為典型，診斷苦杏仁中毒明確。入院後用硫代硫酸鈉解毒、循環和呼吸支持療法等對症治療，十天後出院。[44]

（四）增效減毒配伍

苦杏仁的配伍應用，隨咳喘證的寒熱虛實配伍相應的藥物。

（五）與西藥合用禁忌

- 苦杏仁一般不宜與收斂藥配伍，以防延後藥物的體內排泄而積蓄中毒。
- 與阿托品、普魯本辛合用，可加重神經系統的毒副作用，使瞳孔擴大。
- 與苯巴比妥、普魯卡因合用，可加重呼吸中樞抑制，並損害肝功能。
- 不宜與酸性藥物同時服用，杏仁在酸性介質中可加速氰化物的形成，增加中毒的危險。
- 與可待因合用，可使呼吸中樞過度抑制，並損害肝功能。
- 與利血平合用，可致流涎。
- 與硫酸亞鐵、磺胺類、氨茶鹼、制酸藥、洋地黃類及左旋多巴合用，可致噁心、嘔吐、腹瀉。

八. 白果〔Semen Ginkgo〕

為銀杏科植物銀杏 *Ginkgo biloba* L. 的成熟種子。

（一）作用特點

《本草綱目》曰：「熟食溫肺益氣，定喘嗽，縮小便，止白濁……」

白果甘、苦、澀，平。有毒。歸肺、腎經。化痰定喘，止帶固精縮尿。既可止咳平喘，又能化痰涎；能收澀止帶、固精關、縮小便。

(二) 安全合理用藥

1、適應證

肺虛或肺腎兩虛的喘咳多用；帶下屬脾腎虧虛，色清質稀者最宜；或腎氣不固而夢遺滑精，或小便頻數、遺尿。

2、禁忌證

咳嗽痰稠、咳吐不利者慎用，服用後易導致咳痰困難，故慎用。有實邪者忌服。

本品有毒，孕婦、小兒慎用。3 歲以下小兒避免服食白果或白果湯。

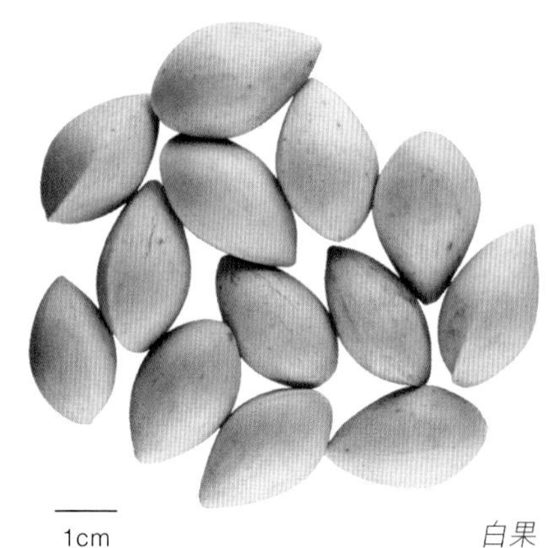

白果

3、用法用量

煎服，用 4.5~9 克。勿過量服食白果或生食白果。

炒用，經加熱能使其毒性減弱。白果含少量氰苷，其綠色胚芽含氰苷最高，毒性最強，白果加熱可破壞氰苷，但熟食過多也可中毒，生食更易中毒。

(三) 不良反應及處理

1、臨床表現

- 食白果後於 1~14 小時可出現臨床症狀，最長 16 小時出現，如急性胃腸反應、噁心嘔吐、腹痛腹瀉等。
- 部分患者相繼出現神經精神症狀，如發熱、煩躁不安、驚厥、精神萎頓。
- 嚴重者出現電解質和酸鹼平衡紊亂，及心、肝、腎等臟器損害。甚則呼吸困難、紫紺、昏迷、瞳孔對光反應遲鈍或消失、呼吸中樞麻痹死亡。
- 個別患者出現皮下出血、全血細胞減少。[45]
- 個別病案引起過敏反應、鼻出血、腸源性青紫等。接觸白果種仁和外皮可引起皮炎。[46]

預防：中毒案例以未成年人為多，教育兒童不能生吃白果，煮或炒熟後食用也不能過量，更不要吃浮頭白果（就是種仁發育不良的銀杏種子），吃白果時一定要先去除果仁內綠色的胚芽。[47]

2、中毒解救

立即送醫院救治。

- 洗胃、導瀉，以盡快清除和排泄毒物。
- 服雞蛋清或活性炭，以減輕毒素的吸收。

- 呼吸困難及紫紺者，給予呼吸興奮劑；驚厥者，用鎮靜、抗驚厥藥；同時保持搶救室內安靜，避免各種刺激。抗感染選用對肝、腎功能損害較小的抗生素。
- 靜脈注射高滲葡萄糖，促進毒素排泄。
- 甘草 30 克，水煎服；或白果殼 30~60 克，水煎服，輔助減毒。[48]

(四) 增效減毒配伍

1、配麻黃

白果性澀而收，斂肺定喘，麻黃宣肺平喘，二藥一收一散，開肺散邪而不耗傷肺氣，斂肺平喘而無留邪之弊，治療咳喘痰嗽兼風寒引發者。如定喘湯。

2、配黃柏、車前子

白果收澀固下焦可止帶，黃柏清下焦濕熱，車前子清利濕熱，三藥相伍，清濕濁止帶，治療濕熱帶下、色黃腥臭者。如易黃湯。

九．洋金花〔Flos Daturae Metelis〕

為茄科植物白曼陀羅 *Datura metel* L. 的花。

(一) 作用特點

《履巉岩本草》載：「治寒濕腳，面上破，生瘡，曬乾為末，用少許貼患處。」《本草綱目》曰：「諸風及寒濕腳氣，煎湯洗之；又主驚癇及脱肛；併入麻藥。」《本草便讀》云：「止瘡瘍疼痛，宣痹着寒哮。」

洋金花苦溫，有毒，歸肺、肝、心經。具平喘止咳、麻醉止痛、止痙的功效。其平喘鎮咳力強，成人或年老喘咳而無痰或痰少，應用其他藥乏效者多用之，尤宜於寒性哮喘。

(二) 安全合理用藥

1、用法用量

- 內服：煎湯，0.3~0.5 克；入丸、散服用，0.1~0.2 克。如製成捲煙分次燃吸，每日量不超過 1.5 克。本品毒性較大，應嚴格控制劑量。
- 外用：適量，煎水洗；或研末調敷。

2、禁忌證

- 外感及痰熱咳喘者忌用。
- 能散瞳，調節眼肌麻痹及抑制腺體分泌。劑量較大時，能阻滯心臟 M 膽鹼受體，使心率加快。故青光眼或眼壓增高者忌用，高血壓、冠心病、心動過速、心功能不全、高熱、嚴重肝腎功能損害者均禁用。

- 孕婦、體弱者慎用。

（三）不良反應及處理

臨床表現

食用過量或誤服易致中毒，小兒較為多見。本品的花、葉、漿果、種子均可引起中毒，內服、吸入麻醉、粉塵接觸等多種途徑均可致中毒。[49] 香港曾發生以洋金花誤作為淩霄花配藥引起三宗不良反應個案。（見本藥附錄）

其所含生物鹼為毒性成分，中毒機理主要為抗 M- 膽鹼能反應。對周圍神經表現為抑制副交感神經功能，對中樞神經系統則為興奮作用，嚴重者轉入中樞抑制，也可影響呼吸及體溫調節中樞。致死原因主要是因腦中樞缺氧，腦水腫而壓迫腦幹，使呼吸中樞抑制或麻痹，呼吸和循環衰竭。若搶救及時，症狀多在 24 小時內消失或基本消失。

- 副交感神經功能阻斷症狀：口乾，皮膚乾燥，聲音嘶啞，心動過速，瞳孔散大，對光反射及眨眼反射遲鈍或消失，皮膚潮紅等。
- 中樞神經興奮症狀：頭痛頭暈，步履不穩，繼則煩躁不安，譫妄，幻聽幻視，神志模糊，哭笑無常，陣發性抽搐及痙攣等。尚有體溫升高、膝腱反射亢進等。
- 嚴重者在 12~24 小時後進入昏睡、痙攣、紫紺，直至昏迷死亡。
- 消化系統症狀：噁心、嘔吐、納差。
- 泌尿系統：可致腎損害、血尿。[50]
- 可使青光眼患者雙目失明。[51]
- 過敏反應：部分患者出現藥疹，以及唇、咽、懸雍垂水腫等。

（四）與西藥合用禁忌

- 與奎尼丁合用，兩者的抗膽鹼作用相加，易產生不良反應。
- 與神經節阻斷劑美加明（Mecamylamine）合用，可加劇其副作用，尤其是便秘。

附錄：香港衛生署發出的「有關中藥材洋金花和凌霄花的混淆」的通知（節錄）

有關中藥材洋金花和凌霄花的混淆 [52]

衛生署曾於 2006 年 5 月 27 日向全港中醫師和中藥商發出有關提防混淆中藥材洋金花和凌霄花的信件，及附上洋金花（中醫藥條例附表 1 中藥材）和凌霄花（附表 2 中藥材）的鑑別要點資料。截至 10 月底，衛生署在 2006 年共接獲醫院管理局呈報三宗誤將洋金花當作凌霄花配發而導致不良反應的個案。現再次提醒各位在採購和配發供應時注意區分這兩種藥材。

衛生署署長

2006 年 11 月 30 日

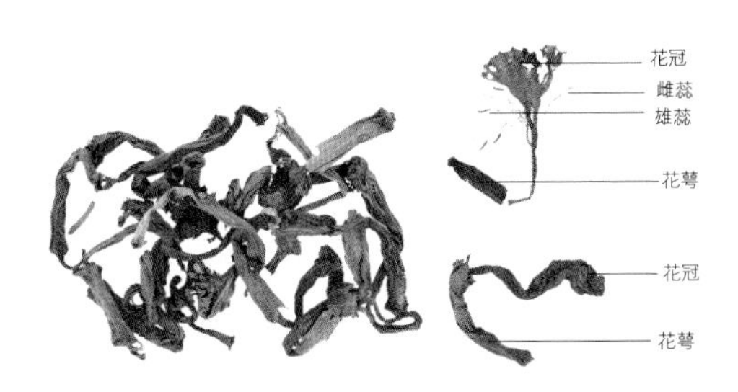

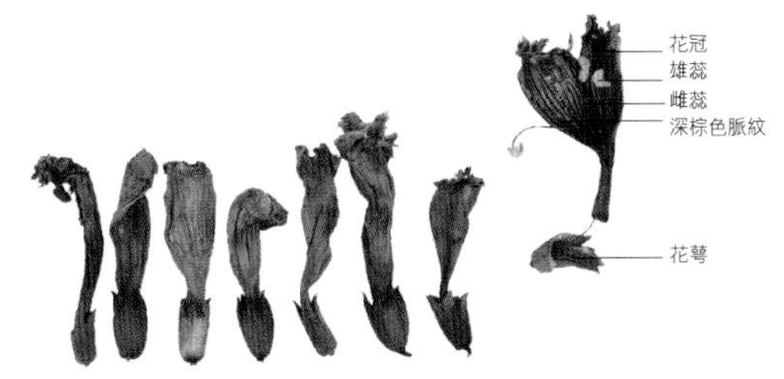

洋金花

來源：茄科植物白曼陀羅 *Datura metel* L. 的花。

性狀：

(1) 多皺縮成條狀，完整者長 9~15cm（見圖一）；

(2) 花萼呈筒狀（見圖二），長為花冠的 ⅖，灰綠色或灰黃色，先端 5 裂，基部具縱脈紋 5 條，表面微有茸毛；

(3) 花冠呈喇叭狀，淡黃色或黃棕色，先端 5 淺裂，裂片有短尖，短尖下有明顯的縱脈紋 3 條，兩裂片之間微凹；

(4) 雄蕊 5，花絲貼生於花冠筒內，長為花冠的 ¾；雌蕊 1，柱頭棒狀；

(5) 烘乾品質柔韌，氣特異； 曬乾品質脆，氣微，味微苦。

凌霄花

來源：紫葳科植物美洲凌霄 *Campsis radicans* (L.) Seem. 的花。

性狀：

(1) 完整花朵長 6~7cm；

(2) 萼筒長 1.5~2cm，硬革質，先端 5 齒裂，裂片短三角狀，長約為萼筒的 ⅓，萼筒外無明顯的縱棱；

(3) 花冠內表面具明顯的深棕色脈紋（見圖三）；

(4)雄蕊 4，着生在花冠上，2 長 2 短，花藥個字形；花柱 1，柱頭扁平；

(5) 氣清香，味微苦 、酸。

十．桔梗〔Radix Platycodonis〕

為桔梗科植物桔梗 *Platycodon grandiflorum* (Jacq.) A. DC. 的根。

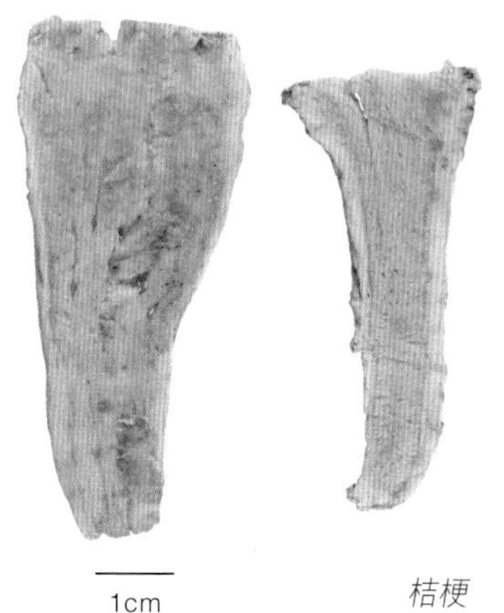

桔梗

(一) 作用特點

桔梗性味苦、辛，平。歸肺經。辛散苦泄，宣開肺氣，化痰利氣，無論寒熱均可用；又能宣肺利咽喉，開聲音；性善上行，能宣利肺氣以排除膿痰。凡肺經之外感或痰濁所致病證，桔梗為首選藥。

桔梗皂苷對口腔、咽喉部位、胃黏膜的直接刺激，反射性地增加支氣管黏膜分泌亢進從而使痰液稀釋，易於排出；有鎮咳及抗炎和增強免疫作用；並能鎮靜、鎮痛、解熱、降血糖、降膽固醇以及鬆弛支氣管平滑肌。

(二) 安全合理用藥

1、適應證

- 外感風寒，肺氣閉塞，咳嗽咽癢無痰或痰少咳吐不暢。
- 痰飲壅盛或肺有痰熱，證見發熱、咳吐濃痰、量多難咳，如肺炎、支氣管炎、支氣管擴張症、肺膿瘍等。

2、禁忌證

- 本品性升散，凡氣機上逆之嘔吐、眩暈或陰虛火旺之哮喘，均不宜使用。
- 用量過大易致噁心嘔吐。胃及十二指腸潰瘍者慎用。
- 肺有器質性疾病，如肺癌、肺結核之有咳血者不宜用。

3、用法用量

- 煎服，3~10 克；或入丸、散。治肺癰，用量可稍大。
- 本品有較強的溶血作用，故只宜口服，不能製成注射劑使用。口服後桔梗皂苷在消化道被水解而破壞，即無溶血的副作用。

(三) 不良反應及處理

1、臨床表現

- 消化道反應：過量服用可引起口腔、舌及咽喉灼熱腫脹、流涎、噁心、嘔吐、腹脹、腹痛、腹瀉等。
- 心血管反應：面色蒼白，四肢出冷汗，血壓下降。

- 神經系統:頭昏，頭痛。嚴重者可發生痙攣、抽搐、昏迷，甚至呼吸中樞麻痺而死亡。
- 個別病人出現過敏 [53]。

2、處理

對不良反應的處理，輕者配用和胃藥以減輕胃腸道反應或停藥，重者送院處理。

(四) 增效減毒配伍

- 配甘草：化痰止咳：利咽作用增強，用於痰飲咳嗽、咳吐不利、咽喉腫痛；甘草又能減緩桔梗對胃的刺激作用。
- 配遠志：可增強祛痰作用，但亦增強對胃黏膜的刺激作用。[54]
- 利用桔梗升浮之性，常作為引經藥，達致引藥上行、增強複方的藥效，如參苓白朮散中用桔梗能引健脾藥，令脾氣上升，津液輸布；血府逐瘀湯中用桔梗，為引活血藥祛上焦胸部之瘀血。
- 為了減低桔梗對胃的刺激作用，可配伍陳皮、麥芽、穀芽、大棗等和胃護胃的藥物。

十一．白芥子〔Semen Sinapis〕

為十字花科植物白芥 *Sinapis alba* L. 的種子。

(一) 作用特點

白芥子辛溫，歸肺胃經。能溫肺化痰，利氣散結，消腫止痛。

其味厚氣銳，內而逐寒痰水飲，寬利胸膈，用於咳嗽氣喘、痰多不利、胸脇咳唾引痛。外而走經絡，消痰結，止痹痛，除麻木。朱良春老中醫指出：「白芥子含有脂肪油、白芥子苷、杏仁酶等成分，除作為祛痰平喘咳之劑（如三子養親湯）外，對機體組織中不正常的滲出物之吸收，尤有殊功」[55]。

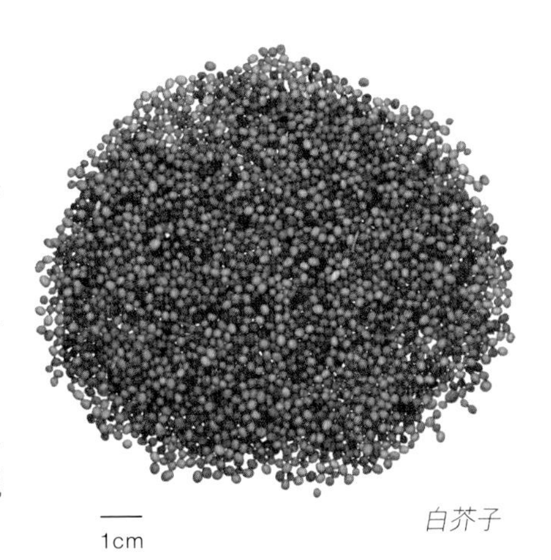

白芥子

(二) 安全合理用藥

1、適應證

脾腎陽虛、肺有寒飲之痰飲證，證見大量的白色泡沫狀痰，有細絲相連，咳嗽氣喘，受涼或食生冷食物則加劇。如慢性間質性肺炎、老年性慢性支氣管炎、肺氣腫、肺源性心臟病、肺水腫等。

皮裏膜外之痰核或痰結之證。一方面指白芥子善於治療胸腔、腹腔的積液，如心包積液、結核性胸膜炎、惡性腫瘤的胸水等；骨節腔的積液如膝關節滑囊積液；另一方面是指痰核，即指皮下的結節、淋巴結腫大等。

朱良春老中醫曾用白芥子、甘遂、大戟組成的古方控涎丹（又名子龍丸）治療慢性淋巴腺炎、濕性胸膜炎、胸水、腹水、氣管炎或肺炎痰涎壅盛者，以及瘰癧、流注收到較好療效。又用白芥子為主藥，治療各種結節病取得良效。[55]

2、禁忌證

- 對胃黏膜有刺激作用，胃炎、消化道潰瘍、便血、咳血者忌用。
- 幼兒及孕婦慎用。
- 本品辛溫走散，易耗氣傷陰，陰虛火旺或無痰濕水飲者忌用。
- 關節紅腫熱痛辨證為陽證、熱證者，內服和外用均不宜。
- 外用對皮膚黏膜刺激性較強，易引起紅腫、發泡，皮膚過敏者忌用。

3、用量用法

- 煎服，3~6 克。芥子粉能使唾液分泌及澱粉酶活性增加，小量可刺激胃黏膜，增加胃液和胰液的分泌，大量則可迅速引起嘔吐。
- 外用適量，研末調敷。如用白芥子製成白芥子貼，用於穴位貼敷，用於冬病夏治，防治慢性呼吸道疾病。
- 不宜久煎。現代研究表明，沸水能抑制芥子酶的作用，從而使白芥子苷不能釋出有效成分。

（三）不良反應及處理

1、臨床表現

白芥子含芥子油苷（如白芥子苷），在水中芥子酶會促其水解，其水解產物芥子油對皮膚黏膜有刺激作用。

- 白芥子油對皮膚黏膜有刺激作用，能引起充血、灼痛，甚至發泡。
- 內服過量可引起強烈的胃腸刺激症狀，嘔吐、腹痛、腹瀉，面色蒼白，噁心嘔吐。白芥子與水接觸後，能釋出硫化氫，大劑量的白芥子能引起硫化物中毒和紫紺。
- 過敏反應：口服和外敷均可出現。表現為皮膚瘙癢、潮紅，出現如痱子樣的皮疹或丘疹、蕁麻疹、水皰等。個案報道，敷貼 40 分鐘後出現胸悶、呼吸急促、出汗、頭昏、煩躁不安、血壓下降等過敏性休克症狀。[56, 57]

2、處理

- 洗胃、導瀉，內服蛋清、牛奶、澱粉糊等。

- 靜脈輸液及對症處理。
- 中藥：甘草 30 克，綠豆 60 克，水煎服；或黨參、茶葉、藿香、清半夏、延胡索各 9 克，白朮、茯苓、陳皮、甘草各 60 克，水煎服。

(四) 增效減毒配伍

1、配紫蘇子、萊菔子

化痰降氣止咳作用增強，用於痰多咳喘，如三子養親湯。

2、配鹿角霜、肉桂、炮薑

溫陽祛寒，化痰散結，用於陽虛寒痰凝滯之陰疽如骨結核，用陽和湯。

十二. 葶藶子〔Semen Lepidii，Semen Descurainiae〕

為十字花科植物獨行菜 *Lepidium apetalum* Willd. 或播娘蒿 *Descurainia sophia* (L.) Webb ex Prantl. 的成熟種子。

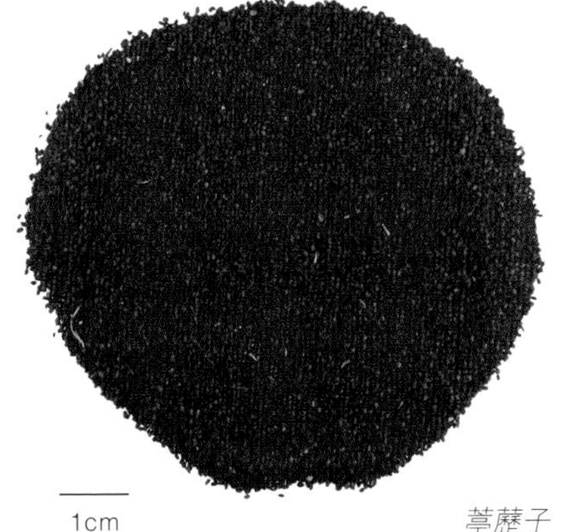

葶藶子

(一) 作用特點

1、性能特點

最早收載於《神農本草經》，列為下品，曰：「味辛，寒，無毒。治癥瘕，積聚，結氣，飲食寒熱，破堅，逐邪，通利水道。」性味苦、辛，寒，歸肺與膀胱經。具瀉肺平喘、利水消腫之功效。葶藶子苦降辛散，性寒清熱，專瀉肺中水飲及痰火而平喘咳；又能瀉肺行水而挽救心力衰竭，緩解水氣淩心射肺。葶藶子含芥子苷，並含強心苷類物質，具有強心作用，能使心臟收縮力加強，輸出量增加，血壓隨之輕度升高，靜脈壓下降。葶藶子的平喘作用，主要是通過增加心肌收縮力，減輕心衰病人肺瘀血水腫狀態而實現的。

2、不同炮製品的作用特點

炒葶藶子：能增效減烈，即增加有效成分的溶出率以提高療效，並且減輕副作用。

炒後含芥子苷量較生品明顯升高。其中炒品的含苷量是生品的 1.77 倍，炒品水煎液中含苷量是生品水煎液含苷量的 2.73 倍。炒葶藶子能提高葶藶子的瀉肺止咳平喘、利水消腫的療效。

葶藶子中的芥子酶能分解芥子苷生成芥子油，後者不溶於水而不易被煎出；炒後殺酶保苷，使芥子苷煎出率增高。

芥子苷本身無刺激性，而芥子油具有辛辣及刺激性。炒後能破壞酶以防在體外酶解生成芥子油，而減少刺激性，臨床上常用炒葶藶子，故炮製是為了降低其對胃腸道的刺激性，達到減緩藥物烈性的目的。[58]

（二）安全合理用藥

1、適應證

胸水（邪盛水停）；心源性水腫（瘀血內阻）；慢性肺源性心臟病併發心衰（水濕氾濫）；胸膜炎（邪熱流滯）；咳喘脹滿（肺氣壅阻）；腹水（陽水）。[59]

2、禁忌證

- 傳統一般認為葶藶子苦泄之力較峻烈，易傷正氣，只宜用於實證，而對肺虛喘促、脾虛痰滿、腎虛膀胱氣虛小便不利等證候則非所宜。
- 不宜久服，久服令人虛。

3、用法用量

常用量：3~9 克；大劑量 15~30 克；最大劑量 40 克。邪實正氣充盛用量稍大；體寒正虛用量宜輕。

（三）不良反應及處理

葶藶子無毒，所含強心苷量小，常規用量未見明顯不良反應。但若用量過大或久服，亦可發生不良反應。

1、臨床表現

（1）心血管系統

大劑量可引起心動過速、心室顫動等，主要以強心苷毒性為主。[60]

（2）消化系統

主要表現為噁心嘔吐、食欲不振。大劑量可致嘔吐加劇，且腹瀉，因葶藶子含有的揮發油、脂肪油以及芥子苷的水解產物對胃腸道有一定刺激性。

（3）水鹽代謝

葶藶子善逐水，若大量應用或久服，可致水電解質代謝紊亂，尤其是低鉀血症，患者出現神倦乏力、心悸氣短、納呆腹脹、心律失常等。心臟病併發心力衰竭者，由於對低血鉀敏感，故耐受性差。中醫有葶藶子久服令人虛之説法。[61]

（4）黏膜刺激

接觸葶藶子對眼、鼻及咽部黏膜有刺激性，可以引起眼眶及前額脹痛、角膜發泡、視力減弱。其刺激性物質為葶藶子中所含有的異硫氰酸酯類成分及芥子苷等硫苷的水解產物。

(5) **內分泌系統**

葶藶子長期使用可出現因缺碘而致的甲狀腺腫大。葶藶子中含有異硫氰酸類成分，硫氰化合物進入血液中能游離出單價的硫氰酸根離子，硫氰酸根離子能與碘競爭進入甲狀腺內，抑制甲狀腺對碘的攝取，從而抑制甲狀腺激素的合成。[62]

(6) **過敏反應**

藥疹：患者皮膚出現點片狀紅色丘疹，伴瘙癢等過敏症狀。

過敏性休克：初起可見胸悶憋氣、噁心嘔吐、頭暈心慌、皮膚瘙癢、煩躁不安，頸項胸腹滿佈皮疹，繼則面色、口唇蒼白、冷汗自出、呼吸困難、心音低鈍、血壓下降等。[63, 64]

2、預防與處理

在重用葶藶子治療肺心病併發心力衰竭時，應遵循「見尿補鉀」的原則，定期檢查血清鉀濃度，密切注意心電圖有無低鉀改變，及時準確補鉀。同樣，葶藶子用於治療肺癰、腎炎水腫、肝硬化腹水、耳源性眩暈等病證時，也應審視病情，採取相應措施，防止低鉀血症的出現。

出現一般的過敏反應，應停服中藥，口服抗過敏藥物可使症狀緩解。一旦發生過敏性休克，立即送院救治，給予抗過敏、抗休克治療。用苯海拉明、強的松、氟美松等口服或肌注，鹽酸腎上腺素 1ml 皮下注射，建立靜脈補液通道，給予 5%~10% 葡萄糖、高滲糖及大劑量維他命 C 等，嚴密觀察血壓、脈搏變化，必要時積極給予對症治療。

(四) 增效減毒配伍

1、配補虛扶正藥（黃芪、人參、大棗等）

能減烈增效，祛邪而不傷正。適用於治療肺源性心臟病併發心衰、喘促浮腫、肺結核、結核性胸膜炎等屬於虛實夾雜者。

用葶藶大棗瀉肺湯時，要掌握葶藶子與大棗的用量比例，若邪勝，大棗用量過大，則易致斂邪；若正虛，大棗用量過小，則不能起到減低葶藶子峻烈之性、克伐正氣的作用，故應根據邪正的具體情況決定大棗和葶藶子的比例。[59]

2、配麻黃

增強宣肺、瀉肺平喘作用，治寒熱錯雜之喘證。

3、配莪朮、炙鱉甲

活血祛瘀、軟堅行水。用於肝硬化腹水、瘀阻肝絡、水氣內停之證。

4、配肉桂、五加皮

增強溫陽化氣，利水消腫作用。用於風濕性心臟病心衰合併腎衰、水邪氾濫者。

(五)鑑別用藥

宋《本草衍義》分甜葶藶子和苦葶藶子二種。《本草綱目》對甜葶藶子和苦葶藶子的性能區別有如下論述:「大抵甜者下泄之性緩,雖泄肺而不傷胃;苦者下泄之性急,既泄肺而易傷胃,故以大棗輔之。」

1、甜葶藶

為植物播娘蒿的種子;味淡,下泄之性緩,多用於瀉肺平喘。

2、苦葶藶

為植物獨行萊的種子。味苦,下泄之性急,多用於利水消腫。

第四節 其他化痰止咳平喘藥的安全合理用藥

一.海藻〔Sargassum〕和昆布〔Thallus Laminariae, Thallus Ecklonlae〕等含碘的中藥

海藻為馬尾藻科植物海蒿子 *Sargassum pallidum* (Turn.) C. Ag. 或羊棲菜 *S. fusiforme* (Harv.) Setch 的乾燥藻體;昆布為海帶科植物海帶 *Laminaria japonica* Aresch. 或翅藻科植物昆布 *Ecklonia kurome* Okam. 的葉狀體。海藻、昆布等中藥中含有較多的碘,與西藥有如下配伍禁忌:

1、不宜與硫脲類同用

服用碘劑的甲亢病人用硫脲類藥物控制甲亢症狀所需的療程較長,說明甲亢患者接受碘藥物後對硫脲類藥物治療甲亢有不利影響,故含碘中藥可能會影響硫脲類藥物的效果。

2、不宜與異煙肼同用

可使後者失去抗結核作用。

二.百部〔Radix Stemonae〕

為百部科植物直立百部 *Stemona sessilifolia* (Miq.) Miq.、蔓生百部 *S. japonica* (Bl.) Miq. 或對葉百部 *S. tuberosa* Lour. 的塊根。

(一)不良反應

能抑制呼吸中樞,降低呼吸中樞興奮性,過量服用可引起胸悶灼熱感、口鼻咽發乾、

頭暈、胸悶氣急。若中毒，則見噁心、嘔吐、頭痛、面色蒼白、呼吸困難，嚴重者可致呼吸中樞麻痹而死亡。

(二) 關於潤肺

蜜百部潤肺，只能理解為藥性平和，味苦泄降而不傷陰，微溫而不燥熱。百部味甘多汁但並無養陰生津之功，亦無戀邪之弊，故不能與百合、麥冬、天門冬等養陰生津、潤肺止咳藥同等看待。

三. 枇杷葉〔Folium Eriobotryae〕

為薔薇科植物枇杷 *Eriobotrya japonica* (Thunb.) Lindl. 的葉。

(一) 炮製

1、炮製

枇杷葉有炒、蜜炙等炮製方法。炒製緩解寒性，蜜炙增強潤肺止咳作用。

2、去絨毛

前人均強調需除去絨毛，否則毛「射人肺，令咳不已」。主要是由於絨毛直接吸入後的刺激所致，通過加強過濾，可予避免。以原藥細粉入丸、散應用時，要去絨毛。

(二) 煎法

枇杷葉入湯劑煎煮時要求「包煎」，但是在包煎中，由於藥料被包裹於包裹材料中而擁簇成團狀，對其成分溶出可能會造成雙重負影響，似以不包煎為宜。經去絨毛或過濾後，則不必用包煎。

四. 款冬花〔Flos Farfarae〕

為菊科植物款冬 *Tussilago farfara* L. 的花蕾。

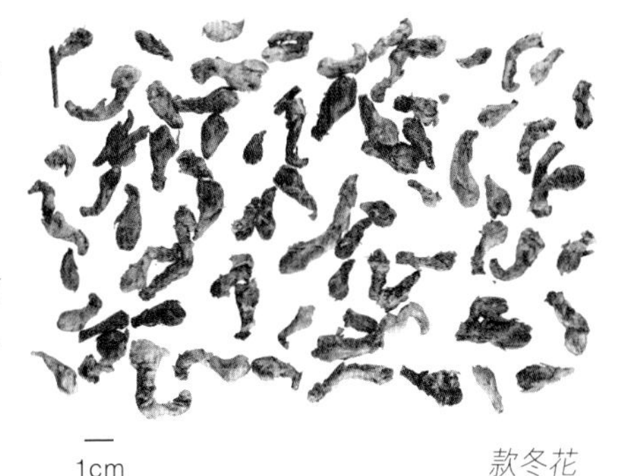

款冬花

(一) 作用特點

款冬花辛、微苦，溫。本品味辛性平而不燥，長於下氣止咳，略具化痰作用，蜜炙入藥亦略有潤肺之效。治咳喘無論寒熱、虛實、新久皆可用，對肺寒咳嗽尤宜。

(二) 安全合理用藥

含生物鹼千里鹼、腎形千里光鹼，應注意其肝毒性。

〔參考文獻〕

[1] 中醫研究院主編。現代著名老中醫名著重刊叢書（第一輯）：蒲輔周醫案。北京：人民衛生出版社，2005，24
[2] 吳皓等。半夏刺激性成分研究。中國中藥雜誌，1999，24(12)：725
[3] 楊守業等。半夏炮製前後對小白鼠急性、亞急性和蓄積性毒性的研究。中成藥，1988，(7)：18
[4] 吳皓等。半夏薑製對動物刺激性及毒性的影響。中國中藥雜誌，1993，18(7)：408
[5] 魏全嘉。試述礬製半夏的益與弊。中藥通報，1988，13(8)：22
[6] 李克光主編。高等醫藥院校教材金匱要略講義。上海：上海科學技術出版社，1985，第一版，232
[7] 朱步先，何紹奇，朱勝華等。朱良春用藥經驗集 半夏生用止嘔之功始著。長沙：湖南科技出版社，2002，206
[8] 楊守業等。半夏對大白鼠妊娠及胚胎的毒性研究。中西醫結合雜誌，1989，9(8)：481
[9] 楊守業，何民，王來蘇等。半夏對妊娠家兔和胚胎的毒性研究。中國醫藥學報，1989，4(6)：27
[10] 聶克。試析半夏"抗早孕"的藥理研究。山東中醫學院學報，1995，19(2)：99
[11] 賈俊斌，田海生。誤食生半夏中毒11例報道。中國鄉村醫生雜誌，1999，15 (3) ：44~44
[12] 谷世平。生半夏中毒6例搶救體會。河北中醫，2006，28(4)：271
[13] 楊治。薄荷緩解烏頭、半夏中毒症狀的經驗體會。中成藥，1994，16(8)：56
[14] 福生等。大劑量阿托品搶救急性生半夏中毒一例。中國中西醫結合雜誌，1997，17(11)：697
[15] 吳皓，舒武琴，邱魯嬰等。生薑解半夏毒的實驗研究。中成藥，1998，21 (3) ：137~140
[16] 張作舟，劉君旺。中藥"十八反"配伍實驗研究：烏頭反半夏急性毒性實驗小結。中藥通報，1983，9(4)：33~33
[17] 陳德珍，貝叔英，朱樹華等。中藥十八反對動物體影響的初步觀察。江蘇中醫雜誌，1986，(6)：26~26
[18] 劉源。烏頭半夏合用治療類風濕性關節炎5例的臨床綜合觀察。中國中藥雜誌，1991，(2)：121~122
[19] 范春光，殷長森，夏立榮等。關於地道藥材附子與半夏有無配伍禁忌之探討。中國中藥雜誌，1992，17 (3) ：182~183
[20] 阮愛萍。半夏與水半夏等混偽品的鑑別。時珍國醫國藥，2007，18(2)：349
[21] 楊守業等。天南星不同炮製方法對飲片毒性的影響。中成藥，1991，13(2)：16
[22] 秦彩玲等。有毒中藥天南星的安全性和藥理活性的研究。中草藥，1994，25(10)：527
[23] 常東明等。中藥通報，1981，(4)：23
[24] 周曉霞，汪弘。白附子中毒1例報告。浙江實用醫學，2003，8(1)：49
[25] 唐迎雪。黃藥子古今臨床應用研究。中國中藥雜誌，1995，20(7)：435~438
[26] 程芳。黃獨致中毒性肝炎8例報告。江蘇中醫，1995，16(7)：9
[27] 劉繼榮，黃藥子引起中毒性肝炎2例。藥物不良反應雜誌，2002，(2)：129~130
[28] 徐汝奇。黃藥子大劑量內服有抗癌化療藥樣反應。江西中醫藥，1997，28(1)：40
[29] 劉樹民，李玉潔，羅明媚等。黃藥子肝毒作用影響因素的實驗研究。中國中醫藥信息雜誌，2004，11(7)：597~598
[30] 譚興起，阮金蘭，陳海生等。黃藥子的肝臟毒性研究。中國中藥雜誌，2003，28(7)：661~662

[31] 海優。黃藥子致肝損害2例。浙江中西醫結合雜誌，2005，90(3)：194
[32] 丁國明，唐迎雪。當歸對黃藥解毒作用的實驗觀察。中草藥，1992，23(4)：192~194
[33] 金有景。抗癌食藥本草。上卷。北京：中國食品出版社，1989，145~151
[34] 馬宏欣。華山參中毒2例報道。陝西中醫學院學報，1981(3)：34
[35] 姜希望。華山參中毒7例報告。湖南中醫雜誌，1987(4)：50
[36] 朱天忠。淺議華山參的毒性與中毒解救。陝西中醫，1999，20(1)：43~44
[37] 梁愛華，聶淑琴，薛寶雲等。炮製對苦杏仁特殊毒性及藥效的影響。中國中藥雜誌，1993，18(8)：474~478
[38] 高家鑑，金茶琴，徐錫山。苦杏仁不同炮製品在複方湯劑中苦杏仁苷煎出含量比較。中成藥，1993，15(7)：18
[39] 南雲生，林桂濤。粉碎度對苦杏仁中苦杏仁苷煎出率的影響。中藥通報，1988，13(12)：26
[40] 沈劉黎明等。不同煎煮時間對苦杏仁苷含量的影響。黑龍江醫藥，1998，11(1)：74
[41] 明．李時珍。本草綱目(金陵版排印本）。北京：人民衛生出版社，1999，1548
[42] 李旭豐，楊靜，馬文龍。苦杏仁中毒致嚴重心律失常2例分析。中國農村醫學，1997，25(12)：27
[43] 劉改英，葛孝華。小兒苦杏仁中毒的血氣特點。實用兒科臨床雜誌，1998，7(3)：174
[44] 李斌，肖曙芳，陳祝。苦杏仁中毒搶救成功一例。小兒急救醫學，2001，8(3)：192
[45] 萬麗娟，李海峰。白果過量致全血細胞減少l例。中國現代醫藥科技，2004，4(1)：21
[46] 付金祥。白果過敏2例。中國皮膚性病學雜誌，1997，(4)：253
[47] 胡國強，馮群星，許讓賢。急性白果中毒25例臨床分析。臨床急診雜誌，2006，7(3)：133~134
[48] 許來娣。17例白果中毒患者的急救與護理。護理與康復，2006，5(2)：118~119
[49] 黃兆強。洋金花中毒3例報告。基層中藥雜誌，1994，8(4)：36
[50] 魏秀文，鄒聲金。洋金花致腎損害的臨床報告。首都醫藥，2000，7(6)：28
[51] 呂金花，國慶峰，呂東煒。服用洋金花中毒致青光眼患者雙目失明1例。中國中醫眼科雜誌，1998，8(4)：240
[52] 香港衛生署中醫藥事務部。有關中藥材洋金花和凌霄花的混淆。香港中醫藥管理委員會網站，2006.11.30，http://www.cmchk.org.hk/news/Sub_FlosCampsis_FDM_c.pdf
[53] 楊光禮。中藥桔梗過敏1例報告。中醫藥研究，1996(4)：53
[54] 胡子水。桔梗遠志配伍致吐。山東中醫雜誌，1995，14(5)：224
[55] 何紹奇。朱良春運用白芥子經驗。中國中醫藥資訊雜誌，2001，8(2)：74
[56] 倪淑芝。中藥白芥子引起藥疹1例報告。中西醫結合雜誌，1986(1)：25
[57] 楊天賜，劉豐閣。服用白芥子致過敏反應2例。時珍國醫國藥，1999，10(4)：277
[58] 劉波，張華。葶藶子炮製前後芥子含量的比較。中成藥，1990，12(7)：19
[59] 張雲鵬著。張雲鵬內科經驗集。北京：人民衛生出版社，2006，236~237
[60] 張永紅。葶藶子中毒1例。中醫藥研究，1990，6(1)：21
[61] 李國臣。葶藶子致虛淺析。中國中藥雜誌，1997，22(9)：569
[62] 姜志業。葶藶子治療甲狀腺功能亢進症。中藥藥理與臨床，1997，13(2)：46
[63] 張崇吾。葶藶子過敏2例報告。陝西中醫，1998，19(3)：132
[64] 杜生敏。葶藶子致過敏性休克1例報道。中醫雜誌，1983，24(12)：12

第十一章
安神藥

第一節 神志不安病證與安神藥概述

以安定神志為主要功效，常用於治療心神不寧病證的藥物，稱為安神藥。主要由安神藥組成的方劑，為安神劑。主治由心血虛、心氣虛或心火亢盛以及其他原因所致心神不寧的失眠多夢、心悸怔忡。亦可用於驚風、癲癇、癲狂等病證。部分藥物還兼有平肝潛陽等作用，用於肝陽眩暈等。現代多用於治療神經性失眠、神經衰弱、心神經官能症、癲癇、高血壓、精神病等病證。

一. 神志不安病證概述

(一) 病因

- 久病、大病、勞心過度等所致的心血不足、心氣不足、心陽虛損，使心失所養；或心脾不足、心腎不交而使神不歸舍。
- 先天稟賦、精神刺激、產後憂鬱等所致神志不寧。
- 心火亢盛、熱邪內擾、痰濁內阻、暴受驚恐而致心神不安。

(二) 病位

主要在心、肝，與脾腎有關。

(三) 病性

實證或虛證，或虛實夾雜、寒熱錯雜。

(四) 主證

以失眠心悸、煩躁驚狂為主要臨床表現。

主證鑑別：

- 虛證：虛煩不眠、心悸怔忡、健忘多夢、頭昏目眩等。
- 實證：煩躁不安、驚悸失眠、多夢、健忘、舌紅苔黃等。

（五）兼證

- 兼陰血不足：兼見面色無華，或低熱、顴紅盜汗、舌紅、苔少、脈細數等。
- 兼心脾氣虛：兼見面色無華、食少、便溏、乏力、舌淡、脈虛。
- 兼痰火擾心：兼見面紅目赤、狂躁不安、舌紅苔黃膩、脈弦數等。
- 兼肝陽上亢：兼見面紅目赤、眩暈、舌紅苔黃、脈弦。
- 兼肝鬱氣滯：兼見胸脇脹滿、乳房脹痛、鬱悶不樂、月經失調、舌紅、脈弦等。

（六）特點

發病與精神刺激有一定關係，病情變化與精神因素有關。

二．神志不安病證的治療原則和方法

《素問·至真要大論》云：「驚者平之」，《素問·陰陽應象大論》云：「損者益之」、「虛者補之」。根據神志不安病證的虛實證候，分別採用養心安神和鎮驚安神的治法。

三．安神藥的分類

（一）養心安神藥

多為植物種子類，味甘性平，質甘潤，既能安神又能養心，具有雙重治療作用，治療虛證。常用藥如酸棗仁、柏子仁、夜交藤、合歡皮、合歡花等。

此外，麥冬、百合等也有養心安神作用。

（二）鎮驚安神藥

多為礦物和介殼類藥物，具有鎮驚安神的作用。治療實證。常用藥如珍珠、珍珠母、龍骨、龍齒、磁石、琥珀、朱砂等。

此外，遠志、纈草、含羞草、松針、珍珠、廣棗、靈芝亦有安神作用。

四．安神藥的作用機理

傳統用「重則能鎮，重可去怯」之説，來解釋礦物、化石、介殼類等質重安神藥的作用。其作用趨向為沉降，能針對心神不寧證之亢奮煩躁的病勢而鎮驚安神。現代研究表明安神藥能抑制中樞神經系統，具有鎮靜、催眠、抗驚厥等作用。但中藥的安神作用並非等同於西藥中樞鎮靜和抑制作用。如養心安神藥尚可通過補充機體的營養物質等達到安神作用。部分藥物還有祛痰止咳、抑菌防腐、強心、改善冠狀動脈血液循環及提高機體免疫功能等藥理作用。

第二節 安神藥的安全合理用藥

安神藥大部分是安全的，因其藥性平和。礦物藥如朱砂若使用不當，則可發生較嚴重的不良反應，故為國家規管的有毒藥品，也是香港《中醫藥條例》附表 1 中 31 種烈性毒性中藥材之一。

一．根據神志不安病證的虛實和兼證合理選藥

根據神志不安病證的虛實和兼證，除選用適宜的安神藥外，還應適當配伍其他藥物組方，方能達致安全合理用藥。

(一) 兼陰血不足

選用養心安神藥，配伍白芍、麥冬、枸杞、百合等養血及滋陰安神藥。

(二) 兼心脾氣虛

選用養心安神藥，配伍人參、茯苓、白朮、甘草等補益心脾之氣藥。

(三) 兼熱邪內擾

選用清心安神藥，配伍黃連、梔子、蓮子心等清心瀉火之品。

(四) 兼痰火擾心

選用鎮驚安神藥，配伍化痰開竅的石菖蒲、鬱金等。若痰火擾心明顯，當配用牛黃、竹瀝汁、膽南星、礞石等。

(五) 兼肝陽上亢

選用龍骨、磁石等鎮驚安神藥，配伍牡蠣、石決明等平肝潛陽之品。

(六) 兼肝鬱氣滯

選用合歡皮、遠志等，配伍柴胡、香附、鬱金、佛手等疏肝解鬱藥。

二．不同年齡與體質病者安神藥的安全合理用藥

（一）青壯年

多為肝氣鬱結化火、心肝火旺或痰火內擾，不宜用辛熱藥物，多選用鎮驚安神藥物，配伍清肝瀉火藥物。

（二）兒童和老年人

兒童多見受驚嚇，或脾虛肝旺所致心神不寧，宜鎮驚安神或健脾平肝，宜選用珍珠母、珍珠、首烏藤，配伍茯苓、大棗、鉤藤、蟬蜕等藥性較平和的藥物。

老人多為陰血不足、思慮過度、心脾兩虛或肝陽上亢，宜養心安神，配伍滋養陰血、平肝潛陽藥物。忌用有毒和藥性猛烈的安神藥。

（三）孕婦和產婦

忌用有毒和藥性猛烈的重鎮安神藥，如朱砂、磁石等。產後抑鬱所致失眠、心神不寧宜配伍疏肝行氣藥。

三．合理停藥

礦物類安神藥多服久服易傷正氣，尤其是有毒性的藥物，應中病即止，不宜過用。如朱砂含汞、磁石含砷，均為有毒的重金屬，久服可致肝腎功能損害。

四．用量和用法

（一）用量

朱砂等有毒藥物要嚴格控制用量。磁石、琥珀、珍珠母等若入丸散用，難於消化，故用量宜控制在 1~3 克。

（二）炮製

酸棗仁微炒或炒黃，能增加鎮靜安神功效，但久炒油枯則失去安神作用。柏子仁去油製霜後鎮靜催眠作用強於生柏子仁。遠志宜去心，若不去心，服之令人煩悶。磁石經火煅醋淬後，不僅砷含量明顯降低，且鎮靜及抗驚厥作用明顯增強。朱砂有毒，炮製用水飛，忌火煅。煅則析出水銀，有劇毒。

（三）劑型

安神藥可用多種劑型。朱砂含汞，琥珀所含樹脂揮發油均難溶於水，故不入煎劑，宜研末沖服。

(四) 煎服法

礦物類藥如龍骨、珍珠母入煎劑宜打碎先煎。一般宜在睡前 30 分鐘至 1 小時服用。遠志對胃黏膜有刺激作用，宜飯後服用。

五. 藥後調攝

(一) 藥後觀察內容

服藥後需觀察睡眠情況與情緒變化，以及心率、心律、心電圖、血壓等，以判斷療效。

(二) 飲食宜忌

戒煙限酒，忌食咖啡、濃茶、辛辣刺激的食物，飲食宜清淡。

(三) 服藥後可能出現的問題及處置

1、消化系統

養心安神藥中富含油脂，如酸棗仁、柏子仁等，多服久服有礙脾胃運化，出現食欲減退、便溏等；遠志含有皂苷，對胃黏膜有刺激作用，過量服用可引起噁心嘔吐，消化性潰瘍病者當慎用。

礦物類安神藥則易損傷脾胃，如服用磁石可能出現胃部不適、胃痛、噁心等反應，生磁石較煅磁石更明顯，如入丸散則反應更大。琥珀入丸散，用量大時也可能出現胃脘不適。脾胃虛弱者不宜用，或減量使用，或配麥芽、神麯、陳皮、大棗等養胃和胃之品，以減輕胃腸道反應。

2、中毒

有毒的藥物（如朱砂），服藥後若出現食欲減退、乏力、尿少、嗜睡等，應及時進行肝腎功能檢查，發現問題，及時停藥，並送醫院治療。

(四) 配合心理治療

神志方面的病證與精神因素密切相關，在藥物治療的同時，要密切配合心理疏導和心理療法，以提高和鞏固療效。

第三節 常用烈性或具毒性安神藥的安全合理用藥

一．朱砂〔Cinnabaris〕

為硫化物類礦物辰砂族辰砂 *Cinnabaris*，主含硫化汞（HgS）。

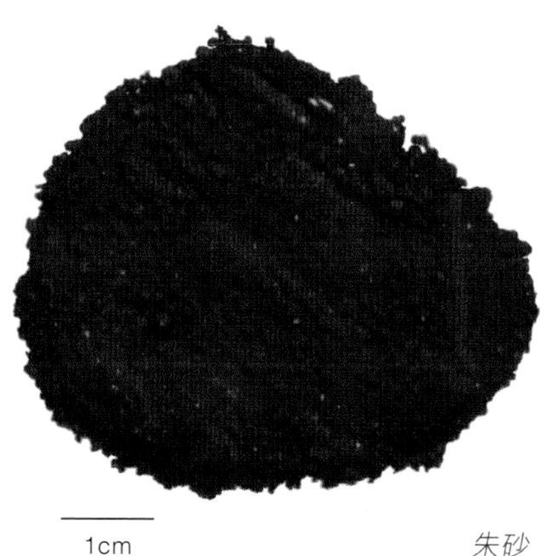

朱砂

朱砂作為傳統安神藥，已成為中醫和民眾的習慣用藥，民間有用朱砂燉豬心用於補心安神的藥膳。但其毒性不可忽視，1995 年版《中國藥典》已刪除了含朱砂量較大的中成藥。

作為一味傳統藥物，朱砂有一定的藥用價值，重要的是如何趨利避害。因朱砂的毒性由汞而致，不合理的用藥方法而導致汞急性大量吸收或汞蓄積中毒是臨床不良反應的主要原因。腎臟是汞中毒的主要靶器官，不合理的中藥配伍或中西藥配伍可能會增強朱砂的毒性。因此避免朱砂中毒的關鍵在於合理用藥。[1]

（一）作用特點

朱砂性味甘，寒；有毒；歸心經。具鎮驚安神清熱解毒的作用。甘寒清熱，質重沉降，專入心經，功擅清心降火、鎮驚安神，為安神定志之要藥。本品性寒，不論內服、外用均有清熱解毒作用。

（二）安全合理用藥

朱砂的安全合理用藥主要在於把握適當的用量、用法，以及使用時間的長短。如《本草害利》云:「【害】鎮養心神，但宜生使，若經伏火，及一切烹煉，則毒等砒硇，服之必斃，戒之。獨用多用，令人呆悶。……若火煉，則有毒，服餌常殺人。須細水飛三次。」

1、適應證

心火亢盛、內擾神明之心神不寧、煩躁不寐者，以及驚風，癲癇，癲狂；外用用於瘡瘍腫毒，咽喉腫痛，口舌生瘡。

2、禁忌證

便溏者慎用。

嬰幼兒、孕婦、新婚夫婦不宜服朱砂及其製劑。朱砂被吸收後，血汞可通過血腦屏障和胎盤，進入腦組織的量雖然不多，但汞在腦組織中代謝特別緩慢，極易形成蓄積性中毒，損傷中樞神經。這對大腦尚未發育成熟的嬰兒、胎兒來說，可能會對其將來的智力、記憶力產生影響。

肝腎功能異常者應慎服，以免加重病情。

3、用法用量

朱砂的毒性作用與其用量大小直接相關。應以外用為主，內服嚴格掌握劑量和用藥療程，不可長期服用。

(1) 內服只宜生用入丸散沖服

內服只宜生用入丸散沖服，每天 0.1~0.5 克；不宜入煎劑、火煉或烹、燻等。朱砂水飛用時毒性較小，遇熱或火可產生游離汞、氧化汞等，使毒性增大。服用時間以 7 天內為宜。應密切注意其肝腎功能變化及其他反應。

因 HgS 不溶於水，密度為 8.09~8.20，密度較大，所以使用傳統煎煮方法煎藥時朱砂易沉於鍋底，可隨藥渣的倒出而浪費；只有當藥液達到一定密度時，朱砂才能部分懸浮於藥液中。因此，即使嚴格規定朱砂的入藥量，而實際攝入量也無法真正掌握。另外，沉於鍋底的朱砂極易發生氧化反應，產生游離汞，而游離汞為朱砂的主要毒性成分，極易造成汞中毒。同時，朱砂在煎煮過程中產生的汞蒸氣毒性很大，煎藥者吸入後可造成損害。因此，朱砂只能入丸散用，不可水煎服。湯劑中須用朱砂時，只能在不超過藥典劑量的前提下用其他藥液或開水沖服。

(2) 勿用朱砂拌和中藥飲片

傳統的朱砂拌茯苓、麥冬（朱茯苓、朱麥冬等），因無法掌握和控制朱砂的用量多少，拌和過程中調劑人員往往根據拌和中藥飲片的顏色來判斷，造成朱砂用量的隨意性。另外，中藥飲片的質地、表面積大小及濕度都會影響朱砂的附着量。曾發生過藥房調劑人員不熟悉中藥調劑，誤將朱茯苓 15 克配製成朱砂和茯苓各 15 克的錯誤。[2]

(3) 朱砂不宜與鋁器接觸

朱砂易與鋁發生化學反應，生成汞鋁齊，對人體有毒性和刺激性，0.5 克汞鋁齊即可引起中毒症狀。[3]

(4) 其他

香港《中醫藥條例》附表 1 的 31 種烈性 毒性中藥材中含汞的藥物尚有水銀（Mercury）、輕粉（Calomelas，為氯化亞汞 Hg_2Cl_2 結晶）、紅粉（Hydrargyri Oxydum Rubrum，為紅氧化汞）、白降丹（Mercurous chloride and mercuric chloride，為二氯化汞和氯化亞汞的混合結晶）等，這些藥物一般為外用藥，外用藥亦可通過皮膚、黏膜等途徑侵入人體而引起中毒，中毒症狀與解救與朱砂中毒同。

（三）不良反應及處理

朱砂超量服用、或服用方法不當（如加熱煎煮、火燒或用朱砂拌其他中藥如朱遠志、朱燈心、朱茯苓等煎煮）、或長久服用均可能造成汞中毒。急性中毒可能由於用火直接加熱朱砂形成汞蒸氣後經呼吸道吸收，或大量朱砂加熱煎煮後內服而引起胃腸道吸收大量汞而中毒。但長久服用朱砂造成的慢性汞蓄積中毒更為多見。

朱砂含硫化汞，純品朱砂含 96% 以上，尚含鉛、鋇、鎂、鋅等。

汞鹽毒性強烈，對人體有強烈的刺激作用和腐蝕作用。汞離子進入人體內與酶蛋白的巰基結合，從而抑制多種酶活性，阻礙細胞的正常代謝，從而使細胞發生營養不良性改變，甚至壞死。

1、臨床表現

(1) 毒性反應

朱砂的中毒包括急性中毒和慢性中毒，急性中毒主要表現為急性胃腸炎和腎臟損害的症狀，包括腹痛、噁心、嘔吐、腹瀉，嚴重者出現膿血便、少尿、無尿、尿毒症、昏迷、死亡。慢性汞中毒，常經過數月甚至 1~2 年才發現症狀，各系統都有可能發生中毒反應：

心血管系統：血管擴張，毛細血管損害，血漿損失，使有效循環血量減少，引起休克。或導致中毒性心肌炎。

呼吸系統：對呼吸道有腐蝕作用，產生氣管炎、支氣管炎，出現劇烈咳嗽、呼吸急迫、紫紺、呼吸困難等。

消化系統：口腔金屬味，流涎，黏膜腫脹、潰瘍、糜爛，牙齦痠痛、糜爛、腫脹、出血，有深藍色汞線。牙齒鬆動脱落。噁心、嘔吐、食欲不振，腹痛，腹瀉，血便或黏液便，嚴重者出現出血性腸炎甚至胃穿孔。

神經系統：開始時手指、眼瞼、舌、腕部等部位出現震顫，重者可累及手臂、下肢和頭部，以及全身。震顫呈對稱性，緊張時加劇。出現精神病症狀，如精神不安、興奮、易怒、消極、膽小、幻覺、缺乏自信、行為怪僻等。或倦怠、嗜睡、頭痛、頭昏，全身極度衰弱，重者出現痙攣、昏迷。

泌尿系統：尿少，蛋白尿、紅細胞、管型，嚴重者出現尿閉、尿毒症，甚至因腎功能衰竭而死亡。[4]

造血系統：致溶血性貧血。[5]

(2) 過敏反應

皮膚瘙癢，蕁麻疹，紅色丘疹或小水皰；剝脱性皮炎等。[6]

(3) **其他**

視力障礙，月經失調等。

(4) **實驗室檢查**

尿汞定量：高於正常值上限（蛋白沉澱法為 0.01mg/L，雙硫腙法為 0.05mg/L，原子吸收分光光度法為 0.005mg/L）。

周圍血象：可見到點彩紅細胞、中毒顆粒、網織紅細胞增加，白細胞減少，淋巴細胞增多。

尿常規：可見到蛋白、管型、紅細胞等。

2、中毒解救

一旦發現，立即送醫院處理。

- 早期洗胃。
- 急性中毒可給予牛奶、蛋清等，使之與汞結合成汞蛋白絡合物，減少汞的吸收，並保護胃黏膜。
- 應用驅汞解毒劑：二巰基丙磺酸鈉、硫代硫酸鈉等。
- 中藥：解毒活血利尿。用黃連解毒湯加金銀花、土茯苓等。複方金錢草合劑：金錢草、忍冬藤、夏枯草、蒲公英各 150 克，穀精草、乳香、花椒、豬苓、貫眾、甘草各 90 克，黃連 45 克，蔗糖適量。製成 1000ml 糖漿，每次服 50ml，每天 1 次。

病案舉例

患兒男，9 個月，1996 年 2 月 10 日入院。患兒 3 小時前因哭鬧不眠，家人即給予朱砂約 5g，1 次沖服。約 2 小時後患兒意識不清，呼吸困難，口唇青紫，全身軟弱，急來醫院診治。體檢：體溫 36.5℃，心率 90 次 / 分鐘，呼吸 3 次 / 分鐘。痛苦病容，被動體位，呈淺昏迷狀態，口唇紫紺，口吐白沫，雙肺呼吸音粗，可聞及散在濕性囉音，心音低鈍，律齊，無雜音，腹平軟，無壓痛，肝脾未觸及，瞳孔等大等圓，對光反射存在。診斷：急性朱砂中毒。立即給予吸氧，插胃管清水反覆洗胃，5% 葡萄糖生理鹽水 300ml 加維他命 C0.5g、維他命 B650mg、ATP10mg、輔酶 A30U、10% 氯化鉀 5ml 及複方氯化鈉 250ml，加先鋒霉素 V0.5g 靜脈滴。未用解毒劑（因藥房無貨），第 2 天上午患兒意識轉清，中毒症狀減輕，繼續輸液和對症治療。住院 7 天，痊癒出院。[7]

(四) 與西藥合用禁忌

避免與含甲基結構的藥物（如茶鹼、心得安等）合用，產生一甲基汞、二甲基汞而中毒。

不宜與含溴、碘的物質（如溴化物、碘化物、海藻、海帶等）同服，以免在腸道內生成有刺激性的溴化汞、碘化汞，導致醫源性腸炎。

避免高脂飲食或飲酒。

二．遠志〔Radix Polygalae〕

為遠志科植物遠志 *Polygala tenuifolia* Willd. 或卵葉遠志 *P. sibirica* L. 的根。

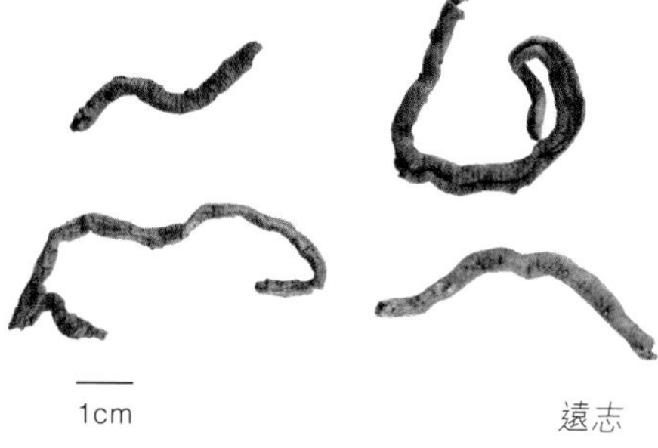

(一) 作用特點

1、性能特點

遠志苦、辛，微溫。歸心、腎、肺經。有安神益智、祛痰開竅、消散癰腫等作用。

主入心腎經，既能開心氣而寧心安神，又能通腎氣而強志不忘，為交通心腎、寧心安神、益智強志之佳品。全遠志有鎮靜、催眠及抗驚厥作用，並能促進智力和體力。

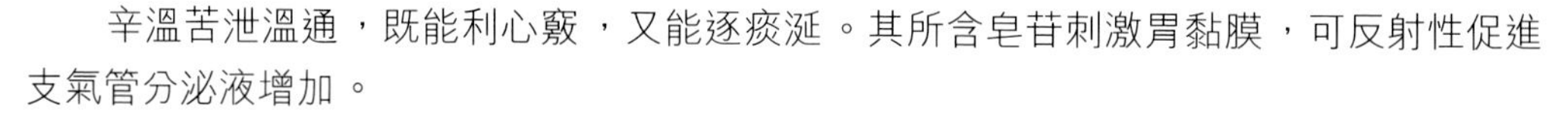

辛溫苦泄溫通，既能利心竅，又能逐痰涎。其所含皂苷刺激胃黏膜，可反射性促進支氣管分泌液增加。

辛溫苦泄通利，功擅疏通氣血之壅滯而消散癰腫。

2、不同炮製品的作用特點

傳統認為遠志木質心服後會令人煩悶，「若不去心，服之令人悶」。但現代研究認為：

(1) 全遠志

抗驚厥作用最強，帶心之全遠志不僅毒副作用較遠志皮小，又不影響其藥效，且能簡化加工程序、節省藥材、降低成本。故遠志不去心使用是合理的。

(2) 蜜遠志

遠志生品的毒性較大，蜜炙品的毒性較小，其所含皂苷可能為該品的主要毒性成分。遠志蜜製，可減輕其對胃黏膜的刺激。[8]

(二) 安全合理用藥

《本草害利》云：「遠志肉【害】此無補性，虛而夾滯者，同養血、補氣藥用，交通心腎，資其宣導，臻於太和。不可多用、獨用。純虛無滯者，誤服之，令人空洞懸心痛。凡心經有實火，應用黃連、生地者，禁與參、朮等補陽氣藥同用也。」具體指出了遠志的性能特點、配伍、禁忌等。

1、適應證

- 主治心腎不交之心神不寧、失眠健忘、驚悸不安等。
- 治痰阻心竅之癲癇抽搐、驚風發狂等證，如癲癇昏仆、痙攣抽搐者。
- 治痰多黏稠、咳吐不爽等，以及各種癰疽瘡毒。不問寒熱虛實，皆可應用，內服、外用均有療效。

2、禁忌證

- 凡實火或痰熱等證均當慎用。
- 胃炎及胃潰瘍者慎用。

3、用法用量

煎服，5~15 克。水煎服，宜飯後服用。外用適量。

(三) 不良反應及處理

臨床表現

(1) 消化系統反應

遠志所含的皂苷能刺激胃黏膜，過量服用可致噁心、嘔吐、胃炎及胃、十二指腸潰瘍加劇。

(2) 過敏反應

有報道個別患者內服遠志引起過敏反應，出現咽喉癢、胸悶氣緊、呼吸困難、全身燥熱發癢，皮膚出現密集的粟粒狀的紅色丘疹，或伴心慌頭暈、胃脘不適、噁心嘔吐等。或出現舌及下頜部麻木、面部潮紅、皮膚散在性丘疹等，停藥後消失。也有因工作中接觸遠志飲片導致過敏性哮喘發作的個案報道。[9, 10]

第四節 其他安神藥的安全合理用藥

酸棗仁〔Semen Ziziphi Spinosae〕

為鼠李科植物酸棗 *Ziziphus jujuba* Mill. var. *spinosa*(Bunge) Hu ex H.F. Chou 的成熟種子。

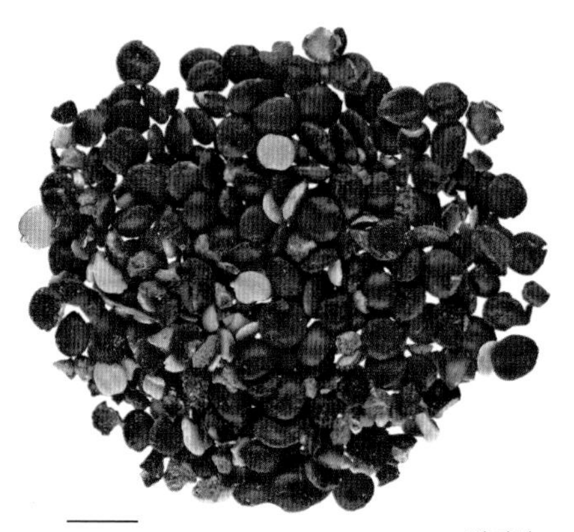

酸棗仁

(一) 作用特點

1、性能特點

性味甘、酸，平。歸心、肝、膽經。具養心益肝、安神、斂汗之功。既能安神，又能滋養心、肝之陰血，為養心安神之要藥。還能收斂止汗。

2、不同炮製品的作用特點

酸棗仁自唐代開始，有生用、炒用之區分；

認為生用能醒神，熟用能安神：如《本草綱目》所言「其仁甘而潤，故熟用療膽虛不得眠，煩渴虛汗之證；生用療膽熱好眠，皆足厥陰、少陽藥也。今人專以為心家藥，殊昧此理。」

認為生用熟用均能安神：如清・吳儀洛《本草從新》指出：「生用療膽熱好眠之說未可信也」。

現代藥理研究也證實，生酸棗仁、炒酸棗仁對中樞神經系統均顯現鎮靜、安眠和抗驚厥作用，兩者之間無顯著差異。

(二) 安全合理用藥

1、適應證

主治心肝陰血虧虛，心失所養，神不守舍之失眠、多夢、健忘、心悸、怔忡等症；也常用治體虛自汗、盜汗等。

2、禁忌證

《本草害利》云：「【害】凡肝膽心脾有實熱邪者，勿用，以其收斂故也。」

- 有實熱、實火者不宜用。
- 孕婦慎用。

3、用法用量

煎服，5~15 克。水煎服。研末吞服，每次 1.5~3 克。睡前研末沖服療效優於入煎劑。

（三）不良反應及處理

酸棗仁藥性平和，一般無不良反應，偶有過敏反應，如皮膚瘙癢，出現大片樣蕁麻疹或隱疹、口唇麻木、咽塞氣短、舌僵流涎，伴胸悶頭暈、噁心嘔吐，或見面色蒼白、冷汗淋漓、心煩等。[11, 12]

〔參考文獻〕

[1] 于從蘭。朱砂的藥用價值、毒性及合理應用。中國中醫藥資訊雜誌，2002，9 (10)：37~38

[2] 沈昌盛。湯劑中朱砂用量用法的探討與改進。時珍國醫國藥，2001，12(10)：10

[3] 梁愛華，商敏鳳。朱砂的毒性研究概況。中國中藥雜誌，30(4)：249~252

[4] 楊德如。服用過量朱砂致急性腎衰1例。中國中藥雜誌，1996，21(3)：186

[5] 陳學良，陳曉梅，裴玉麗等。朱砂致溶血性貧血1例。山東醫藥1997，37(12)：57

[6] 任穎，韓貞琳，胡英華，馮克玉。朱砂致汞毒性皮炎3例報告。中國工業醫學雜誌，2005，18(6)：345~346

[7] 戴美友，戴美金。朱砂中毒1例。中西醫結合實用臨床急救，1996，3(12)：574

[8] 王建，吳暉暉，武雲，鮑薈竹等。生遠志及其總皂苷與蜜遠志的急性毒性比較研究。中藥藥理與臨床，2004，20(6)：21

[9] 楊樹先，潘風陽。遠志致過敏反應1例。中國中藥雜誌，1993，18(4)：246

[10] 劉時尹。遠志過敏反應兩例報告。中成藥研究，1985，(5)：44

[11] 王玲，王蓓。大劑量酸棗仁引起冷汗反應。四川中醫，1999，17(6)：35

[12] 劉安祥，韓德林，喬志剛。酸棗仁過敏反應1例。陝西中醫，1993，14(12)：576

第十二章
平肝息風藥

第一節 肝陽上亢和肝風內動病證與平肝息風藥概述

以平抑肝陽、息風止痙為主要功效的藥物，稱為平肝息風藥。主要由平肝息風藥為主組成的方劑，稱息風劑。本類藥物主要用於治療肝陽上亢和肝風內動之內風病證。

一．肝陽上亢和肝風內動病證概述

肝陽上亢證是在肝陰虛（或肝腎陰虛）的基礎上，陰不制陽、陽浮於上所表現的證候；肝風內動是在肝陽上亢、裏熱內盛或陰血虧虛的病變過程中出現的動搖、眩暈、抽搐等證候。從臨床表現分析，主要與中樞神經系統功能亢進或失調有關。乙型腦炎、流行性腦脊髓膜炎及其他急性傳染病所致高熱驚厥；高血壓、腦血管意外及其後遺症；癲癇、神經官能症、梅尼埃病等疾病中均可出現肝陽上亢或肝風內動的證候。

（一）病因

年長肝腎不足；或久病陰血虧耗，致肝腎不足；或鬱怒焦慮，氣鬱化火，內耗陰血，陰不制陽，以致亢逆於上而致肝陽上亢。

在肝陽上亢的基礎上，由於肝陽升發、亢逆無制而動風；或風陽內盛灼液為痰，陽夾風痰上擾而動風。

外感熱病，高熱熾盛，熱灼筋脈，或脾虛化源不足，陰血虧虛，筋脈失養等而可致肝風內動。

肝熱、肝陽、肝風常相兼為病。

（二）病位

肝，經脈。與心、腎、脾有關。

（三）病性

肝熱、肝火夾痰熱致熱極生風屬實熱證；肝陽化風為虛實夾雜證；陰血虛、肝腎不足、脾虛生風為虛證。臨床亦常見虛實夾雜、寒熱錯雜之證。

（四）主證

眩暈、震顫、四肢抽搐，或猝然昏倒、不省人事、口眼歪斜、半身不遂等。

主證鑑別：

- 肝陽化風：眩暈，頭項強痛，面紅目赤，舌紅，脈弦有力。
- 熱極生風：頸項強直，角弓反張，兩目上翻，或鼻翼煽動，伴高熱神昏，舌紅絳苔黃，脈弦數或滑數。
- 血虛生風：肢體麻木，手足震顫，筋脈拘急不利，伴耳鳴，食少，面色無華，或視物模糊，月經量少，舌淡苔白，弦細。
- 陰虛動風：手足蠕動，伴眩暈，兩目乾澀，五心煩熱，潮熱盜汗，舌紅少津，脈弦數或細數。

（五）內風與外風的區別

外風多由風氣太過所致，如傷風感冒、風寒感冒、風熱感冒、風濕行痹、風疹等。內風是肝臟功能失調引起，出現眩暈、四肢或全身震動顫抖、四肢抽搐、頸項強直、角弓反張為主證的病證。

二．肝陽上亢和肝風內動病證的治療原則和方法

《素問·至真要大論》云：「諸暴強直，皆屬於風」；「諸風掉眩，皆屬於肝」；「急者緩之」。明確指出肝陽上亢、肝風內動為肝的功能失調，治宜從肝論治。

根據具體病因採用清熱息風、滋陰息風、養血息風、化痰息風等治法。

三．平肝息風藥的分類

（一）平肝潛陽藥

性味多鹹寒或苦寒，多為寒涼質重的貝殼或礦物藥，具平抑肝陽之功效，部分藥物兼有清肝明目、鎮驚安神等作用。治療肝陽上亢或兼肝熱目赤、心神不寧、驚癇癲狂等。常用藥有石決明、牡蠣、珍珠母、刺蒺藜、代赭石、生鐵落、羅布麻等。

(二) 息風止痙藥

藥性有偏寒涼或偏溫之差異，但多為寒涼藥和蟲類藥。具有息風止痙之功效，部分藥物兼有平肝潛陽、清肝瀉火、清熱解毒作用；主治肝陽化風、熱極生風、陰虛動風和血虛生風等，亦可用於熱毒病證。常用藥有羚羊角、牛黃、鈎藤、天麻、全蠍、地龍、僵蠶、蜈蚣等。

其他章節提到的某些藥物亦可用於肝陽上亢和肝風內動之證，如菊花、桑葉、夏枯草、槐花能清肝平肝，白芍能補血平肝，杜仲能補腎平肝，龜甲、鱉甲能滋陰潛陽，龍骨能平肝潛陽。蘄蛇、烏梢蛇、蛇蜕、蟬蜕能息風止痙，天南星、膽南星、白附子等能化痰息風止痙。

四．平肝息風藥的作用機理

(一) 平肝潛陽藥

藥性苦寒，寒能清熱，苦能降泄，介類味鹹，鹹能入腎益陰；多歸肝經，其作用趨向向內、向下，屬沉降藥，故能使偏亢之肝陽得以平復。現代研究證明大部分平肝潛陽藥具有降血壓作用，但並非單純降低血壓，或與西藥降壓作用等同，而是尚有鎮靜、鎮痛等中樞抑制的綜合作用；部分藥物雖然降壓作用並不明顯，但改善頭痛、頭暈等症狀的療效較好。

(二) 息風止痙藥

肝風內動證有寒熱之不同，故息風止痙藥的藥性亦有偏寒涼或偏溫燥之差異，歸肝經，作用趨向為沉降。息風止痙藥通過苦寒清瀉肝熱及肝火，以平抑肝陽；或蟲類藥物透骨搜風使升動之肝風趨於平息。

現代藥理研究證明，息風止痙藥多具有鎮靜、抗驚厥、抗癲癇等中樞抑制和降血壓作用。部分藥物兼有解痙、解熱、鎮痛等作用。

第二節 平肝息風藥的安全合理用藥

臨證之時，首當區別內風和外風。外風宜疏散（見解表藥），而不宜平息；內風宜平息，而忌用辛散。內風和外風可相互影響，外風引動內風，內風兼夾外風。有毒的藥物如全蠍、蜈蚣應注意其安全用藥，其他如平肝息風藥中的地龍、僵蠶、蠶蛹、牛黃、羚羊角等均屬動物藥，發生過敏反應的案例較多，有些較為嚴重，臨證時應注意詢問患者的過敏史，以免重複發生過敏反應，以保證用藥的安全。

一．肝陽上亢和肝風內動病證兼證的安全合理選藥

應根據引起肝陽上亢、肝風內動的病因、病理及兼證的不同，選擇適宜的藥物並作相應的配伍。肝陽上亢證是因肝腎陰虧、肝陽亢擾於上的上實下虛證，治當滋養肝腎之陰以潛降偏亢之肝陽。故使用平肝潛陽藥，必須與滋養肝腎陰之品配伍。平肝息風藥主要適用於肝陽上亢、肝風內動以及肝火上炎之證。但肝風、肝陽、肝火在病機上是相互聯繫的，在用藥上應相互兼顧，平肝潛陽藥與息風止痙藥常配伍合用。

（一）兼火熱毒盛，熱極生風

選用清熱息風藥，如羚羊角、牛黃等，配清熱瀉火解毒或清泄肝熱藥，如石膏、梔子、龍膽、夏枯草、菊花、黃連、金銀花、連翹、大青葉等。

（二）兼腎陰虧虛、水不涵木，或陰血不足、肝失滋養，致肝陽上亢、虛風內動

選用滋陰清熱息風藥，如牡蠣；配滋陰養血藥，如生地黃、阿膠、白芍、玄參、麥冬、龜甲、鱉甲等。

（三）兼癲癇、急慢驚風等心神不安或竅閉神昏

選用牛黃、珍珠母等；配茯神、膽南星、夜交藤、龍骨、冰片、遠志、石菖蒲、鬱金、蘇合香等。

（四）兼痰火夾風上擾

選用牛黃、羚羊角等，配石膏、知母、黃連、龍膽，或竹瀝汁、膽南星、礞石等。

（五）兼肝氣鬱結，肝火上炎

宜選用刺蒺藜、羅布麻、鈎藤等，配伍菊花、柴胡、鬱金、白芍、龍膽等。

二．不同年齡與體質病者平肝息風藥的安全合理用藥

（一）青壯年

青壯年多肝熱、肝火所致肝風內動，治宜以清熱瀉火、息風止痙為主，亦有夾痰熱風動者，宜配伍化痰息風之膽南星、礞石等。

（二）兒童和老年人

兒童肝風內動多因熱極生風，或脾虛生風，或驚風。用平肝息風藥應分別配伍清熱藥，或健脾補血藥，或安神藥。同時，應選擇藥性較平和的平肝息風藥，慎用有毒的峻烈藥物，不宜多服久服。若為脾虛慢驚風者，不宜用寒涼之藥。

老年人肝風內動多因肝陽化風，或陰血虛生風，治當平肝潛陽或滋陰潛陽。陰虛血虧者，忌用溫燥之品。

老年人的肝陽上亢和肝風內動常兼有瘀血和痰阻，宜配伍活血化瘀和化痰通絡藥物，如中風的後遺症常配伍益氣活血、祛風通絡藥。

（三）孕婦和產婦

忌用有毒和藥性猛烈的平肝息風藥，如全蠍、蜈蚣、牛黃；代赭石含微量砷，孕婦慎用。孕婦子癇為危急病證，應送院配合西醫救治。

（四）不同體質患者

素體陰虛陽亢患者，應選用滋陰潛陽藥物；素體陽盛肝旺，應選用清肝瀉火、平肝息風藥物；體質過敏患者，忌用或慎用蟲類平肝息風藥。

三．合理停藥

礦物類平肝息風藥多服久服易傷正氣，尤其是有毒性的藥物，應中病即止，不宜過用。

四．平肝息風藥的用量和用法

（一）用量

礦物類和貝殼類藥物如代赭石、生鐵落、牡蠣、珍珠母等質地重，故用量較大，常用 15~30 克，但代赭石苦寒甚，用量宜輕；全蠍、蜈蚣等有毒之品，則應嚴格控制用量，以防中毒和過敏；牛黃為貴重力強藥物，蟬蛻質輕，用量均宜小。

（二）煎煮法

鈎藤煎煮超過 20 分鐘，其有效成分鈎藤鹼將被破壞而降低療效，故其煎煮時間以 10~15 分鐘為宜，可將鈎藤先用水浸軟，這樣在較短時間的煎煮，既能煎出藥效成分，又不會破壞有效成分。正如《本草彙言》言：「但久煎便無力，俟他藥煎熟十餘沸，投入即起，頗得力也。去梗，純用嫩鈎，功力十倍。」

一般來講，礦物類和貝殼類藥物宜先煎。但有研究認為代赭石先煎，無實際意義。研究者從《醫學衷中參西錄》中選出以代赭石為主藥的五個複方，用原子吸收光譜法分別測定了各複方代赭石先煎群煎液，代赭石未先煎群煎液，無赭石群煎液及赭石單煎液中鐵、銅、鋅、錳、砷五種元素的含量。結果發現，代赭石先煎未能使主成分鐵及鋅等微量元素在複方方劑中的含量增加，有害物質砷的含量雖有降低，但其減少量甚微。[1]

（三）劑型

新病證急，宜用湯劑，以取其力大效速；久病證緩，宜用丸劑，以取其力小性緩，使邪消而不傷正。

蟲類藥物如全蠍、蜈蚣、僵蠶、牛黃等，以入丸散效果好，且容易掌握用量，又節省藥材。

羚羊角屬珍貴藥材，質地堅硬，藥效成分難溶於水，可用刨片先煎、刮絲煎服或磨粉煎，或磨汁沖服。

幸宇堅研究將羚羊角用打粉機磨碎，再經高溫消毒處理。患者服藥後起效時間最快者 20 分鐘，最長生效時間約 1 小時；熬藥時間羚羊角粉比羚羊角片縮短 3/4。羚羊角粉被認為易於服用、使用量少、療效確切、作用顯著、無毒副作用，值得推廣使用。[2]

五. 藥後調攝

（一）服藥後病情觀察

需仔細觀察睡眠、血壓和肢體、舌體等運動情況。有失眠、頭昏、血壓異常升高、肢體麻木甚至活動不靈活，或半身汗出、舌體運動不利、語言不利者，為中風先兆，需立即送院診治。

（二）注意藥後的過敏反應

若發生較嚴重的過敏反應，應立即送院救治。

（三）飲食宜忌

忌食肥甘厚味食物；戒煙禁酒；忌食辛辣刺激食物。

（四）調攝情志，勞逸適度

保持良好心境，忌情緒激動，忌勞力、勞神、房勞過度。

（五）服藥後可能出現的問題及處置

1、消化系統

本類藥物中寒涼質重的貝殼或礦物藥如生鐵落、代赭石，若作丸、散劑內服易傷脾胃；地龍、僵蠶、全蠍、蜈蚣等氣味腥濁，服用後可能產生噁心等反應，脾胃虛寒者尤當慎服。

發現上述反應當停藥或減量，或配伍補脾和胃、理氣消食藥物，如陳皮、枳殼、麥芽、雞內金等。

2、中毒

有毒的藥物，如全蠍、蜈蚣等，可致食欲減退、乏力、尿少、嗜睡等，應及時進行肝腎功能檢查，發現異常，立即停藥，並按中毒處理。

3、過敏

某些動物藥，如牛黃、全蠍、蜈蚣、僵蠶等，對敏感體質者可能出現過敏反應，應予注意。

第三節 常用烈性或具毒性平肝息風藥的安全合理用藥

一．全蠍〔Scorpio〕

為鉗蠍科動物東亞鉗蠍 *Buthus martensii* Karsch 的乾燥體。

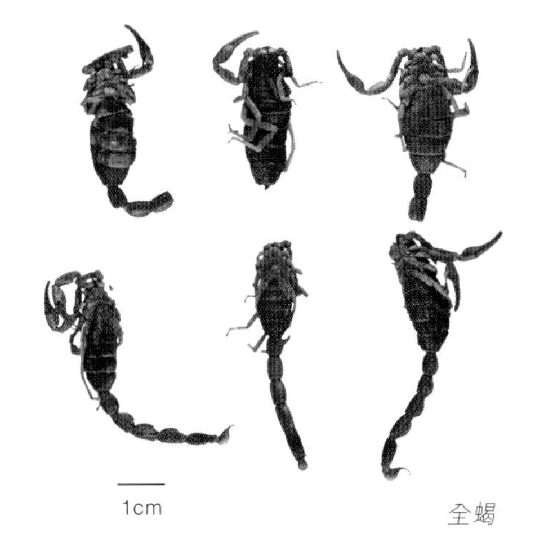

全蝎

(一) 作用特點

全蠍鹹、辛，平，有毒；入肝經。息風止痙作用佳，為治風之要藥，治內風痙攣抽搐療效可靠。

(二) 安全合理用藥

1、適應證

痙攣抽搐屬實證者，如小兒驚風、中風口眼歪斜及半身不遂、癲癇抽搐等。

毒邪內結，留滯經絡肌肉，出現瘡癰腫毒、瘰癧等證，尤其是乳癰、頸部瘰癧等。

久病入絡之頑固性疼痛病證，如頭痛、風濕頑痹、關節變形等。

2、禁忌證

全蠍為走竄之品，血虛生風、脾虛慢驚者慎用。

可引起子宮收縮，而且有毒，故孕婦忌用。

體質過敏者、兒童、老人慎用。

3、用量用法

煎服，2~5 克，研末吞服，每次 0.6~1 克。研末服用效果較好。外用適量。對頑固性疾病，需加量取效者，也可從小量開始，逐步加量，以防中毒。用雙層紗布包煎為宜。

傳統認為蠍尾的藥力最強，但毒性也最大，若單用蠍尾，用量可減少為原來用量的⅓。

蠍毒易揮發，不耐熱，加熱到 100℃，30 分鐘後蠍毒即可被破壞，故入煎劑臨床毒性低。為防止中毒，可適當延長煎藥時間。

若入丸散，應嚴格控制用量，以免中毒。

泡酒飲用，若用量過大，更容易中毒，且酒精有活血之功，加速毒素吸收的作用，加上用藥時間長，毒素完全被吸收可致死亡。故不宜用全蠍泡酒。[3]

(三) 不良反應及處理

1、中毒原理

全蠍的有毒成分主要是與蛇毒相似的蠍毒，為神經毒素、溶血毒素、出血毒素、心血管收縮毒素等，含硫量少，作用時間短。先引起強烈興奮，對骨骼肌有直接的興奮作用，可引起自發性抽動和強直性痙攣，出現肌肉痙攣，後四肢麻痹、呼吸停止。

蠍毒可使離體豚鼠心臟心肌收縮力明顯增加，同時出現部分房室傳導阻滯，引起心率減慢和心律不齊。全蠍的不良反應主要是過敏和中毒，中毒多因超過常用量所致。常規用量很少出現毒性反應。中毒量常為 30~60 克，中毒潛伏期為 1~4 小時。活體毒性大，被蠍子咬傷可出現嚴重中毒症狀。口服最常見的不良反應為過敏反應，見於個別過敏體質者。

2、臨床表現

(1) 心血管系統

心悸，心動過緩，血壓升高。嚴重者發紺，血壓突然下降。

(2) 神經系統

主要有頭痛、頭昏嗜睡或煩躁不安，甚則昏迷。或面部咬肌強直性痙攣。[4]

(3) 呼吸系統

呼吸淺表，節律不整，鼻翼煽動，呼吸困難，最後多因呼吸中樞麻痹而死亡。[5]

(4) 泌尿系統

小便澀痛不利，尿少，蛋白尿等。

(5) 過敏反應

服用全蠍產生變態反應者可出現全身性紅色粟粒樣皮疹及風團，奇癢難忍；可伴有發熱、憋悶、腹痛等;甚或全身剝脫性皮炎，大皰性表皮壞死鬆解而致死亡的。[6]

3、中毒解救

宜立即送醫院救治。

被全蠍咬傷者，最常用和有效的方法是注射足量的抗蠍毒血清以中和毒性。

對症治療：肌肉注射阿托品，並補充鈣劑。

口服全蠍過敏者，可給予激素、抗組織胺藥物等。[7]

4、預防

詳細詢問患者有無過敏史，應密切觀察服藥後的反應，一旦出現可疑毒副作用，應及時處理。

注意病人的體質及個體差異，體虛老人及嬰幼兒應慎用，或用藥需嚴格掌握劑量。體虛氣弱、血虛生風者不能單獨使用本品，如需使用宜加黨參、當歸、黃芪等藥物，既可補益氣血，又可避免全蠍攻伐傷正。

廣泛宣傳用藥知識，告誡患者要遵照醫囑用藥，不能擅自購藥或隨意加大藥物劑量。

連續用藥者，應注意身體機能狀態，加強監護，防止蓄積中毒。

注意全蠍的藥品質量，變質的全蠍不宜用。

病案舉例：口服中藥全蠍致全身剝脱性皮炎一例

患者，男，68歲。因患腦血管病而入院治療，症狀緩解後出院。1個月後，回門診覆查，診斷為「腦血栓恢復期」。該病人無藥物過敏史，查體時也無其他陽性體徵。病人家屬經朋友介紹經驗方，口服油炒全蠍6克/次，2次/天，配合治療效果會更佳。因此病人在按醫囑服用其他藥物外，開始服油炒全蠍，1天後，患者出現全身皮膚瘙癢，頭、面、頸部開始出現紅色丘疹，周身不適，並伴有發熱，體溫38℃。第2天皮疹明顯，全身疼痛，瘙癢加重，頭、面、頸、四肢出現彌漫性潮紅腫脹，大片狀脱屑，手、足呈套狀剝脱。診斷為口服全蠍致全身剝脱性皮炎，立即停用全蠍，給予10%葡萄糖酸鈣10ml靜脈推注，地塞米松10mg靜脈推注，5%葡萄糖鹽水500ml、維他命C3.0克靜脈滴注，進行抗過敏治療。用藥後，上述過敏症狀逐漸減輕，7天後改用口服抗過敏藥物治療。25天後，過敏症狀和體徵全部消失，恢復正常。[8]

(四)增效減毒配伍

1、配蜈蚣

息風止痙、散結消腫力增強，用於肝風內動之痙攣抽搐、風濕頑痹、關節變形、瘰癧結核等。

2、配地龍

搜風通絡作用增強，用於中風後遺症，如口眼歪斜、半身不遂、肢體麻木等。

3、配黨參、黃芪、當歸等補虛藥

以補益正氣，減緩全蠍的毒副作用，尤其適合治療久病風濕頑痹或久病入絡者。

二．蜈蚣〔Scolopendra〕

為蜈蚣科動物少棘巨蜈蚣 *Scolopendra subspinipes mutilans* L. Koch 的乾燥體。

蜈蚣，自古以來，被認為是有毒之蟲，且毒性劇烈。《神農本草經》將蜈蚣列為下品。《別錄》認為該品「有毒」。《本草綱目》謂：「蜈蚣有毒，惟風氣暴烈者可以當之。」應用恰當，可取得較好療效，但若用藥不合理，可致肝腎損害、過敏反應等。

（一）作用特點

鹹、辛，平，有毒；入肝經。能息風止痙。為治風之要藥，尤其是治療肝風內動之痙攣抽搐，療效可靠。

（二）安全合理用藥

1、適應證

肝風內動之痙攣抽搐屬實者，如小兒驚風、中風口眼歪斜、半身不遂、癲癇抽搐等。

毒邪內結，留滯經絡肌肉，出現瘡癰腫毒、瘰癧。猶善解蛇毒，蛇藥中多用之。

久病入絡之頑固性疼痛病證，如頭痛、風濕頑痹、關節變形等。

平肝息風藥多屬蟲類藥物，合理使用，對久病入絡的頑固性疼痛症等，常能起到良效。朱良春擅用蟲類藥物祛頑痛，認為「頑固性頭痛有用常法治療久不效者，當用蟲類藥搜剔絡中痰瘀，始能奏功」。

病案舉例：名中醫朱良春治頑固性疼痛一例

曾治王男，年屆而立，頭痛持續發作 3 年，時為整個頭痛，時為偏頭痛，痛劇時，抱頭呼號，決非去痛片、安定等西藥所能緩解。西醫診斷為血管神經性頭痛，中醫曾投陳士鐸「散偏湯」、龔廷賢清上蠲痹湯和王清任的通竅活血湯等方加減，頭痛均為好轉。朱師審見舌紫苔膩、脈滑，辨為痰瘀阻絡、清陽被遏、久痛入絡。自擬桃紅白附蠶蜈湯，藥用桃仁、紅花、製關白附各 10 克，僵蠶、北細辛各 6 克，蜈蚣 3 條（研末裝膠囊），川芎、半夏各 15 克，服 3 劑頭痛已減，原方加白朮 15 克，天麻 10 克，又進三劑，諸症全除。[9]

2、禁忌證

- 蜈蚣為走竄之品，血虛生風、脾虛慢驚、手術後、電療、化療後體質虛弱者不宜用。
- 有墮胎之弊，有毒，孕婦忌用。
- 體質過敏者慎用。
- 肝腎功能不全者慎用。
- 皮膚潰爛者不宜外用。

3、用量用法

- 煎服，2~5 克。
- 研末吞服，每次 0.6~1 克。研末服用效果好。外用適量。
- 應嚴格控制用量，宜炮製去頭足入藥。在加工過程中，蜈蚣經開水燙和乾燥的加溫過程，所含毒蛋白酶失活，毒性降低。
- 有關蜈蚣的用量問題：傳統蜈蚣入藥，以條計算，蜈蚣大小不一，以條計量方法既不科學，又不準確。應以克計量較為合理，以保證用藥安全。

（三）不良反應及處理

蜈蚣含類似蜂毒的有毒成分，即組胺樣物質和溶血性蛋白質，可直接引起急性腎皮質壞死，引起急性腎小管損傷，其所含的組胺物質還能使平滑肌痙攣、毛細血管擴張及通透性增加。蜈蚣的中毒量為 15~30 克，個別體質異常者，常規用量也可出現不良反應。蜈蚣咬傷可出現心血管系統和神經系統毒副作用，嚴重者甚至可導致死亡。

1、臨床表現

- 心血管系統：心悸、脈搏減慢，胸悶、氣短，心電圖 ST-T 改變，頻發性早搏。
- 神經系統：主要有面癱、肌肉痙攣、雙腿抽筋、陣發性角弓反張、聽力減退、呼吸困難，甚則昏迷。
- 泌尿系統：尿少，腰痛，浮腫，腎區痛，蛋白尿，血尿，管型尿，嚴重者腎功能衰竭死亡。[10]
- 消化系統：噁心、胃部不適、嘔吐、腹痛，腹瀉等。可出現肝功能損害症狀，如厭油膩，黃疸，伴發熱、神疲乏力、肝腫大、壓痛、穀丙轉氨酶升高、膽紅素和尿膽原強陽性等。[11]
- 造血系統：醬油色小便、血小板減少等溶血反應。[12]
- 過敏反應：服用蜈蚣產生變態反應者可出現全身性紅色粟粒樣皮疹及風團，奇癢難忍，眼瞼浮腫，目赤腫痛，羞明流淚;可伴有發熱、憋悶、尿黃、便乾等;或唇腫、鼻塞流涕、呼吸急促、鼻黏膜及喉頭水腫；嚴重者出現過敏性休克。[13]

2、中毒解救

- 中草藥：鳳尾草 120 克，金銀花 90 克，甘草 60 克，水煎服。或桑白皮、地龍各 15 克，水煎服。或茶葉適量，泡水飲用。也可用桑白皮、地龍各 15 克，水煎服。
- 過敏者，可給予激素、抗組織胺藥物等。
- 肝腎功能損害者停藥，並對症治療。

病案舉例：蜈蚣帶頭足用致中毒性肝炎一例

患者，女，69 歲，2002 年 6 月 11 日入院。患腰腿痛多年，於 2001 年 11 月 17 日起連續服 25 劑中藥，每劑均有蜈蚣 2 條，去頭足入煎劑，每天 1 劑。此後病情反覆，時輕時重，後停藥半年。於 2002 年 6 月開始服用他人介紹的專方：蜈蚣 20 條（大條、含頭足），蘄蛇 10 克，全蠍 1 克。研末，分 7 次服，每天 1 劑。患者服至第 5 天後，出現雙目發黃，且小便黃，腹脹，厭食、厭油膩，全身皮膚瘙癢。檢查：體溫 37℃，脈搏 86 次 / 分鐘，呼吸 18 次 / 分鐘，血壓 15/11kPa，神清，鞏膜重度黃染，全身皮膚中度黃染、瘙痕，無出血點，淺表淋巴結無腫大，心肺無異常，腹平軟，肝上界位於右鎖骨中線第 6 肋間，劍突下未觸及，肋下 0.5 厘米，質軟，無觸痛，雙下肢不腫。肝功能檢查：TTT 8U，ALT 171umol/L，TBil 204umol/L，TP 72g/L，Alb 37g/L，AFP 201ug/L。入院後肝臟持續性增大，至劍突下 7.5cm，肋下 6cm，但消化道症狀不嚴重。B 超、CT 均排除佔位性病變。查乙肝血清學指標：HBsAg (-)，HBsAb (+)，HBeAg (-)，HBeAb (-)，HBcAb (-)，排除病毒性肝炎。診斷：中毒性肝炎。中西醫結合予以保肝治療。治療 50 天後，黃疸全部消失，肝功能檢查恢復正常，治癒出院。[14]

第四節 其他平肝息風藥的安全合理用藥

一．僵蠶〔Bombyx Batryticatus〕

為蠶蛾科昆蟲家蠶 *Bombyx mori* L. 的 4~5 齡幼蟲感染（或人工接種）白僵菌 *Beauveria bassiana*（Bals.）Vaillant 而致死的乾燥體。

(一) 作用特點

鹹、辛，平，入肝經。既能平息肝風以解痙，又能祛除外風以泄熱，且可化痰散結。

(二) 安全合理用藥

1、適應證

僵蠶所治之證，包括風與痰兩個方面，或肝風夾痰，如抽搐驚癇、風熱或肝熱之頭痛目赤、咽喉腫痛；痰熱互結之瘰癧痰核、中風面癱、皮膚瘙癢等證。

2、禁忌證

- 具有抗凝作用，血小板減少、凝血機制障礙及有出血傾向者忌用。
- 含草酸銨，肝性腦病患者慎用。
- 為蠶蛾的幼蟲感染白僵菌而僵死的蟲體，白僵菌含多種酶、氨基酸等，其異性蛋白可引起過敏反應，過敏體質者慎用。

3、用量用法

- 煎服，2~5 克；研末吞服，每次 0.6~1 克。如用於解痙和治療腫瘤時，劑量可適當加大至 10~15 克。不宜超劑量服用。
- 研末服用效果較好。外用適量。
- 宜炮製入藥。
- 以白色、條粗、質堅、斷面有光亮者為佳。若僵蠶斷面沒有光亮，整體中空或有被蟲蛀現象，此為劣質藥品，不宜使用。

(三) 不良反應及處理

《藥性論》載：「微溫、有小毒。」《名醫別錄》云：「白僵蠶，生穎川平澤，四月取自死者，勿令中溫，溫有毒不可用。」

近年一些地區民間流行用油炸僵蠶治療糖尿病、癲癇等疾病，時有發生中毒者；養蠶地區有食蠶蛹的習慣，或有些餐館亦有蠶蛹菜肴，若其中混有僵蠶，未能檢出而誤食，便可引起中毒。僵蠶體內含特異性神經毒素，比較耐熱，即使煮熟後進食仍可中毒。

1、臨床表現

(1) 心血管系統

心悸、胸悶、胸痛。

(2) 消化系統

劑量偏大時，可噁心、嘔吐、腹脹、腹痛等。尤其是服用劣質、變質的僵蠶可導致腹瀉、腹痛。[15]

(3) 過敏反應

過敏反應為僵蠶最常見的不良反應，患者為過敏體質，或對蠶蛹有過敏史，故應用僵蠶時詢問患者的過敏史，尤其是對蠶蛹的過敏史至關重要。

- 皮疹：全身性皮膚瘙癢，散在性紅色斑丘疹，蕁麻疹，伴面色潮紅灼熱，顏面浮腫，口唇外翻，眼瞼浮腫；口唇麻木，咽喉異物感，吞嚥困難，嚴重者出現呼吸困難。
- 過敏性休克：面色蒼白，口唇及四肢發紺，手足發涼，冷汗淋漓。
- 過敏性肺炎：接觸白僵菌後出現咳嗽、發熱、咯痰、乏力等症狀。[16, 17]

(4) 神經系統

使腦組織發生多部位受損，出現錐體外系與小腦為主的中樞神經受累綜合症，表現症狀為出現眼球、舌、面肌震顫及全身痙攣、頭昏、震顫、肌張力增加、步態蹣跚、共濟失調。少數病者甚至抽搐、昏迷或死亡。

2、處理

(1) 明確診斷

- 有食蠶蛹或僵蠶史。
- 起病突然，主要表現為椎體外系神經症狀。
- 排除其他疾病。若病史不詳，而且出現抽搐、昏迷時易誤診為急性腦血管病、散發性腦炎、癲癇等，老年人易誤診為腦動脈硬化、震顫麻痺等。

(2) 一旦確診，應立即按急性中毒送醫院常規處理

對無嘔吐者應及時給予清水洗胃、催吐、導瀉，以及維他命、補液、小劑量阿托品應用，對嘔吐頻繁者避免使用胃復安，以免加重椎體外症狀，對兒童患者更要注意。

(3) 對症處理

抽搐者可給予安定止痙，有中毒性腦病表現者給予甘露醇脱水、以及腎上腺皮質激素、吸氧等。大多數患者經對症治療於 24 小時內症狀減輕或消失。[18]

(4) 中草藥

鳳尾草 120 克，金銀花 90 克，甘草 60 克，水煎服。或桑白皮、地龍 15 克，水煎服。或茶葉適量，泡水飲用。

(5) 其他

過敏者，可給予激素、抗組織胺藥物等。

病案舉例：僵蠶過敏

×××，女，32歲，1994年3月25日診。自感惡寒發熱，頭痛，腰背痛，四肢痠痛，身軟弱無力，大便日一行，小便黃少，咽部充血，乳蛾微腫大，無膿點，有鼻塞流涕，微咳，痰量不多，色白。體溫39℃，舌邊尖紅，苔白，脈浮數。診斷為流感，證屬風熱上擾，治以疏風清熱。方用：柴胡15克，黃芩10克，清半夏10克，銀花15克，連翹15克，荊芥10克，僵蠶10克，桑葉10克，菊花10克，3劑。一煎服後約30分鐘，患者煩躁，精神萎靡，面色蒼白，口唇、指、趾發紺，手足發涼，呼吸急促，舌淡脈數，自感頭暈噁心，極度虛弱。逐漸神志淡漠，精神恍惚，冷汗大出。考慮可能過敏性休克，立即皮下注射1:1000腎上腺素針劑1ml，吸氧，肌肉注射地塞米松5mg，同時靜脈滴注氫化考的松100mg加入5%葡萄糖500ml溶液中。由於搶救及時，病情穩定，脫離了危險。進一步詢問病史得知，曾因食用蠶蛹致全身皮膚瘙癢，以後不敢食用蠶蛹。即於方中減去僵蠶而服用，再未出現過敏現象。[19]

二．地龍〔Pheretima〕

為鉅蚓科動物參環毛蚓 *Pheretima aspergillum* (E. Perrier)、通俗環毛蚓 *P. vulgaris* Chen、威廉環毛蚓 *P. guillelmi* (Michaelsen) 或櫛盲環毛蚓 *P. pectinifera* Michaelsen 的乾燥體。

(一) 作用特點

地龍鹹寒體滑降泄，善於清熱息風以止痙；又走竄通絡，下行泄膀胱之熱以利尿；亦能清肺熱以平喘。

(二) 安全合理用藥

1、適應證

善治肝熱肝風內動之驚癇抽搐；痹證之關節疼痛，尤其是熱痹之紅腫熱痛、屈伸不利；肺熱咳喘、熱結尿閉之證。治療高血壓病屬肝陽上亢者、腮腺炎、下肢潰瘍、水火燙傷等亦有一定療效。

2、禁忌證

- 脾胃虛弱及無實熱者慎用。
- 蚯蚓素有溶血作用，蚯蚓毒素能引起肌肉痙攣。超量服用可抑制呼吸中樞。呼吸困難的患者慎用。

- 過敏體質慎用。
- 血壓過低或休克病人忌用。

3、用量用法

煎服，5~10 克；鮮品 10~20 克。研末吞服，每次 1~2 克。外用適量。

（三）不良反應及處理

常用量的地龍按傳統途徑給藥，為無毒安全之品，但劑量過大可能引起較嚴重的過敏反應等不良反應。

臨床表現

(1) 消化系統

地龍氣味腥濁難聞，服後或會引起噁心；地龍為動物藥，容易變質，變質的地龍容易引起消化道反應。[20]

(2) 過敏反應

變質的蛋白又易導致過敏反應，出現蕁麻疹型皮疹，甚至過敏性休克。個別人出現過敏性結腸炎，出現腹瀉、腹痛、全身皮膚潮紅、蕁麻疹、胸悶、呼吸困難、煩躁不安等。

(3) 毒性反應

過量可致中毒反應，潛伏期為 3~6 小時，表現為頭痛、頭昏、血壓先升高後突然降低、腹痛、胃腸道出血、心悸、呼吸困難等。

病案舉例：地龍引起過敏性休克

患兒張 ××，女，8 歲，於 1994 年 11 月 16 日因咳嗽、氣喘 3 天，在當地醫院診治取中藥 2 劑，當天上午回家煎服，約 5 分鐘後，患兒感覺口唇發麻，全身皮膚起風皰，奇癢難以忍耐，搔癢不止，噁心欲嘔，頭暈、乏力、出汗，約 10 分鐘後神志不清，二便失禁。急入院住觀察室。檢查：昏迷、體溫不升、雙側瞳孔擴大，等大等圓，光反應弱，四肢濕冷，面部及全身皮膚滿佈 2 分硬幣大淡紅色風疹塊，心率 120 次 / 分鐘，心音低鈍無力。雙肺呼吸音較粗糙，其他 (-)。覆閱其病歷，見前醫所用乃桑菊飲加減。驗其家長隨帶中藥 1 劑。有桑葉、菊花、牛蒡子、杏仁、蘇子、桔梗、甘草、地龍等八味藥，前幾味中藥，患兒過去常用無事，因此疑為用地龍過敏致休克。入院後經用持續低流量給氧及脱敏、抗休克等搶救治療 3 天，痊癒出院。[21]

(四) 增效減毒配伍

配黃芪、赤芍等：增強益氣活血通絡作用，治中風後遺症氣虛血滯，血脈阻滯之半身不遂。

(五) 與西藥合用禁忌

- 與抗生素、解熱鎮痛藥、胃舒平、阿托品等同用，可能發生交叉過敏反應。
- 與阿司匹靈、消炎痛、利尿酸、左旋多巴等合用，可發生胃腸道出血，加劇對消化道的損害。
- 與抗生素、降血糖藥等合用，可發生濕疹樣皮炎型藥疹。

三．天麻〔Rhizoma Gastrodiae〕

為蘭科植物天麻 *Gastrodia elata* Bl. 的塊莖。

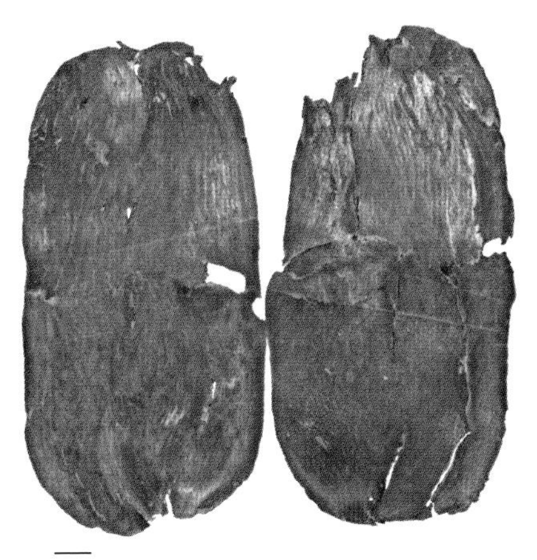

天麻

(一) 作用特點

1、性能特點

天麻味甘性平，專入肝經。本品甘平柔潤，善於平抑肝陽，息風止痙。為息風解痙之要藥。所含之藥效成分主要為香莢蘭醇、香莢蘭醛等，具有鎮靜、抗驚厥、抗癲癇等作用。能祛風通絡止痛。

2、不同炮製品的作用特點

- 生天麻：祛風止痛力強，多用於頭痛、風濕痹證。
- 炒、煨天麻：味甘微溫，鎮驚止痙力強，用於眩暈、抽搐。
- 薑天麻：溫中散寒，祛痰止嘔力增強，可用於眩暈兼嘔吐者。

(二) 安全合理用藥

1、適應證

天麻長於平肝陽、熄肝風，廣泛應用於肝陽上亢、肝風內動證，尤其是頭昏、頭痛者，故有「頭暈天麻」之說。也用於風濕痹痛。

現代用於各種眩暈、頭痛證，如頸椎病眩暈、頭痛、耳源性眩暈、高血壓眩暈、腦震蕩眩暈、頭痛、血管性頭痛、三叉神經痛等；亦用於神經衰弱所致的頭暈、頭痛、失眠、耳鳴，腦外傷引起的神經衰弱等；風濕性和類風濕性關節炎之手足麻木等。

2、禁忌證

(1) 不宜盲目作為補益藥使用。《神農本草經》將天麻作為上品補虛藥，云：「久服益氣力，長蔭肥健，輕身延年。」雖然現代研究天麻具有增強機體免疫功能和扶正固本作用，但天麻主要的直接作用是平肝息風，故用於虛證當隨證配伍，不可盲目作為補虛藥多服久服。

(2) 對於氣血不足的虛證頭昏、頭痛使用天麻，古代有些醫家認為不宜用。如《本草新編》曰：「氣血兩虛之人，斷不可輕用」，吳儀洛《本草從新》云：「血液衰少及非中風者忌用。」配伍補氣養血藥，可酌情使用治療氣血虛弱證。

(3) 過敏體質忌用。

3、用量用法

天麻研末以開水送服，藥效比入煎劑作用強，並可節省藥材。

(三) 不良反應及處理

天麻性味甘平無毒。《本草綱目》有記載：「久服天麻藥，遍身發紅丹」，即是天麻的過敏反應。

1、不良反應

(1) **過敏反應**

皮膚瘙癢，或出現蕁麻疹樣藥疹、水腫性紅斑或過敏性紫癜、眼瞼和雙手浮腫等。

(2) **毒性反應**

過量可致毒性反應，出現面部灼熱、全身乏力、頭痛、頭昏眼花、噁心嘔吐、胸悶心慌、自汗、呼吸急促，甚則小便失禁及神志不清等。[22]

(四) 增效減毒配伍

天麻藥性平和，寒熱虛實諸證均可配伍入藥，自古較少單用，如《本草衍義》云:「須別藥佐使，然後見其功。」尤其是對虛證的頭暈等。

1、配半夏、白朮

燥濕化痰作用增強，用於痰濕頭暈、嘔吐，如梅尼埃氏綜合症、高血壓動脈硬化等。如半夏白朮天麻湯。

2、配白蒺藜

止頭痛作用增強，用於頭痛。

(五) 與西藥合用禁忌

相互作用：與抗生素、解熱鎮痛藥、鎮靜催眠藥、抗精神失常藥、抗癲癇藥、抗心律失常藥等，可能有相互作用，不宜同時應用。

(六) 天麻作為藥膳的安全合理用藥

性味甘平，無特殊氣味，可將天麻作為藥膳原料，燉魚頭或瘦肉，用於肝陽上亢之頭暈、頭痛；或風濕關節疼痛。但應注意不宜過量服用，不宜作為補益劑。

四．羚羊角〔Cornu Saigae Tataricae〕

為牛科動物賽加羚羊 *Saiga tatarica* Linnaeus 的角。

本品性寒，適用於肝熱、熱毒所致高熱痙攣抽搐之肝風內動證，脾虛慢驚者忌用。常用量 1~3 克煎服，單煎 2 小時以上，取汁服。研粉服，每次 0.3~0.6 克。

個別人服用羚羊角粉出現過敏性紫癜。過敏體質慎用。[23]

羚羊角藥源稀少，應用受限。經過對青羊、山羊、綿羊、蘇門羚、黃羊、鵝喉羚的角與羚羊角進行對比研究，在化學成分及主要藥理作用如解熱、鎮靜、抗驚厥、鎮痛、抗炎、降壓等方面有相似或相同之處，臨床治療其功效也與羚羊角相似。若以山羊角（青羊之角）代替羚羊角入藥者，其作用較弱，劑量可酌情增大，為羚羊角的 10~15 倍，用 15~30 克，入煎劑。

五．牛黃〔Calculus Bovis〕

為牛科動物牛 *Bos taurus domesticus* Gmelin 的膽結石。

牛黃多用於成藥複方製劑，單味藥用藥者甚少，故所報道的不良反應大部分是成藥。

服用含牛黃製劑可引起變態反應、上消化道出血、膀胱炎、血小板減少、肝功能損害、嚴重吐瀉、精神失常及服藥成癮等。

產生這些不良反應主要是超劑量長期使用所致，其次是服藥者屬特異性體質。也可能是藥物的毒副作用，或人工牛黃的質量問題，尚須進一步研究。

牛黃的主要成分是結合型膽紅素及膽酸，具有鎮靜及增強中樞神經抑制藥的作用，當牛黃製劑與苯巴比妥、水合氯醛、嗎啡等同用時，能增強上述西藥的中樞抑制作用，故要嚴格掌握劑量。

六．羅布麻〔Folium Apocyni Veneti〕

為夾竹桃科植物羅布麻 *Apocynum venetum* L. 的乾燥葉。

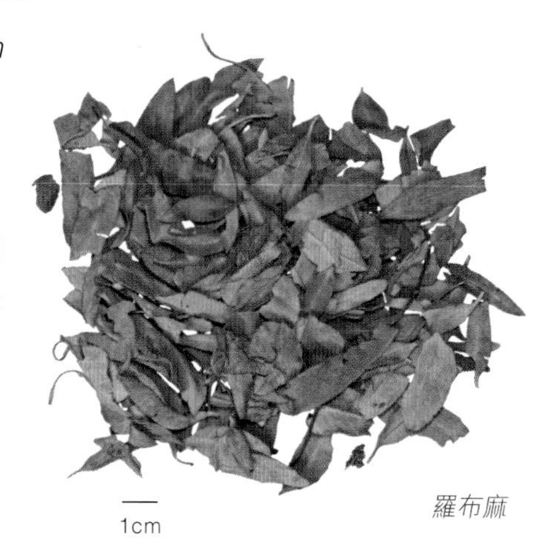

羅布麻

為近代常用中藥，具平肝安神、清熱降壓、強心利尿等作用。副作用小，有噁心、嘔吐、腹瀉、上腹部不適等現象，或出現心動過速和期前收縮；吸羅布麻紙煙可出現頭昏、嗆咳、噁心、失眠等不良反應。煎服或開水泡服，每日 3~15 克，但不宜長期過量服用。

七．代赭石〔Haematitum〕

為三方晶系氧化物類礦物赤鐵礦 Haematitum 的礦石。

1cm
代赭石

1、禁忌證

苦寒質重墜，含微量砷，寒證及孕婦慎用；脾胃虛寒不宜久服。《得配本草》云：「氣不足、津液燥者禁用。」

2、用法用量

水煎服 10~30 克，入丸散 1~3 克。臨床應控制用藥劑量及用藥時間。同時代赭石之重，以鎮虛逆，若用量過大，必傷其已傷之中氣，噫氣非但不除，反會加重。

平肝降逆宜生用，收斂止血宜煅用。

3、不良反應

過敏反應：個別人服用可致過敏反應。冼寒梅報道，處方：黨參 20 克，茯苓 15 克，白朮、雞內金、神麴、陳皮、枳殼、旋覆花各 10 克，甘草 5 克 ·3 劑水煎服，每日 1 劑。服藥後腹脹緩解，納增，但仍噯氣、呃逆，守上方加代赭石 20 克，再服 3 劑。藥後噯氣、呃逆明顯好轉，但出現皮膚瘙癢。查見手掌、背部、腹部泛發米粒大小紅色丘疹，皮疹略高於皮膚，有抓傷痕跡。無水泡，無滲出，無脱屑。否認食蝦蟹等食物。考慮代赭石過敏。原方去代赭石，加柿蒂 10 克，服藥第二天皮膚瘙癢症減輕。噯氣、呃逆緩解，3 劑後，上症消失。[24]

〔參考文獻〕

[1] 黃寅墨，朱武成。代赭石入複方湯劑先煎問題的探討。中成藥，1989，l1(7)：8~9

[2] 幸宇堅。羚羊角粉末的藥效研究。實用中西醫結合雜誌，1998，11(8)：748

[3] 楊左光，李嶽渤，陳志明。全蠍中毒死亡1例。中華今日醫學雜誌，2003，3(10)：73

[4] 肖貽純。蜈蚣、全蠍致神經中毒1例。中國中藥雜誌，1996，21(10)：634

[5] 劉桂珍。服過量全蠍煎劑致新生兒呼吸抑制報告。中國中藥雜誌，1992，17(3)：185

[6] 孫衛東，趙志謙。全蠍過敏致大皰性表皮壞死鬆解死亡1例。中國中藥雜誌，1997，22(4)：252

[7] 張師藝等。全蠍的臨床應用及中毒治療進展。新中醫，1991，23(6)：45

[8] 王福義。口服中藥全蠍致全身剝脫性皮炎1例報告。時珍國醫國藥，1999，10(2)：123

[9] 邱志濟，朱建平等。朱良春雜病廉驗特色發揮。北京：中醫古籍出版社，2004，55~56

[10] 趙鵬俊，鄒永祥。口服蜈蚣粉致急性腎功能衰竭死亡1例。中國中藥雜誌，1998，23(2)：117

[11] 伍玉元。蜈蚣粉致急性肝功能損害2例報告。中西醫結合雜誌，1991，(8)：485

[12] 李中國，李政達，蔔卜凡龍等。蜈蚣中毒所致血小板減少性出血1例。吉林醫學資訊，1994，(11)：32

[13] 李保安。服蜈蚣致過敏反應1例。河南醫藥資訊，1994，2(2)：26

[14] 孫學高，孫曉兵。蜈蚣帶頭足用致中毒性肝炎1例報告。新中醫，2003，5(7)：39

[15] 俞炳林。服用劣質僵蠶引起腹瀉1例。河南中醫，2003，23(6)：49

[16] 陳曉玲。僵蠶致過敏反應1例。中國中西醫結合雜誌，2000，20(2)：142

[17] 張聰。服僵蠶出現過敏反應1例。中國中藥雜誌，1999，24(2)：115

[18] 成昌友。急性僵蠶中毒46例臨床救治。現代中西醫結合雜誌，2007，16(3)：371~372

[19] 徐雁，姜良鐸，李素卿。僵蠶引起過敏2例介紹。北京中醫，1998，17(1)：58

[20] 傅煌黎。地龍乾引起過敏性腸炎1例報告。時珍國醫國藥，1998，9(5)：402

[21] 全征軍。中藥地龍過敏致休克1例。河北中西醫結合雜誌雜誌，1996，5(2)：50

[22] 蒲昭和。有關天麻毒副作用的臨床報道及認識。中國中醫藥信息雜誌，1997，4(3)：12

[23] 于慶標，閻宏。羚羊角致過敏性紫癜1例。吉林醫學院學報，1998，18(1)：57

[24] 冼寒梅。代赭石致皮膚過敏反應1例。中國誤診學雜誌，2007，7(7)：1670

第十三章 開竅藥

第一節　閉證與開竅藥概述

以開竅醒神為主要功效，主要用於治療閉證神昏的藥物，稱為開竅藥。主要由開竅藥組成的方劑，稱為開竅劑。主要適用於溫熱病、中風、驚風、癲癇、中暑及飲食不潔等所致的神志昏迷。

雖然大部分開竅藥用於竅閉神昏中成藥，但開竅藥又多兼止痛之功，還常用於胸痹心痛、腹痛、跌仆損傷等病證。現代用於治療冠心病心絞痛等取得良好療效；部分開竅藥有毒，故應注意其安全合理用藥。

一．閉證概述

所謂閉證，是指各種實邪阻閉心竅所致以神志昏迷為主證的一類病證。

(一) 病因

熱邪內陷心包，痰濁蒙蔽心竅，或瘀血阻滯血脈、腦竅等。

(二) 病位

心、腦。

(三) 病性

大多屬實證，屬寒或熱證。

(四) 主證

神昏。

(五) 寒閉與熱閉的區別

寒閉：神昏兼見面青、身涼、苔白、脈遲等寒象。

熱閉：神昏兼見面赤、身熱、苔黃、脈數等熱象。

（六）閉證與脱證的區別

因脱證和閉證均有神昏，但脱證當補虛固脱，非本類藥物所宜，故使用本類藥物，宜鑑別閉證和脱證。

閉證：閉證為神明被邪所閉阻，屬實證，神昏而兼見牙關緊閉、雙目圓睜、兩手緊握、二便不行等。

脱證：脱證為元氣暴脱，屬虛證，神昏而兼見口張、目合、汗出、手撒、遺尿等。

二．閉證的治療原則和方法

閉則開之，閉證宜用開竅醒神治法，也稱開關通竅、醒腦回甦法。屬寒閉者，「寒者溫之」，宜用溫開法；屬熱閉者，「熱者寒之」，宜用涼開法。

三．常用開竅藥

常用的開竅藥有麝香、蘇合香、安息香、冰片、石菖蒲、蟾酥等。其他章節提到的遠志、牛黃等也有開竅作用。

四．開竅藥的作用機理

開竅藥性味多偏辛溫，氣味芳香，善於走竄，多歸心經，能開通閉塞之心竅，使閉證神昏病人甦醒。其兼有的活血、行氣、避穢等作用，也有助於醒腦復神。現代研究表明開竅藥能調節中樞興奮—抑制的平衡，使中樞神經系統的功能恢復正常狀態，有利於昏迷病人的甦醒；能保護腦組織，減輕昏迷對腦細胞的損害程度。此外，尚有強心、抗菌、抗炎等藥理作用。

第二節　開竅藥的安全合理用藥

一．不同病情的安全合理用藥

寒閉選用溫開藥，如麝香、蘇合香、蟾酥、石菖蒲等，當配伍溫裏祛寒之品；熱閉選用涼開藥，如冰片，當配伍清熱瀉火解毒之品。若閉證神昏兼見驚厥抽搐者，須配伍熄風止痙藥物；兼見煩躁不安者，須配伍清心安神藥物；痰濁壅盛者，可選用牛黃，與化濕、祛痰藥物相配伍。

二．孕婦和產婦患閉證的安全合理用藥

開竅藥芳香走竄，或有毒性，多有動胎、墮胎之弊，故孕婦忌用。

三．開竅藥的用量和用法

(一) 用量

麝香藥效峻猛，且為貴重藥材；蟾酥有毒；冰片為提煉藥物，故上述藥物用量宜輕。

(二) 劑型

開竅藥主要因為芳香成分易於揮發，或受熱易於失效，或有效成分不易溶於水，故內服一般不宜入煎劑，多入丸、散劑或其他新劑型；或製成散劑、膏劑外用。

(三) 服藥法

神昏患者多用鼻飼給藥。

四．合理停藥

開竅藥為急救治標之品，辛香走竄易耗傷正氣，故只宜在短期暫服，不宜久服。

五．藥後調攝

(一) 觀察病情

服藥後應仔細觀察生命體徵，如血壓、脈搏、心律、心率、神志情況等。

(二) 服藥後可能出現的問題及處置

1、過敏反應

開竅藥麝香、冰片等外用，有可能發生過敏反應，應注意觀察外用部位皮膚情況，發現過敏應及時停藥。

2、中毒

蟾酥有毒，應注意其毒性反應，一旦發現及時停藥或送院診治。

第三節 常用烈性或具毒性開竅藥的安全合理用藥

蟾酥〔Venenum Bufonis〕

為蟾蜍科動物中華大蟾蜍 *Bufo bufo gargarizans* Cantor 或黑眶蟾蜍 *B. melanostictus* Schneider 的耳後腺及皮膚腺分泌的白色漿液，經加工乾燥而成。

(一) 作用特點

蟾酥辛，溫。有毒。歸心經。有開竅醒神、解毒、止痛等作用。本品辛溫走竄，有開竅醒神之功；以毒攻毒，具有良好的攻毒消腫止痛作用，被歷代醫家推崇為治癰疽疔毒、癌腫惡瘡、咽喉腫痛之良藥。

據研究，蟾毒配基類和蟾蜍毒素類均有強心作用，又有抗心肌缺血、抗凝血、升高血壓、抗休克、興奮大腦皮層及呼吸中樞、抗炎、鎮痛及局部麻醉作用。蟾毒內酯類和華蟾素等均有抗腫瘤作用，並能升高白細胞、抗放射線；還有鎮咳、增加免疫力、抗疲勞、興奮腸管和子宮平滑肌等作用。

但蟾酥有大毒，其中毒案例屢見不鮮，故為香港《中醫藥條例》附表 1 中 31 種烈性 / 毒性中藥材之一，受到嚴格規管。在臨證用藥時，必須嚴格掌握其用量和適應證。

(二) 安全合理用藥

1、適應證

竅閉神昏熱毒壅盛，痰火鬱結，火毒上攻所致的病證，癰疽疔瘡，咽喉腫痛牙痛等。

2、禁忌

- 體虛及孕婦忌用。
- 嬰幼兒忌用，包括含蟾酥的中成藥。

3、用法用量

- 入丸散，每次 0.015~0.03 克。外用適量。本品有毒，內服切勿過量。外用不可入目。
- 用時以碎塊置酒或鮮牛奶中溶化，然後風乾或曬乾，以便於研細，入丸、散用。

(三) 不良反應及處理

蟾酥的主要毒性成分是蟾酥毒素基類和酯類。多因誤用、過量和濫用引起。也常有民間相信單方、驗方，煮食蟾蜍導致中毒，尤其是兒童更易中毒；[1] 另外，尚有用新鮮蟾皮外敷，或蟾蜍毒液直接接觸傷口進入血液引起中毒。應嚴格掌握用量，注意個體差異，逐漸加量，密切觀察其毒性反應，尤其是心臟毒性反應。

蟾蜍或蟾酥中毒多在服食後的 30~60 分鐘出現，嚴重中毒者或年幼者可在食中或食後數分鐘出現中毒症狀。[2]

1、臨床表現

- 心血管系統：心悸，心動過緩，心律不齊，房室傳導阻滯，多源性室性早搏，血壓下降，休克，甚至死亡。[3, 4]
- 消化系統：上腹部不適，繼之噁心嘔吐。
- 神經系統：口唇、四肢發麻，頭昏目眩，視物不清，嗜睡，抽搐，甚至昏迷。
- 呼吸系統：呼吸急促，口唇發紺。
- 入眼：可致劇烈疼痛，羞明流淚，結膜充血，甚至角膜潰瘍。
- 過敏反應：蕁麻疹樣皮疹、剝脱性皮炎。

2、處理

立即送醫院急救。

- 催吐、洗胃、導瀉等減少毒物吸收。
- 補液，促進毒物的排泄。
- 按洋地黃中毒的原則搶救。對症治療：如心律失常者，可用阿托品肌肉注射或靜脈滴注。
- 山莨菪鹼對蟾酥毒性有顯著對抗作用。
- 中藥：紫草 30 克或新鮮蘆根 120 克，水煎服，有解蟾酥毒的作用；或用生大黃 15 克，開水泡飲代茶，可減輕蟾蜍的毒副作用。
- 蟾酥誤入眼者，用紫草煎汁，過濾消毒滴眼，或用 1.3% 的硼酸溶液，或用生理鹽水沖洗，並酌情用抗菌滴眼液、可的松及阿托品滴眼液滴眼。

(四) 與西藥合用的禁忌

- 中毒類似洋地黃中毒，忌與洋地黃類藥物合用，以免加劇毒性反應。
- 忌與止吐劑合用，以免引起誤診或加重毒性反應。

第四節 其他開竅藥的安全合理用藥

一．麝香〔Moschus〕

為鹿科動物林麝 *Moschus berezovskii* Flerov、馬麝 *M. sifanicus* Przewalski 或原麝 *M. moschiferus* Linnaeus 的成熟雄體香囊中的乾燥分泌物。

麝香是中國國家林業局統一管理的貴重中藥材，藥效可靠，也是名貴中成藥生產的重要原料藥。由於自然資源的減少，偽品及摻偽品不斷充斥市場。

(一) 作用特點

性味辛，溫。歸心、肝、脾經。具開竅醒神、活血止痛作用。本品辛溫，芳香走竄之性甚烈，有極強的開竅通閉作用，為醒神回甦之要藥。辛香走竄，又可行血中之瘀滯，開經絡之壅遏，且具活血通經止痛之功。

(二) 安全合理用藥

1、適應證

各種竅閉神昏之證，無論寒閉、熱閉，用之皆效。亦適用於多種瘀血阻滯病證。

2、禁忌證

- 本品有活血調經、催生下胎作用，對子宮有明顯的興奮作用，而且對妊娠子宮又較非妊娠子宮敏感。孕婦無論內服、外用均忌。
- 嬰幼兒忌用。[5]
- 辛香走竄開通，易於耗氣傷陽，奪血傷陰，故只用於實證、閉證，忌用於脱證、虛證。
- 外用時不宜用於潰破的皮膚患處。過敏體質當慎用。
- 麝香可致腎血管收縮而引起腎臟損害，故腎炎患者或腎功能不全者者慎用。
- 麝香有抗凝血作用，能增加出血，出血患者不宜使用。

3、用法與用量

用量：每次 0.03~0.1 克；主要成分為麝香酮、雄激素，並含有多種甾醇，能興奮中樞神經系統，使呼吸、心跳加快。但用量過大，會起相反作用，導致中樞神經系統麻痹，呼吸、心跳抑制，臨床使用時應掌握用量。

用法：入丸散，不入煎劑。

（三）不良反應及處理

麝香無論外用或內服，若使用不當，均出現不良反應。

1、臨床表現

- 呼吸系統：呼吸細微，不規則，四肢厥冷，顏面發青，昏迷，甚至呼吸停止。[6]
- 泌尿系統：急性腎功能衰竭，無尿，雙下肢及面部明顯水腫，尿蛋白及尿紅細胞增加，甚至死亡；或引起腎炎患者病情加重。[7]
- 消化系統：口腔黏膜及咽喉糜爛，口腔有異物感，牙齒脱落，噁心嘔吐，腹痛腹瀉。
- 血液系統：鼻衄、牙衄、吐血、便血，及全身廣泛性出血點。
- 外用引流導致局部組織壞死等。[8]

2、處理

停用，對症處理。

（四）配伍禁忌

可增強馬錢子的毒性，提高士的寧的致死率，故不宜與馬錢子合用。

二．冰片〔Borneolum〕

為龍腦香科植物龍腦香 *Dryobalanops aromatica* Gaertn. f. 樹脂的加工品，或龍腦香樹的樹幹、樹枝切碎，經蒸餾冷卻而得的結晶，稱「龍腦冰片」，亦稱「梅片」，質量最佳；或菊科植物艾納香 *Blumea balsamifera* DC. 的葉，經蒸餾、升華加工而成，稱「艾片」，質量次之；現多用松節油、樟腦等，經化學方法合成，稱「機制冰片」，質量最差。

- 過敏反應：外用可致皮膚潮紅，灼熱瘙癢，出現水腫性紅斑及散在性紅色丘疹，口服除致皮疹外，還可見頭昏心慌。[9, 10]
- 冰片辛香走竄通利，可引起中晚期妊娠流產、終止妊娠，故孕婦忌用。
- 氣虛血弱忌用。
- 用法用量：內服，入丸散，每次 0.03~0.1g。外用適量，研末敷或調敷。

三．石菖蒲〔Rhizoma Acori Tatarinowii〕

為天南星科植物石菖蒲 *Acorus tatarinowii* Schott 的根莖。

石菖蒲始載於《神農本草經》且列為上品，明確記載其功用為：「主風寒濕痹，咳逆上氣，開心孔，補五臟，通九竅，明耳目，出音聲。」

(一)作用特點

石菖蒲性味辛、苦，溫。本品開竅醒神之力較弱，並能化濕、豁痰，以治痰濕蒙蔽清竅所致之神昏為宜；氣味芳香，能化濕醒脾，開胃進食，主治濕濁中阻、脘腹脹滿、痞塞悶痛之證；尚有寧心安神之效，用於失眠、健忘。

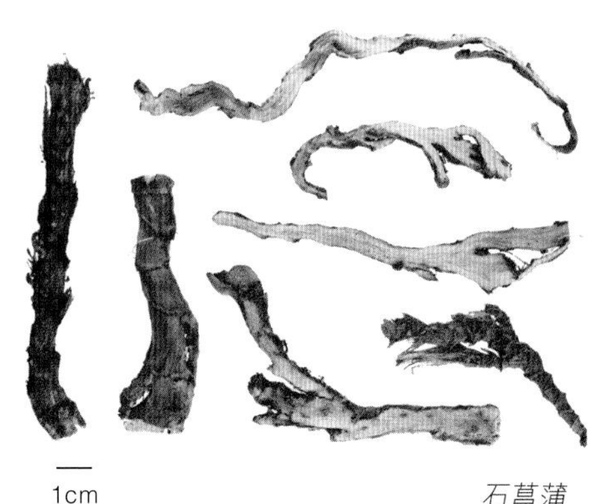

石菖蒲

(二)安全合理用藥

用量用法：其有效成分主要為揮發油，故石菖蒲以生用為宜，或小火清炒為佳。5~10g，水煎服，品加倍。不宜多服久服。外用適量。

凡陰虛陽亢、心勞神耗、煩躁汗多及滑精者慎用。

孕婦忌用。

(三)不良反應及處理

石菖蒲、水菖蒲、九節菖蒲含揮發油，動物實驗表明其含有 α-細辛醚和 β-細辛醚，α-細辛醚對 Ames 試驗呈致突變作用，並可使大鼠骨髓染色體畸變率顯著上升；提示其對孕鼠和胚胎有一定的毒性，β-細辛醚具有致突變作用；九節菖蒲可能有致畸作用。[11] 以含 β-細辛醚為主的揮發油可使大鼠十二指腸部位發生惡性腫瘤。[12] 應引起臨床用藥的注意。

實驗表明，石菖蒲能興奮脊髓神經，中毒時表現為驚厥抽搐，外界刺激可誘發和加劇症狀，最後可致死於強直性驚厥。石菖蒲水煎液的 LD_{50} 為 53±2.5g/kg。

處理：早期可催吐、洗胃、導瀉。靜脈輸液，皮下注射痲黃鹼，對症治療。

(四)增效減毒配伍

配遠志、茯苓、龍齒：安神作用增強，治療心神不安之健忘、失眠、癡呆等。

配鬱金、遠志、天竺黃：開竅醒神作用增強，治療中風失語。

配川芎、桂枝、蠶砂：祛風濕活絡作用增強，治療痹痛等。

(五)鑑別用藥

古代稱石菖蒲以「一寸九節者良」，是對石菖蒲瘦根密節的特徵有別於水菖蒲的一種認識，故本品亦稱為九節菖蒲。古代文獻《神農本草經》、《神農本草經集注》、《圖經本草》等提到的石菖蒲、九節菖蒲是同一種藥物，均為天南星科植物石菖蒲 *Acorus tatarinowii* Schott. 的根莖，只是品種優劣的不同[13]。

但現代所用之九節菖蒲〔Rhizoma Anemones Altaicae〕始載於《中藥誌》，為毛茛科植物阿勒泰銀蓮花*Anemone altaica* Fisch.的根莖，不得與石菖蒲相混淆，目前許多地方以九節菖蒲代替石菖蒲藥用，臨床處方時應注明用石菖蒲還是九節菖蒲。

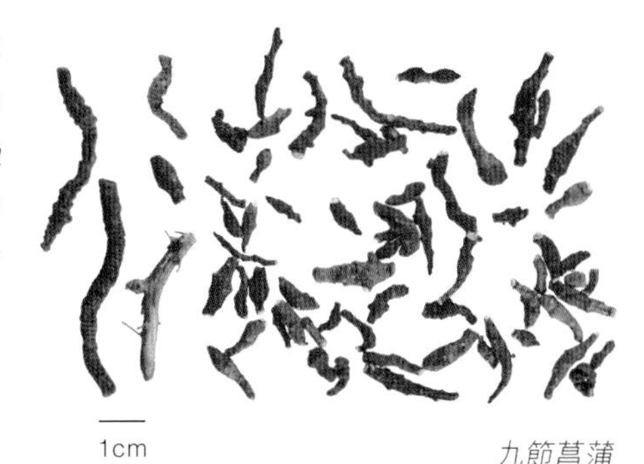

九節菖蒲

〔參考文獻〕

[1] 簡林凡。食用蟾蜍中毒1例。江西中醫藥，1995，增刊(6)：22

[2] 楊楣良。蟾酥中毒致死1例報告。遼寧中醫，1979，6(3)：39

[3] 周從容，簡霞。蟾酥中毒致快速型心律失常2例。中國社區醫師，2004，6(22)：66

[4] 王禕，胡偉國，梁壽彭。蟾酥中毒引起竇性靜止、交接性逸搏心律1例。實用心電學雜誌，2004，13(6)：451

[5] 蘇澤禮，王慶。新生儿麝香中毒致多臟器功能損害1例。中國現代應用藥學雜誌，2001，18(1)：78

[6] 呂春錄。麝香中毒引起呼吸停止1例報告。甘肅中醫學院學報，1987，(2)：64

[7] 胡利發。麝香中毒致急性腎功能衰竭2例。中華腎臟病雜誌，1994，10(2)：69

[8] 田恒冰。麝香引起口腔軟腭組織壞死1例報告。口腔醫學，1995，15(1)：15

[9] 梁力平。冰片致過敏反應1例報告。中國中藥雜誌，1989，14(3)：54

[10] 鍾傳珍。冰片致過敏性皮炎2例。雲南中醫學院學報，1990，13(2)：38

[11] 周曉園，陶凱，高曉奇等。中藥石菖蒲、九節菖蒲致畸、致突變的研究。中草藥，1998，29(2)：110

[12] 姜廷良。關於某些中草藥的動物致癌性。中草藥，1980，11(9)：425

[13] 周超凡。古今石菖蒲與九節菖蒲有什麼異同。中藥通報，1984，9(1)：12~13

第十四章
補虛藥

第一節 虛證與補虛藥

以補益正氣，增強體質，提高抗病能力和康復能力，治療虛證為主的藥物，稱為補虛藥（也稱補益藥、補養藥）。以補虛藥為主組成的方劑稱為補益劑。中醫對虛證、補益法和補虛藥的認識和實踐源遠流長，理論與實踐相結合，積累了豐富的臨床用藥經驗，創立了眾多的經典名方，成為中醫臨床的最常用的方藥之一。現代用補虛藥防治內分泌功能減退、免疫功能低下、退行性疾病、物質代謝低下或紊亂以及機體適應能力減弱等多種疾病取得良好的療效。

一．虛證概述

所謂虛證，是指正氣不足，氣、血、陰、陽虧少，臟腑功能減退，抗病能力低下，出現一系列虛弱、衰退和不足的證候。根據虛證的不同表現，可分為氣虛證、血虛證、陰虛證、陽虛證；氣血陰陽的虛損在具體的臟腑，又可表現為心氣虛、脾氣虛、心陰血虛、肝血虛、脾陽虛、腎陽虛、腎陰虛、肺陰虛、胃陰虛等。

虛證可表現為單純的一方面的虛損，也可表現為兼夾的虛損，如氣血不足、陰陽兩虛、心肝血虛、脾胃虛弱等。

由於機體虛損，正不勝邪可導致病久不能痊癒；或因體虛容易生病；或病後難以康復。

（一）病因

有先天不足和後天失養、疾病耗損、失治、誤治、年老體弱、勞力、勞神、房勞過度等原因，但以後天失於調養為主。

蒲輔周老中醫總結虛證的原因云：「有因虛而病的，也有因病而虛的。並有漸虛與頓虛之分，漸虛是少年至老年，或因病慢慢損傷；頓虛指突然大病，上吐下瀉，或突然大出血。」[1]

（二）病位

病位在裏，在臟腑。有陰、陽、氣、血虛弱之分，五臟各有虛證。

（三）病性

屬虛，有虛寒和虛熱之別。

（四）主證

不同的虛證，表現各有特點。臨床表現很複雜，常見的主證有身體虛弱、面色蒼白、精神不振、全身無力、食欲減退、小便清長、舌淡苔少、脈虛無力等。若以傷陽為主，多見形寒肢冷、大便滑脱、小便失禁、舌胖大、脈虛沉遲等；若以傷陰為主的，則兼見五心煩熱、心煩心悸、盜汗、舌紅無苔或少苔、脈細數等。

（五）兼證

- 肺氣虛常兼有自汗；肺腎兩虛，腎不納氣，兼咳喘；脾氣虛，水濕不能運化，常兼有水腫、小便不利；升舉無力則臟器下垂，或久瀉，或肌肉乏力等。
- 心肝血虛或肝腎精血不足，常兼月經不調、不孕、心悸、失眠健忘、視物昏花等。
- 氣血不足，不能托毒斂瘡，常兼瘡瘍久潰不斂或久不潰破。
- 陰虛常兼虛熱，見低熱、盜汗、五心煩熱等；或虛陽上亢，頭昏目眩，甚則虛風內動。陰血虛常兼便秘。
- 脾腎陽虛或肝腎不足，陽氣虛不能固攝，常兼五更泄瀉、遺精、流涎等滑脱不禁的病證；沖任不固則帶下、胎動不安、滑胎等。

（六）特點

虛證多見於疾病的後期，往往具有起病緩、病位深、病程長、變化較慢等特點。也可見於急性病的失治、誤治，病情急劇轉化為虛證的情況。

（七）氣、血、陰、陽虛證的主要區別

- 氣虛：頭暈目眩，少氣懶言，疲倦乏力，自汗，舌淡，脈虛無力。
- 血虛：面色蒼白，頭暈眼花，心悸失眠，舌質淡，脈細無力。
- 陰虛：形體消瘦，口燥咽乾，五心煩熱，舌紅絳，脈細數。
- 陽虛：神疲乏力，倦臥嗜睡，畏寒肢冷，舌質淡，脈微無力。

二．虛證的治療原則和方法

(一) 治則

《黃帝內經》確立了虛證的治則，如「虛者補之」(《素問・三部九候論》)；「損者益之」、「勞者溫之」(《素問・至真要大論》)；「形不足者，溫之以氣；精不足者，補之以味」。(《素問・陰陽應象大論》)。

(二) 治法

屬於八法中的「補法」。一般來說，在人體虛損的狀態下才能進補，虛指虛弱，損指不足、損失。廣義補法是指以扶助正氣為主的治法；狹義補法是指補充人體的氣血陰陽以及調整臟腑的功能活動。補法具體分為：

1、以所補的物質和功能分

- 補氣法：即補益臟氣，以糾正人體臟氣虛衰的病理偏向。
- 補陽法：即補助陽氣，以糾正人體陽氣虛衰的病理偏向。
- 補血法：即滋養營血，以糾正營血虧虛的病理偏向。
- 補陰法：即滋養陰液，以糾正陰液虧虛的病理偏向。

2、以補益的方式分

(1) 直接補益法

《難經・十四難》論述了直接補益法：「損其肺者，益其氣；損其心者，調其營衛；損其脾者，調其飲食，適其寒熱；損其肝者，緩其中；損其腎者，益其精。」即指出了根據臟腑的生理病理特點，用不同性能的藥物直接補益虛弱的臟氣。如補肺益氣法、健脾補氣法、益氣養心法、滋養肝陰法、溫補腎陽法等。

(2) 間接補益法

- 根據五行相生理論「虛則補其母」，如培土生金法、補火生土法等。
- 通過補先天之本腎或後天之本脾，以間接補益其他虛損的臟腑。
- 應用陰陽互根理論，「陽中求陰」、「陰中求陽」。
- 應用氣血、氣津關係理論，採用補氣生血法、補氣生津法。
- 以瀉為補，以瀉藥之體為補藥之用，令邪去正安：如祛寒回陽法、急下存陰法（承氣湯）、苦寒瀉火堅陰法、瀉火益氣法、祛瘀生新法等。

3、以補益的作用強度分

- 峻補法：用補力大的藥物組成方劑，其藥味較少，但劑量較大。
- 緩補法：用補力大的藥物但用量小、或補力小、藥味較多、劑量較小的藥物組方進行補益。

4、食補法

《素問・臟氣法時論》云:「毒藥攻邪，五穀為養，五果為助，五畜為益，五菜為充，氣味合而服之，以補精益氣。」葉天士認為「胃喜為補」，強調了只要脾胃功能健全，飲食即可達到補益的效果。常用食療、藥膳以進補。

三. 補虛藥的分類

(一) 補氣藥

性溫、或寒或平性。具有扶助人體正氣，提高機體抗病能力和康復能力作用，部分補氣藥性平或寒涼，兼有補氣養陰生津作用。主要用於氣虛證。主要藥物有人參、西洋參、黨參、太子參、黃芪、白朮、山藥、扁豆、甘草、大棗、蜂蜜、飴糖等。

(二) 補陽藥

性溫熱，味多甘辛鹹，鹹以補腎，辛甘化陽，能補助一身之元陽，腎陽之虛得補，其他臟腑得以溫煦，從而消除或改善全身陽虛諸證。主要用於陽虛證。主要藥物有鹿茸、淫羊藿、巴戟天、菟絲子、核桃仁、沙苑子、益智仁、補骨脂、肉蓯蓉、鎖陽、海馬、蛤蚧、冬蟲夏草等。

(三) 補血藥

性寒、溫或平，質潤，主入心肝血分，用於各種血虛證。主要藥物有當歸、熟地、白芍、阿膠、何首烏、龍眼肉等。

(四) 補陰藥

性寒涼，能補充陰液，滋潤臟腑組織。主要用於陰虛證。主要藥物有百合、北沙參、南沙參、麥門冬、天門冬、玉竹、石斛、黃精、枸杞子等。

四. 補虛藥的作用機理

(一) 補充人體氣、血、陰、陽的不足

人體生命活動依賴氣、血、陰、陽的營養，以維持各臟腑的生理功能。據統計，絕大多數補虛藥味甘，能補充人體的氣、血、陰陽，具有補虛扶弱作用。性質偏溫熱者，能補充人體陽氣的不足；性質偏寒涼者，能補充人體陰液的不足。

補虛藥含有人體必需的營養物質如蛋白質、氨基酸、糖類、脂肪、維他命、以及鈉、鉀、鈣、鋅、鎂等。在物質代謝方面，補虛藥對肝臟、脾臟和骨髓等器官組織的蛋白質合成具有促進作用。

（二）調整和增強臟腑的生理功能

補虛藥能補充和協調臟腑的氣、血、陰、陽，使人體的陰陽氣血維持協調的動態平衡，使之充分發揮其生理功能。補虛藥能調節內分泌功能，改善虛證患者的內分泌功能減退；改善脂質代謝、降低高脂血症；延緩衰老、抗氧化、增強心肌收縮力、抗心肌缺血、抗心律失常、促進造血功能、改善消化功能、抗應激及抗腫瘤等。

（三）提高人體抗病和康復能力

補虛藥通過補充人體的氣、血、陰、陽，調整和增強臟腑的生理功能，補充正氣，從而提高人體抵抗疾病、祛除病邪和促進康復的能力。許多補虛藥能提高人體免疫功能，增強機體抵抗各種應激刺激的能力，從而產生扶正祛邪的作用;能防治內分泌功能減退、免疫功能低下、物質代謝低下或紊亂以及機體適應能力減弱等多種疾病。

第二節 補虛藥的安全合理用藥

補虛藥絕大部分無毒，若合理用藥，是安全有效的。但亦存在不合理應用的情況，如不當補而補，或當補而補之不當，或不分氣血，不別陰陽，不辨臟腑，不明寒熱，盲目應用補虛藥，不僅不能收到預期的療效，而且還可能導致不良後果。如陰虛有熱者誤用溫熱的補陽藥，會助熱傷陰；陽虛有寒者誤用寒涼的補陰藥，會助寒傷陽。如蒲輔周老中醫所云：「有當補而不補，不當補而補之誤；有虛在上中而補下，有不足於下，而誤補於中上，古人所謂漫補[1]。」「人參鹿茸殺人無過，大黃附子救人無功」，是說世俗愛補惡攻實不合理。扶正祛邪是一個治療原則，當補則補，當攻則攻，要掌握分寸。

茲舉三則誤補之病案說明之。一為病邪未去，誤補留邪;二為誤補陽太過，耗傷陰液，復誤治過用溫熱，致陰枯熱盛;三為誤涼補陰液太過，復誤治過用寒涼傷陽，致陽氣耗竭。雖屬極端，亦發人深省，說明不合理用藥之危害，當引以為戒。誠如陸以湉在《冷爐醫話·慎藥》中所云：「藥以養生，亦以傷生，服食者最宜慎之」。

病案舉例一：病邪未去，誤補留邪

世人喜服參、朮，虛者固得益，實證適足為害。蘇州某官之母，偶傷於食，又感風寒邪，身熱不食。醫者以其年高體虛，發散藥中雜參、朮投之，病轉危殆。其內侄某中醫，適從他方至，診其脈，且詢起病之由，曰：「右脈沉數有力，體雖憊而神氣自清，此因傷食之後，為補藥所誤，當以峻藥下之」。乃用大黃、檳榔、厚朴、萊菔子之屬。一劑病如故，眾疑其謬，某謂藥力未到，復投二劑，泄去積滞無算，病遂療。此可為浪服補藥之鑑。[2]

病案舉例二：溫補太過，陰枯熱極

新場鎮有開綢緞鋪者，湖州沈里千之子，號赤文，年二十，讀書作文，明敏過人，父母愛之如掌珠。將畢姻，合全鹿丸一料，少年四人分服。赤文於冬令服至春初，從師宋修上到館舉業，忽患渾身作痛，有如痛風，漸漸腹中作痛，有形之塊累累於腸，肌肉消瘦，飲食不進。延劉公原、瞿原若治之，乃父一聞消導清火之藥，畏懼不用，惟以參朮投服。七月初旬，余至葉坤生家，道經其門，乃父邀進，問余言小兒晚間去黑糞如拳大者一塊，目下遍身如火，欲飲井水，不知何故？余進診，視脈息數大，身體骨立，渴喜冷飲，視其所下之塊，黑而堅硬，意為瘀血結成。適閔介申家有酒蒸大黃丸，用二錢，下黑塊無計，用水浸之，胖如黑豆，詢其所以，乃全鹿丸未化也，始知為藥所誤。不數日，熱極而死。同服三少年，一患喉痹而死，一患肛門毒而死，一患吐血咳嗽而死。

此皆無病而喜服溫補藥之害也。錄此以勸世人，不必好補而服藥。[3]

病案舉例三：寒涼太過，耗傷陽氣

葉天士《醫驗錄》云：黃郎令六月畏寒，身穿重棉皮袍，頭帶黑羊皮帽，吃飯則以火爐置床前，飯起鍋熱極，人不能入口者，彼猶嫌冷，脈浮大遲軟，按之細如絲。此真火絕滅，陽氣全無之症也。方少年陽旺，不識何以至此？細究其由，乃知其父誤信人云「天麥二冬膏，後生常服最妙」，遂以此二味熬膏，令早晚日服勿斷，服之三年，一寒肺，一寒腎，遂令寒性漸漬入臟，而陽氣浸微矣。是年春，漸發潮熱，醫投發散藥，熱不退，而汗出不止，漸惡寒，醫又投黃連、花粉、丹皮、地骨皮、百合、扁豆、貝母、鱉甲、葳蕤之類，以致現症若此。乃為定方，用人參八錢，附子三錢，肉桂、炮薑各二錢，川椒五分，白朮二錢，黃芪三錢，茯苓一錢，當歸錢半，川芎七分，服八劑，去棉衣，食物仍畏冷，因以八味加減，另用硫磺為製金液丹，計服百日後而全癒。

此則服涼藥之害也，可不鑑於此，而慎投補劑乎？[2]

一．直接補益法（正補法）與間接補益法的合理應用

（一）直接補益法的合理應用

虛證是有不同層次的，補益亦有層次性，如補益、補陰、補肺陰三者即有明顯層次性，補益屬第一層次，補陰較補益深了一步，屬第二層，而補肺陰則更深入了一層，為第三層次。對於單純的虛症，用直接補益法，應針對虛證的不同層次，結合不同藥物的功效的層次性進行合理的選用[4]。

1、第一層次

虛證的第一層次為正氣虛，所謂正氣就是指人體臟腑的功能活動，抗病能力和康復能力，故補虛的第一層次是補正氣，如人參、黃芪、黨參、西洋參等有補正氣的作用。

2、第二層次

虛證的第二層次是氣血陰陽虛，補虛的第二層次，就是補氣、補陽、補血、補陰。根據氣血陰陽的虛弱選用各類補虛藥。

3、第三層次

虛證的第三層次是各臟腑的虛證，實際上，補虛藥要落實到臟腑的虛證。氣虛主要表現為心、肺、脾三臟的氣虛，血虛主要表現為心、肝二臟的血虛，陰虛主要表現為肺、心、肝、腎四臟和胃、大腸二腑的陰虛，陽虛主要表現為心、脾、腎三臟的陽虛。補虛的第三層次就是補益臟腑的氣血陰陽，補氣就是補肺氣、補心氣、補氣健脾，補血就是補心肝之血，補陰有補肺陰、益胃生津、補心陰、補肝腎之陰，補陽就是溫心陽、溫脾陽、補腎陽。

各臟腑的虛證用直接補益法，適合於較單純的臟腑氣血虛證。採用補虛藥來治療臟腑陰陽氣血的虛證，必須辨別是哪臟或哪幾臟的虛證，是氣血陰陽哪方面的虛弱或哪幾方面的虛弱。宜選用的藥物如：

調補心氣：炙甘草、人參。

滋補心陰：麥冬、百合。

溫助心陽：附子。

補心肝血：熟地、枸杞、阿膠、當歸、龍眼肉、白芍、何首烏、鹿角膠。

滋補肺陰：麥冬、天門冬、沙參、百合、玉竹。

補脾肺氣：人參、黃芪、西洋參、太子參、白朮、扁豆、山藥、甘草。

滋養胃陰：麥冬、玉竹、石斛、沙參、黃精。

補肝腎陰：熟地黃、何首烏、天門冬、枸杞、旱蓮草、女貞子、龜甲、鱉甲。

溫補腎陽：鹿茸、淫羊藿、巴戟天、肉蓯蓉、鎖陽、補骨脂、菟絲子、益智仁、海馬、蛤蚧。

（二）間接補益法的應用

久病、大病常有兼夾的虛證，陰陽臟腑之間的生理病理關係是相互影響的，對於複雜的虛證，如氣血虛、氣陰虛、陰陽兩虛，則要配伍應用，如補氣藥配補血藥、補氣藥配補陰藥、補陰藥配補陽藥，此外，尚有根據五行理論和以補為瀉的間接補益法等。

1、補氣藥配伍補血藥

因氣能生血，尤其是補氣健脾藥物，使血有生化之源，而源源不絕。如當歸補血湯，以黃芪為主藥，黃芪的藥量大於當歸（5：1），達到氣血雙補的目的。

危急病證：血脱益氣，有形之血不能速生，無形之氣所當急固。如大出血患者用獨參湯補氣攝血。

2、補氣藥配伍補陰藥

氣陰虛則補氣養陰；首選既能補氣又能養陰生津的藥物，如西洋參、人參、太子參等；因為氣能生津，故在補氣藥中加入養陰生津的麥冬，益氣生津的五味子，如生脈飲。

3、補氣藥配伍補陽藥

陽氣不足，陰寒內盛，宜用溫性的補氣藥配伍補陽藥，如人參蛤蚧散。

4、陰陽雙補

根據陰陽互根的原理，陽氣的生成必須有陰液的滋養；陰液的化生必須有陽氣的溫煦；陰陽虛到一定程度，可導致陽損及陰，陰損及陽，而致陰陽兩虛。

（1）陽虛重症

常於補陽藥中加入補陰藥，其作用有二：一是能使陽氣的生化有物質基礎；二是制約補陽藥的溫燥之性，如左歸飲。張景岳云：「善補陽者，必於陰中求陽，則陽得陰助，而生化無窮。」

（2）陰虛重症

常於補陰藥中加入補陽藥，其作用有二：一是使陰液的生化有動力；二是補陽藥能制約補陰藥的陰寒，如右歸飲。張景岳云：「善補陰者，必於陽中求陰，則陰得陽升，而泉源不絕。」

5、培土生金法和益火補土法

根據五行相生理論，臨床有培土生金法，即用補氣健脾的藥物，使脾氣健旺，氣血生化之源充足，達到補肺的效果，治療肺氣虛證;益火補土法即補命門火，以溫煦脾陽，治療脾陽虛寒的病證等。

6、以瀉為補

用瀉法（祛邪）來達到補益的目的，使邪去正安。如《金匱要略》虛勞篇立有「大黃蟅蟲丸」一法，去瘀才能生新。「一味丹參，功同四物」，也是祛瘀生新之意。適用於體內有瘀血，實邪阻滯不能化生新血的病證，

二．虛證不同時期的合理用藥

（一）平時

對於體虛之人，平時適當應用補虛藥，能改善臟腑機能、提高抗病能力，起到預防保健的作用。

（二）病中

出現虛實夾雜病證時，適當應用補虛藥，能達到扶正祛邪作用，有助於病邪的清除。

（三）病後

在疾病的後期，適當應用補虛藥，能補充虧損的氣血陰陽並使之平衡，從而恢復損傷的臟腑機能，促進康復。

三．根據虛證的病性選用補虛藥

虛證有偏陰虛生虛熱和陽虛生虛寒，補虛藥的性質也有寒、熱、溫、涼的區別。應根據虛證的病性合理選用不同性質的補虛藥。

（一）溫補藥的合理用藥

慢性病人陽氣不足的虛寒證，不能長期將桂附等藥當作補藥來服。宜選用溫補藥，此類藥物屬於「養陽」的藥物，養陽用於虛勞。「勞者溫之」，在於溫養。溫陽之藥宜剛，養陽之藥宜柔。如選用甘溫柔潤的肉蓯蓉、鎖陽、核桃仁、蛤蚧、冬蟲夏草、補骨脂、沙苑子等藥，以及血肉有情之品，如鹿茸、鹿角膠等，填精養陽的藥物。

甘溫的補氣藥如黃芪、人參、白朮等，適用於氣虛偏寒病證。

甘溫的補血藥當歸、龍眼肉、熟地等，適用於血虛偏寒的病證。[5]

（二）清補藥的合理用藥

慢性病人陰津不足的虛熱證，不能長期應用石膏、芩連等藥清火。宜選用滋補藥，此類藥物屬於「養陰」的藥物，選用甘寒的養陰藥如北沙參、麥冬、玉竹、石斛等。

甘寒的補氣藥，如西洋參、太子參、珠子參、山藥，有補氣、滋陰生津、降虛火、清虛熱作用，用於治療氣虛兼陰虛虛熱病證。

（三）平補類藥物的合理用藥

性質比較平和的補虛藥，陰虛和陽虛證都可以應用，不會產生偏寒、偏熱的弊病。平補脾肺之氣藥有黨參、甘草、大棗、飴糖、蜂蜜等；補血藥有枸杞、阿膠等。

四．處理好扶正與祛邪的關係

補瀉有廣義和狹義之分，兩者的關係是辨證的關係，應用補虛藥必須處理好扶正與祛邪的關係。如著名中醫金壽山所云：「凡此，都為調動正氣力量，用以扶正祛邪，有利於病機。攻法與補法（廣義的補法，指一切扶正措施），是相輔相成的，在多數的情況下，或相並用，或先後分別使用，對熱病如此，雜病更是這樣。」[6]

（一）要防止「閉門留寇」

「寇」指的是病邪，泛指外感六淫、疫癘，內傷七情、飲食，以及痰飲、濕濁、瘀血、內火等病邪。若邪盛而正氣未虛者不該補而補，常致病邪留戀不解，加重病情，習稱「閉門留寇」。例如當病人正在感冒發熱、無汗；或泄瀉，或大便秘結，舌苔厚膩；或似虛非虛，虛是假像，實際上是積熱在裏，病人四肢冰涼，但體溫很高。以上情況都不能用補虛藥，以免將病邪留於體內。

葉天士云：「凡人之病，無有不因元氣之虛，因邪氣得以乘虛侵入。既入之後，即宜去邪，然後補正。若驟用補劑，必致害人。」[7]

（二）扶正與祛邪的關係與補虛藥的合理用藥

若是邪盛正虛或病邪未盡而正氣已衰者，此時單用祛邪藥慮其傷正，僅用扶正藥又恐礙邪，必須處理好扶正與祛邪的關係，分清主次，採取先攻後補、先補後攻或攻補兼施，選用補虛藥恰當地配伍解表、清熱、瀉下等祛邪藥同用，以扶正解表、扶正清熱、扶正攻下，如參蘇飲、加減葳蕤湯、白虎加人參湯、黃龍湯、增液承氣湯等的組方遣藥均可效仿。

例如，慢性腹瀉，常反覆發作，臨床甚為常見，臨床用藥如何處理好祛邪與扶正的關係至關重要。

著名中醫秦伯未在《謙齋醫學講稿》中，對泄瀉的虛實補瀉問題有精闢的論述：「腹瀉的原因不一，從本質上分析不外兩類：虛證屬於內傷，淺者在脾，深者及腎；實證屬於病邪，以濕為主，結合寒邪和熱邪及食滯等。腹瀉的治療原則同其他疾病一樣實則瀉之，虛則補之。根據病因病機，分別使用化濕、分利、疏散、泄熱、消導、調氣等多系瀉法；健脾、溫腎、益氣、升提、固澀等多系補法。瀉法中可以兼用補法，補法中也能兼用瀉法，同時與其他治法互相結合，均須分清主次。」[8] 對臨床合理應用補虛和祛邪藥有指導意義。

久瀉一般認為虛多實少，然熊繼柏老中醫認為「虛實夾雜之證往往多見，每因邪氣未去而久瀉不癒，愈瀉愈虛，以至邪猶存而正又虛」。出現脾虛夾濕、脾虛夾滯、脾虛肝鬱、脾虛氣陷、脾腎兩虛等證。

針對「治療時又多注意理虛而忽視其邪實，雖屢投健脾、固澀之劑亦不能取效。」「對此，務在先去其實邪，後顧其正虛，或祛邪與扶正兼施，必使邪去正安，方可獲癒」。

如脾虛為主，用黨參、人參、白朮、薏苡仁、扁豆、山藥等，脾虛夾濕配厚朴、蒼朮、陳皮；夾積滯配神麯、炒麥芽、山楂、萊菔子等；氣虛下陷配黃芪、升麻等；脾腎兩虛用人參、白朮、附子、乾薑、補骨脂、吳茱萸等。

病案舉例：熊繼柏老中醫治療積滯久瀉病案一則

李某，女，40 歲。1988 年 10 月就診。自訴 1988 年秋患腹痛泄瀉，經服藥治療即癒。但此後總覺腹中脹痛，時作時止，且食稍不慎則大便泄瀉，每泄則服黃連素類藥物，服後瀉止，但不過五七日，又復泄瀉，春夏秋冬無間斷，如此遷延年餘之後，病情加重，出現食後腹脹，大腹部時時隱痛，泄瀉時為稀水，時夾未化之食物殘渣。若少食生冷瓜果或油膩之品，則腹中氣脹，泄瀉必作，且愈泄愈甚，於是連續服藥，並住院治療，但卻似效不效，時止而時泄。如此流連至今，乃至飲食少進，面黃浮腫，神疲形弱，下利清穀，日瀉 4~5 次。診其舌苔黃白相間而膩，脈滑而有力。余思此人形弱體衰，久瀉不癒，且下利清穀，極似虛證，然舌苔垢膩，脈滑有力，卻是有積之實象。問其食後情況：本不思飲食，若少食則胃中痞悶不舒，食後 2~3 小時，即覺腹中脹滿，隱隱作痛，直到大便泄後方舒。診斷：其腸中必有積滯，因久積未去而導致泄瀉難癒，因久瀉不癒又導致脾胃虛弱，形成了虛實夾雜之證。治療首去其積，次理其虛。乃擬木香導滯丸做成丸劑吞服，再以五味異功散湯劑煎服，以丸劑緩攻其積滯，以湯劑急拯其脾氣，如此丸、湯間服，攻補兼施。經治 1 月，病人飲食增進，腹痛腹脹完全消除，泄瀉明顯控制。僅覺精神困倦，大便稀湯，嗣以參苓白朮散善後而收功。[9]

五. 峻補法和緩補法的合理應用

虛證的病情有輕、重、緩、急之分，用補虛藥的作用強度有峻補和緩補之別。正如蒲輔周老中醫所云：「虛有新久，補有緩急。垂危之病，非峻補之法，不足以挽救；如病邪未淨，元氣雖傷，不可急補，宜從容和緩之法補之，即補而勿驟。」[1]

(一) 峻補的合理用藥

峻補是選藥力較大（如人參）、一次用較大劑量的藥物進行緊急搶救亡陰或亡陽的危重病人，如獨參湯、參附湯；或對虛損較甚的人，在較短時間內用較大劑量的補虛藥，以求盡快改善症狀。但有時適得其反，不利於藥物的吸收，反而損傷脾胃功能，欲速則不達。

(二) 緩補的合理用藥

對於久病體虛，或虛損較輕的人，多採用緩補的方法補之，即選用補力較弱的藥物，藥味較多、劑量較小、服用時間較長的藥物，以求慢慢取得療效。這種補法，有利於補藥的充分吸收，即使是脾胃虛弱的病人也能適應。

六. 虛實真假與補虛藥的合理應用

(一) 辨別虛實的真假

《景岳全書》曾云「至虛之病，反見盛勢；大實之病，反有羸狀」。前者是指真虛假實，若誤攻伐之劑，則虛者更虛；後者是指真實假虛，若誤用補益之劑，則實者更實。如大虛似實之證，內實不足，外似有餘，面赤顴紅，身浮頭眩，煩躁不寧，脈浮大而澀，此為欲脱之兆，若精神浮散，徹夜不寐者，其禍尤速，此至虛有盛候，急宜收攝元神，法當益氣兼攝納。病發於千鈞一髮之際，要仔細辨證，否則不要出方藥，以免誤導！

(二) 虛熱和虛陽上浮

陰虛火亢、虛煩不得眠、盜汗、目赤、口苦、潮熱無表裏證者，法當滋水，切忌苦寒降火之藥。產後血虛發熱，證似白虎，而脈象不同，更無大渴，舌淡而潤，宜當歸補血湯，當重用黃芪。

七. 不同年齡與體質虛證患者的安全合理用藥

用補虛藥要因人而異：必須根據每個人的具體情況應用不同的補虛藥，如根據體質、年齡、性別、生活習慣、工作環境、勞動方式等不同情況用補虛藥。

(一) 青壯年

青壯年正氣旺盛，體質強健，一般不需專門用補虛藥。但青壯年精神高度緊張，學習和工作的壓力特別大，或性生活不加節制，導致耗傷氣血、腎精受損，出現容易疲勞、頭暈、多夢、腰膝痠軟等表現。用補虛藥時以補氣養血、養心滋腎為主，不宜過用溫燥助陽動火之品，以免耗傷陰血。

(二) 兒童和老年人

1、兒童時期

兒童生機勃勃，對各種營養物質的需求在數量上相對較多，而且要求營養要全面，但是兒童的臟腑嬌嫩，氣血未盛，易虛易實，易寒易熱。

- 在用補虛藥過程中一定要注意保護脾胃的消化吸收功能及氣機順暢，多選用健脾胃、助消化之品。
- 不宜用峻補法，而宜用緩補、平補、清補藥，用量要輕，勿用含有激素樣的補虛藥，如人參、鹿茸等，而要順應自然的生長規律，切忌「揠苗助長」，不要輕信「吃補虛藥能長高」的說法，亦勿服用不明藥物組成的補品。
- 對於先天稟賦不足，後天不調，或疾病日久不癒，耗傷正氣，則可使用補力較強的補益藥，補益腎氣，以促進生長發育。

2、老年時期

年老各臟器功能日漸衰退，尤其是肝腎、脾胃的生理功能衰退最為明顯。肝腎不足表現為牙齒鬆動、髮白稀少、耳聾、頭昏眼花、健忘失眠、夜尿多、活動不靈；脾胃虛弱表現為食少、泄瀉；陰血虧虛表現為皮膚乾燥瘙癢；氣虛表現為易感冒，且併發症多、病後不易康復等。老年期雖以虛證為多，但常有虛中夾實。

- 老年人選用補腎益肝、健脾養胃、益氣養血、滋陰為主的補虛藥。如補脾養胃以清淡、甘溫、甘平、甘寒為主，輔以少量消食行氣之品：宜選用甘淡之薏苡仁、芡實、蓮子、茯苓等，甘溫健脾之黃芪、白朮，甘平之黨參、山藥、甘草、大棗，甘寒之北沙參、麥冬、玉竹、石斛等養胃陰，配伍雞內金、陳皮、木香、砂仁、麥芽、穀芽、萊菔子等消食行氣藥。
- 在用量上宜少量多次，緩緩補益。
- 可選擇藥膳、藥粥、藥茶或藥酒。
- 老年人常患冠心病、高血壓、糖尿病等，用補虛藥時還應考慮病證禁忌。如高血壓患者慎用鹿茸、附子、肉桂等辛熱藥物。

(三) 婦女月經期、孕婦、產婦、更年期

婦女補虛有別於男子，因婦女在生理上有月經、懷孕、生產、哺乳等特殊的情況，做好婦女的保健至關重要，母健兒強壯。婦女的一生多出現肝腎不足、氣血虛弱。用補虛藥時以補腎益精、益氣養血為主，在不同的時期還應有所側重。

1、月經期

藥性應平和，過於溫熱則恐迫血妄行，過於寒涼則恐寒凝血滯；在月經期出現量少色淡，應補氣養血。

2、孕期

胎兒及母體所需要的營養物質大大增加，懷孕與肝腎和氣血密切相關，在這個時期應選擇補腎固胎、健脾養血為主；不宜過用辛熱之品，以免使胎熱胎動不安，故有「產前宜涼」的説法。

孕婦服藥禁忌：懷孕期間若陰虛火旺不宜服用鹿茸、人參、淫羊藿、巴戟天等甘溫辛溫動胎之品；鱉甲有軟堅散結作用，海馬有活血作用，仙茅有毒，均需慎用。

3、哺乳期

分娩後哺乳期間，着重補氣養血，以補充分娩時失去的血液和津液，也為乳汁的生化提供物質基礎。在此期間用補虛藥，宜用溫性的、容易消化的補虛藥，有「產後宜溫」的説法，如用當歸、龍眼肉、大棗等。但現代社會產後純虛證在經濟發達地區已經較少見，因現代醫療條件的改善，婦女體質的增強，產前產後的營養狀況已經有明顯的改觀，故不宜固守產後一味進補溫熱藥食，更不可大辛大熱，有些地方坐月子一味溫補，或過食肥甘厚味，反而助濕生熱，出現消化不良或煩躁不安。而要適當應用養陰清熱、消食藥物。產後可選用藥膳多燉湯液服用，有助於乳汁的分泌。

4、更年期

腎氣衰退、肝腎不足、精血虧虛致月經逐漸減少以至終止，此期間常出現月經時多時少、時來時止、煩躁易怒、五心煩熱，或虛腫、全身無力、頭暈耳鳴，當以補肝腎、滋陰養血為主。用補虛藥以調養為主，不宜大補，可選用杜仲、淫羊藿、菟絲子、黃精、麥冬、白芍、阿膠等；同時配合疏肝解鬱藥物；還須配合調整情緒，正確對待生理上的變化。

(四) 不同體質

由於先天稟賦與後天因素的不同，人群中的不同個體的體質有強弱、陰陽、寒熱的不同，故進補亦有所差別。

1、陰陽平和質

根據各個年齡段的需要適當調補。宜平補，多用平性的補虛藥。

2、偏陽質（陰虛體質）

體質偏陽熱，稍微進食熱性食物或藥物便容易「上火」，病後病性易從熱化，多血熱火旺，宜用清補法，多用寒涼滋陰的補虛藥。選擇既能滋陰又能降火的藥物，如麥冬、天冬、石斛、龜甲、鱉甲等。

3、偏陰質（陽虛體質）

體質偏陰寒，稍微進食寒性食物或藥物，便出現胃冷痛、大便溏或腹瀉，當用溫補法，應用溫熱補陽的補虛藥。此外，素體肥胖者多為氣虛和痰濕內阻，用補虛藥時以健脾益氣、燥濕化痰為主，不宜用甘味厚膩之品；素體消瘦者多為脾胃虛弱、中氣下陷或陰虛火旺，表現為食後腹脹、胃下垂；或口乾舌燥、大便乾結等，用補虛藥時以補中益氣、滋陰降火為主，不宜用大辛大熱之品。本類型體質的患者，多氣弱虛寒，病後補虛要用益氣溫陽，如黃芪、人參、鹿茸、淫羊藿等。

此外，素體胃酸過多，忌用山茱萸補腎；素體脾胃虛弱或內有痰濕、舌苔厚膩者，少用滋膩的補血滋陰藥；脾胃虛寒胃痛者，不宜服用西洋參。素有糖尿病，忌用大棗、蜂蜜、龍眼肉等含糖藥物；過敏體質避免使用易致過敏的鹿茸、鱉甲、蜂蜜等藥物。

八. 虛證兼證的安全合理選藥

（一）兼外感

見解表藥

（二）兼便秘

1、血虛便秘

產後或失血後，致血虛腸燥便秘，宜選用補血潤腸通便的補虛藥，如核桃仁、當歸、何首烏等。

2、陽虛便秘

久病、大病後，或素體陽虛，致溫運乏力而便秘，宜用溫養潤腸的補虛藥，如肉蓯蓉、鎖陽等。

3、陰虛便秘

久病、大病或素體陰虛，致陰虧腸燥便秘，宜用養陰潤腸通便的補虛藥，如熟地黃、麥冬、天門冬、黑芝麻等。

（三）兼視物昏花

肝腎陰虛，陰血不足，不能上榮於目，致視物昏花，兩目乾澀，宜選用既能補肝腎，又能明目的補虛藥，如枸杞子、菟絲子、沙苑子、女貞子等。不宜用辛熱燥烈的藥物。

(四) 兼五更泄瀉、遺尿、遺精、流涎

肝腎不足，陽氣虛不能固攝，出現五更泄瀉、遺精、流涎等滑脱不禁的病證，宜選用既能補肝腎，又能固澀止瀉、澀精止遺的補虛藥，如補骨脂、益智仁、菟絲子等，配伍蓮子、芡實、山茱萸、金櫻子、桑螵蛸等收澀藥。

(五) 兼胎動不安

肝腎不足，沖任不固，致胎動不安、腰痠、滑脱等，宜用杜仲、菟絲子、續斷、桑寄生、白朮、阿膠等，不宜用巴戟天、淫羊藿、海馬、鹿茸等動胎藥物。

(六) 兼咳嗽、氣喘

肺腎兩虛，腎不納氣，動則咳喘，宜選用既能補肺腎，又能納氣平喘的藥物，如核桃仁、蛤蚧、冬蟲夏草、補骨脂等。

(七) 兼水腫

脾氣虛，運化水濕功能失職，致水腫、小便不利，宜用既能健脾，又能利水的藥物，如白朮、黃芪、茯苓、薏苡仁等。不宜用甘草等助濕藥。

(八) 兼風濕關節疼痛

風濕日久，肝腎不足，筋骨不健，宜用既能補肝腎，又能強筋骨、祛風濕的補虛藥，如淫羊藿、仙茅、巴戟天等。

(九) 兼有臟器下垂

脾虛中氣下陷，宜用既能補氣健脾，又能升陽舉陷的補虛藥，如黃芪，配伍人參、白朮、升麻、柴胡、葛根等。

(十) 兼肝陽上亢、肝風內動

肝腎陰虛，肝陽上亢，宜用補肝腎降血壓之杜仲；兼肝風內動，宜選用滋陰潛陽、熄風之龜板、鱉甲等；不宜用鹿茸、巴戟天等。

(十一) 兼瘡瘍久不收斂

氣血、精血不足，不能托毒外出，瘡瘍久不潰破，或潰後久不收斂，宜用填補精血之鹿茸，以及益氣托毒之黃芪。

(十二) 兼崩漏、月經過多、咳血

脾氣虛，不能統攝血液，致崩漏、月經過多等，宜用黃芪、黨參、人參等補氣攝血之品；陰血虛，虛熱迫血妄行，致崩漏、月經過多，或咳血等，宜選用既能補陰血，又能止血的藥物，如阿膠、鹿角膠、旱蓮草等。

（十三）兼自汗、盜汗

氣虛不能固表而自汗，宜用益氣固表止汗藥，如黃芪、白朮，配伍收澀止汗藥，如山茱萸、煅龍骨、煅牡蠣、麻黃根、浮小麥等；陰虛內熱盜汗，則配伍養陰藥物，如熟地、山茱萸、白芍等。

九．不同季節與氣候虛證病者施補的合理選藥

人與自然息息相應，四時不同，人體的新陳代謝也有不同，故應根據四季陰陽盛衰消長的變化採取不同的補法。

一般原則是春宜升補，夏宜清補，秋宜滋補，冬宜溫補。

（一）春夏

一般來説，春夏氣候溫熱，宜少用或不用溫熱辛燥之補益藥。春季濕邪偏重，夏日氣候炎熱，胃腸功能減退，且出汗多，不適宜溫補。

冬病夏治：某些疾病如腎陽虛導致的慢性支氣管炎、支氣管哮喘之喘證、哮證，常於冬季發作，但在發作時有病邪存在，不宜用補虛藥；其病證多在夏季緩解，故常在春、夏季適當用溫腎助陽、補肺納氣的補虛藥，以達到改善體質、增強抗病能力、減輕發作或延緩發作甚至治癒的目的。

（二）秋冬

秋冬重在養陰：秋冬用補虛藥時要重視養陰益津，如秋天燥氣盛行，易傷津液，常見口唇乾燥、咽喉發乾、皮膚乾燥，故秋季進補宜以滋陰潤燥為主，可用百合、生地、沙參、蜂蜜、黑芝麻等。但秋冬氣候寒冷當少用或不用大苦大寒之品。

一般來説，補益藥適合於秋冬氣候轉涼時應用，俗話説「三九補一冬，來年無病痛」，故中國民間有冬令用補虛藥的習慣。冬令出汗較少，營養物質容易儲藏，食欲也較旺盛，補藥也較易吸收。且補虛藥大都偏溫，更適宜於冬季服用。如人參若非急救，則宜於秋冬氣候轉涼時服用。南方沿海地區，宜用西洋參進補。

十．不同地域與工作環境虛證病者的合理選藥

東、西、南、北地土方宜不同，人們的生活、工作環境也各異，故需因地制宜進補。

西北乾旱少雨，氣候寒冷，或生活、工作環境處於乾燥寒冷狀況，宜用性溫而潤的補虛藥，如肉蓯蓉、鎖陽、枸杞、女貞子等。

東南濱海傍水，溫熱多雨，氣候濕熱，或工作在濕熱環境中，用補虛藥宜清淡，補而不膩，如生薏米、芡實、山藥、白扁豆等，不宜用溫熱助濕補虛藥。

在高溫車間、从事煉鋼鐵和燒鍋爐、燒炭燒磚瓦工作或生活在高溫地區的人，常出汗較多，導致傷陰耗氣，故宜服用養陰益氣的補虛藥，如西洋參、太子參、北沙參等。

在冰庫或山高水冷地方勞動者，或居處過於潮濕，易損陽氣，故宜服用辛熱溫陽、祛風濕、健脾燥濕的補虛藥，如淫羊藿、巴戟天、仙茅、白朮等。

針對某些地方性疾病，用補虛藥可以補充所缺乏的物質，如缺碘的地區，宜服用含碘的海藻、昆布藥物。

十一．補而勿滯

葉天士云：「通補則宜，守補則謬」，「補藥必佐宣通」。蒲輔周老中醫曰：「氣以通為補，血以通為和」，故需「補而勿滯」。脾胃虛弱或有痰濕者，應在補虛之前，選用陳皮、砂仁、木香、白豆蔻等理氣健脾和胃，然後開始進補。

福建炮製熟地的傳統方法，常以陳皮、砂仁一同炮製，使熟地「補而不膩」。福建名中醫趙芬，擅於應用麥芽、穀芽，認為患者生病時必然影響脾胃的運化功能，而藥物發揮療效，前提是胃腸的消化吸收，故常在補虛藥中加入麥芽和穀芽。

補氣藥易壅滯氣機，尤其是大甘的藥物如甘草之輩易助濕滿中，故在應用時需配伍小量木香、陳皮等行氣藥，如補中益氣湯、異功散、人參養榮丸中用陳皮，參苓白朮散中用砂仁，歸脾湯中用木香等。又如補血藥質多黏膩，應用時兼用少量砂仁、蔻仁等芳香宣通、行氣醒胃之品，以防滋膩礙胃。或者配伍少量活血藥物，如四物湯中用川芎活血行滯，使其補而不滯，滋而不膩。再如補陰藥大多甘寒滋膩、滑腸，宜配伍少量陽藥以制陰藥凝滯，使之補而不滞，如左歸丸中有菟絲子、虎潛丸中用乾薑等；六味地黃丸的配伍，補中有瀉，瀉中有補，三補三瀉，相輔相成，堪稱為補而不滯的典範。

十二．加深對補益藥的認識，結合現代研究合理應用

傳統的補益觀念，「不足者補之」，乃指補益氣血陰陽，但也要結合現代的研究成果合理進補。由於生活方式和營養結構、疾病譜都發生了變化，補益和補益藥也要賦予新觀念，如現代高脂血證、糖尿病、高尿酸、高血壓、動脈硬化等疾病高發，某些傳統的補益觀念已不適合現代人；某些補益藥，尤其瀕危動植物的補益藥，要遵循法律法規給予保護。

補益藥的範圍除傳統中藥分類中的補虛藥外，也有新的內容，例如，海藻、昆布在傳統分類屬於化痰藥，但其富含碘，若對於嚴重缺碘的患者而言，則具有補虛藥的性質，合理應用可達到補虛的效果；又如龍骨、牡蠣等傳統分類分別為平肝息風藥和安神藥，煅龍骨、煅牡蠣、煅烏賊骨、煅瓦楞子具有收斂固澀功效，但含有鈣，可應用於缺鈣患者，而具有補的性質。

十三．合理停藥

（一）正確認識補虛藥

補虛藥僅適合身體有虛之人，無虛之體用之無益，甚或有害，故勿人人進補。體質強壯、脾胃健旺之人，每天的正常飲食就能滿足身體的需要，古代醫家早有「藥補不如食補」之訓。

即使是有虛之人，也不可一味沉迷於補品，要改變「見藥不見人」、「補藥包治百病」的錯誤觀點。要充分發揮病者的主觀能動性，積極鍛煉，合理飲食，增強體質。若使用補虛藥不當，尤其是對病後體虛或素體脾胃虛弱者，反而會動火助濕，影響脾胃的消化吸收功能。

（二）應用補虛藥要適量適時

反對濫用補虛藥，要適量、適時、合理地應用。應用補虛藥的目的是利用其藥物偏性糾正人體陰陽的偏頗。但若矯枉過正，反而對身體有害，甚至可導致藥源性疾病。

十四．補虛藥的用量和用法

（一）用量

用量的大小，主要根據補劑中藥物的特性、病者虛損的程度和體質特點來確定。補虛藥用作湯劑時，成人日服常用量要視具體病種、具體藥物而定。如陽虛精虧，用鹿茸每天 1~2 克，陰虛發熱用鱉甲 9~24 克。因此，要分別對待，不可一概而論。

1、根據補劑中藥材的性質

（1）藥材的質量

質優的藥物藥力充足，如高麗參用量不宜過大，一般補益 3~5 克；質量差的藥物藥力不足，用量要酌情加大。

（2）藥物的質地和氣味

一般來説，質地重，或藥性較弱，作用溫和的藥物，用量較大，如大棗、山藥；質地輕，或藥性較強、作用強烈的貴重藥物，用量較小，如鹿茸。

2、根據使用方法

（1）配伍

單味用時，用量較大；兩種或兩種以上用時，用量較小。

(2) **劑型**

用作湯劑時，因為有效成分不能完全溶解，加上藥渣中的損失，用量較大；作為散劑、丸劑等成藥時，用量較小。

3、根據患者體質和病情

(1) **年齡和體質**

小兒、老人脾胃功能較弱，或體質較差，對藥物的耐受力較差，用量宜小。青壯年和體質強壯者，用量宜大。小兒還應考慮體重問題，因現在相同年齡的兒童體重差別較大。

(2) **病情的輕重緩急**

病急病重需峻補，用量要大，如救治大出血、大汗、大吐瀉所致的氣隨血脱、氣隨津脱，用人參 15~30 克，濃煎灌服；病輕病緩宜緩補，用量宜輕，如每天食用 10~30 粒枸杞子，能提高體虛之人的機體免疫功能。

(二) 煎煮法

1、煎前浸泡

補虛藥大多氣味較厚，質地較堅實，且比較貴重，故在煎煮之前，應將藥物放在煎藥的器具中，加冷水蓋過藥面浸泡 30~60 分鐘（天熱時浸泡時間宜短，以防藥物變質）。

2、煎藥時間

煮開後以文火久煎 1~1.5 小時，煎煮過程中每隔半小時將藥材上下翻動一次，使藥物充分煎透。介類、貝殼類、骨質類補益藥當先煎。

3、煎藥次數

補虛藥氣味多厚，一般每劑煎二遍；如藥物較多，也可煎第三遍。每遍煎煮完要及時絞渣取汁。

4、貴重藥材

人參、西洋參等貴重藥物，應另煎，以免煎出的有效成分被其他藥物的藥渣吸附，造成貴重藥材的浪費；且要煎三遍，或連渣一起服用。

5、膠類藥材

膠類的藥材（如阿膠、鹿角膠），若與其他藥同煎，容易粘鍋、煎糊，黏附於其他藥材上，既造成膠類藥物的浪費，又影響其他藥的有效成分的溶出，故要另外加溫熔化。

(三) 劑型

虛弱證一般病程較長，宜採用蜜丸、煎膏（膏滋）等便於保存、服用的劑型。現代補益藥的劑型發生了較大的變化，可採用方便攜帶、便於服用、作用持久的劑型，如蜜丸、膏滋、顆粒沖劑、片劑、散劑、口服液、糖漿劑。部分補虛藥可製成酒劑類。酒本身辛甘溫，能溫通血脈、散寒、促進藥效，可作為補益飲料，用於虛證偏寒的病證，對於平時有飲酒習慣的人更適合。同時酒為有機溶媒，能促進藥物有效成分的溶解，增強藥效，對貴重藥材或動物類補虛藥更加適合，如人參藥酒、參茸酒。膏滋類亦為補益藥的重要劑型，其食用方便，加減靈活，適合於陰血虛須滋補的患者。

(四) 服藥指導

1、服用時間

一般來講，可於早晨空腹及晚上臨睡前各服一次，以利於藥物的充分吸收。但補酒最好在睡前服。性質滋膩的補血、補陰藥可在飯後服。

2、服用方法

補虛藥一般宜溫服；根據補劑的劑型，湯劑每劑藥可分 2~3 次服用；散劑、片劑和丸劑用溫開水送服，丸劑也可燉服；顆粒劑、膏滋和糖漿劑用溫開水沖服。

十五．藥後調攝

明代醫家汪綺石著《理虛元鑑》，全面地提出了虛勞病的預防調攝方法，包括：

「六節」:「宜節嗜欲以養精」、「宜節煩惱以養神」、「宜節忿怒以養肝」、「宜節辛勤以養力」、「宜節悲哀以養肺」。

「八防」:「所以一年之內，春防風，又防寒；夏防暑熱，又防因暑取涼而致感寒；長夏防濕；秋防燥；冬防寒，又防風。此八者，病者與調理病人者，皆所當知。」

「三候」:了解時令、節氣變化，注意防護。「一為春初，木盛火升；一為仲夏，濕熱令行；一為夏秋之交，伏火爍金。」尤當注意調攝。

「二守」:「二守者，一服藥，二攝養。二者所宜守之久而勿失也」。

「三禁」:「治勞三禁，一禁燥烈，二禁苦寒，三禁伐氣是也。」指出虛勞的用藥禁忌，實際上，也包括了飲食的禁忌。[10]

(一) 飲食宜忌

- 虛證病者，常營養不足，故飲食攝入要達到一定的量，以利於以藥物補虛。
- 在應用補陽藥時，避免食用生冷及寒涼食物;應用補陰藥時，避免食用溫熱刺激物。
- 脾腎虛寒者，在應用補虛藥的同時，尤應注意飲食宜忌。若飲食不節，生冷無忌，即使方藥對證，亦難以奏效，或易復發，如《難經》所言「損其脾者，調其飲食，適其寒熱。」

(二) 藥後可能出現的問題及處置

服用補益藥後，若出現口乾、虛煩、難以入睡;或消化不良、腹脹瀉下等，稱為「虛不受補」。

若為陰陽兩虛之人，或由於宿有肝陽上亢，用溫補藥治療後，可使虛火症狀加重;若為脾胃虛弱病人，過用滋膩的補血藥、補陰藥，如熟地、阿膠、鹿角膠、麥冬、天冬、黃精、蛤蟆油、燕窩等味甘，性質比較膩滯，不易吸收，可加重脾胃負擔。

出現上述反應，當停藥後酌情處理。虛火者，用蘆根、淡竹葉、蓮子心、麥冬等各 15 克，煎湯代茶;腹脹泄瀉者，用萊菔子、山楂、麥芽、砂仁各 10 克，水煎服。

十六．補虛藥用作藥膳的合理應用

許多食物有補益作用，或某些藥物亦作食物之用，即通過烹調製作成為食物，稱作補膳，如八寶粥、當歸生薑羊肉煲等。補虛藥大多甘味可口，較適用於作為補虛藥膳原料，在飲食過程中達到補虛的效果。

補虛藥物具有寒、熱、溫、涼的區別，應根據不同體質和虛證程度，製作成不同性質的藥膳，因人食之。此外，藥膳當選用藥食兩用類補虛藥物，以氣味清香、顏色較白的藥物為材料，烹製成色、香、味俱全的食物，以增進食欲。補膳中可加入理氣健脾藥物如陳皮、砂仁等。

第三節 常用補虛藥的安全合理用藥

一．人參〔Radix Ginseng〕

為五加科植物人參 *Panax ginseng* C.A.Mey. 的根。

大量的文獻和史實證明，中國是發現人參植物最早的國家，也是最早將人參藥材應用於臨床的國家，人參的應用已有四千年的歷史，留下了大量寶貴的臨床資料和人參文化史料。《神農本草經》將人參列為上品，曰:「味甘，微寒。無毒。主補五臟，安精神，定魂魄，止驚悸，除邪氣，明目，開心益智。久服輕身，延年。」《傷寒論》最早記載了人參的配方，書中共有含人參的方劑 21 首，佔總方劑的 18.5%。

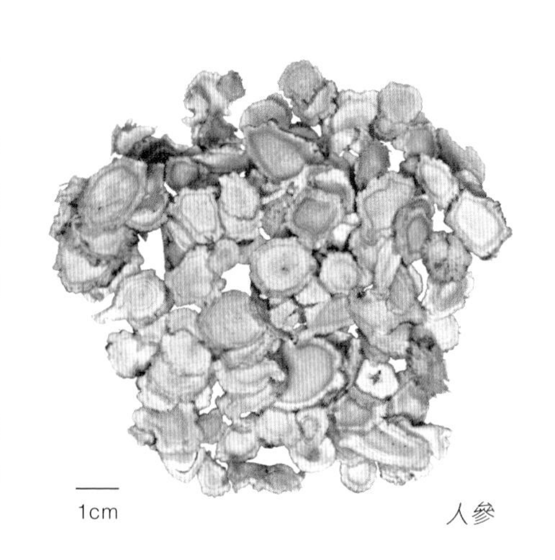

人參

歷史上，漢朝是中國重用人參的時期，宋代是應用人參的持續期，清朝為使用人參的鼎盛時期。在清代，人參是向宮中進貢的物品中不可缺少的，稱為「貢參」，每年必須按定額交進。清代各代皇帝對人參的採挖非常重視，專門責成相關的衙署及官員辦理參務，形成一套管理辦法。

清朝盛用人參，不僅宮中多用，而且社會上形成食參風氣，達官貴人之家多喜食之，動輒幾十斤，甚至有囤積人參、破家買服人參者。《紅樓夢》中有許多記載賈府服用人參的場景。曹雪芹之祖父多服久服人參致耳不聰、目不明。可見，若用之不當，人參是有害無益的。

(一) 作用特點

1、性能功效特點

人參味甘、微苦，性平，熟用性微溫。能大補元氣、補脾氣、益肺氣、生津止渴、安定神志、提高智力。

- 大補元氣、挽救虛脫：人參能大補元氣，具有興奮中樞神經系統、提高機體非特異性抵抗力。增強機體應激能力和益氣固脱，為挽救虛脱之第一藥。
- 補氣健脾、促進消化：性味甘溫，能補益脾肺。益脾氣；通過補氣，健脾，使氣血生化有源，身體健康。
- 安神益智、提高記憶能力：人參入心經，補心氣、益心血，發揮安心神、益心智的作用，調整和加強大腦皮層等功能。
- 扶正袪邪：人參補益正氣，增強機體免疫功能，故能提高抗病和應激能力，以扶正袪邪、促進康復。

據現代研究，人參含有皂苷、揮發油、酚類、肽類、多糖、脂肪油、甾醇、膽鹼、維他命、微量元素等多種成分，藥理研究證明人參具有「適應原」樣作用，能促進新陳代謝、調節生理機能，耐低溫、耐高溫、抗缺氧、抗衰老等，並能抗輻射損傷和抑制腫瘤生長、提高免疫力。對防治心血管疾病、胃和肝臟疾病、糖尿病、神經衰弱等疾病，以及恢復體能和保健等方面具有顯著功效。

2、不同生長方式的作用特點

(1) 野山參

野山參生長年限長，藥力雄厚，起效迅速，用於搶救危重病者，最好用野山參。但現野山參已經成為瀕危植物，藥源極少。

(2) 山參

把人參種子撒在山林中，讓其自然生長，生長年限長，藥力較強，起效也速。

(3) **園參**

種植的人參，藥力較淡薄，作用緩和。

3、不同藥用部位的作用特點

(1) **參蘆**

關於參蘆的催吐作用與去蘆，古今有不同的看法：

- 催吐作用：傳統認為味苦，性上升，是緩和的湧吐藥。歷代某些本草記載，參蘆具有湧吐作用，故有「人參去蘆」之説。現代如《中藥大辭典》、《中華人民共和國藥典》等均在人參炮製項下，要求除去蘆頭。
- 無催吐作用：《神農本草經》等本草著作，並未言人參去蘆，亦未言參蘆催吐，均用全參。現代植物、藥理、毒理研究發現參蘆與人參所含成分基本相同，動物實驗與臨床觀察均未證實有催吐作用；而且其成分與人參相似，甚至人參皂苷、皂苷元含量更高。故有人認為在使用人參時不必去蘆，可以一起服用。[11] 對人參蘆的認識應需深化，與科學俱進，不拘泥於舊説才對。
- 目前正規藥店切製人參，一般將參蘆另切分開，若對人參敏感者，當慎用參蘆。

(2) **參葉**

味甘、微苦，微寒，具生津祛暑、解酒、降虛火作用，可以用作飲品，每次 3~10 克，開水泡飲；用於熱病傷津、暑熱口渴、胃陰不足，虛火咽喉腫痛、牙痛等。

(3) **參鬚**

較人參苦寒，補氣力量不如人參（根），常用於兒童補氣，或體虛不耐補益者，也可用於治療一般的氣弱津少、虛火上炎的患者，如慢性氣管炎虛火熱咳等。

4、不同炮製品種人參的作用特點

《本草綱目》載：「人參生用氣涼，熟用氣溫，味甘補陽，微苦補陰。」「……如土虛火旺之病，則宜生參涼薄之氣以瀉火而補土，是純用其氣也。脾虛肺怯之病，則宜熟參甘溫之味以補土而生金，是純用其味也。」[12]

紅參、生曬參與糖參：紅參一般是挑選枝體壯實，漿水飽滿的上等鮮參作為原料，加工後的產品；生曬參是洗淨後直接曬乾，糖參是用糖泡製的。因為加工方法不同，成分不一樣，所以藥效和臨床用藥也有區別。

(1) **紅參**

紅參味甘而厚，剛健性偏溫，屬溫補參，具大補元氣、復脈固脱、益氣攝血之功。在成分方面，紅參的總皂苷大約會損失 27%~37%；但抗腫瘤的活性成分，紅參的含量明顯高於生曬參；抗衰老、抗肝炎病毒、抗腫瘤作用強於生曬參；在增強活力、抗利尿、增強心臟收縮幅度、增加動物動情期等方面，紅參作用強於生曬參。[13] 因此，在臨床上腫瘤病人須服用人參時，以及在搶救危重病人如心力衰竭、心源性休克、大失血、大汗、大吐瀉而至氣脫亡陽時，或用於補氣壯陽時，均宜選用紅參。

(2) **生曬參**

味甘，性較和平，不溫不燥，屬清補參，既能補氣，又能養陰生津，安神；生曬參降血壓方面優於糖參和紅參。臨證時，若見病者氣陰不足，津傷口渴，內熱消渴，當選用生曬參。

(3) **糖參**

功用與生曬參相似，性最平緩，但補氣力量不如紅參及生曬參，適用於一般的肺脾氣虛證。

(二) 合理安全用藥

李時珍之父親李言聞（月池）著《人參傳》上下二卷（全書已失，李時珍《本草綱目》有載），將人參應用的宜忌總結為七能用、七不可用，至今仍有指導意義。

1、適應證

(1) **七可用**

- 面白、面黃、面青、黧悴者，皆脾肺腎氣不足，可用也。
- 脈浮而芤、濡虛大、遲緩無力；沉而遲澀、弱細結代無力者，皆虛而不足，可用也。
- 腎虛氣短喘者，必用也。
- 自汗惡寒而咳者，必用也。
- 肺虛火旺、氣短自汗者，必用也。
- 裏虛吐利及久病胃弱、虛痛喜按者，必用也。
- 自汗氣短肢冷、脈虛者，必用也。[14]

(2) **《傷寒論》、《金匱要略》使用人參的脈證**

黃煌總結人參的藥證為：

- 嘔吐不止、心下痞硬、不欲飲食者。
- 身體疼痛、脈沉遲者。
- 煩渴、舌面乾燥者；惡寒脈微者。

(3) **現代應用於各系統的疾病**

- 以食欲不振及消瘦為特徵的慢性消化道疾病，如慢性胃炎、胃潰瘍、慢性腸炎等；以嚴重嘔吐、食欲不振、消瘦、乏力為特徵的疾病，如手術後虛弱、腫瘤化療後、慢性肝炎等。
- 休克：多用於失血性休克，患者冷汗，脈微弱，氣短。
- 肺氣腫見氣短多汗、頭昏眼花者。
- 消瘦口渴為特徵的疾病，如糖尿病。
- 以消瘦、貧血、反覆感冒為特徵的疾病，以及血液系統的疾病、腫瘤、老年型癡呆、神經衰弱等。
- 其他如老人病竇綜合症、產後虛脱、急性高原反應。
- 幫助潛水員、高溫作業工人以及其他在較惡劣條件下工作的人員抗疲勞、提高工作效率和保護身體等。[15]

2、禁忌證

(1) **七不可用**

- 面赤而黑者，氣壯神強，不可用也。
- 脈弦長緊實滑數有力者，皆火鬱內實，不可用也。
- (喘嗽) 痰實氣壅之喘也，勿用。
- 肺寒而咳為寒束熱邪壅鬱在肺之咳者，勿用。
- 久病鬱熱在肺，火鬱於內，宜發不宜補也。
- 諸痛不可驟用者，乃邪氣方鋭，宜散不宜補也。
- 陰虛火旺者，乃血虛火亢能食，脈弦而數，涼之則傷胃，溫之則傷肺，不受補者也[15]。

(2) **禁忌症**

《本草害利》歸納其禁忌症，云：「【害】助氣，閉氣，屬陽，陽旺則陰愈消，凡酒色過度，損傷肺胃真陰，陰虛火動，肺有火熱，咳嗽吐痰，吐血衄血，齒衄內熱，骨蒸勞瘵，均在禁例。實表，表有邪者傷寒始作，形症未定，而邪熱方熾，痧痘斑毒初發欲出，但悶熱而不見點者，若誤投之，以截阻其路，皆實實之害，非藥可解。」[16]

(3) **現代應用於各系統疾病的注意事項**

歸納不宜服用人參的情況如下：

- 感冒發熱的病人，不宜用人參，以防斂邪助火；虛人感冒，必須用人參扶正以助祛邪時，待熱退後，或配伍解表藥，酌情用少量人參。
- 出血或有出血傾向：如肺結核、支氣管擴張而咳嗽、痰中帶血，甚至咯血；或慢性胃炎、胃潰瘍，便血、嘔血者，忌用人參；月經期月經過多，不宜服用人參。
- 濕熱壅滯肝膽，如急性肝炎、急性膽囊炎、膽石症，見脇痛不適、腹脹噯氣、咽乾口苦、黃疸、小便短赤等；或腎與膀胱濕熱、淋證、小便不利；或胃腸濕熱、急性胃腸炎、腹脹腹痛、急性腹瀉等，不宜用人參，以防病情加重。
- 系統性紅斑狼瘡、類風濕性關節炎、風濕性關節炎等辨證為濕熱證者不宜用人參。
- 腎功能不全伴有少尿浮腫的患者，慎用人參。
- 高血壓肝陽上亢、肝火旺見面紅目赤、煩躁、失眠，勿用人參；如見腎陰腎氣不足或肝腎陰虛頭暈目眩、心悸、口乾，可選用生曬參或西洋參服用。用量宜小，1~3 克。但如果血壓升高，收縮壓超過 160mmHg，則不能用。
- 心肝火旺、神經衰弱失眠煩躁者，以及心火亢盛、心腎不交遺精、早洩者不宜服用人參，因人參對中樞神經系統有興奮作用。
- 一般來説，懷孕期間不宜服用人參，人參易增胎火，或對胎兒產生不利影響。臨產前若產婦體質虛，或有慢性病，懷孕過程調養不當，產前精神負擔過重，影響休息和正常進食，造成體虛無力、子宮收縮乏力、產程延長，這類產婦在臨產前或產時適當服用人參是有益的，可用高麗參 10~15 克，水煎服，對分娩和產後的體力恢復都有益。
- 因人參有促性腺激素樣作用，所以兒童不宜多用；或用參鬚 3~5 克水煎服。
- 某些人的體質不能耐受人參的補力，或對人參過敏的患者不宜用。

3、用法用量

(1) 用於搶救虛脱

宜峻補。選用高麗參或吉林參，15~30 克，濃煎服，頓服。

(2) 平素體虛

宜緩補，以人參作為調養保健者，如慢性貧血、中氣虛弱、或氣虛患者，可從小量開始，緩緩增加，不可一次用大量，偏虛寒者用紅參，偏氣耗津傷者用生曬參。用 5~10 克，水煎服；或 1~2 克，研末吞服。

在緩補使用過程中，可常用間隔服藥法，5~7 日服一次，每次 1.5~3 克。參鬚補氣力不如人參，用於一般氣弱津傷、虛火上炎者，10~15 克。

(3) 煎法

為了提高人參的有效利用率，以人參皂苷為指標，對不同容器、不同時間煎煮方法進行對比實驗。結果表明，用普通茶杯浸泡和煎煮 15 分鐘，無人參皂苷。傳統經驗補藥要久煎是有道理的。人參煎煮以 45 分鐘為宜。以紫砂蒸汽鍋煎藥，人參皂苷的含量最高。[17]

(4) 劑型

單味人參可用湯劑、或散劑；人參在複方中以散劑利用率高。據研究選擇以人參為君藥的傳統處方：如八珍湯、香沙六君子湯、參苓白朮散，測定三方丸、散、湯劑不同劑型對人參皂苷含量的影響，結果表明三種處方中人參總皂苷的含量以散劑最高。[18]

(5) 服法

將人參或西洋參蒸軟，切片，每次 1~2 片含化，嚼碎，嚥下。泡服法：將人參或西洋參切薄片、或研粉，每次 1~2 克，開水泡服。

4、合理停藥

體質虛弱改善後，即停服。

(三) 不良反應及處理

人參不論用於治療疾病或調養身體，均需要辨證施治、辨證施膳，合理應用，不可濫用；如不經辨證，誤用或過量、長期服用，可引起副作用、不良反應甚至死亡；古今記載的人參副作用和不良反應，大多是臨床不合理應用所致，人參的不良反應與是否對證應用，以及與患者的個體差異、用藥時間的長短密切相關，尤其是對於老年人和兒童，更應注意合理和安全應用。

1、不良反應

- 素體偏熱者可能出現頭暈頭痛、煩躁失眠、口乾口苦；甚至出現鼻出血或牙齦出血等；而平時消化功能較差者，服用人參可能出現胃腸氣滯不暢，胸悶、腹脹、納呆等。
- 大劑量或連續服用，可能出現「人參濫用綜合症」，如出現頭疼、胸悶憋氣、興奮失眠、心悸心慌、欣快、易激動等；甚至出現精神失常、血壓升高等。[19]
- 過敏反應：皮膚瘙癢，紅色丘疹、或小水皰丘疹；或出現皮膚發紅、眼皮腫脹、視物不清、全身浮腫、紫紺，有報道可誘發多形糜爛性紅斑等。
- 個別出現低血鉀誘發或加重心律失常，誘發眼底及消化道出血，引起性早熟或雌激素樣作用而致陰道出血；糖尿病反覆發作等。[20, 21]

病案舉例：兒童服用人參導致不良反應

周某，男，1歲。納差、體弱消瘦多病，尤易患感冒。其母用人參10克，煎水餵服。服後2小時出現哭泣、吵鬧，煩躁不安，鼻衄，嘔吐咖啡渣樣物。體檢：精神疲軟，發育不良，營養差，面色蒼白，鼻前庭有鮮血，唇周發紺，呼吸40次/分鐘，雙肺無異常，心率104次/分鐘，律齊，腹軟，肝右肋下1.5cm，脾未觸及。治療24小時後症狀消失，恢復正常。觀察3日，痊癒出院。[22]

2、處理

- 出現不良反應六小時以內者，先以溫開水洗胃，硫酸鎂導瀉；靜脈點滴葡萄糖、維他命C。
- 輕證可用陳皮、佛手、蘿蔔、綠豆等煎湯服用；或用陳皮、砂仁、麥芽等理氣行滯；或用甘草綠豆湯（甘草10克，綠豆50~100克），煎煮後頻頻服用。
- 對證治療。

（四）配伍用藥及增效減毒（烈）

從人參應用的歷史來看，中醫臨床應用人參多是隨證配伍，而非單純用於補虛強壯保健。在急救時才用效宏力專的獨參湯。

清代醫家陳士鐸在《本草新編》中對人參的配伍應用有較全面的論述：「惟是不善用人參者，往往取敗。蓋人參乃君藥，宜同諸藥共用，始易成功。如提氣也，必加升麻、柴胡；如和中也，必加陳皮、甘草；如健脾也，必加茯苓、白朮；如定怔忡也，必加遠志、棗仁；如止咳嗽也，必加薄荷、蘇葉；如消痰也，必加半夏、白芥子；如降胃火也，必加石膏、知母；如清陰寒也，必加附子、乾薑；如敗毒也，必加芩、連、梔子；如下食也，必加大黃、枳實。用之補則補，用之攻則攻，視乎配合得宜，輕重得法耳。然而人參亦有單用一味而成功者，如獨參湯，乃一時權宜，非可恃為常服也。」[23]

1、配黃芪

人參與黃芪的配伍，是重要的補氣扶正藥，能增強機體的免疫功能和抗病能力。

2、配鹿茸

人參大補元氣，鹿茸補腎益精，兩藥合用，相得益彰，用於元氣虧虛、精血虛衰病證。

3、配附子

益氣回陽作用增強，主治亡陽氣脫，如參附湯。兩者均有強心、擴張冠狀動脈和增加心肌灌注量的作用，配伍後可明顯增強其強心作用和延長作用時間。

4、配蛤蚧

主治肺腎兩虛、動則氣喘，如人參蛤蚧散，補肺益腎定喘作用增強。

5、人參配麥冬、五味子

益氣養陰、生津止渴，如生脈散，主治氣陰兩虛、口渴、多汗、消渴。

（五）配伍禁忌

1、傳統認為人參畏五靈脂、反藜蘆、惡萊菔子

（1）關於人參畏五靈脂

傳統將人參與五靈脂列為配伍禁忌，屬「十九畏」。《中華人民共和國藥典》1963年版中亦載有人參畏五靈脂，五靈脂惡人參；1977年版及以後各版藥典均取消了類似內容，亦未再稱人參與五靈脂不宜同用。

古今臨床實踐與現代實驗研究均表明二藥之間不存在絕對的配伍禁忌。如《仁齋直指方》人參芎歸湯，用本品與五靈脂同用，治血脹。著名中醫朱良春用人參配伍五靈脂，治療氣虛夾瘀之胃潰瘍出血，其自製方治療十二指腸潰瘍、慢性萎縮性胃炎的「胃安散」中，也是人參和五靈脂配伍。[24]

近年來，臨床亦多二藥同用，治肝脾腫大、冠心病、胃潰瘍、小兒疳積等，臨床用之有效。實驗研究亦顯示：人參與五靈脂同用，不僅沒有降低人參固有的「適應原樣作用」，甚至在耐缺氧、抗寒冷、抗疲勞、抗腫瘤等方面，都明顯優於單味人參。二者並用，還能增加血中紅細胞、白細胞數及免疫器官（胸腺、脾臟、腎上腺）的重量。人參與五靈脂配伍口服對小鼠急性毒性試驗表明，不具毒性，對大鼠亞急性毒性試驗顯示，對白細胞數及分類、血小板計數、血紅蛋白含量、血清穀丙轉氨酶活力、尿素氮均無明顯影響。且對四氯化碳造成的急性肝損傷小鼠有明顯的保護作用，也未降低人參的保肝作用。[25]

（2）關於人參反藜蘆

言其會減低人參的藥效。現代研究對此有不同的認識，尚無定論。實際上，因藜蘆為湧吐藥，顯然服用人參補氣時一般不可能與湧吐藥同時配伍。

（3）關於人參惡萊菔子

《本草集要》謂人參「畏蘿蔔」，後世將人參惡萊菔子，作為七情中「相惡」的典型例子，人參補氣，萊菔子破氣，會降低補氣療效。有醫家認為人參與萊菔子同用能減輕人參的副作用和促進人參的消化吸收，如清代陳士鐸《本草新編》謂「萊菔子，能治喘脹，然古人用於人參之中，反奏功如神」。張錫純在《醫學衷中參西錄》亦認為，人參補氣，氣虛兼氣滯者同服，加蘿蔔反而能防止人參氣滯生痞。現代有人利用萊菔子或蘿蔔汁，解除濫用人參綜合症的部分胃腸道症狀。[23]

現代實驗研究發現，萊菔子所含成分不會影響人參有效成分的吸收，且若用人參與萊菔子按 1：4 飼餵小鼠，其抗疲勞、耐缺氧、抗應激等作用均較單用人參為好。但應用薄層掃描法對人參與萊菔子配伍後人參主要指標成分人參皂苷 Re 的含量進行測定，並對其煎出量變化進行了初步分析。結果顯示，各種配伍組合中人參皂苷 Re 煎出量均有所減少，表明萊菔子確有拮抗人參補虛之嫌。[26]

2、不宜同時喝茶

茶葉含有鞣酸，能阻礙無機鹽的吸收，並能凝固蛋白質，故服人參後不宜喝茶，尤其是濃茶。

3、與西藥合用的禁忌

- 不宜與強心苷合用：人參具有與強心苷相似的強心作用，可以直接興奮心肌，使動物心臟收縮加強；人參煎劑對體外動物心肌細胞膜三磷酸腺苷酶活性具有抑制作用。人參與強心苷同用會相互增強作用，易發生洋地黃強心苷中毒。
- 不宜與抗凝藥同用：與抗凝藥華法令合用，可延長出血時間。
- 與類固醇、β－受體阻滯劑、矽巴因等合用可能導致高血壓。
- 與激素類，如腎上腺皮質激素、ACTH、丙酸睪丸素、甲基睪丸素、苯丙酸諾龍、黃體酮、口服避孕藥、胍乙啶、優降靈、甲基多巴、可樂定、保泰松、消炎痛等合用可能使浮腫加重。
- 與自力霉素、海洛因、美沙酮、噻嗪類、大劑量阿司匹靈、長春鹼合用可能導致急性肺水腫。

（六）鑑別用藥

1、人參和西洋參〔Radix Panacis Quinquefolii〕

- 人參和西洋參性味均有甘、微苦，同歸心、肺經，補氣生津作用類似，但兩者效用有所區別。
- 人參：補氣固脱、安神益智，可用於氣虛欲脱、脈微欲絕的危重證，神經衰弱失眠健忘、氣不攝血、脾虛泄瀉及陽痿證等。
- 西洋參：性寒，兼歸腎、胃經，又具補肺陰，清火生津，治肺陰虛久咳，胃熱傷津口乾、牙痛，或虛熱煩倦。
- 在補氣固脱、補氣壯陽方面不能相互替代，人參力量遠比西洋參強。
- 人參屬於溫補參；西洋參屬於清補參，臨床上氣虛偏寒的病證用人參，氣虛偏虛熱虛火用西洋參。
- 在咽燥舌乾、胃熱口渴的情況下，用人參白虎湯者，可用西洋參代替人參。

2、人參與黨參〔Radix Codonopsis〕

党參為桔梗科植物黨參 *Codonopsis pilosula*（Franch.）Nannf. 的根。

- 人參和黨參味甘，同歸脾經，具益氣健脾之功，但兩者的功效和臨床用藥有較大的不同。
- 人參甘，微苦，補氣力大，能補五臟之虛，尤其善於大補元氣；復脈固脱，安神益智。黨參甘平，藥性和緩，不燥不膩。
- 人參是元氣虛脱的首選藥，如獨參湯；黨參在此方面不能代替人參，黨參主治一般脾胃氣虛、食少倦怠。
- 人參主治肺虛欲脱、喘促氣微或汗出淋漓；黨參宜用於一般肺虛咳喘、動則加劇者。
- 人參主治陽痿、宮冷，能峻補元氣、溫煦助陽；黨參甘平而潤，益氣生津，用於一般的陰傷口渴及外感熱病、熱傷氣陰的口渴。
- 兩者均能補氣生血，用於血虛；但人參主治血脱，能補氣攝血而固脱，可用於失血欲脱；黨參用於一般的氣血兩虛，面色萎黃、心慌氣短、體倦乏力等。

（七）人參作為藥膳的安全合理用藥

1、人參燉雞

人參切片 3~9 克，童子雞一隻，同時燉 1~2 小時至雞熟爛，連湯帶雞服用，可分 2~3 次吃完。適合於大手術後或大出血後的藥膳調補。

2、人參茶

人參切成薄片，瓶裝，每日取出 3~5 克，開水浸泡約 2 小時，可隨時取少量飲用。人參茶適用於慢性病或體弱多病者。

3、人參葉茶

根據現代研究，人參葉含有與人參相同的化學成分，具有藥用价值。取人參葉適量，開水泡飲。參葉茶具益氣生津、清火作用，適用於氣陰不足、內有虛火的咽喉乾燥、或痛或癢等。

4、含化法

人參切成薄片，每次取 2~3 片放入口中含化，至無味時吞下，每日含服 3~5 次。適用於平時進補強身，消除疲勞。

5、人參粉

將人參烘乾磨粉後，裝瓶備用。每次取 1~3 克溫開水吞服，每日 1~2 次。脾胃氣虛、不思飲食者，加神麴粉等份，每次服用 3~5 克，飯前服；慢性支氣管炎肺虛咳喘者，加蛤蚧粉等份，每次 3~5 克服用，每日 3 次，7 日為一療程；氣血兩虛者，加紫河車粉等份同服。

6、人參酒

將整枝人參浸泡在 50~60 度白酒 500ml 中，加蓋密封 2~3 周，每晚飲 15~20ml。人參酒適用於可飲酒者，治療慢性關節痠痛、四肢麻木，可加入枸杞、當歸、木瓜、川芎、川牛膝等藥泡酒。

二．西洋參〔Radix Panacis Quinquefolii〕

為五加科植物西洋參 *Panax quinquefolium* L. 的根。

清朝美國傳教士將西洋參帶入宮廷，御醫最早遵照中醫藥學理論指導，將西洋參應用於臨床治療疾病，迄今已有 300 餘年的歷史。光緒皇帝素體氣陰兩虛，常以西洋參伍用其他藥劑，如其所服之保元代茶飲、益氣養胃健脾代茶飲、益氣和肝健脾代茶飲等均用西洋參。

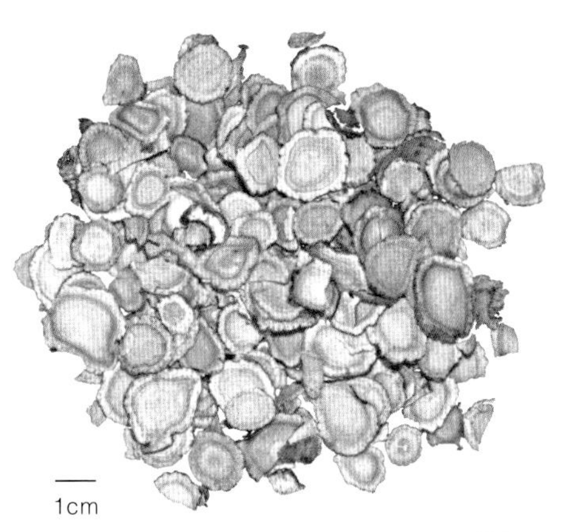

西洋參

清朝吳儀洛《本草從新》載：「西洋人參，苦寒微甘。味厚氣薄。補肺降火、生津液、除煩倦，虛而有火者相宜。出大西洋、佛蘭西，形似遼東糙人參，煎之不香，其氣甚薄，禁忌與珠參同。」[27]

(一) 作用特點

1、性能功效特點

西洋參甘、微苦、涼。歸肺、心、腎、脾經。具有補氣養陰、清熱生津、調補五臟、扶正安神等功效，有補而不滯、潤而不燥、清而不寒之特點，治療虛證，尤其適用於不耐溫補和氣陰兩虛、有虛熱者。

(1) 補益元氣，補氣生津

本品具有類似人參而弱於人參的補益元氣之功，具有興奮生命中樞、抗休克、抗缺氧等作用。

(2) 調補五臟，清虛熱

補肺氣，兼能養肺陰、清肺熱；補心氣、養心陰；補腎氣，兼能益腎陰；補益脾氣；不僅能補氣，因其性味苦涼，兼能養陰生津清熱，亦能清虛熱，較之藥性偏溫的人參更為適宜。現代研究表明其具有抗心肌缺血、抗心肌氧化、增加心肌收縮力、抗心律失常、增強免疫功能、抗疲勞、抗應激、鎮靜、催眠、抗驚厥等作用。

2、不同藥用部位的作用特點

西洋參鬚：補氣生津作用較弱，適合於兒童或老人氣陰兩虛證。

(二) 安全合理用藥

1、適應症

治療肺陰不足證，如肺結核咳喘，痰中帶有血絲，口乾，煩躁。

治療氣陰（津）不足證：如患熱性病或糖尿病，或大病久病後，或鼻咽癌放射治療導致氣陰不足，身體發熱，多汗，口渴，全身無力，容易感冒。

南方沿海地區（包括香港），用於補益虛弱之體，常代替人參。

2、禁忌證

- 西洋參屬於涼參，如平時脾胃偏虛寒、胃冷痛、大便稀溏勿用。無虛患者亦不宜用。
- 嬰幼兒為稚陽之體，應慎用。
- 脾胃有濕熱，或患實熱、寒濕、虛寒證者，或嘔吐、腹瀉或便溏、嘔血、消化不良者，忌用西洋參。
- 新感外邪，高熱，咽喉腫痛，不宜用。否則，易致留邪不解。
- 心腎不交之失眠多夢不宜用，西洋參可使之興奮，加重失眠。

3、用量用法

(1) 含化法

每日早飯前和晚上臨睡前各含服 2~4 片，細細咀嚼嚥下，適合於氣陰兩虛、咽喉乾燥者。

(2) 燉服法或煮服法

將西洋參切片，每日取 2~5 克，加入適量水浸泡 1~2 小時，隔水燉 20~30 分鐘，或用文火煮 10 分鐘左右，於早飯前半小時服用。適合於氣陰不足、少氣乏力、精神不振者。

(4) 蒸服法或沖服法

用西洋參細粉，每次 3 克，加雞蛋蒸熟，或加入蜂蜜，用開水沖入，加蓋後 5 分鐘，早晨空腹時飲用。適合於氣陰兩虛、大便秘結者。

(6) 茶飲法

取西洋參 3~5 片，加開水浸泡，代茶飲。適合於氣陰兩虛、口乾欲飲者。

(7) 配棗法

取西洋參 10 克，大棗 5 枚，加水適量，隔水燉，每天早晨空腹和晚上臨睡前各服用 1 次。適合於心脾兩虛、脾胃虛寒、食少、失眠者。

(8) 藥膳

燉雞法將老母雞去內臟洗淨，取西洋參 15 克，用文火燉至雞肉熟爛，剩下湯液約三分之二即可，每天吃一小碗雞肉與參湯，分 3 天食用。若改用鴨、鵝也可。適合於病後體虛、消瘦患者。

服用時忌茶和咖啡、烈性酒及辛辣刺激的食物等。

(三) 不良反應及處理

西洋參毒副作用、不良反應少，使用合理，是安全有效的。

1、久服西洋參致脾陽虛衰

「產後宜溫」，故產後脾胃虛寒者，不宜服用西洋參；久服或用量過大也可導致脾陽虛，出現腹脹、拉肚子、口淡無味、不思飲食等。應停用，可用乾薑、大棗、陳皮煎湯服用。

病案舉例：久服西洋參致脾陽虛衰

劉某，女，27 歲，1990 年 4 月初診。產後四月，納食呆滯，熱燙食物入胃則舒，噯氣泛惡，脘腹脹滿，形寒怕冷，尤以腰膝冷痛明顯，精神萎頓，面色無華，時有心悸，氣短無力，舌淡苔白厚膩，脈細弱。足月順產，為使小孩胖嫩，自懷孕時起服用西洋參，服後確感精神振作，飲食倍增，自認為西洋參是很好的補品，產後元氣大傷更應多服，故在產後的數月中，服量增加，但服用不久，就出現以上諸證，並逐漸加重，遂來診治。析其乃用寒涼藥物損傷脾陽，停用西洋參，治以溫脾益氣，祛寒建中。服用黨參、炒蒼朮、炒白朮、法半夏、茯苓等各 15 克，製附子 12 克，木香 6 克，白蔻仁（後下）、乾薑、肉桂各 5 克，桂枝、甘草各 10 克，服藥半月，恢復正常。[28]

2、過敏反應

出現過敏性哮喘，證見喘憋、呼吸困難、心悸氣短，不能平臥，顏面潮紅，眼瞼紅腫，喉及兩肺可聞見哮鳴音。另有患者出現藥疹，證見皮膚瘙癢，出現粟粒樣皮疹蕁麻疹、紅斑或水皰。

有藥物過敏史或家族性過敏體質的患者慎用。[29, 30]

3、其他

個別患者出現頭痛、乏力、形寒怕冷、精神萎靡、納呆、腹脹、嘔吐、月經延期。另有嚼食多量新鮮西洋參引起胸悶、心悸、頭暈、嘔吐、腹脹等。[31, 32, 33]

三．黃芪〔Radix Astragali〕

為豆科植物蒙古黃芪 *Astragalus membranaceus*(Fisch.) Bge. var. *mongholicus* (Bge.) Hsiao 或膜莢黃芪 *A. membranaceus* (Fisch.) Bge. 的根。

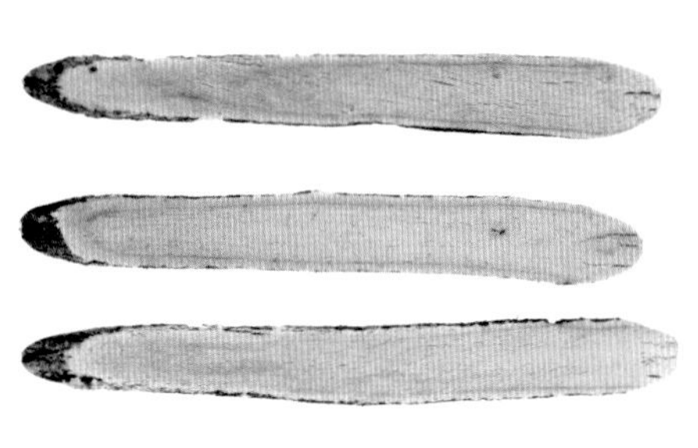

黃芪

(一) 作用特點

黃芪性味甘，微溫。歸脾、肺經。《神農本草經》曰：「味甘，微溫，無毒。治癰疽，久敗瘡，排膿止痛……補虛。」《本草綱目》記載：「【元素曰】黃芪甘溫純陽，其用有五：補諸虛不足，一也；益元氣，二也；壯脾胃，三也；去肌熱，四也；排膿止痛，活血生血，內托陰疽，為瘡家聖藥，五也。」

1、性能功效特點

黃芪甘溫純陽，補諸虛不足，李時珍稱其為「補藥之長」。

(1) 補氣升陽

黃芪味輕氣浮，秉性升發，能補脾肺之氣，又善於升舉陽氣，具有強壯作用，為補氣升陽的要藥。

(2) 補氣生血、攝血

黃芪能益氣健脾，既可增強生化氣血之功能，改善血液循環，又能益氣固攝，使血行脈道。

(3) 補肺固表

黃芪益肺脾，實腠理和營衛，固表止汗。

(4) 益氣健脾，利水消腫

治療慢性腎炎等疾病，能利水消腫，改善全身營養狀態，減輕蛋白尿。

(5) 托瘡生肌

補氣托毒、溫養脾胃而生肌，為治瘡癰之要藥。據研究，其煎劑對多種化膿性細菌有抑制作用，並能擴張末梢血管，改善肌膚血液循環及營養狀況，使損傷之細胞修復及恢復活力。

2、不同源黃芪的作用特點

從傳統入藥的黃芪來看，品種甚多，其地道品種變化亦大。《本草經集注》謂其產於四川、陝西、甘肅，尤以甘肅所產為好。宋代以後以山西綿黃芪為優。

《中華人民共和國藥典》收載蒙古黃芪 、膜莢黃芪兩種，其質量較優。

目前各地入藥的黃芪，品種較多，除蒙古黃芪、膜莢黃芪外，還有木黃芪、岩黃芪、梭果黃芪 、多花黃芪等，但質量較差，功力較弱，臨證使用，應當注意。

3、不同炮製品種黃芪的作用特點

生用：走表，補氣固表，利水消腫，托毒生肌作用強，治氣虛表衛不固 、脾虛水腫以及瘡瘍膿成日久不潰或潰後久不收斂者。

蜜炙：可增強其補益、補氣升陽作用，治療氣血虛弱、中氣下陷 、肺脾氣虛等虛證。

（二）安全合理用藥

辨證及合理使用黃芪，才能使黃芪發揮其應有的療效，誠如岳美中老中醫在《論黃芪》一文中指出：「黃芪是今日應用最廣泛的一種補藥，因為它應用最廣泛，所以有的人在臨床上應用得漫無標準，超出了它的應用範圍，這是不能發揮黃芪本來的長處的。」[34]

著名中醫鄧鐵濤將黃芪的功用概括為「陷者舉之」、「升者平之」、「攻可補之」、「癱者行之」、「表虛固之」，應用於多種疾病，對其合理應用擁有豐富的經驗。同時指出「證須審之」，對於使用黃芪的指徵，鄧老認為舌見淡胖有齒印，脈虛大或寸部弱，再參察有否其他氣虛之證，便可考慮使用。至於用量之多寡，則要時時留意證候之變化，切戒墨守成規，刻舟求劍。鄧老中醫亦指出：黃芪雖好用，但黃芪到底是藥不是糧，用之對證則效，用之不當則害人。

病案舉例：誤用黃芪病案兩則

病案一：曾治一肺結核病人，於養陰除痰藥中加入黃芪 9 克，一劑額部發熱，二劑全面發熱，三劑頸面均熱，撤去黃芪後熱自消失。

病案二：治一中風患者，藥後頭皮發癢，體溫升高，誤以為外感，改用辛涼解表之劑，一劑熱退。再用黃芪 90 克，又再發熱，右上肢活動反而退步，乃知辨證不確當。經辨證分析，患者脈雖大，但舌苔厚膩而舌質胖亦無齒印，此證痰瘀比較，痰濕重於血瘀，改用祛痰為主，稍加祛瘀之藥，以五爪龍代黃芪，證遂向好轉。[35]

1、適應證

綜合歷代醫家使用黃芪，其臨床多表現為：

(1) 虛：諸不足

虛指體虛之人，包括小兒、老人，久病之人，更有一類「虛人」，形體雖肥胖多肉，但缺少運動，動則氣喘噓噓，多汗而易感外邪。

黃煌將之概括為「黃芪體質」：面色黃白或黃紅隱隱，或黃暗，都缺乏光澤。浮腫貌，目無光彩。肌肉鬆軟，腹壁軟弱無力，猶如棉花枕頭，按之無抵抗感以及痛脹感。稱之為「黃芪腹」。平時易於出汗，畏風，遇風冷易於過敏，或鼻塞，或咳喘，或感冒。大便不成形，或先乾後溏。易於浮腫，特別是足腫，手足易麻木。舌質淡胖，舌苔潤。[36]

(2) 汗：黃芪證的汗出

臨床多表現為上半身顯著，或自汗，或盜汗，或動則汗出。黃芪治療的汗，為氣虛自汗，伴有氣短乏力、惡風、頭暈、容易感冒等症狀，而且出汗的程度比較嚴重，常常衣被盡濕，有的可以見到汗漬發黃，出汗以上半身為顯著。

臨床上有的患者不以汗出為主訴，但患者平時汗出比較多，動則益甚，或者皮膚比較濕潤。

張錫純《醫學衷中參西錄》記載：「滄州程家林董一女，年二十餘。胸脇滿悶，心悸，動則自汗，其脈沉遲微弱，右部猶甚，為其脈遲，疑是心肺陽虛，詢之不覺寒涼，知其為胸中大氣下陷也。其家適有預購黃芪一包，俾用一兩煎服之。……服後，果諸病皆癒。」[37]

(3) 腫：黃芪證的腫

表現為全身性的浮腫，以下肢為明顯，晨起而浮，午後下肢腫甚，常伴身體困重、活動不利、關節腫痛等症。或肥胖患者肌肉鬆軟，猶如浮腫貌。辨證為脾虛水濕不能運化所致。

黃芪粥是中國傳統的藥粥，在宋代已經風行，蘇軾有詩「黃芪煮粥薦春盤」，可見蘇軾是食用過黃芪粥的。

清代陸定圃《冷廬醫話》中記載：王某患腫脹病，自頂至踵，大便常時，氣喘聲嘶，二便不通，生命垂危，求醫於海甯許珊林。許氏用生黃芪120克、糯米30克，煮粥一大碗，令病家用小匙頻頻送服。藥後喘平便通，繼而全身腫消而癒。

現代名醫岳美中先生，在《冷廬醫話》黃芪粥治療浮腫經驗的啟發下，創製黃芪粥治療小兒慢性腎炎，收到良好效果。其處方為：生黃芪30克、生苡仁30克、赤小豆15克、雞內金末9克、金橘餅2枚、糯米30克，先以水600ml，煮黃芪20分鐘，撈去藥渣，次入苡仁、赤小豆，煮30分鐘，再次入雞內金、糯米，煮熟成粥。作 1 日量，分 2 次服之，食後嚼服金橘餅 1 枚。此方對慢性腎炎、腎盂腎炎殘餘的浮腫療效較高，對消除蛋白尿也有效果。[38]

黃煌將之稱為黃芪證或黃芪體質的人，多形體偏胖，肌膚鬆軟，腹壁軟弱無力，汗出畏風，易對冷空氣過敏，易感冒鼻塞，或便溏納差，腹脹肢腫，或手足麻木，關節不利，或口渴不欲飲，舌淡胖，苔白潤，脈沉緩或浮者。[36]

(4) **痿：肌肉無力、萎縮**

王清任創立補陽還五湯治療中風後遺症，氣虛血滯而痿軟無力。

張錫純在《醫學衷中參西錄》中，用黃芪治療痿廢之證，重視脈證，脈虛弱屬氣虛氣陷者用黃芪，脈強不屬於氣虛者不用。曰：「黃芪之性，善治肢體痿廢，然須細審其脈之強弱。……凡脈弱無力而痿廢者，多服皆能奏效。若其脈強有力而痿廢者……初起最忌黃芪……其脈柔和而其痿廢仍不癒者，亦可少用黃芪助活血之品以通經絡，若服藥後，其脈又見有力，又必須仍輔以鎮墜之品……。」[39]

著名中醫鄧鐵濤治療運動神經元疾病，如肌萎縮側索硬化症、進行性肌萎縮症、進行性球麻痹、原發性側索硬化症等，以脾腎相關為指導，以脾主肌肉四肢，脾胃虛損立論，辨證為痿證，病機為虛損大氣下陷、腎氣虧虛，針藥並施，善用大劑量的補中益氣湯化裁。又常用廣東生草藥五指毛桃、牛大力、千斤拔以增補脾腎、強腰膝、疏筋活絡。鄧老用自擬強肌健力飲治療脾虛型重症肌無力，方中主藥黃芪用量一般為 60 克以上，重劑可達 240 克。[40, 41]

(5) **瘡瘍或潰瘍**

氣血不足，不能托毒外出的瘡瘍，或經久不癒的潰瘍。其表現為膿水清稀，創面平塌。全身狀況差。黃芪是傳統瘡藥，有生肌的作用。現代中醫外科名醫趙炳南先生有黃芪膏一方，用黃芪濃煎成膏，加入等量蜂蜜，混均勻後備用。

2、禁忌證

歷代醫家對黃芪的禁忌症多有論述，歸納如下：

- 陰虛身熱者勿用。
- 表實有熱、積滯痞滿者忌。
- 上焦熱甚、下焦虛寒，及病人多怒、肝氣不和、痘疹血分熱甚者均忌。
- 肌肉堅緊、大便秘結者少用或慎用。
- 多汗而發熱、咽喉腫痛者不宜使用。

3、用法用量

雖然歷代重用黃芪治大病，其例不勝枚舉。但是，對黃芪用量的掌握，當因人因時因地制宜。

(1) **張仲景用黃芪的劑量**

黃煌總結張仲景用黃芪有三個劑量段：大劑量（5 兩）黃芪治療水氣 、黃汗 、浮腫；中劑量（3 兩）治療風痹 、身體不仁；小劑量（1 兩半）治療虛勞不足。現代應用可以根據張仲景的用藥經驗適當變化。如用於治療浮腫，量可達 60~100 克；治療半身不遂 、骨質增生疼痛等，可用 30~60 克；用於上消化道潰瘍，可用 15~30 克。[36]

(2) **黃芪的使用頻率**

清代王清任《醫林改錯》中，黃芪的使用頻率為 18 次，為全書用藥之最。黃芪的用量有超大劑量（8 兩）、大劑量（4 兩）、中劑量（1~2 兩）、小劑量（1 兩以下）之別。他創製的補陽還五湯，能補氣活血通絡，以「氣虛血瘀」立論，黃芪用量 120 克，20 倍於當歸。此方用於中風後遺症 、小兒麻痹後遺症，以及其他原因引起的半身癱瘓 、截癱 、單側上肢或下肢痿軟等病，證屬氣虛血瘀者，以本方加減治療，多能獲效。

(3) **著名中醫岳美中的經驗**

黃芪須多服久服方能見效。黃芪用 5~10 克能升陽舉陷；15~25 克利尿作用顯著，但用至 50~60 克，尿量反而減少。老年人氣虛不攝 、尿頻清長者，則需較大劑量以益氣攝尿。腦血管意外之遲緩性癱瘓，亦宜較大劑量 30~50 克，方能發揮益氣通絡作用。煎服，10~15 克。大劑量可用至 30~60 克。「黃芪之用於神經系統疾患之癱瘓麻木消削肌肉等確有效，且大症必須從數錢至數兩為一日量，持久服之，其效乃顯。」[38]

(4) **黃芪的分量配伍**

鄧鐵濤教授用黃芪，妙在分量配伍，黃芪治盜汗用 9 克，低血壓用 15 克以下，高血壓用 30 克以上，治重症肌無力用 90~120 克，治截癱用 250 克。[42]

(三) 不良反應及處理

1、不良反應

(1) **胸滿 、腹脹 、納差 、嘔吐等**

《本草綱目》記載：「朱丹溪云：「黃芪，元氣，肥白而多汗者為宜；若面黑形實而瘦者服之，令人胸滿，宜以三拗湯瀉之。」

岳美中經驗，胸滿用陳皮亦可解，在黃芪方劑中佐以陳皮，可免脹滿之弊。[43]

(2) **過敏反應**

個別患者可出現多種過敏症狀和體徵：

- 雙手雙腳皮膚出現多個圓形紅斑，其餘部分皮膚潮紅。

- 周身瘙癢，雙下肢凹陷性水腫，並相應在四肢軀幹出現散在性，風團，紅色丘疹。
- 口唇紅腫，奇癢，灼痛，全身出現紅色栗粒狀斑丘疹，發癢。
- 兩踝、膝上均起散在性粟粒樣紅色丘疹，兩頰部呈現紅斑，奇癢，持續2小時消退，全身出風疹，以頸胸部為甚，奇癢難忍。
- 全身出現多量紅色丘疹，瘙癢難忍，且喘促加重。
- 有報道：開水沖服黃芪，2天後感腹股溝、腋下瘙癢，並起密集似針帽大小的播散性紅色斑丘疹，瘙癢漸甚，皮疹漸向軀幹及四肢遠端擴散。1例背部出現紅疹，瘙癢劇烈，不能入睡。[44, 45]

(3) **其他**

個別患者尚有出現血壓升高、頭痛、眩暈、煩躁、胸悶；或四肢劇烈疼痛，伴震顫，全身熱氣走竄；或失眠；或牙齦出血等不良反應。[46, 47]

2、原因

- 藥不對證。
- 劑量過大。
- 過敏體質。

3、處理

- 一般停藥後不良反應症狀可解除。
- 對證治療，抗過敏、止血等。

病案舉例：黃芪致失眠

趙某，女，48歲，教師，初診時間：1994年10月5日。患者心悸、怔忡半年餘，伴有神疲乏力、少氣懶言。刻診：面色萎黃，納穀不香，舌質淡紅，苔薄白，脈細。此乃心脾兩虛，治擬養心健脾，以歸脾湯為主：炙黃芪30克，枸杞子、黨參各15克，當歸、炒白朮、遠志、龍眼肉、廣木香、茯苓、棗仁各10克，炙甘草5克。次日早上，患者又來求醫，自訴服藥後徹夜不眠。詢問醫生方中是否有黃芪，並說曾服用黃芪引起失眠。筆者不禁疑惑不解，即在方中取出黃芪，餘藥同前，繼服3劑，嗣後心悸已除，睡眠轉佳。[48]

（四）配伍用藥及增效減毒（烈）

1、配柴胡、升麻

李東垣創製補中益氣湯，以黃芪為君藥，益氣健脾，升陽舉陷，用治中氣下陷證；此方以「甘溫除大熱」立論，也用治內傷發熱。一是補氣健脾以治氣虛之本，二是升提下陷陽氣，以求濁降清升，脾胃和調，水穀精氣生化有源。

2、配當歸

益氣補血，主治氣血兩虛，如當歸補血湯。當歸補血湯中黃芪與當歸的比例是 5:1，因為有形之血不能自生，當生於無形之氣故也。氣為血之帥，氣虛則血少，氣旺則血充。

3、配人參

人參黃芪同為補氣要藥，補氣扶羸，甘溫除熱。臨床上二藥配伍可用於久病虛弱諸證，對脾胃氣虛發熱、有汗、少氣懶言、體倦乏力、大便稀溏、舌淡苔薄白、脈洪而虛者尤為適宜。

4、配白朮、防風

益氣祛風、祛邪止汗作用增強，治療氣虛感冒或風邪阻絡證。黃芪配防風益氣固表而不戀邪，祛風散邪而不傷正。如玉屏風散。

5、配知母

補氣滋陰，生津止渴作用增強，常用於治療氣陰兩虛之消渴證。黃芪甘溫益氣，輔以知母無燥熱之嫌，知母苦甘寒滋陰得黃芪相助無呆胃之患。醫家張錫純臨證用黃芪補氣恐其有熱不受者，常輔以知母，創玉液湯以黃芪配知母治療消渴證。

6、配桂枝

益氣通陽行痹作用增強，二者相伍，黃芪補氣，鼓舞衛氣以暢血行，桂枝辛溫通陽，相輔相成，寓通於補，益氣固表，疏通經脈，標本兼顧，祛邪而不傷正。多用於治療正虛不足，感受外邪所致的氣血運行不利的血痹病證，證見肌膚麻木不仁，脈微緊而澀。如黃芪桂枝五物湯。

7、配防己

益氣健脾，利水消腫作用增強，能瀉下焦血分濕熱，為療風水要藥。黃芪偏於補，防己重在瀉；黃芪以升為主，防己以降為要，共奏益氣健脾、利水消腫之功。如防己黃芪湯。

四．白朮〔Rhizoma Atractylodis〕

為菊科植物白朮 *Atractylodes macrocephala* Koidz. 的根莖。

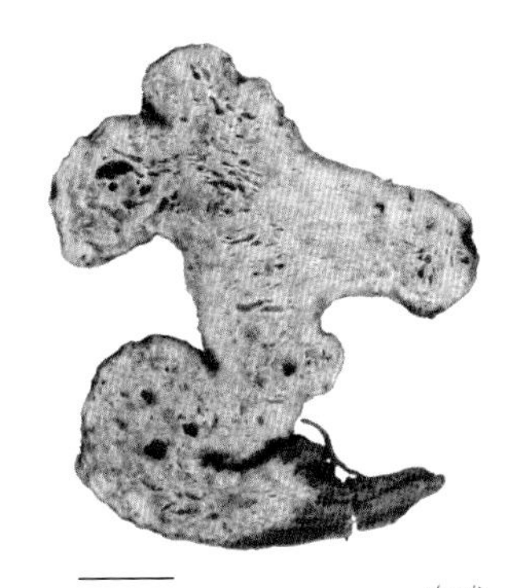
1cm　白朮

(一) 作用特點

1、性能功效特點

(1) 補脾益氣、止汗、安胎

白朮甘溫苦燥。甘溫益脾胃之清陽，苦燥化脾胃之寒濕，為培補後天之要藥。既能促進胃腸消化液之分泌以助運化，又能止瀉；同時通過健脾益氣以固腠理止汗、安胎。

(2) 燥濕利水

白朮氣香芳烈，能運脾燥濕利尿，消痰。

2、不同炮製品的作用特點

(1) 生白朮

生白朮含揮發油較高，故燥性較大，其燥濕健脾之力較強。

(2) 土炒白朮、麩炒白朮、焦白朮

土炒白朮其揮發油含量減少，其補脾止瀉之力較強；麩炒白朮之目的在於緩和燥性，增強健脾之功；白朮炒焦或米炒，均能增強其健脾止瀉之功。

(二) 安全合理用藥

1、適應證

白朮證概括起來為脾虛濕盛所致諸證，脾虛運化失職，運化水穀失常，氣血生化不足則倦怠氣短、面色萎黃、納少脹滿、便溏或泄瀉；運化水濕失常，水濕停滯則水腫、小便不利；脾虛氣弱，衛氣不固則自汗；脾虛胎元不固則胎動不安。總以脾虛、脾弱、脾濕為主。

2、禁忌證

《本草害利》曰：「【害】五臟皆陰，世人但知補脾，此指脾為濕土之臟，木能燥濕，濕去則脾健，故曰補也。不知脾無濕邪者用之，反燥脾家津液，是損脾陰也，何補之有？此最易誤，故特表而出之。凡血少、精不足，內熱骨蒸口乾唇燥，咳嗽吐痰吐血，齒衄鼻衄咽塞，便秘滯下者鹹宜忌之。肝腎有築築動氣者勿服。朮性燥而閉氣，劉涓子癰疽論云，潰瘍忌白朮，以其燥腎閉氣，而反生膿作痛也。」説明白朮苦溫性偏燥，多服久服有傷陰之弊，故陰虛內熱或津液虧耗燥渴者不宜用。

3、用量用法

（1）常用量

6~12 克。

（2）大劑量

15~30 克，用於通大便。中醫龔士澄認為:「生白朮補 、燥之性少，亦不膩滯，煎汁內服，能激起胃腸之分泌液增加，更能促進腸之蠕動加速而排出大便，但用量須大。」又曰：「我坐堂之藥店近鄰王叟，夙患便秘，多方醫治不癒。雖形瘦食少，進食補亦不覺脹滿。我乃試用生白朮 2 兩（約 60 克），囑煎兩火，藥汁合併在一起，1 日內服盡，連用 3 日。未通便而大便自通，且納穀日香。此後，王叟每月如法服用生白朮 1~3 日，便秘竟癒。」[49]

從此醫案中可見重用生白朮治療的便秘，非熱結便秘，亦非精血不足之腸燥便秘，乃脾胃氣虛、運行無力之虛秘。大劑量生白朮能通便之案例，更説明辨證用藥、合理應用中藥的不同炮製品和用量的重要性。

（三）減毒增效配伍

配枳實：以白朮為主，用量為枳實的兩倍（60 克），健脾燥濕，輔以枳實 30 克，消痞除滿，補重於消，寓消於補之中，一補一瀉，相互制約，相互為用，是名中醫施今墨先生常用的藥對。如枳朮丸。

（四）與西藥合用的禁忌

勿與抗菌藥物（青黴素 、鏈霉素 、新霉素 、磺胺類 、灰黃霉素）、降血糖藥（甲磺丁脲 、氯磺丙脲）以及汞劑 、碘劑 、砷劑 、抗組胺藥 、雙氫克尿噻等合用。

（五）鑑別用藥

蒼朮和白朮均為菊科蒼朮屬植物，古時不分，秦漢之際的《五十二病方》和《神農本草經》均以朮言，而不標蒼 、白朮；至宋代，臨床用藥逐步將蒼朮 、白朮分開應用。後世對其性能功用已明確，認為均有苦溫性味，均能燥濕健脾，相須配伍應用於脾虛有濕之證，可增強療效，達到攻補兼施的目的

1、白朮

味甘性緩，偏於補益，有補氣健脾作用，又能止汗 、利水 、安胎，主補主收，故脾虛為主的虛證，宜選用白朮，如四君子湯；自汗胎動不安選用白朮。

2、蒼朮〔*Rhizoma Atractylodis*〕

蒼朮為菊科植物茅蒼朮 *Atractylodes lancea* (Thunb.) DC. 或北蒼朮 *A. chinensis*(DC.) Koidz. 的乾燥根莖。味辛性烈，偏於燥濕，主瀉主散，故濕盛為主的實證，多選用蒼朮，如平胃散 、發汗散邪多用蒼朮。

《本草崇原》概括蒼朮和白朮的性能作用特點：「凡欲補脾，則用白朮；凡欲運脾，則用蒼朮；欲補運相兼，則相兼而用。如補多運少，則白朮多而蒼朮少；運多補少，則蒼朮多而白朮少。」

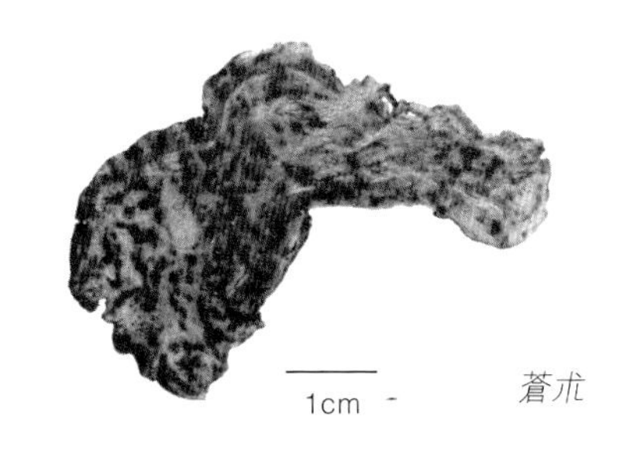

蒼朮

五．甘草〔Radix et Rhizoma Glycyrrhizae〕

為豆科植物甘草 *Glycyrrhiza uralensis* Fisch.、脹果甘草 *G. inflata* Bat. 或光果甘草 *G. glabra* L. 的根及根莖。

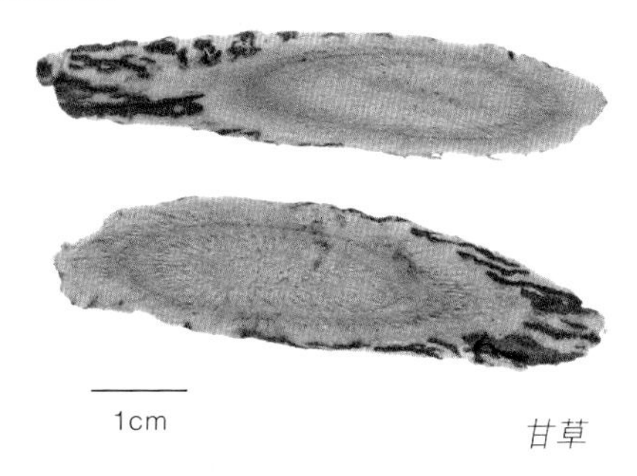

甘草

甘草是最古老的藥物之一，《神農本草經》將其列為上品。甘草是中藥配方中出現頻率最高的藥物，《傷寒雜病論》256 方中，含甘草的方有 154 首，佔 60% 以上。目前臨床處方甘草的使用率也高達 60~85%。

甘草多用作佐使藥，用量較小。僅有個別情況用作君藥，如炙甘草湯，或短期用於解毒，用量較大。甘草飲片藥性溫和，合理用藥是安全有效的。國內外報道的使用甘草的不良反應，大多數是不合理用藥所致，如長期、大量使用，或是使用甘草的提取物甘草甜素或甘草甜素的複方製劑，因其所含甘草甜素的量遠比甘草飲片高。

甘草在配伍應用中具有獨特的增效減毒（烈）作用，古人將此作用概括為「調和諸藥」，又將甘草尊稱為「國老」。誠如《本草正》所云：甘草「得中和之性，有調補之功，故毒藥得之解其毒，剛藥得之和其性，表藥得之助其外，下藥得之緩其速……隨氣藥入氣，隨血藥入血，無往不可，故稱國老。」

（一）作用特點

1、性能功效特點

（1）能補

補益心氣：甘，微寒。歸心、肺、脾、胃經。能補心氣，益氣復脈，具抗心律失常作用。用於心氣不足所致心動悸、脈結代。

補益脾氣：補益脾氣之力緩和，重在和中作用。具抗潰瘍、抑制胃酸分泌、緩解胃腸平滑肌痙攣、鎮痛作用，還能促進胰液分泌。

(2) 能和能緩

著名中醫章次公云：「中醫用甘草最大功用，即在緩和作用，芍藥甘草湯治腳攣急，甘麥大棗湯治臟燥，此二者所謂肝苦急，急食甘以緩之，其他如煩渴、驚悸、厥逆諸般急迫緊張現象，甘草無不可緩和之。」[50]

和中，緩急止痛：長於緩急止痛，宜用於脾虛肝旺的脘腹攣急作痛或陰血不足之四肢攣急作痛，可緩解方中某些藥（如大黃）刺激胃腸引起的腹痛。

調和諸藥，緩和藥物峻烈之性：本品藥性和緩，通行十二經，可升可降，與補、瀉、寒、熱、溫、涼等各類藥物配合應用，有調和藥性之功。在許多方劑中都可發揮調和藥性的作用，正如《本草綱目》記載：「【李杲曰】其性能緩急，而又協和諸藥，使之不爭，故熱藥得之緩其熱，寒藥得之緩其寒，寒熱相雜者用之得其平」。同時甘草能使瀉而不速，補而不峻。此外，甜味濃鬱，可矯正方中藥物的滋味。

(3) 能潤：潤肺，祛痰止咳平喘

既能止咳，又能祛痰利咽喉，益氣潤肺，性平而藥力和緩，還略具平喘之功。具有鎮咳祛痰平喘、抗菌、抗病毒、抗炎、抗過敏、保護咽喉和氣管黏膜等作用。

(4) 能解毒

甘草的解毒作用表現為兩個方面：

清熱瀉火解毒：生品性微寒，能清解熱毒，可用於多種熱毒證，以及解胎毒。

解食物、藥物等中毒：對附子等多種藥物所致中毒或河豚等多種食物中毒，均有一定解毒作用。《名醫別錄》云：（甘草）「解百藥毒。」

2、不同炮製品種甘草的作用特點

(1) 生甘草

清熱解毒作用強，熱毒病證、中毒等病證宜用之。

(2) 炙甘草

補益作用加強，脾氣虛、心氣虛病證宜用之。甘草蜜炙後，其鎮痛、安神、提高巨噬細胞功能、抗心律失常、促腎上腺皮質激素功能等作用均優於生甘草。

(二) 安全合理用藥

1、適應證

黃煌認為：「甘草證的特點：體型羸瘦為客觀指徵，肥胖者慎用。單味甘草主治咽痛。複方主治乾枯性的（羸瘦）、痙攣性的（肌肉痙攣、絞痛）、刺激性的（咽痛、黏膜潰瘍）、燥動性的（心悸、臟燥）、突發性的（中毒外科感染）一些病證。」

(1) 虛而消瘦

黃煌認為甘草的藥證之一為用於羸瘦之人，《神農本草經》記載甘草能「長肌肉」。《傷寒論》的甘草製劑大都用於大汗大吐大下以後各種病症，如肌肉拘攣，或氣逆上沖，或心下痞硬，或往來寒熱，或動悸等，在大量體液丟失以後，其人必然形瘦膚枯。脾胃虛弱、氣血生化不足將導致短氣、倦怠、乏力、食少、消瘦等，甘草能補脾益氣，補氣健脾方中常配伍甘草。推而廣之，甘草用於慢性疾病導致的以虛而消瘦為特徵的慢性消耗性疾病，如肺結核、慢性肝炎、肝硬化、艾滋病等。

(2) **虛而心悸、躁動**

心血不足的脈律不整，心悸怔忡，如以心動悸為主訴的疾病，如早搏、心動過緩、竇房結綜合症、病毒性心肌炎、心臟瓣膜病、心房纖顫等，以炙甘草益氣復脈。心虛肝鬱的臟躁，如絕經前後綜合症、鬱悶不舒、躁動不安、失眠。其他如神經衰弱、神經官能症、癔病、精神分裂症、癲癇、小兒多動症等亦可用之。[51]

(3) **咳喘**

各種咳嗽氣喘均可用，或製成成藥製劑。以咳嗽為主訴的疾病，如急慢性支氣管炎、咽喉炎、肺結核等。

(4) **拘急疼痛**

虛性的拘急疼痛，如脾虛肝旺，脘腹拘急作痛；脾胃虛寒的腹痛，如消化性潰瘍的胃脘疼痛；脾虛肝鬱的慢性肝病的脇肋痛等。

(5) **諸毒**

用於熱毒、藥毒、食物毒、胎毒等。

- 諸熱毒病證，瘡瘍腫毒、熱毒咽喉腫痛、潰瘍，以及新生兒胎毒、胎火等。
- 解病獸肉類及腐敗飯菜中毒，以及解木薯、河豚魚等中毒。
- 解金石、草木類中毒：包括含汞的水銀升汞等，含砷的砒石、雄黃等，以及烏頭、附子、洋金花、天仙子、半夏、天南星、白附子、馬錢子、狼毒、鴉膽子、蒼耳子、雷公藤、商陸、華山參、苦參、桃仁、苦杏仁等。
- 解果菜毒、野菇毒。
- 對番木鱉、水合氯醛、白喉毒素、破傷風毒素、蛇毒等中毒，也有一定的解毒作用。

雖然甘草可解多種食物、藥物中毒，但僅適應於輕證，若中毒嚴重，必須送醫院急救。

甘草對阿托品、毒扁豆鹼、嗎啡、銻劑則無效；對麻黃鹼及腎上腺素中毒有可能反而增加其毒性。

2、禁忌證

- 其味甘，過食甘味有助濕壅氣之弊，故濕盛脹滿、水腫、肥胖者不宜用。
- 患高血壓、糖尿病、精神病、充血性心力衰竭、低血鉀及某些心腎疾病患者慎用，尤其是老年患者。

3、用法用量

甘草的用法和用量，需依病情、個體差異及在方劑中的配伍關係确定。

小劑量：3~5克，用作一般配伍用藥，適用於緩證、輕證。生甘草多用於解表劑；炙甘草多用於理氣劑、甘寒清熱瀉火劑。

中等劑量：6克左右，生甘草用於苦寒清熱瀉火劑；炙甘草用於溫裏劑、補益劑。

超常劑量：10克以上，生甘草用於利咽喉、消瘡劑、解毒急救劑；炙甘草用於特定補益劑，如炙甘草湯。

清張錫純治肺癰，重用生甘草120克，煎湯飲之，恒有效驗。[52] 現代著名臨床中醫，亦有重用甘草治頭痛、肺炎、肺結核、腎盂腎炎、尿崩症、室性早搏[53]、急性乳腺炎、口臭、瘡瘍腫痛、藥物或食物中毒等。如龔士澄老中醫常用大劑量生甘草治療各期肺癰，此非為調和藥而設，意在清熱解毒。肺癰初起，單用生甘草至60克，水煎2次，在1日內服完。[54]

若病情需要大劑量使用甘草時，應中病即止，不宜長期服用，並且要特別注意其用藥禁忌證。[55]

（三）不良反應及處理

1、不良反應

甘草飲片按中醫藥理論進行配伍和辨證合理用藥，是安全的。甘草及其製劑大量服用或小量長期服用，尤其是甘草甜素製劑，病者可能出現水腫、四肢無力、頭暈頭痛、血壓升高、低血鉀等；對老年人及患有心血管病和腎臟病者，易導致高血壓和充血性心臟病；還可出現體重增加、便秘、胃酸過多等不良反應，故用藥過程中要注意觀察。綜合臨床報道，甘草及其製劑的不良反應主要有以下幾個方面。但這些報道僅為個案報道，僅供臨床用藥參考，並且多數是單用甘草製劑所引起，使用中藥複方者很少。

（1）內分泌系統

甘草甜素具有腎上腺皮質激素樣的生物活性，甘草甜素日劑量超過500毫克，連服1月，即可產生假醛固酮增多症。甘草含雌二醇，有雌激素樣作用，可致婦女乳腺腫大，體重增加，還有兒童乳腺發育、非哺乳期婦女泌乳的報道。[56, 57]

(2) **心血管系統**

血容量增多所致的血壓升高、心悸、胸悶氣促、心前區胸痛、心律失常等。[58, 59]

(3) **神經系統**

甘草酸和甘草次酸會引起膽鹼酯酶活力下降，出現頭痛、頭暈、記憶力減退、肌無力、意識障礙、昏迷等。另外，甘草的糖皮質激素樣作用可使中樞興奮，個別病人可誘發精神病及癲癇。[60, 61]

(4) **對水、電解質的影響**

其活性成分甘草甜素，保鈉排鉀，大劑量久服可導致水鈉瀦留、低血鉀，表現為浮腫、全身乏力，部分有尿頻、夜尿多、尿瀦留，甚至有周圍性麻痹，嚴重者可致代謝性鹼中毒。個別報道因低血鉀而誘發肝昏迷。[62, 63]

(5) **其他**

藥疹，以蕁麻疹多見；誘發哮喘發作；過敏性休克。[64, 51]

2、預防和處理

- 停藥：大部分不良反應可於停藥後消失。
- 配用黃芪、茯苓、澤瀉、白朮、薏苡仁等健脾利水藥，對防止和消除浮腫的症狀有一定療效，並宜低鹽飲食。
- 配伍如枳實、厚朴、木香、砂仁、白豆蔻等理氣行滯藥等，可防止或消除腹脹。
- 甘草甜素片劑量勿超過 450mg/ 天，劑量達到 600mg/ 天可引起水腫。大劑量使用甘草或其製劑，或小劑量長期使用，應監測血鉀和血壓的變化。
- 出現水腫、高血壓，必要時應限制鈉鹽的攝入量，或加服氫氯噻嗪等，作對症處理。出現低血鉀者，宜口服補鉀。

(四) 配伍用藥及增效減毒（烈）

甘草的配伍非常複雜，但合理的配伍有利於提高療效。《本草害利》云:「【利】甘平，入心肺脾胃。生用氣平，補脾胃不足，而瀉心火；炙用氣溫，補三焦元氣。若入和劑則補益，入汗劑則解肌，入涼劑則瀉邪熱，入峻劑則緩正氣。薑附加之，恐其僭上；硝黃加之，恐其峻下，皆緩之之意。」

黃煌統計了《傷寒論》中甘草與其他藥物配伍的出現率，其中石膏、龍骨為 100%、桂枝 95%、大棗 90%、生薑 87.1%、柴胡 85.7%、芍藥 81.8%、半夏 77.7%、人參 77.2%、乾薑 70.8%、茯苓 66.6%、附子 65.2%，配伍以主治各種複雜的病證。但與攻下通便藥、清熱瀉火藥等則較少配伍，分別為大黃 14%、山梔 25%、芒硝 33.3%。[65] 在現代臨證中，常有以下配伍。

1、配白芍

增強緩急止痛功效。據現代研究，甘草與芍藥苷具有協同鎮痛作用，如芍藥甘草湯。

2、配枳實、厚朴或陳皮、木香

緩解甘草甘壅助濕壅氣之弊。

3、在許多方劑中配伍以調和諸藥

主要作為佐使藥，以調和藥味，緩解峻烈，固護正氣。

4、配石膏、知母

「寒藥得之緩其寒」，緩解石膏的寒涼之性，以護脾胃。如白虎湯。

5、配附子、乾薑

「熱藥得之緩其熱」，緩解乾薑、附子的辛熱之性，並防其傷陰，如四逆湯。據研究，甘草中的異甘草素可拮抗附子所致的心律失常。四逆湯中烏頭鹼的含量隨甘草的增加而減少，兩者呈負相關。[66]

6、配乾薑、半夏、黃連、黃芩

「寒熱相雜者，用之得以平。」協調寒藥和熱藥，寒而不過涼，並矯其苦寒藥的苦味；熱而不過熱，使寒熱並投的藥物得以調和，達到辛開苦降等目的。如半夏瀉心湯。

7、配大黃、芒硝

「使瀉而不速。」緩和大黃、芒硝的瀉下作用，使瀉而不傷正，並減輕瀉下藥刺激大腸而產生腹痛的副作用，保護胃氣。如大承氣湯、小承氣湯。

8、配人參、白朮

緩和補藥之性，使作用緩和，藥力持久，補而不驟。如四君子湯。「使補而不峻，藥力持久。」

9、配麻黃、桂枝

可使發汗力和緩，並保護胃氣，以防汗後傷陰。

10、配黑豆、綠豆

增強解毒作用。《圖經本草》云：「甘草能解百藥毒，為眾藥之要。孫思邈論云：有人中烏頭、巴豆毒，甘草入腹即定。方稱大豆解百藥毒，嘗試不效。乃加甘草為甘豆湯，其效更速。」

（五）配伍禁忌

1. 甘草反甘遂、大戟、芫花、海藻之爭議

《本草經集注》始載甘草「反甘遂、大戟、芫花、海藻四物。」後世將其列為「十八反」藥對中，成為中藥的配伍禁忌。然縱觀古今用藥，有不少醫者仍將其配伍使用。如《雷公炮炙論》中炮製甘遂用甘草水浸泡;《傷寒論》的甘遂半夏湯，甘草與甘遂同用;《千金方》中至少有 7 個方劑均為甘草與甘遂同用。

名老中醫干祖望在《甘草漫議》中云：「其實筆者就喜歡海藻與甘草並用，取其藥力的加強，當然胃氣薄弱的病員，就不宜用了。且看《醫宗金鑑・外科心法》引《外科正宗》的海藻玉壺丸而作為有效方藥，此方中甘草與海藻並存。」

「余聽鴻在《外科醫案彙編・瘰癧》中解釋云:『海藻甘草之反，古人立方每每有之，甘遂甘草取其反者，可攻盤踞內之堅痰，甘草海藻取其反者，攻其凝外之堅痰也。』」[67]

現代將海藻與甘草配伍，治療癭瘤、乳癖、子宮肌瘤、乳腺癌、盆腔炎、冠心病、高血壓、斑禿等疾病，均有一定療效。

甘草可否與甘遂配伍，目前尚無定論。基於上述情況，甘草當勿與大戟、芫花合用；與海藻、甘遂同用也應非常謹慎。

2、不宜同用的西藥

- 不宜與奎寧、阿托品、鹽酸麻黃鹼等合用，因甘草酸、甘草次酸能與這些生物鹼生成大分子鹽類，產生沉澱，減少藥物的吸收。
- 不宜與洋地黃類強心苷合用，因甘草的皮質激素樣作用能「保鈉排鉀」，導致心臟對強心苷敏感性增高，產生強心苷中毒。
- 不宜與排鉀利尿藥同用，因兩類藥均有排鉀作用，易導致低血鉀症；甘草亦可引起鈉水瀦留，減低利尿藥的作用。
- 不宜與降糖藥同用，因甘草具糖皮質激素樣作用，可以升高血糖，拮抗降糖藥的作用。
- 不宜與阿司匹靈、水楊酸鈉等水楊酸衍生物同用：兩類藥合用後使誘發或加重消化道潰瘍的機會增加。
- 不宜與腎上腺皮質激素藥合用，甘草可能會加重激素的副作用，如高血壓、水腫等。
- 不宜與降壓藥利血平、降壓靈等合用，因甘草長期服用可能引起水鈉瀦留，減弱降壓藥的作用。
- 不宜與口服避孕藥同用，因甘草可能增加避孕藥致高血壓、水腫和低血鉀的副作用。

六．蜂蜜〔Mel〕

為蜜蜂科昆蟲中華蜜蜂 *Apis cerana* Fabricius 或意大利蜜蜂 *A. mellifera* Linnaeus 所釀的蜜。

蜂蜜為中藥不可缺少的藥物之一，李時珍曰：「其入藥之功有五：清熱也，補中也，解毒也，潤燥也，止痛也。生則性涼，故能清熱；熟則性溫，故能補中。」

（一）安全合理應用

禁忌證及注意事項

- 蜂蜜味甘質滋膩，能助濕滯氣，令人中滿，故痰濕內蘊所致中滿痞脹、嘔吐納呆及痰濁咳喘等證不宜用。
- 蜂蜜質潤，性寒滑，有滑腸通便作用，故便溏或腸滑泄瀉者忌服，如慢性結腸炎、潰瘍性結腸炎、痢疾、急慢性胃腸炎患者等。
- 不宜多食，尤其是東南地區濕熱重，或夏日暑濕重，以及內有實熱者，以免損傷脾胃，蘊熱助火。
- 過敏體質患者，尤其是兒童，如素有過敏性哮喘等，可引起全身蕁麻疹或胃腸功能失調，應立即停用，服用抗過敏藥物。
- 糖尿病患者忌用。
- 不宜與生葱同時食用。《備急千金要方．卷二十六》記載：「食生葱即啖蜜，變作下利；食燒葱並啖蜜，壅氣而死。」故蜂蜜不宜與葱同用。現代也有因服食葱拌蜜而中毒致死的報道。[68]

（二）不良反應及處理

1、蜂蜜中毒

若食用有毒蜂蜜，則可產生中毒，有毒蜂蜜主要與有毒植物花蜜中含有毒物有關，如採自鈎吻屬植物的蜂蜜含有鈎吻鹼，採自顛茄屬和蔓陀羅屬植物的蜂蜜，含有顛茄生物鹼和東莨菪鹼，採自博落回和雷公藤花叢的，含有博落回生物鹼和雷公藤生物鹼等；此外，從撒佈有劇毒農藥的植物上採花所得的蜂蜜，也含有一定量的農藥。

毒蜜大部分產生在農歷 6~7 月間，這時無毒植物花期已過，花源大為減少，而多數有毒植物正在開花，蜜蜂往往饑不擇食，將這些有毒植物的花蜜採集。故孫思邈《備急千金要方．二十六卷》云：「七月勿食生蜜，」食之則「令人暴下霍亂」。

毒蜜都帶有苦、麻、澀等異味，勿食。

2、中毒的解救

清除毒物，對症處理。

七．大棗〔Fructus Jujubae〕

為鼠李科植物棗 *Ziziphus jujuba* Mill. 的成熟果實。

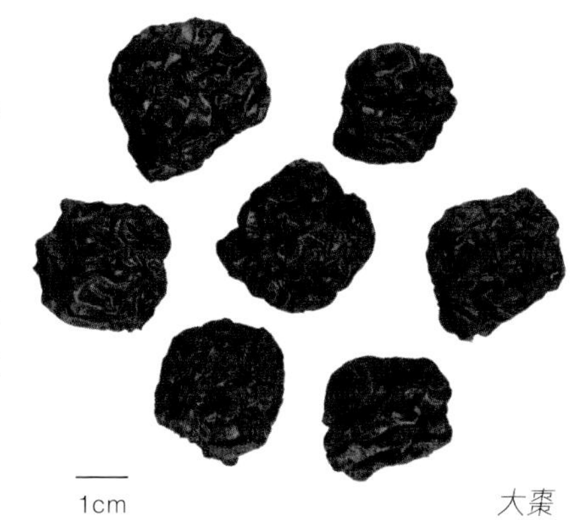

大棗

(一) 作用特點

大棗性味甘平，有補脾和胃、生津、補養強壯等作用，並能緩和藥性、解毒、保護脾胃，在中藥配方的減毒（烈）增效方面發揮重要作用。

(二) 合理與安全用藥

大棗雖然藥性平和無毒，但仍需辨證用藥，注意其禁忌證，若不合理用藥，同樣可導致某些副作用或不良反應。

1、禁忌證

《本草害利》云：「【害】雖能補中而益氣，然味過於甘，甘令人滿，脾必病也。故中滿勿服。凡風痰、痰熱及齒痛，俱非所宜。小兒疳病亦禁。生者尤為不利，多食致寒熱。熱渴膨脹，動臟腑，損脾元，助濕熱。凡形羸瘦者，不可食。殺烏附毒。」

歸納如下：

- 味甘助濕壅氣，令人中滿，故濕盛或氣滯所致之脘腹脹滿、食欲不振、胃痛、嘔吐等證不宜用大棗。
- 味甘，能助濕生痰蘊熱，故暑熱、濕熱、實熱、痰熱所致諸疾，均不宜服。
- 味甘壅滯，蟲積、齲齒、糖尿病、肥胖患者不宜用。

2、用法用量

量大：用於養血生津，如炙甘草湯用大棗 30 枚；用於緩和藥性，固攝胃津，如十棗湯、葶藶子大棗瀉肺湯。

量小：用於緩急、調和營衛，如甘麥大棗湯、桂枝湯、小柴胡湯等。

(三) 增效減毒配伍

岳美中總結《傷寒論》中大棗的應用時指出：「大棗一藥，在仲景方劑中應用的範圍是很嚴格的，不像有的人使用大棗，信手拈來，俯拾即是。不知大棗雖係果品，而在方劑的配伍組合下，就不同於食物了。」在張仲景的方中，大棗起到減毒增效的作用。[69]

1、配生薑

在《傷寒論》和《金匱要略》中二者相配伍者眾，相須為用。生薑得大棗，其辛烈激胃之性可緩和；大棗得生薑，其滯膈呆脾之質能減緩。

- 若二藥與解表藥同用，生薑能助衛發汗，大棗能補益營血，防止汗多傷營，共奏調和營衛之功，故凡外感表虛證多用。《醫學衷中參西錄．藥物．大棗解》云：「若與生薑同用，為調和營衛妙品。」此外，兩藥同用亦可攝持胃中津液，以防傷陰，如桂枝湯。
- 調和脾胃，能增進食欲，幫助消化，緩和藥性，故兩藥每每在調補脾胃的方中或與峻烈藥物的配方並用。
- 若將二者與補益藥同用，則能促進藥效成分吸收，提高滋補效能。

2、在逐水峻劑中多用大棗

甘遂、大戟、芫花藥性峻烈有毒，瀉下力強，易傷脾胃之津液，對胃有強烈刺激性，配大棗一方面顧其脾胃，一方面緩其峻毒。如十棗湯。

配葶藶子：能緩和葶藶子瀉肺的峻烈之性，瀉肺行水、下氣平喘，而不傷肺氣，治痰涎壅盛，咳喘胸滿。如葶藶大棗瀉肺湯。

3、在緩解拘急劑中用大棗

大棗通過養血生津而緩急，故《傷寒論》中治急躁、煩急、強痛、急痛等方劑常配大棗，如甘麥大棗湯治「臟躁喜悲傷」，吳茱萸湯治「煩躁」，葛根湯治「項背強」，以及小建中湯證曰「急痛」、黃連湯證曰：「腹中痛」、小柴胡湯證曰「頸項強」、「脇痛」等。

4、在和解劑中用大棗

和解劑重要的一點是「和」，大棗能和胃、調和諸藥，如大柴胡湯、小柴胡湯、柴胡加芒硝湯等和解少陽之劑；半夏瀉心湯、甘草瀉心湯、生薑瀉心湯、旋覆代赭石湯等和胃、調和寒熱之劑等均用大棗。

八．熟地〔Radix Rehmanniae〕

為玄參科植物地黃 *Rehmannia glutinosa* Libosch. 的根莖，經加工蒸曬而成。

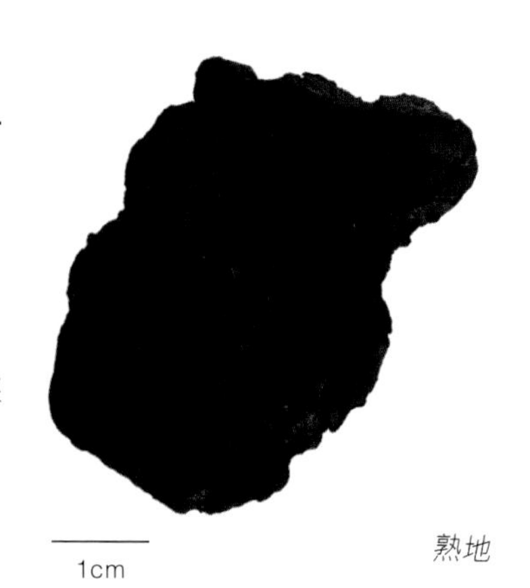

熟地

（一）作用特點

性能功效特點

甘，微溫。歸肝、腎經。本品甘而微溫，味厚柔潤，質滋而善補血，為補血要藥；質潤而善滋肝腎之陰、補精血，尤以滋腎見長，為治腎陰精血虧虛之常用藥。《本草害利》概括云：「【利】甘微溫，補脾、肝、腎，養血滋陰，為壯水之主藥」。

據現代研究，熟地主要含梓醇、地黃素、甘露醇、維他命 A 類物質，以及含量較高的單糖、多種氨基酸等。能促進失血性貧血小鼠紅血球、血紅蛋白的恢復，並能凝血及增強免疫功能。

(二) 安全合理用藥

1、適應症

血虛、陰虛、陰血不足、精血不足諸證均可用熟地。

2、禁忌證

《本草害利》曰「【害】按熟地乃陰滯不行之藥，大為脾胃之病所不宜。凡胸膈多痰，氣道不利，升降窒塞，藥宜通而不宜滯，湯液中應避地黃，故用宜斟酌。胃虛氣弱之人，過服歸地，必致痞悶食減，病安能瘉。」

本品性質滋膩，易妨礙消化，故脾胃虛弱、中滿便溏、氣滯痰多者慎用。宜與陳皮、砂仁或木香等同用，以健胃行滯，促進消化吸收，增強藥力。

九．何首烏〔Radix Polygoni Multiflori〕

為蓼科植物何首烏 *Polygonum multiflorum* Thunb. 的塊根。

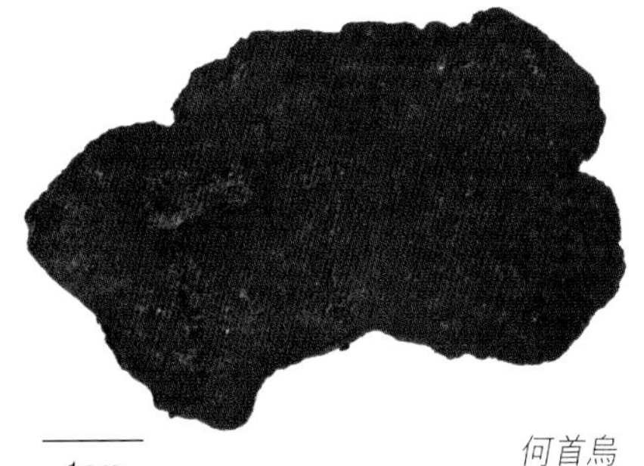

何首烏

(一) 作用特點

1、性能功效特點

何首烏苦甘澀，微溫，炮製後善於補肝腎、益精血，兼能收斂，且微溫而不燥熱，補虛而不滋膩，為滋補之藥。

《本草綱目》曰：「此物氣溫，味苦澀。苦補腎，溫補肝，澀能收斂精氣，所以能養血益肝，固精益腎，健筋骨，烏髭髮，為滋補良藥，不寒不燥，功在地黃、天門冬諸藥之上。」

古今均將何首烏作為延年益壽之品，現代研究表明，何首烏主要含卵磷脂、粗脂肪、澱粉等，能降血脂，抑制動脈內膜斑塊形成和脂質沉積，以及增強心肌的收縮力，增強免疫功能，提高老年小鼠血、肝、大腦組織中的超氧化物歧化酶（SOD）的含量，加速體內自由基的清除，明顯延緩性成熟後小鼠胸腺的萎縮，具有延緩衰老作用。

2、不同炮製品種何首烏的作用特點

(1) 生用

截瘧解毒、潤腸通便，又略兼補益。用於久瘧不止之證，屬陰血虧虛熱多寒少者；性偏涼而解毒行泄，用於瘡癰腫毒；生首烏不僅解毒，而且又有較緩和的補益精血作用，故用於瘰癧流注，纏綿日久，兼見陰血虧虛為宜。何首烏含蒽醌衍生物，能促進腸管蠕動而呈瀉下等作用，故能通便，可用於精血虧虛的腸燥便秘。

(2) **製用**

補益精血。精血虧虛者，無論寒熱均可應用製何首烏。

(二) 安全合理用藥

1、禁忌證

大便溏瀉，濕痰重，舌苔厚膩者不宜用。

2、用法用量

水煎服，10~30 克。

(三) 不良反應及處理

合理應用何首烏是安全有效的，出現不良反應常為自行服用，或用量過大所致。[70]

1、不良反應

- 含蒽醌類衍生物（土大黃苷、大黃酚、大黃酸、大黃素、大黃素甲醚等），可刺激大腸增加蠕動，促進排便，常量服用可有便溏、腹痛、噁心、嘔吐等不良反應。
- 肝損害：表現為食欲減退，乏力，全身不適，噁心，厭食油膩，黃疸，穀丙轉氨酶升高。[71]
- 上消化道出血，噯氣反酸，腹瀉。[72]
- 雙眼畏光，視疲勞。
- 過量服用，可致中毒，引起神經興奮和肌肉麻痹，出現興奮、煩躁、心動過速、抽搐、陣發性或強直性痙攣等症狀，嚴重者呼吸肌痙攣死亡。
- 過敏反應：全身皮膚奇癢，出現紅色塊斑，抓破後色素沉着；伴憋氣、心慌、上腹部隱隱作痛，煩躁不安，呼吸急促等。[73]

2、處理

- 應用何首烏要控制用量，大便溏瀉和痰濕較重者勿用。不可長期大量使用。
- 發病期短，停藥可減輕症狀。
- 有肝功能損害者應用保肝治療。
- 中毒解救方法：洗胃後服用通用解毒劑或藥用炭，服硫酸鈉導瀉，對症處理，興奮煩躁者可用鎮靜劑，但禁用嗎啡。

十．當歸〔Radix Angelicae Sinensis〕

為傘形科植物當歸 *Angelica sinensis* (Oliv.) Diels 的根。

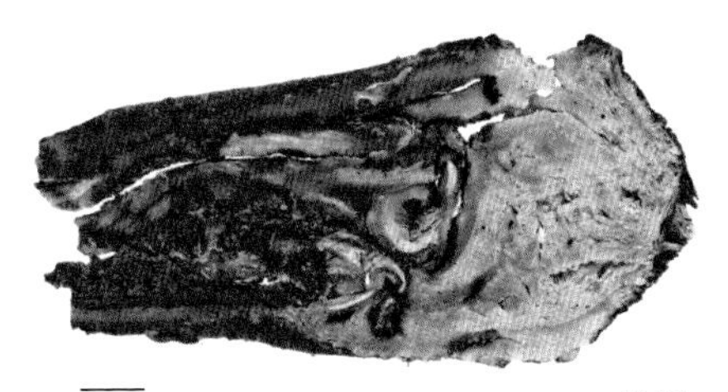

當歸

當歸的使用歷史悠久，《爾雅》就有記載。當歸入藥首先於《神農本草經》，曰:「味甘，溫，無毒。治咳逆上氣……婦人漏下，絕子，諸惡瘡瘍、金瘡。」

現代對當歸進行了諸多的研究，廣泛應用於臨床各科。

(一) 作用特點

當歸的作用特點可概括為「補中有動，動中有補。」即指當歸既能補血，又能活血，通過補血活血達到調經，通過活血達到止痛，通過補血達到潤腸通便等作用。明代醫學家張景岳對當歸的作用特點有精闢的論述，《景岳全書．本草正》曰:「當歸，其味甘而重，故專能補血；其氣輕而辛，故又能行血。補中有動，行中有補，誠血中之氣藥，亦血中之聖藥也。」

1、性能功效特點

甘、辛，溫。歸心、肝經。補血，活血，調經，止痛，潤腸。

(1) 補血

甘溫質潤，功擅補血，為補血要藥。據研究，當歸含有當歸多糖、多種氨基酸、維他命 A、B_{12}，以及人體必需的多種元素等，能顯著促進血紅蛋白及紅細胞的生成，當歸多糖能促進骨髓造血功能，並具有免疫增強作用。通過補血又能潤腸通便。

(2) 活血止痛

含有揮發油，性味辛溫，故能溫通血脈而活血。本品功擅活血止痛，溫散寒凝，且能補血。主治因血虛、血瘀兼寒凝所致的各種疼痛。據研究，當歸能顯著擴張冠脈，增加冠脈流量，並能抗心肌缺血、抗心律失常、擴張血管。所含阿魏酸能改善外周血液循環，降低血壓；並能抗氧化和清除自由基、抑制肝合成膽固醇。

(3) 調經

本品補血活血而調經，又能止痛，善於調經，為婦科調經要藥。又為胎前產後諸疾良藥。其所含揮發油及阿魏酸能抑制子宮平滑肌的收縮，水溶性或醇溶性非揮發性物質能興奮子宮平滑肌，故當歸對子宮具有興奮與抑制的雙相調節作用，即與其所含化學成分的種類及子宮機能狀態有關。

(4)止咳平喘

《神農本草經》謂其「主咳逆上氣」，即當歸具有止咳喘的作用。後世醫家亦有將當歸用於咳喘病症的記載。但當歸的這一功效，卻未被世人重視。近代研究亦證實了當歸中的藁本內酯有平喘作用，故應重視當歸的止咳喘作用。

2、不同炮製品種當歸的作用特點

本品一般生用；酒炒當歸長於活血。

3、不同藥用部位的作用特點

依據歷代本草記載，當歸分部位使用其作用有別。

- 當歸頭尾：偏於活血，其揮發油及阿魏酸含量以當歸尾中最高；但歸頭中微量元素含量最多。
- 當歸身：偏於補血。
- 全當歸：有補血活血作用。

(二)安全合理用藥

1、適應證

(1)血虛證

以面色蒼白、指(趾)甲無華、頭昏目眩及心悸等為主證，或因血虛導致的大腸津虧便秘。因當歸性溫而燥，故以血虛偏寒為宜。如《景岳全書·本草正》所云：「陰中陽虛者，當歸能養血，乃必不可少。」

(2)用於婦產科經產諸證

痛經、閉經、月經不調;產後惡露不盡，以血虛、血瘀(或兼氣滯)有寒者為宜。

(3)臨床各科之痛證

瘀血所致經脈不通，或寒凝血滯之疼痛證。

(4)外科之瘀熱毒邪

以當歸的補血活血特點，性溫有偏於養血扶正，故以血虛氣弱之癰疽不潰或潰後不斂用之為宜。

2、禁忌證

《本草害利》云「【害】氣味辛溫，雖能補血活血，終是行血走血之性，故能滑腸。其氣與胃氣不相宜，故腸胃薄弱，泄瀉溏薄，以及一切脾胃病，惡食不思食，及食不消者，並禁用。即在胎前產後亦忌。辛溫發散，氣虛血弱有熱者，犯之發痙。」

《景岳全書·本草正》曰：「惟其氣辛而動，故欲靜者當避之。凡陰中火盛者，當歸能動血，亦非所宜；若血滯而為痢者，正所當用，其要在動滑兩字。」

- 本品甘溫，濕熱中阻、肺熱痰火、陰虛陽亢等症不宜應用。當歸性偏溫燥，有實熱睡眠不佳、高血壓面紅煩躁者也不宜服用。
- 潤燥滑腸，脾胃虛弱、不思飲食、消化不良、大便溏泄者慎用。
- 當歸有活血作用，孕婦和月經過多者不適用。

3、當歸的用法用量

6~12克，大劑量可用至15克。水煎服，或用浸酒、熬膏或入丸散。外用適量，多入藥膏中用。

(三)不良反應及處理

當歸辛甘溫熱而燥，長期大量服用可致虛火上炎，出現失眠、咽喉痛、鼻腔灼熱等。

有報道當歸超大劑量應用，發生中毒致死：口服當歸雞湯（用當歸500克），患者出現嘔吐、胸悶、心悸、呼吸困難、心率減慢、血壓降低、心肌損傷、中毒性心肌炎和心源性休克，經搶救無效而死亡。[74]

(四)配伍用藥及增效減毒（烈）

當歸的配伍應用，隨所配伍藥物的作用特點，而呈現不同的藥物效應。《景岳全書·本草正》曰：「大約佐之補則補，故養營補血，補氣生津，安五臟，強形體，益神志，凡有虛損之病，無所不宜。佐之攻則通，故能祛痛通便，利筋骨，治拘攣、癱瘓、燥、澀等證。」

1、配川芎

補血活血和血作用加強，用於多種血虛血瘀病證。如四物湯；現代研究配伍後其對子宮收縮和降壓作用呈現複合效果，抗凝和抗輻射作用增強，降低血液黏度作用增強。合用後急性毒性呈拮抗作用。[75]

2、配白芍

增強當歸的補血作用，並制約當歸的辛燥之性。用於血虛偏熱的病證，如四物湯。

3、配黃芪

見黃芪。

4、配維他命E

可提高治療婦科疾病的療效。

十一．鹿茸〔Cornu Cervi Pantotrichum〕

為脊椎動物鹿科梅花鹿 *Cervus nippon* Temminck 或馬鹿 *C. elaphus* Linnaeus 的雄鹿未骨化密生茸毛的幼角。

鹿茸的應用歷史悠久，早在先秦時期的《五十二病方》中已有記載。作為藥用《神農本草經》云:「味甘，溫，無毒。治漏下，惡血，寒熱，驚癇，益氣，強志。」

歷代醫家視鹿茸作為名貴藥材，認為乃「血肉有情之品」，放在保健補品中常用的。

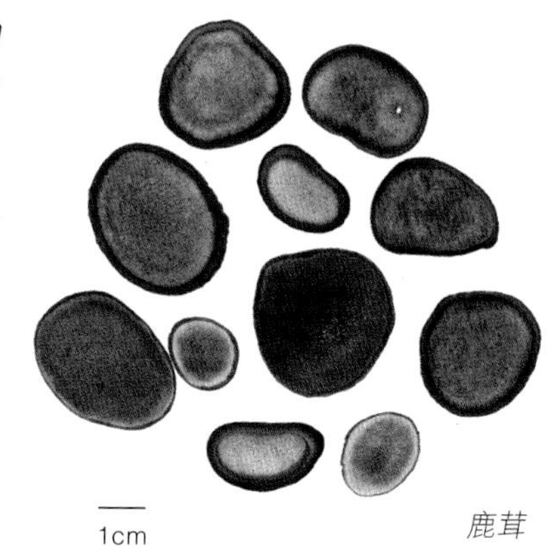

鹿茸

（一）作用特點

1、性能功效特點

甘、鹹，溫。歸腎、肝經。甘溫補陽，甘鹹滋腎，稟純陽之性，具生發之氣，能峻補腎陽，益精養血，充腦髓，為補腎陽、益精血之要藥。通過補腎陽、益精血達到振奮精神作用；通過補腎陽、益精血而達到強筋骨、固沖任、止帶下、托瘡毒作用。

腎藏精主骨，肝藏血主筋，鹿茸補精血、壯筋骨，加速生長發育；鹿茸對長期不易癒合的潰瘍和瘡口，能增強再生過程，並能促進骨折的癒合。

鹿茸既能溫腎暖宮而調經助孕，又可收縮子宮而止血固崩。其有性激素樣作用，能提高離體子宮的張力和增強其節律性收縮。

據研究，鹿茸含雄性激素及少量女性卵泡激素，又含多種氨基酸、膠質、蛋白質、磷酸鈣、碳酸鈣等。鹿茸具有強壯作用，能促進生長發育，提高機體的工作能力，減輕疲勞，改善睡眠和食欲，改善蛋白質代謝障礙和改善能量代謝，增強腎臟利尿機能。能提高機體的免疫功能。其可促進紅細胞、血色素、網織紅細胞的生長。對心血管系統有減慢心率、擴張外圍血管、降壓、抗心律失常作用，還有鎮靜、鎮痛作用。心動過緩者慎用。

2、鹿的不同藥用部位和炮製品的作用特點

(1) 鹿角〔Cornu Cervi〕

為雄鹿骨化的角。鹹溫無毒，歸肝腎經。補腎陽力量較鹿茸薄弱，可作為鹿茸的代用品；兼能活血散瘀、消腫。《神農本草經》云：「主惡瘡癰腫，逐邪惡氣，留血在陰中。」用於陽虛輕證，陰疽、腰痛等。用量 6~15 克，外用適量，研粉用。陰虛火旺不宜用。

(2) 鹿角膠〔Colla Cornus Cervi〕

為鹿角煎熬而成的膠塊。甘鹹溫，補肝腎，益精血，並有良好的止血作用。適宜於腎陽不足、精血虧虛、虛勞、月經過多、陰疽內陷等。常用 3~6 克，用開水或黃酒加溫烊化，或入丸散膏劑。若非精寒血冷、陽衰命門無火者，不可用。

(3) **鹿角霜**〔Cornu Cervi Degelatinatum〕

為鹿角熬製鹿角膠後剩餘的骨渣。甘平補腎助陽。補力弱，但不滋膩，兼有收斂作用。用於腎陽不足、脾胃虛寒、久瀉、帶下清稀、月經過多等。10~15克，水煎服。

(4) **鹿肉**

甘溫。補中益氣，強五臟，調血脈，養血。用於調補身體。

(5) **鹿血**

補腎陽，益精血，治腎陽虛及精血不足。

(二) 安全合理用藥

1、適應證

鹿茸證可概括為以下三個方面：

(1) **慢性虛寒證**

鹿茸證為虛寒證，乃為慢性虛寒，非急性陽虛暴脱。為久病大病致腎陽虛損，精血不足，或體質上先天不足，表現為陽虛內寒之證。陽虛、精虧、血虛三者可先後出現、或同時存在，又相互影響，如血虧日久不復，必然損及腎精;腎精匱乏，不能化生陽氣，必致陽虛；陽虛則動力不足，又影響精血的化生。表現為腰膝冷、畏寒、面色蒼白、生殖機能下降等。鹿茸正是既能補腎陽，又能益精血之品。

(2) **虛寒而痿證**

由於腎陽虛、精血不足，導致精神萎靡、記憶力衰退、陽痿、筋骨痿軟，小兒先天不足之五遲五軟等。

(3) **虛寒而不固、不斂證**

陽虛火衰，不能固攝，表現為遺精、滑精，婦女沖任不固，帶下清稀、崩漏等；腎虛精虧而骨折久不癒合，氣血精血不足，正不勝邪；或托毒無力，致瘡癰久潰不斂、陰疽內陷不起、膚色黯淡等。

(4) **舌脈**

鹿茸證應是無熱、無邪；舌淡苔薄白，脈沉細或無力。

2、禁忌證及注意事項

- 肝熱、肝火或陰虛陽亢，如高血壓患者眩暈、面紅目赤、失眠煩躁、口乾等。慢性腎炎高血壓患者，服用後會加重高血壓。如《本草害利》云：「【害】升陽性熱，陰虛而陽浮越者，目擊誤用而血脱於上以隕者多人矣。」
- 血分有熱：月經過多，有出血傾向，或原有凝血障礙性疾病，如血小板減少、再生障礙性貧血、血友病、遺傳性毛細血管擴張等，均當慎用或忌用。

- 胃火熾盛或肺有痰熱，見口乾、口臭、牙齦腫痛、便秘，或咳嗽痰黃稠，或痰中有血絲、咽喉腫痛等當慎用。
- 患消化道潰瘍、急慢性消化道炎症、胃擴張、胃黏膜脱垂等，當忌用或慎用。
- 外感熱病患，發熱口渴者勿用。
- 過敏體質，支氣管哮喘陽盛體質忌用。
- 孕婦、產婦均忌用。
- 年輕而無陽虛者服用本品，可能會引起全身燥熱、口乾唇裂甚至鼻出血、口舌生瘡等副作用。
- 尿毒症患者不宜用鹿茸：慢性腎炎尿毒症患者服用鹿茸，可使病情加重，腎功能急劇惡化。尿毒症屬腎虛邪實，晚期濕熱、瘀血阻滯，應以和胃、降濁、祛濁；鹿茸中所含的非必需氨基酸和無機離子，在人體代謝中，可能會增加氮代謝產物的生成和加重尿毒症患者的電解質紊亂，可能出現變症。
- 夏季天氣炎熱、或春季濕熱偏重不宜用，用作補品最好在冬季食用。

3、用法用量

(1) 常用量及用法

1~3 克，研細末，1 日分 3 次沖服；或入丸、散劑。

(2) 根據用途確定劑量

用於補虛提神，用小劑量；用於增強性機能，用較大劑量。

(3) 宜緩補，不宜峻補

因使用鹿茸之證，往往是體虛日久，不可能在短時間內恢復，故不可用峻補之法。服用本品宜從小量開始，緩緩增加至治療量，不可驟用大量，以免陽升風動而致頭暈、目赤、昏厥，或助火動血而致衄血、吐血、尿血等不良反應。

曹炳章《鹿茸通考》對鹿茸的用量用法有明確的論述：「每遇當用鹿茸之症，自一厘漸增至數分、數錢，每獲妥效，此即大虛緩補之意也。」

(4) 有關鹿茸劑型的選擇

當根據具體病情選擇適當的劑型。

散劑、丸劑：若治筋骨不健、創面久不癒合、營養不良、小兒發育遲緩等病證，可考慮用散、丸劑。[76]

酒劑：用於腎陽虛衰之陽痿、不育、不孕以及抗衰老等，以酒劑較佳。據現代研究資料表明，鹿茸含有脂溶性成分（如磷脂類及鹿茸精）等成分，均溶於乙醇，且該類成分具有促性激素樣作用。

煎劑：較少用，或作為藥膳煲湯食用。取鹿茸片 3~5 克，與雞（鴨、鵝、鴿、豬、牛、羊）肉、大棗、枸杞子、蓮子、百合、當歸等適量搭配，放入電飯煲或沙鍋內燉 1 小時左右後食用。

（三）不良反應及處理

曹炳章對鹿茸的不良反應及其原因有深刻的認識，曰：「鹿茸，補精填髓之功效雖甚偉，服食不善，往往發生吐血、衄血、尿血、面赤頭暈、中風昏厥等症。考其原因，其人平時陽旺液燥，貧血虧精，氣血乏運，苛服食參、茸，能用份少、服日多，則助氣養血，有益無損，雖有餘熱，亦不危害；若陽虛陰燥之人，再驟服大劑，以致有助燥爍陰之弊。」

- 過敏反應：皮膚瘙癢，全身散在風疹塊，面目浮腫；嚴重者引起過敏性休克。
- 上消化道出血：上腹部不適或疼痛、食欲減退、噁心、嘔吐、嘔血或便血、頭昏等。
- 驟用大量引起陽升風動、頭昏、目赤、出血、暴盲等。

病案舉例：服鹿茸片引起消化道出血一例

某男，22 歲，患神經衰弱，口服鹿茸片，每次 5 克，每日 2 次。服藥至第三天出現少量柏油樣便，第四天排黑便大約 500ml 後，突然昏倒，面色蒼白，出冷汗，上腹部不適，噁心；入院後又解黑便 50ml，查體：體溫 36℃，心率 94 次 / 分鐘，呼吸頻率 24 次 / 分鐘，血壓 100/50mmHg，神志清楚，無異常體徵。實驗室檢查：大便潛血（++++）。胃鏡查發現胃竇及胃小彎部黏膜充血。經補液、止血等處理，10 天後痊癒出院。[77]

（四）配伍用藥及增效減毒（烈）

1、配人參

人參大補元氣，鹿茸補腎陽、益精血，配伍後益氣壯陽作用增強，用於腎陽氣不足，精血虧虛的陽痿、畏冷、腰痠等。

動物實驗研究表明，參茸不同配伍劑量比例對模型大鼠表徵、血清睾酮濃度、前列腺和精囊重量指數、睾丸組織形態均有不同程度的改善，認為參茸不同劑量配伍對嘌呤應用法雄性大鼠性功能障礙動物模型具有不同程度的改善作用，最佳配伍劑量為 5：2。[78]

2、配附子

溫腎 、補腎壯陽作用增強 ，用於治療腎陽虛 ，陰寒內盛病證 。

(五) 與西藥合用的禁忌

- 不宜與降糖藥(胰島素、優降糖、甲苯磺丁脲等)合用，因鹿茸有糖皮質激素樣作用，可使血糖升高，而減弱降糖藥的療效 。
- 不宜與水楊酸類藥合用 ，因鹿茸對胃腸道有刺激作用 ，使水楊酸類藥物誘發或加重消化道潰瘍機會增加 。
- 勿與雙氫克尿噻合用 ，因可導致利尿加速 ，引起低血鉀症 。

十二 . 蛇床子〔Fructus Cnidii〕

為傘形科植物蛇床 *Cnidium monnieri* (L.) Cuss. 的成熟果實 。

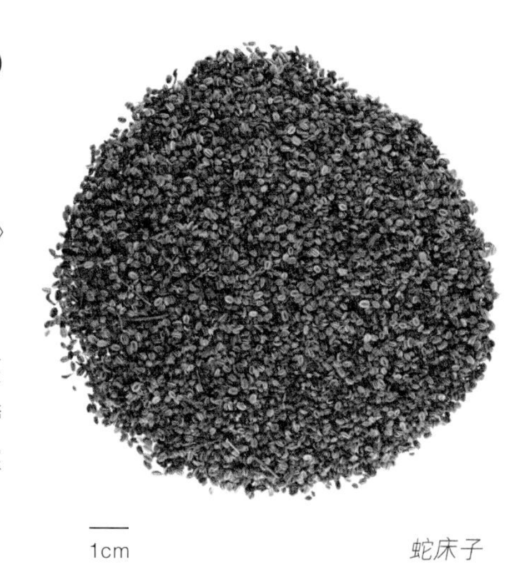

蛇床子

(一) 作用特點

性味辛 、苦 ，溫 。有小毒 。《神農本草經》載蛇床子云 :「主婦人陰中腫痛 ，男子陰痿濕癢 ，除痹氣 ，利關節 ，癲癇 ，惡瘡 。」本品辛苦溫燥 ，外用長於燥濕 、殺蟲 、止癢 ，為外治瘙癢性疾病之常用藥 。內服能溫腎暖宮 ，壯陽起痿寒濕帶下 ，本品既能祛寒燥濕 ，又可溫腎助陽 ，故對寒濕帶下及寒濕久痹兼有腎陽不足者 ，最為適宜 。

(二) 安全合理用藥

用量用法:本品外用適量，多煎湯熏洗，或研末調敷，或製成油膏、軟膏、栓劑外用。內服 ，3~9g，性溫燥 ，不宜過量服用 。水煎服 。

禁忌證 : 陰虛火旺或下焦濕熱腎者 ，不宜單用內服 。

皮膚過敏患者不宜外用 。

(三) 不良反應及處理

本品主要含揮發油 、香豆精類等成分 ，據報道 ，內服蛇床子總香豆素後 ，少數患者有輕微口乾 、思睡及胃部不舒的反應 ，停藥後可消失 。[79] 另有外搽蛇床子與百部配伍的煎液後 ，少數患者出現皮膚潮紅 、劇癢等症狀 [80]，可能為蛇床子的溫熱藥性之反應 ，或過敏體質所致 。

應注意辨證，或服用金銀花、連翹、綠豆等，皮膚瘙癢者宜清洗患部，對症抗過敏處理。

第四節 其他補虛藥的安全合理用藥

一．山藥〔Rhizoma Dioscoreae〕

為薯蕷科植物薯蕷 *Dioscorea opposita* Thunb. 的根莖。

不同炮製品的作用特點：可根據病情的不同需要，加以選用不同的炮製品。

1、生山藥

補陰之力較強。水溶性浸出物以生品略高。

2、炒山藥

所含微量元素、游離氨基酸等營養成分，以及薯蕷皂苷元的溶出率增加，宜用於食療、食補。

- 土炒山藥：補脾止瀉之力較佳。微量元素以土炒品含量最高。
- 麩炒山藥、米炒山藥：健脾益氣之力增強。
- 蜜炙：蜂蜜能助山藥補脾胃、潤肺、緩中，且對補益成分磷脂有保護作用，故補脾益氣宜用蜜製品。

二．白扁豆〔Semen Lablab Album〕

為豆科植物扁豆 *Dolichos lablab* L. 的成熟種子。

1、禁忌證

《本草害利》云：「【害】多食壅氣，患寒熱者不可食，蓋邪瘧未盡，及傷寒外邪方熾，不可服此補益之物耳。」

2、使用注意

生扁豆含毒性蛋白質，生用有毒，加熱可使其毒性大減。故不宜用生扁豆研末服。

三．阿膠〔Colla Corii Asini〕

為馬科動物驢 *Equus asinus* L. 的去毛之皮經熬製而成的固體膠。

禁忌證

- 滋膩礙胃，脾胃虛弱、食欲不振，或脾虛便溏、納食不化者慎用。《本草害利》云：「【害】膠性黏膩，胃弱作嘔吐者勿服。脾虛食不消者，亦忌之。」可在服用阿膠之前或服用時用陳皮、半夏、厚朴、枳殼、神麯、山楂等開胃健脾方藥，使脾胃健運。
- 患有表證者不宜用阿膠，易致食積。

四．鱉甲〔Carapax Trionycis〕

為鱉科動物鱉 *Trionyx sinensis* Wiegmann 的背甲。

1、不同炮製品的作用特點

鱉甲生用滋陰，其氨基酸含量較高；醋炙軟堅，其微量元素含量較高。

2、禁忌證

《本草害利》云：「【害】其性陰寒，肝虛無熱者忌用。鱉肉涼血補陰，陰冷而難消，脾虛者大忌。」本品味甘性寒，氣味重濁，故脾胃虛寒或有寒濕者忌用。

因其有軟堅散結作用：《本草通玄》云：「去瘀血」，《本草綱目》云：「主難產」。故孕婦慎用。

3、不良反應

過敏反應：局部或全身見點狀或團塊狀皮疹、瘙癢、潮紅。甚或出現過敏性休克，見煩躁不安、心跳加快、呼吸急促、面色蒼白、頭昏眼花、四肢冰冷、汗出、血壓下降。過敏體質忌用。[81]

五．肉蓯蓉〔Herba Cistanches〕

為列當科植物肉蓯蓉 *Cistanche deserticola* Y.C.Ma 的帶鱗葉的肉質莖。

1、性能功效特點

能補腎陽，益精血，又能潤腸通便。《本草彙言》載：「養命門，滋腎氣，補精血之藥也。男子丹元虛冷而陽道久沉，婦人沖任失調而陰氣不治，此乃平補之劑，溫而不熱，補而不峻，暖而不燥，滑而不泄，故有從容之名。」

肉蓯蓉在補陽藥中，與鎖陽性能特點相似，兩者均有補而不膩、溫而不燥、滑而不泄的特點，既能補腎陽，又能益精血，潤腸通便，適用於陽虛、精血不足病證。

2、不同炮製品的作用特點

(1) 生蓯蓉

補腎、滑腸力勝，多用於腎氣不足、腸燥便秘。

(2) 酒蓯蓉

補腎助陽之力明顯增強，多用於腎陽虧虛、陽痿、腰痛、不孕。

(3) 淡蓯蓉、鹽蓯蓉

介乎生蓯蓉與酒蓯蓉二者之間，既能補腎陽，益精血，又能潤腸通便。肉蓯蓉經加熱炮製後其甜菜鹼的含量明顯升高，而麥角甾醇的含量則降低。

鹽菸蓉：不僅能提高「陽虛」動物去氧核糖核酸的合成率，而且微量元素鋅、錳、銅、鐵的含量均高於其他傳統炮製品。

淡菸蓉：在漂洗過程中水溶性成分會大量流失，直接影響藥效，應引起重視。

3、禁忌證

肉蓯蓉能助陽、通便，故陰虛火旺、實熱積滯及大便溏瀉、滑精者不宜服用。

六．淫羊藿〔Herba Epimedii〕

為小檗科植物淫羊藿 *Epimedium brevicornum* Maxim.、箭葉淫羊藿 *E. sagittatum* (Sieb. et Zucc.) Maxim.、柔毛淫羊藿 *E. Pubescens* Maxim.、巫山淫羊藿 *E. wushanense* T.S.Ying、或朝鮮淫羊藿 *E. koreanum* Nakai 的地上部分。

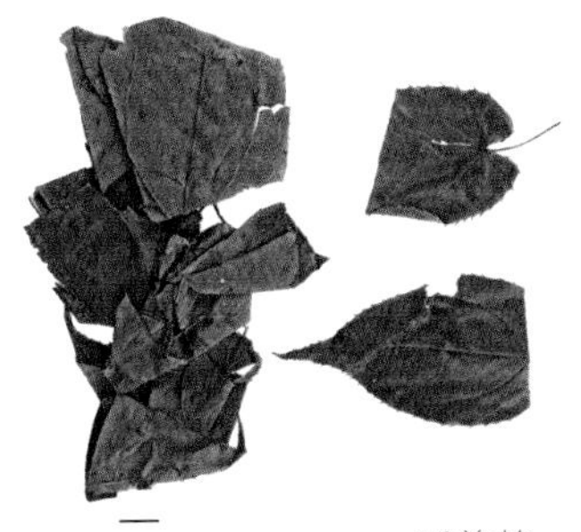

淫羊藿

1、不同炮製品的作用特點

(1) 生淫羊藿

長於袪風濕，多用於風寒濕痹、中風偏癱、小兒麻痹症等。

(2) 炙淫羊藿

具溫散寒邪，益腎補陽之功，經羊脂油製後，溫腎壯陽之功增強，常用治腎陽不足、陽痿、宮冷不孕。

2、禁忌證

《本草害利》云：「【害】虛陽易舉，夢遺不止，溺赤、口乾者並忌。若誤服之，則病強中淋濁之患。」

淫羊藿適用於陽虛證，陰虛火旺所致的夢遺、小便黃赤、口乾等不宜用。

七．杜仲〔Cortex Eucommiae〕

為杜仲科植物杜仲 *Eucommia ulmoides* Oliv. 的樹皮。

炮製品的作用特點：鹽杜仲應用最廣。鹽製後可直走下焦，增強補益肝腎作用。一般認為，杜仲炒斷絲，有利於調配、煎煮和粉碎，更好地發揮藥效，故傳統炮製要求是「斷絲而不焦化」。杜仲經炮製後，其降壓的主要成分松脂醇及二葡萄糖苷含量升高，故降壓作用明顯強於生杜仲。

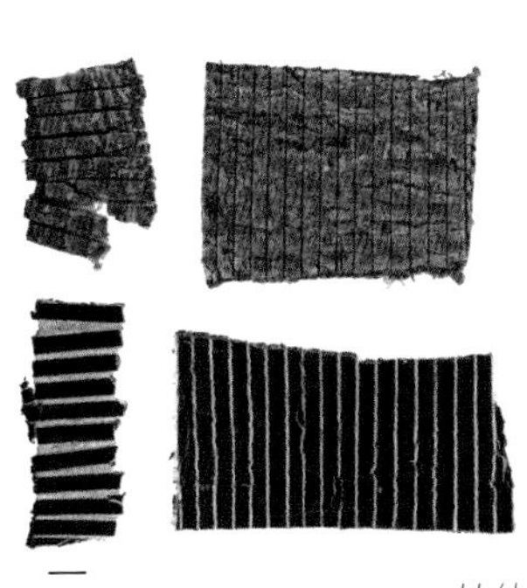

杜仲

八．補骨脂〔Fructus Psoraleae〕

為豆科植物補骨脂 *Psoralea corylifolia* L. 的成熟果實。

1、不同炮製品的作用特點：

(1) 生補骨脂

辛熱而燥，溫腎壯陽作用強，長於溫補脾腎、止瀉，多用於脾腎陽虛、五更泄瀉；外用治白癜風。

(2) 鹽補骨脂

辛竄溫燥之性更和緩，避免傷陰之弊，增強了補腎納氣之功，多用於陽痿遺精、腎虛腰痛、腎虛喘促等。

(3) 酒補骨脂

性能功用與鹽補骨脂基本相似，其對腎臟的毒性是所有傳統炮製法中最低的。

2、禁忌證

《本草害利》云:「【害】此性燥助火，凡病陰虛火動，陽道妄舉，夢遺尿血，小便短澀，及目赤、口苦舌乾，大便燥結，內熱作渴，火升嘈雜，濕熱成痿，以致骨乏無力者，皆忌服。能墮胎。孕婦忌。」

- 補骨脂為補陽之品，性能偏燥熱，容易助火，故陰虛火旺、濕熱病證忌用。
- 易動火致胎動不安，故孕婦忌用。

3、不良反應

若大劑量服用，可能會出現乏力、頭暈、目眩、呼吸急促、嘔吐，甚至吐血、昏迷、呼吸極度困難等危重症狀。補骨脂外用，少數人可引起過敏反應。《本草害利》稱本品「能墮胎，孕婦忌。」現代研究本品是否對妊娠有不利影響尚無定論。故此，為慎重起見，臨證中勿用於安胎，以及孕婦病者。

4、鑑別應用：與木蝴蝶鑑別

本品在歷代方書中多用其異名「破故紙」。因紫葳科植物木蝴蝶的種子有「故紙」、「破布子」等異名，以致有些地區誤將木蝴蝶當作補骨脂使用。

木蝴蝶性味苦寒，功能清肺利咽，疏肝解鬱，與補骨脂寒溫有別，功效各異。因此，臨床處方時二者應分別使用正名補骨脂或木蝴蝶。

九．益智仁〔Fructus Alpiniae Oxyphyllae〕

為薑科植物益智 *Alpinia oxyphylla* Miq. 的成熟果實。

1、不同炮製品的作用特點

(1) 生益智仁

辛溫而燥，以溫脾止瀉、收攝涎唾為主，多用於中焦虛寒。

(2) 鹽益智仁

辛燥之性緩和，專行下焦，長於固精縮尿，多用於腎氣虛寒。

2、禁忌證

《本草害利》云：「【害】其氣芳香，惟性本燥熱，病屬血燥有熱，而崩帶遺濁者，皆當忌之。凡嘔吐由於熱，而不因於寒；氣逆由於怒，而不由於虛；小便餘瀝，由乾水涸精虧內熱，而不由於腎氣虛寒；泄瀉由於濕火暴注，而不由於氣虛腸滑；法並忌用。」

益智仁為補陽兼固澀之品，適用於陽氣虛不能固攝之滑脫不禁之證。若為血躁有熱所致之月經過多、崩漏；陰虛火旺遺精、遺尿；濕熱下注之泄瀉等，則不宜用。

十．菟絲子〔Semen Cuscutae〕

為旋花科植物菟絲子 *Cuscuta chinensis* Lam. 的成熟種子。

1、不同炮製品的作用特點

(1) 生菟絲子

長於養肝明目，多用於目暗不明。

(2) 鹽菟絲子

不溫不寒，平補肝腎，補腎固澀作用較強，常用於陽痿早洩、遺精滑泄、胎元不固。藥材質地堅硬，難以粉碎，鹽炙後易於搗碎和煎出有效成分。

(3) 酒菟絲餅

不但增強溫補脾腎之功，而且能提高煎出效果，多用於陽痿遺精、脾虛便溏或泄瀉。

(4) 炒菟絲子

功用與生品相似，但炒後可提高煎出效果。

2、禁忌證

《本草害利》云：「【害】其性溫燥偏補，凝正陽之氣，能助入筋脈。腎家多火，強陽不痿，大便燥結者忌之。」

菟絲子辛溫燥熱，對陰虛火旺，陽強易舉、大便燥結者，不宜用。

3、鑑別用藥

同科植物金燈藤 Cuscuta japonica Choisy 的種子在四川、貴州、陝西、湖北等省有藥用習慣，習稱大菟絲子。但曾有報道指服用寄生在馬桑植物體上的大菟絲子可引起噁心、嘔吐、頭昏、陣發性抽搐、昏迷、胃出血等毒副作用，這些毒性反應與其宿主馬桑引起的中毒相似，可採用治療馬桑中毒的方法進行治療，肌注苯巴比妥，口服金銀花、連翹、綠豆湯。[82] 化學分析發現，引起中毒的大菟絲子含有與馬桑相同的化學成分。[83] 因此，目前大菟絲子已不做藥用。

十一．仙茅〔Rhizoma Curculiginis〕

為石蒜科植物仙茅 *Curculigo orchioides* Gaertn. 的乾燥根莖。

辛，熱。有毒。歸腎肝經，能溫腎壯陽，祛寒除濕，治療腎陽不足，命門火衰之陽痿精冷、小便頻數；或腎虛腰膝痿軟，筋骨冷痛，或寒濕久痹；或脾腎陽虛的脘腹冷痛、泄瀉。煎服，5~15 克；或酒浸服，亦入丸散劑用。陰虛火旺者忌服；本品燥烈有毒，不宜久服。

十二．陽起石〔Tremolitum〕

為硅酸類礦石陽起石或陽起石石棉的礦石。

陽起石鹹溫，歸腎經。能溫腎壯陽，治療腎陽虧虛之陽痿、宮冷、腰膝冷痹。入丸、散劑服用，3~6 克。陰虛火旺者忌用；不宜久服。

現代有人提出陽起石不宜作為藥用，因陽起石主要成分為石棉，而石棉為致癌物，故不宜用。[84]

〔參考文獻〕

[1] 中醫研究院主編。現代著名老中醫名著重刊叢書（第一輯）：蒲輔周醫案。北京：人民衛生出版社，2005，25~27

[2] 劉更生主編。醫案醫話醫論名著集成，清．陸以湉原著，冷爐醫話．慎藥．卷一。北京：華夏出版社，1997，689~692

[3] 黃英志主編。葉天士醫學全書。葉天士原著，景岳全書發揮卷四。北京：中國中醫藥出版社，1999，872

[4] 雷載權，張廷模主編。中華臨床中藥學（上卷）。北京：人民衛生出版社，1998，47

[5] 金壽山。現代著名老中醫名著重刊叢書（第二輯）：金壽山醫論選集。北京：人民衛生出版社，2005，200

[6] 金壽山。現代著名老中醫名著重刊叢書（第二輯）：金壽山醫論選集。北京：人民衛生出版社，2005，196

[7] 黃英志主編。葉天士醫學全書。葉天士原著，景岳全書發揮卷二。北京：中國中醫藥出版社，1999，783

[8] 秦伯未。謙齋醫學講稿。上海：上海科技出版社，1978，163

[9] 熊繼柏。熊繼柏醫論集。北京：中醫古籍出版社，2005，253~261

[10] 明．汪綺石撰。理虛元鑑。譚克陶，周慎整理。北京：人民衛生出版社，2005，22~26

[11] 趙漢鍾主編。人參西洋參研究大全。香港：容齋出版社，1998，502~518

[12] 明．李時珍。本草綱目（金陵版排印本）。北京：人民衛生出版社，1999，625

[13] 張永恆。人參的不同炮製方法和各藥用部位皂苷含量。中草藥，1983，14(5)：19

[14] 明．李時珍。本草綱目（金陵版排印本）。北京：人民衛生出版社，1999，626~627

[15] 黃煌。人參。中國社區醫師，2003，18(3)：32~33

[16] 清．淩奐。本草害利．自序。北京：中醫古籍出版社，1982，75~76

[17] 張俊惠，趙仲坤，馬愛華等。人參煎煮方法的對比實驗。中國中藥雜誌，1992，17(6)：350~351

[18] 張桂燕等。中藥劑型對化學成分影響的研究—對人參總皂苷含量的影響。北京中醫學院學報，1993，16(6)：29~30

[19] 李衛民，李永平。中藥人參的不良反應。中國中藥雜誌，1992，17(5)：312~314

[20] 毛炯，伍怡和。服人參致低血鉀反應1例。中國中藥雜誌，1992，17(5)：314

[21] 金惠玉。用人參引起糖尿病反覆1例。陝西中醫，1994，15(8)：376

[22] 孫一帆，羅蘭堂。中西醫結合救治小兒急性人參中毒36例。湖北中醫雜誌，1999，21(5)：223

[23] 柳長華主編。陳士鐸醫學全書。陳士鐸原著。本草新編．卷之一．人參。北京：中國中醫藥出版社，1999，第一版，99

[24] 朱步先等整理。朱良春用藥經驗集。湖南：湖南科學技術出版社，2005，34

[25] 郭國華，魯耀邦，宋力飛等。人參與五靈脂配伍對實驗動物毒性的影響。中國中藥雜誌，1994，(4)：247~250

[26] 吳嘉瑞，常章富，張冰，王瑩等。人參與萊菔子配伍後人參皂苷Re煎出量變化研究。美中醫學，2006，3(4)：17
[27] 清・吳儀洛撰。本草從新。上海：上海科技出版社，1958，6
[28] 沙子仲。久服西洋參致脾陽虛衰2例。中醫藥學報，1990，(6)：24
[29] 鍾健華。服西洋參致過敏反應一例。中國中藥雜誌，1992，17(1)：55
[30] 孫祥健。西洋參致水泡疹1例報告。四川中醫，1991，(9)：11
[31] 顏永潮。服用西洋參致頭痛1例。中草藥，1997，(11)：698
[32] 李冰。洋參片致女性內分泌失調1例。現代應用藥學，1999，11(3)：55
[33] 葉海甯，王彤。嚼食新鮮西洋參中毒3例分析。天津中醫，2001，18(1)：41
[34] 中醫研究院主編。現代著名老中醫名著重刊叢書（第一輯）：岳美中論醫集。北京：人民衛生出版社，2005，175~176
[35] 邱德文等主編。中國名老中醫藥專家學術經驗集・中醫學家鄧鐵濤説黃芪。貴州：貴州科技出版社，1996，133~136
[36] 黃煌。黃芪。中國社區醫師，2002，18(13)：34~35
[37] 張錫純原著。王吉匀等整編。醫學衷中參西錄・中藥解讀。河北：河北科學技術出版社，2007，27
[38] 中醫研究院主編。現代著名老中醫名著重刊叢書（第一輯）：岳美中論醫集。北京：人民衛生出版社，2005，178
[39] 張錫純原著。王吉匀等整編。醫學衷中參西錄・中藥解讀。河北：河北科學技術出版社，2007，33
[40] 徐志偉，彭煒，張孝娟主編。鄧鐵濤學術思想研究（II）。北京：華夏出版社，2004，36
[41] 邱仕君。鄧鐵濤醫案與研究。北京：人民衛生出版社，2004，45
[42] 徐志偉，彭煒，張孝娟主編。鄧鐵濤學術思想研究（II）。北京：華夏出版社，2004，102
[43] 中醫研究院主編。現代著名老中醫名著重刊叢書（第一輯）：岳美中論醫集。北京：人民衛生出版社，2005，179~180
[44] 溫汝良。黃芪致固定性紅斑型藥疹1例報告。新中醫，1994，26(5)：74
[45] 楊潤蘭。黃芪致過敏1例報告。新中醫，1997，29(5)：57
[46] 王春華，張家駒。大劑量服黃芪致高血壓5例分析。山東中醫雜誌，1996，15(8)：351
[47] 高天，何燕。黃芪不良反應的臨床表現。時珍國醫國藥，2005，16(11)：11
[48] 陳穎異，陳成立。服用黃芪引起失眠2例。安徽中醫學院學報，1997，16(3)：3
[49] 龔士澄著。臨證用藥經驗。北京：人民衛生出版社，1998，85
[50] 朱良春主編。章次公醫術經驗集。湖南：湖南科學技術出版社，2004，126
[51] 黃煌。甘草。中國社區醫師，2003，19(8)：34
[52] 張錫純原著。王吉匀等整編。醫學衷中參西錄・中藥解讀。河北：河北科學技術出版社，2007，72
[53] 李藝輝等。炙甘草湯不同劑量及煎服方法對冠心病心律失常療效觀察。中國中西醫結合雜誌，1994，(9)：552
[54] 龔士澄著。臨證用藥經驗。北京：人民衛生出版社，1998，56

[55] 王育傑。對甘草用量用法的研究。中國醫藥學報，1994，(1)：4~6
[56] 陳光輝等。甘草甜素片致假性醛固酮增多症1例報告。江蘇醫藥，1997，(5)：366
[57] 石維福。甘草甜素致非哺乳期婦女泌乳2例。新藥與臨床，1994，(2)：123
[58] 王清圖等。甘草甜素致高血壓症8例報告。中國新藥與臨床藥理，1995，(3)：43~44
[59] 李煒。服甘草鋅膠囊致血壓升高1例。中國醫院藥學雜誌，1994，(7)：329
[60] 蘇建玲等。甘草致乙醯膽鹼酶抑制1例。臨床薈萃，1998，(16)：766~707
[61] 高希齋等。甘草甜素片引起精神症狀1例。新藥與臨床，1994，(1)：54
[62] 孟桂鳳等。複方甘草合劑致低血鉀症1例。中國臨床藥理學雜誌，1996，(2)：74
[63] 尹偉。大劑量應用甘草甜素片致全身浮腫2例。中國醫院藥學雜誌，1999，(5)：317
[64] 歐明，王甯生主編。中藥及其製劑不良反應大典。瀋陽：遼寧科學技術出版社，2002，53
[65] 黃煌。甘草。中國社區醫師，2003，19(8)：35
[66] 裴妙榮等。四逆湯中甘草對附子解毒作用的相關性分析。中國中藥雜誌，1996，(1)：50~52
[67] 干祖望編著。干祖望醫書三種，甘草漫議。山東：山東科學技術出版社，2002，185~186
[68] 朱德操。食葱拌蜜中毒死亡一例。四川中醫，1985，(1)：23
[69] 中醫研究院主編。現代著名老中醫名著重刊叢書（第一輯）：岳美中論醫集。北京：人民衛生出版社，2005，180~183
[70] 衛培峰，胡錫琴，嚴愛娟。何首烏所致不良反應概況。陝西中醫，2004，25(2)：170~171
[71] 袁偉東。中藥何首烏致急性肝損傷一例。中國藥物與臨床，2002，6(2)：416
[72] 蔡紅永。何首烏致上消化道出血1例。新疆中醫藥，1995，(3)：313
[73] 朱少丹。何首烏引起過敏反應1例。中草藥，1998，29 (9)：605
[74] 李慶全。超大劑量當歸致心臟損害而死亡1例報告。中國鄉村醫生雜誌，1998，(12)：41
[75] 李儀奎，胡月娟，徐軍等。當歸、川芎藥對（佛手散）配伍關係研究的思路方法和實踐。中藥藥理與臨床，1991，(5)：44
[76] 雷載權，張廷模主編。中華臨床中藥學，人民衛生出版社出版，1998，1657
[77] 張寰。鹿茸片引起上消化道出血1例。實用內科雜誌，1986，6(9)：500
[78] 王家輝，張紅梅，房景奎，初傑。參茸配伍對嘌呤應用法雄性大鼠腎陽虛動物模型性腺損傷調整作用的實驗研究。中華男科學，2004，10(4)：315~319
[79] 陳志春。蛇床子總香豆素的平喘療效觀察，中草藥，1988，19(9)：26~27
[80] 秦增祥。蛇床子藥理作用及臨床應用的研究概述。浙江中醫雜誌，1990，(10)：457~476
[81] 廖樹榮。服含鱉甲煎劑致皮膚過敏1例。中國中藥雜誌，1999，24(7)：437
[82] 劉廣雄。大菟絲子引起中毒的報道。四川中醫，1987，(06)：52
[83] 劉廣雄，鄭志玲，李樹明。大菟絲子所致中毒與其寄主馬桑成分的關係。華西藥學雜誌，2000，(04)：251~253
[84] 吳正中。陽起石不宜入藥。藥學通報，1986，21(1)：58

第十五章
收澀藥

第一節　滑脱不禁病證與收澀藥概述

凡以收斂固澀為主要功效，常用以治療滑脱不禁證的藥物，稱為收斂固澀藥，也稱收澀藥或固澀藥。收澀藥有止汗、止瀉、澀精、縮尿、止帶等作用，主治自汗、盜汗、久瀉、久痢、遺精、滑精、遺尿、尿頻、帶下等滑脱不禁證。部分藥物還分別兼有止咳、止血及補虛作用，用於肺腎虛損之久咳虛喘及肝腎虧虛，以及沖任不固之崩漏等出血證。

一. 滑脱不禁病證概述

(一) 病因

素體虛弱、久病體虛或因治療不當，正氣耗散，臟腑功能衰退，對體內氣、血、精、液（津）等物質不能固澀所致。

(二) 病位

肺、脾胃、腸、腎、胞宮。

(三) 病性

虛證，以寒證多見，亦可見寒熱錯雜。

(四) 主證

根據不同臟腑的虛弱可分別出現自汗、盜汗、久咳、虛喘、久瀉久痢、遺精、遺尿、崩漏、帶下等滑脱不禁多種病證。

(五) 特點

- 多見於疾病的後期或素體虛弱、年幼或年長之人。
- 既有無節制外洩氣血津液、精的表現，又有正氣虧虛、臟腑功能衰退的表現。

（六）實證的滑脱病證與虛證的滑脱病證的區別

收澀藥適用於虛性的滑脱不禁病證，故宜鑑別實證和虛證。

應從病程長短、分泌物和排泄物的量、色、質、氣味等以及全身的機能狀況、舌象、脈象等方面進行鑑別。

1、實性滑脱不禁病證

病程較短，體質較強壯，分泌物、排泄物量多或少，色深，質地稠黏，氣味穢臭；精神興奮，脈實有力，舌質紅或暗紅，苔厚膩等。

2、虛性滑脱不禁病證

病程較長，體質較虛弱，分泌物、排泄物量多或少，色淺，質地稀薄，脈虛無力，舌質嫩，苔少或無苔。

（七）虛證的滑脱病證與脱證的區別

收澀藥雖能收斂固澀，僅適用於一般臟腑功能的降低之證，固攝分泌物、排泄物等的慢性滑脱不禁，而對於元氣虛極所致津液、血液暴亡之證，如亡陰、亡陽脱證，則效力不濟，故宜辨別慢性滑脱不禁之病證與亡陰、亡陽之脱證。

1、滑脱不禁病證

分泌物、排泄物、血液的慢性消耗，而非短期內大量損耗，未致亡陰、亡陽的程度。

2、脱證

短期的大量津液、血液損耗，如大汗、大吐、大瀉、大出血等，陽氣無所依附，或大病、久病後心陽暴脱，四肢厥冷，脈微欲絕。

二．滑脱不禁病證的治療原則和方法

《素問·至真要大論》云：「散者收之」。唐陳藏器的《本草拾遺》將澀劑列為十劑之一，稱，「澀可固脱」。收斂固澀法包括固表止汗、斂肺止咳、澀腸止瀉、固精縮尿、固崩止帶、收斂止血、生肌斂瘡等治法。

三．收澀藥的分類

根據收澀藥的藥性和主治的不同特點，一般將其分為固表止汗藥、澀腸止瀉藥和澀精縮尿止帶藥三大類。

其他章節提到的煅、炒炭的藥物亦有收斂固澀作用，止血藥中的收斂止血藥、外用藥中的收濕斂瘡藥等，均可參考選用。

(一) 固表止汗藥

性味多甘澀平，具收斂之功，多入肺、心二經，以固表止汗為主要功效。常用於治療氣虛自汗和陰虛盜汗證。本類藥物以斂汗為主，凡實邪所致汗出，不宜用。常用藥物如麻黃根、浮小麥、糯稻根等。其他章節提到的藥物如黃芪、白朮亦能補氣固表止汗，酸棗仁能養心安神止汗。

(二) 澀腸止瀉藥

性味酸澀收斂，主入大腸經。具澀腸止瀉、止痢作用。適用於大腸虛寒不能固攝或脾腎虛寒溫煦無權所致的久瀉、久痢病證。部分藥物亦兼有斂肺止咳、止汗、澀精、止帶、止血等不同功效，可分別用於治療其他滑脱不禁證。常用藥如烏梅、訶子、石榴皮、椿皮、肉豆蔻、罌粟殼、赤石脂、禹餘糧等。

補虛藥中的益智仁能溫脾攝唾止瀉。

對瀉痢初起，邪氣方盛，或傷食腹瀉初起者不宜使用。

(三) 澀精縮尿止帶藥

性味酸澀收斂，主入腎、膀胱、脾經。具有固精、縮尿、止帶作用。適用於正氣虧虛、腎失封藏、膀胱失約、帶脈不固所致的遺精、滑精、遺尿、尿頻以及帶下清稀等證。部分藥物性味甘溫，還兼有補益脾腎之功，治療上述滑脱不禁病證，具有標本兼顧之效。常用藥如山茱萸、桑螵蛸、益智仁、蓮子、蓮房、蓮須、芡實、覆盆子、金櫻子、海螵蛸、刺蝟皮、雞冠花、五倍子等。

補虛藥中的益智仁、補骨脂等，能補腎固精縮尿；鹿角霜能補腎陽及收斂止血、止帶；銀杏能收斂止咳平喘。

對外邪內侵、濕熱下注所致的遺精、尿頻等不宜使用。

四．收澀藥的作用機理

收澀藥有阻止氣血津液外泄、增強機體的收斂功能，以及截斷病勢、縮短病程、保護正氣等作用。

收澀藥藥性多具溫性或平性，味多酸澀，能收能澀；部分藥物性味甘溫，兼有補益作用；具有寒性的收澀藥則能清熱降火，除骨蒸勞熱。固表止汗藥多歸肺、心經；澀腸止瀉藥多歸大腸經；澀精縮尿止帶藥多歸腎、脾經。

現代研究表明，植物類收澀藥多含鞣質、有機酸，具有收斂作用。礦物類藥物中的無機鹽及煅後研成粉末後，亦有收斂作用。對黏膜、創面等具有吸着作用，從而保護黏膜和創面，並能抑制腺體分泌及腸管蠕動，從而發揮止血、止瀉、止汗作用。此外，尚有抑菌、消炎、防腐、吸收腸內有毒物質等作用。

第二節　收澀藥的安全合理用藥

本章藥物除罌粟殼有毒外，其他藥物在常用劑量內一般為無毒。罌粟殼屬於中國國家麻醉藥品規管的特殊藥品。

收澀藥多屬對症治療之品，臨床應用時，須在治病求本原則的指導下，積極配合對因治療方藥，才能取得較好療效。

一．處理好收澀與祛邪的關係

一般來説，咳喘、泄瀉、出血、帶下、汗出、瘡瘍等證初起，若邪氣亢盛，無論病邪在表在裏，皆應以祛邪為主，不宜用收澀藥。若病久虛實夾雜，或滑泄過度，應在祛邪的基礎上配伍收澀之藥，以求迅速控制症狀。但滑脱不禁之證可由實證發展而來，若正氣雖衰而餘邪未盡者，單用收澀藥有留邪之弊，須適當配伍相應的祛邪藥，如清澀並用，以免閉門留寇。

- 表邪未解之咳喘等，配解表藥。
- 久瀉、久痢、帶下等，若濕熱、熱毒未清，或餘邪未盡者，當配用清熱解毒藥或利濕、燥濕藥。
- 傷食泄瀉：配消食藥。

二．處理好收澀與扶正補虛的關係

正氣虧虛，應重在扶正，不應單用收澀藥，因正氣已衰，單用收澀藥無效，只有在扶正固本的前提下，配合收澀之劑，補澀並用，或溫澀並用，才能收標本同治之效。

選用收斂兼補虛的藥，如五味子補心氣、補肺腎；芡實、蓮子補脾腎；桑螵蛸、益智仁、補骨脂、鹿角霜補腎陽固澀；山茱萸平補肝腎等。

- 氣虛自汗、陰虛盜汗，配伍補氣藥、補陰藥。
- 脾腎陽虛之久瀉、久痢者，配伍溫補脾腎藥。
- 腎虛遺精、滑精、遺尿、尿頻者，當配伍補腎藥；沖任不固、崩漏不止者，當配伍補肝腎、固沖任藥。
- 肺腎虛損、久咳虛喘者，宜配伍補肺益腎納氣藥等。

三．不同病位滑脫不禁病證的合理選藥

（一）肺

肺氣虛，衛表不固之自汗：選用固表止汗藥，如麻黃根、浮小麥、五味子、五倍子、酸棗仁、黃芪、白朮、山茱萸。

肺氣虛，不能主氣之久咳、虛喘：選用斂肺止咳藥，如五味子、烏梅、訶子、罌粟殼、白果等。

（二）脾胃腸

脾胃虛弱、腸滑易瀉致久瀉久痢，宜選用澀腸止瀉藥，如五味子、肉豆蔻、罌粟殼、訶子、烏梅、赤石脂、蓮子、芡實等。

（三）肝腎

肝腎不足、關門不固之遺精、滑精、遺尿等，宜選用固精縮尿藥；或沖任不固之帶下、崩漏，宜選用固崩止帶藥，如五倍子、山茱萸、覆盆子、桑螵蛸、海螵蛸、金櫻子、蓮子、芡實等。出血者可配收斂止血藥，如白及、仙鶴草，及炒炭藥等。

（四）皮膚、肌肉

- 濕熱壅滯之濕疹潰爛，可選用收濕斂瘡藥，也可用外用藥，如土槿皮、木槿皮、爐甘石等收濕斂瘡。
- 氣血不足，脾虛氣弱，不能生肌斂瘡：選用生肌斂瘡藥，如赤石脂、煅石膏、煅龍骨、煅牡蠣、煅烏賊骨等。若氣虛或陽虛陰疽不斂，配伍黃芪補氣，鹿茸、肉桂溫陽等。

四．不同年齡與體質者患滑脫不禁病證的安全合理用藥

（一）青壯年

青壯年出現滑脫不禁病證常見虛實夾雜，宜扶正與祛邪並用。

（二）兒童和老年人

兒童和老年人的滑脫不禁病證多出現在久病或大病後，兒童的先天不足或後天失養，臨床表現多為脾腎虛弱之久瀉、遺尿、尿頻等，或肺腎兩虛的久咳、虛喘等，臨床用藥宜加強健脾補腎。

（三）孕婦和產婦

孕婦產婦忌用罌粟殼，以及不宜生用肉豆蔻，慎用赤石脂、禹餘糧。產婦慎用酸澀的收澀藥，以免導致乳汁減少。

五. 合理停藥

滑脱不禁的根本病因是正氣虛虧，收澀藥為應急治標之品，待滑脱病情得到控制後，即可停藥，然後針對正氣虧損、臟腑虛弱之情況，應用補虛方藥以治本。

罌粟殼久服有成癮性，故應中病即止。

六. 用量和用法

（一）用量

根據病情確定用量，如山茱萸在一般病情用 6~12 克，在用於大汗急救固脱時用 20~30 克。罌粟殼應嚴格控制用量，以 3~6 克為宜。

（二）劑型

可入湯劑，或入丸散劑。除口服給藥外，尚可製成粉撲、外敷、薰蒸、洗浴等劑型。如止汗藥可研粉外撲；皮膚瘡瘍可外敷等。

（三）煎服法

五味子宜打碎煎煮。

七. 藥後調攝

對於慢性的滑脱不禁病證，飲食和生活的調攝至關重要。

（一）觀察病情

- 觀察排泄物、分泌物等的量、色、質等情況，以判斷用藥後的療效。
- 觀察全身狀況，注意生命體徵的變化，如血壓、脈搏、心率等。

（二）飲食宜忌

宜清淡而富於營養食物，忌食肥甘厚味，或辛辣刺激食物。

（三）服藥後可能出現的問題及處置

- 出現脱證：收澀藥不能奏效，而出現元氣虛極、滑脱不禁的脱證，證見大汗淋漓、劇烈瀉下不止、大出血、面色蒼白、脈虛弱等，應當送院急救，或急用大劑補氣救脱之品，以挽救虛脱。

- 出現成癮性，應逐步停藥。
- 戀邪：餘邪未盡或收澀藥用量過大或使用時間過長，可致斂邪。故在應用固澀藥時宜適當配伍祛邪藥。
- 烏賊骨久服易致便秘，必要時適當配伍潤腸藥。服用石榴皮可引起輕微的頭痛、頭暈、噁心，停藥便可消失。

八. 收澀藥用作藥膳的合理應用

蓮子、芡實等健脾收澀藥，無特殊異味，色白，十分適合作為藥膳原料用。此外，金櫻子、覆盆子、雞冠花等亦可作為藥膳原料。

不法商家常在一些滷味或煲湯中加入罌粟殼，以增加美味或達到使食客成癮而增加商業利潤收入的目的，用量過大時，亦可引起中毒。[1]

第三節 常用烈性或具毒性收澀藥的安全合理用藥

罌粟殼〔Pericarpium Papaveris〕

為罌粟科植物罌粟 *Papaver somniferum* L. 成熟蒴果的外殼。

中醫對罌粟殼用藥積累了豐富的臨床經驗，強調本品的適應證是正虛但邪已去。若能合理用藥，可收到良好的治療效果，但罌粟殼有毒並有成癮性的弊端，用之不當便可中毒或成癮。

(一) 作用特點

性味酸，澀，平；有毒。歸肺、大腸、腎經。具澀腸、斂肺止咳、止痛等作用。即上斂肺氣而止咳喘，下固腸道而止瀉痢。

罌粟殼的澀性收斂、止痛作用的物質基礎是其所含的嗎啡、可待因、那可汀的綜合作用。嗎啡對呼吸系統及咳嗽中樞具有抑制作用而鎮咳；並能減少胃腸平滑肌的蠕動，提高胃腸道及括約肌的張力而止瀉。此外，尚可興奮膀胱、輸尿管、子宮而發揮止遺、縮尿止帶作用。

（二）安全合理用藥

罌粟殼的安全合理用藥主要體現在兩個方面：一是掌握其用藥的時機，二是注意其用量與療程。

1、成癮性

罌粟殼若用藥時間過長，易產生強烈的依賴性和成癮性，一旦成癮，將對病人身體和社會造成極大的危害。

2、不合理用藥，則有澀滯留邪的不良作用

《本草害利》云:「【害】酸收太緊，令人嘔逆妨食，且兜積滯，反成痼疾。瀉痢初起，及風寒作嗽忌用」。意指風寒咳嗽初起，治宜宣肺止咳；痢疾初起，治以清熱燥濕或瀉下通滯，對於這些邪盛正實之病證，臨床上常以祛邪為主，而忌「澀滯」。故罌粟殼治痢止瀉止咳效力雖快捷，但須合理應用，掌握其用藥時機，對於新病、實證之邪氣未去者，不可用之。對於久病、虛證，邪氣已去，正氣已傷，滑脱不禁者，則需果斷投之。

3、易引起中毒

新生兒因呼吸中樞及藥酶系統尚未發育完善而對嗎啡解毒能力低弱，故容易引起中毒；產婦和哺乳期婦女使用過量的罌粟殼，則可通過胎盤和乳汁，引起新生兒窒息；嗎啡亦能擴張小血管，使顱內壓升高，可加重延髓生命中樞的抑制；甲狀腺機能不足者小量嗎啡即可致中毒。故嬰幼兒、孕婦及哺乳期婦女忌用罌粟殼。肺氣腫、支氣管哮喘、腦外傷、甲狀腺機能不足者亦當忌用。

4、用法用量

- 煎服，3~6 克；或入丸散用，1~3 克。要掌握用量和療程，中病即止，勿長期使用。罌粟殼作為麻醉藥品，應實行專人、專櫃管理，防止丢失，連續服用不超 7 天。[2]
- 止咳宜用蜜炙品，止血止痛宜用醋炒。

（三）不良反應及處理

罌粟殼雖為規管藥物，仍有中毒的報道個案，主要是病家自行服用罌粟殼，尤其是嬰幼兒急性中毒的病例多。[3]

1、臨床表現

不良反應主要涉及中樞神經系統及消化系統反應。

（1）急性中毒

初起煩躁不安、譫妄、嘔吐，繼而頭昏、嗜睡、脈搏加快，逐漸慢而弱，瞳孔極度縮小如針尖大，呼吸淺表而不規則，伴發紺，可能出現肺水腫、多汗、體溫下降、血壓下降、手腳發冷、肌肉鬆弛，最後呼吸中樞高度受抑制，麻痹而死亡。[4]

（2）**慢性中毒**

可見厭食、便秘、早衰、陽痿、消瘦、貧血等；表現為嗎啡癮，停藥後會出現嚴重的戒斷綜合症。

2、處理

急性中毒：催吐或洗胃，服用瀉藥如番瀉葉或硫酸鎂等；服蛋清或活性炭吸附毒素；輸液；對症治療，使用呼吸興奮劑。

慢性中毒：應逐步減量戒除，同時可適當應用鎮靜劑。

第四節 其他常用收澀藥的安全合理應用

一．五味子〔Fructus Schisandrae Chinensis，Fructus Schisandrae Sphenantherae〕

為木蘭科植物五味子 *Schisandra chinensis*（Turcz.） Baill. 或華中五味子 *S. sphenanthera* Rehd. et Wils. 的成熟果實。前者習稱「北五味子」，後者習稱「南五味子」，《中國藥典》一部（2005 年版）將兩者分列為五味子和南五味子。

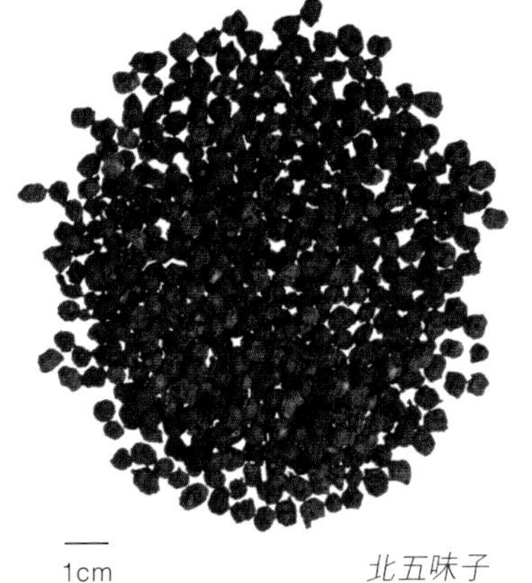

北五味子

（一）作用特點

1、性能功效特點

五味子性味酸、甘，溫。歸肺、心、腎、脾經。五味子補氣作用明顯，能益氣滋腎，止咳，止汗，止瀉，澀精，生津，安神。味酸收斂，甘溫而潤，入肺能斂肺氣，益肺氣，益氣固表止汗；入心腎能補益心腎，滋腎益氣生津止渴，補腎澀精，寧心安神；入脾腎能補益脾腎之氣，澀腸止瀉。

2、生品和炮製品的作用特點

（1）**生用**

具祛痰作用的酸性成分和鎮咳作用的揮發油含量較多，故治咳喘宜生用。

（2）**製用**

具強壯作用的木脂素類成分相對生品較高，故入補藥宜熟用。

3、五味子不同品種的作用特點

五味子早在《爾雅》中就有記載，梁朝、唐朝的本草著作中亦有記述，至明代李時珍《本草綱目》明確指出了南五味子和北五味子的區別，云：「五味今有南北之分，南產者色紅，北產者色黑。入滋補藥，必用北產者良。」《中國藥典》把五味子（北五味子）與南五味子分開，但性味歸溫、功能主治、用法用量還是完全一樣的。實際上各有特點，補益才用北五味，咳喘、肝病，則用南五味。

（1）南五味子

鎮咳作用強，咳喘病證多選用南五味子。其果實較小，外皮棕紅色至暗棕色，乾癟肉薄。現代研究認為，南五味子的鎮咳作用，較北五味子為優。

（2）北五味子

為傳統藥材正品，補益作用強，故臟腑虛損常選用北五味子。其果肉厚，柔軟，味酸，種子研碎後，有香氣，味辛，微苦。

（二）安全合理用藥

1、適應證

五味子為既能收澀又能補益的藥物，兩者相輔相成，特別適合於臟腑虛弱所致的多種滑脱不禁病證。如久咳虛喘、自汗、盜汗、久瀉不止、遺精、滑精、津傷口渴，消渴、陰血虧損，心神失養，或心腎不交之虛煩心悸、失眠多夢等。現代研究表明，南五味子為收斂性祛痰鎮咳藥，用治咳嗽；北五味子為滋補強壯藥，用治神經衰弱、全身乏力、疲勞過度、急慢性肝炎、痢疾等。

2、用量用法

煎服，3~6 克；研末服，1~3 克。

五味子核質地堅韌，緊裹於果肉之中，而五味子的有效成分所含的揮發油及五味子素具有鎮咳、滋補強壯作用，五味子核醇提取物有鎮靜、抗驚厥、保護肝細胞等作用，搗碎入煎，方能使五味子核中的有效成分充分溶出，發揮其治療作用。

古代醫家已認識到五味子入煎劑宜打碎，如《新修本草》云：「五味，皮肉甘酸，核中辛苦，都有鹹味，此者五味具也。」《雷公炮炙論》載：「凡用，以銅刀劈成兩片。」《本草蒙筌》曰：「五味子宜預搗碎，方投煎。」

（三）不良反應及處理

五味子服用過量或使用不當，可出現腹部不適，胃部燒灼、泛酸、胃痛、食欲減退等不良反應。個別患者服用五味子，可出現皮膚過敏性丘疹性蕁麻疹等。也曾有引起竇性心動過速及呼吸困難的病例報道。

二．肉豆蔻〔Semen Myristicae〕

為肉豆蔻科植物肉豆蔻 *Myristica fragrans* Houtt. 的成熟種仁。

- 肉豆蔻雖未被列入有毒藥物，但肉豆蔻所含揮發油的有效成分為肉豆蔻醚，為有毒物質，對正常人有致幻作用，亦可引起眩暈、譫語和昏睡。
- 所含揮發油少量能促進胃液的分泌及胃腸蠕動，增進食欲，並能消脹止痛；但大量服用則有抑制作用，甚至產生麻醉作用。
- 煎服，3~9 克；入丸散服，每次 0.5~1 克。不宜過量服用。
- 止瀉須煨熟去油用。因生肉豆蔻中含有大量的油質，易滑腸致瀉，故用於止瀉必須經過煨製去油，減少其滑腸成分，以增強澀腸止瀉功效，並能降低毒性。

1. 豆蔻類中藥的鑑別用藥：肉豆蔻、豆蔻（白豆蔻）、草豆蔻、紅豆蔻

「豆蔻」類藥材是指肉豆蔻、豆蔻（又稱白豆蔻）、紅豆蔻、草豆蔻等四種同為薑科植物果實種子類藥材，是臨床常用的藥物之一。由於藥名相似，每種藥材又各具別名；性味均為辛溫，功效均能溫中或行氣，使「豆蔻」類藥物的臨床使用較為雜亂，醫師和藥師在處方書寫與調劑過程中，差錯、替代現象時有發生，影響中藥療效的發揮，必須從基源與經驗鑑別出發，並對其性能作一鑑別。

(1) 肉豆蔻

又名肉果、玉果。本品氣香濃烈、味辛。呈卵圓形或橢圓形，長 2~3 厘米，直徑 1.5~2.5 厘米，表面灰棕色或灰黃色，有時外被白粉（石灰粉末）。全體有淺色縱行溝紋及不規則網狀溝紋。種臍位於寬端，呈淺色圓形突起，合點呈暗色凹陷。種臍呈縱溝狀，連接兩端。質堅；斷面顯棕黃色相間的大理石藥紋，類似檳榔斷面花紋，習稱「檳榔紋」，寬端可見乾燥皺縮的胚，富油性。為收澀藥，具有溫中行氣、澀腸止瀉之功效。

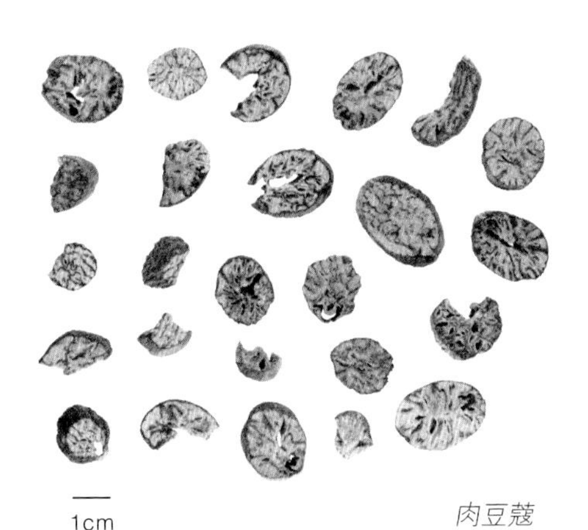

肉豆蔻

(2) 豆蔻〔白豆蔻，Fructus Amomi Rotundus〕

為薑科植物白豆蔻 *Amomum kravanh* Pierre ex Gagnep. 或爪哇白豆蔻 *A. compactum* Soland ex Matom 的乾燥成熟果實。前者習稱「原豆蔻」，主產於柬埔寨、泰國；後者習稱「印尼白蔻」，主產於印尼的爪哇島，又名豆蔻，因其表面紫棕色，又稱紫蔻。本品氣芳香，味辛涼，有樟腦香氣。原豆蔻：藥材呈類球形，直徑 1.2~1.8 厘米，表面黃白色至淡黃棕色，有 3 條較深的縱向槽紋，頂端有突起的柱基。基部有凹下的果柄痕，兩端均具有淺棕色絨毛。果皮體輕，質脆，易縱向裂開，內分 3 室，每室含種子約 10 粒。種子呈不規則多面體，背面略隆起，直徑 0.3~0.4 厘米；表面暗棕色，有皺紋，並被有殘留的假種皮。印尼白蔻：個略小，表面黃白色，有的略顯紫棕色，果皮較薄。種子瘦癟，氣味較弱。兩種白蔻均以完整、殼薄、種仁飽滿、氣味濃者為佳。豆蔻為芳香化濕藥，具有化濕止嘔 、開胃消食之功。

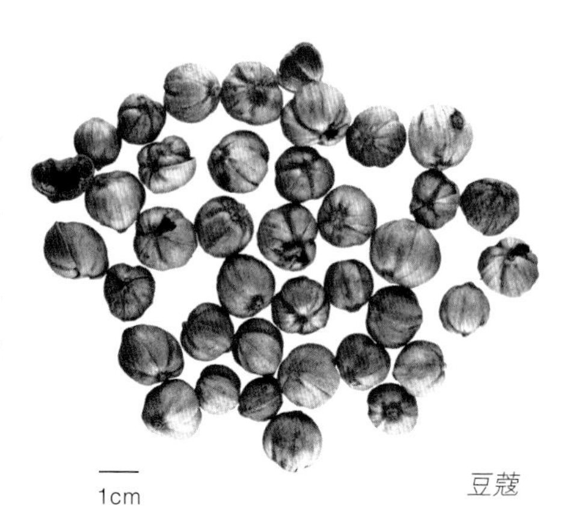

豆蔻

(3) **草豆蔻**〔Semen Alpiniae Katsumadai〕

為薑科植物草豆蔻 *Alpinia katsumadai* Hayata 的乾燥成熟種子。始載於《本草綱目》，又名草蔻仁 、草蔻。主產於海南 、廣西，其氣香，味辛 、微苦。本品為類球形的種子團，直徑 1.5~2.7 厘米，表面灰褐色，中間有黃白色的隔膜，將種子團分成 3 瓣，每瓣有種子多數，粘結緊密，種子團略光滑。種子為卵圓狀多面體，長 0.3~0.5 厘米，直徑約 0.3 厘米，外被一層淡棕色膜質假種皮，種脊為一條縱溝，一端有種臍，質硬；將種子沿種脊縱剖兩瓣，縱斷面觀呈斜心形，種皮沿種脊向內伸入部分約佔整個面積的 ½；胚乳灰白色。為芳香化濕藥，溫燥之性較白豆蔻為烈，具燥濕健脾 、溫胃止嘔之功效，應用於脾胃寒濕較重的病證。

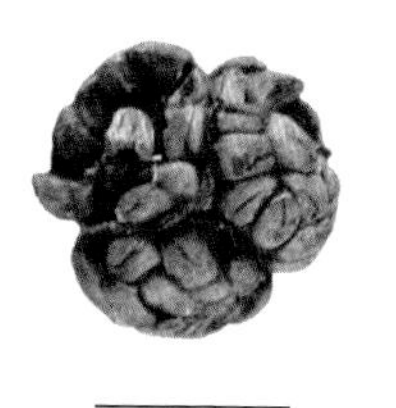
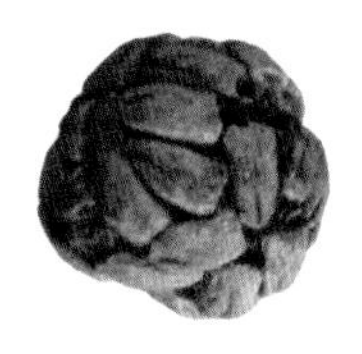

草豆蔻

(4) **紅豆蔻**〔Fructus Galangae〕

為薑科植物大高良薑 *Alpina galanga*（L.） Willd. 的乾燥成熟果實。又名紅蔻 、山羌子。藥材呈長球形，中部略細，長 0.7~1.2 厘米，直徑 0.5~0.7 厘米，表面紅棕色或暗紅色，略皺縮，頂端有黃白色管狀宿萼，基部有果梗痕。果皮薄，易破碎，內含種子 3~6 粒，種子呈扁圓形或三角狀多面形，黑棕色或紅棕色，微有光澤，外被一層黃白色膜質假種皮，胚乳灰白色。以外表紅棕色 、粒大飽滿 、不破碎 、氣香 、本品性味辛辣者為佳。味辛辣，溫燥之性剛烈，具燥濕散寒 、醒脾消食之功。

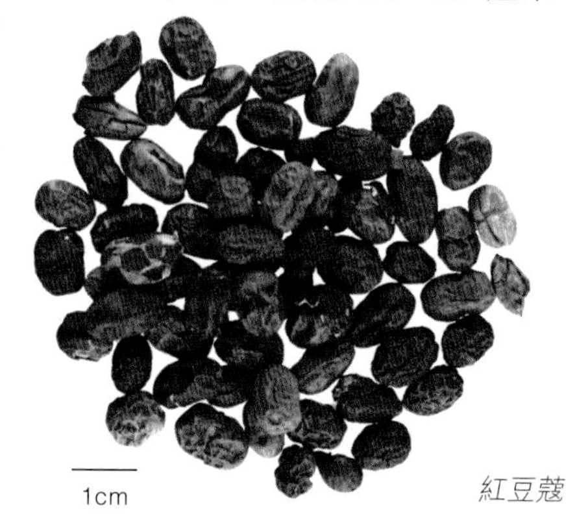

紅豆蔻

三．石榴皮〔Pericarpium Granati〕（附：石榴根皮）

石榴皮為石榴科落葉灌木或小喬木石榴 *Punica granatum* L. 的果皮。石榴根皮為其石榴樹根部的乾燥根皮。

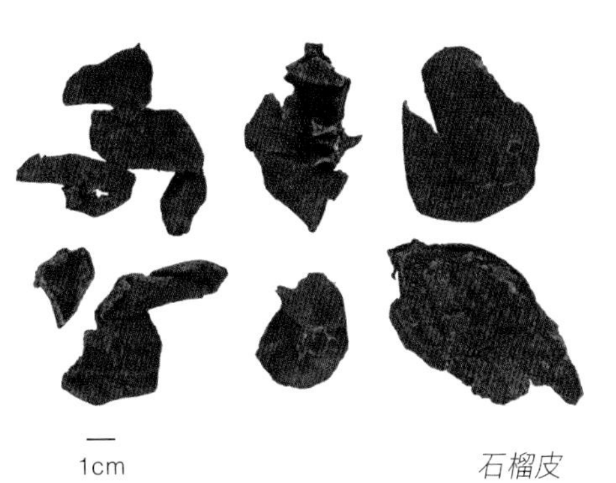

石榴皮

石榴皮與石榴根皮在傳統用藥上，均有澀腸止瀉的功效，臨床上常用於治療久瀉久痢、滑脱不禁及蟲積腹痛等病證。由於李時珍在《本草綱目》中記載石榴根皮「止澀瀉痢，帶下，功與皮同。」後世常將石榴根皮簡稱為石榴皮，以致發生兩者混用，甚至發生不良反應。實際上，兩者所含的化學成分和藥理作用不同，應注意鑑別用藥。

（一）石榴皮

1、作用特點

性味酸澀溫，無毒。入大腸經。收斂澀腸、驅蟲。用於久瀉久痢、便血、脱肛，驅殺蛔蟲、縧蟲、蟯蟲，治蟲積腹痛、疥癬等病證。現代研究表明主要含鞣質，另有少量生物鹼，具有抗菌止瀉作用。

2、安全合理用藥

- 用量用法：3~9 克，水煎服；或入丸散。入湯劑宜生用，入丸散劑宜炒用，止血宜炒炭用。
- 禁忌證：實證、濕熱瀉痢初起慎用。

3、鑑別用藥

澀腸止瀉多用石榴皮，殺蟲多用石榴根皮。

（二）石榴根皮

1、作用特點

石榴根皮性味酸澀溫，有毒。有澀腸止瀉、殺蟲作用，尤其以殺蟲為其長，能驅殺蛔蟲、縧蟲。

2、安全合理用藥

- 用量用法：0.5~9 克，水煎服。用時切碎。不宜多服久服。
- 禁忌證：煎劑對胃黏膜有刺激作用，胃炎、胃潰瘍患者忌用。

3、不良反應及處理

石榴根皮主要含揮發性生物鹼及鞣花單寧酸等，其主要毒性成分為生物鹼（石榴皮鹼），可引起動物呼吸中樞麻痹及對骨骼肌有藜蘆鹼和筒劍毒鹼樣作用。口服石榴根皮過量，輕者出現眩暈、視覺模糊、軟弱無力、震顫等；重者可引起呼吸抑制死亡。因其毒性，現已經很少用於驅蟲。

四．五倍子〔Galla Chinensis〕

為漆樹科植物鹽膚木 *Rhus chinensis* Mill.、青麩楊 *R. potaninii* Maxim. 或紅麩楊 *R. punjabensis* Stew. var. *sinica*（Diels） Rchd. et Wils. 葉上的蟲癭，主要由五倍子蚜 *Melaphis chinensis*（Bell） Baker 寄生而形成。

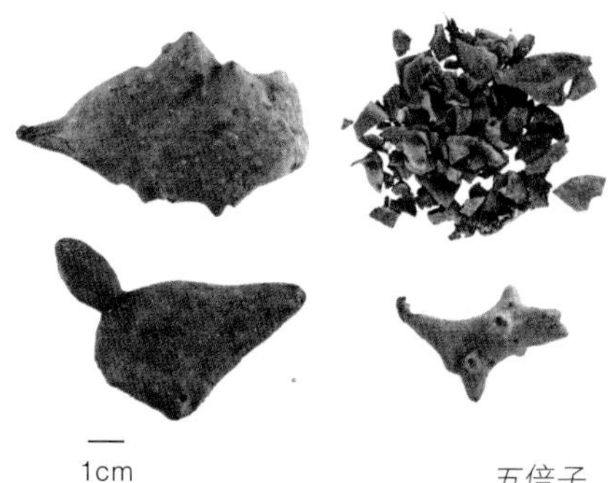

五倍子

(一) 作用特點

性味酸、澀，寒。本品味澀入大腸，有澀腸止瀉止痢之功，用治久瀉久痢；有較強的收斂止血作用，可用於多種出血證，而尤以便血、崩漏為多用；能斂肺止咳，治肺虛久咳；又能止汗，治自汗、盜汗；能澀精止遺，治腎虛精關不固之遺精、滑精者；外用能收濕斂瘡，且有解毒消腫之功，治濕瘡流水、潰瘍不斂、瘡癤腫毒、肛脫不收、子宮下垂等。

(二) 安全合理用藥

1、用量用法

3~9 克，用量不宜過大，水煎服。入丸散服，每次 1~1.5 克。外用適量。研末外敷或煎湯熏洗。

2、禁忌證

- 本品酸澀收斂，外感風寒或肺有濕熱之咳嗽、積滯未清、濕熱泄瀉痢疾等忌用。
- 不宜空腹服用。

(三) 不良反應及處理

服用大劑量五倍子可引起胃腸道刺激、腐蝕，尤其是在空腹時服用可致腹痛、嘔吐泄瀉或便秘；長期超劑量服用可引起灶性肝細胞壞死。

〔參考文獻〕

[1] 楊榮興，謝錦堯，徐顯林。熟肉中摻過量罌粟殼致組織胺樣中毒反應5例調查分析。河北醫藥，2001，23(12)：928

[2] 柴廣春。超量服罌粟殼致中毒反應。中國中藥雜誌，1998，23(10)：636

[3] 柴宗斌。小兒罌粟殼煎劑中毒32例救治分析。中國社區醫師，2002，18(12)：31~32

[4] 劉元江，鄧澤普。罌粟殼致新生兒嚴重呼吸衰竭2例。中西醫結合實用臨床急救，1996，3(5)：238

索引

說明：為查閱方便，本書特別製作了四個索引，即中藥中文名索引、礦動植物中文名索引、中藥拉丁名索引、礦動植物拉丁名索引。索引僅列出各藥在本書中主要出現的位置。

中藥中文名索引

礦動植物中文名索引

十三劃

十四劃

十五劃

十六劃

十七劃

十八劃

十九劃或以上

中藥拉丁名索引

礦動植物拉丁名索引